SILVIA HÖFER | NORA SZÁSZ

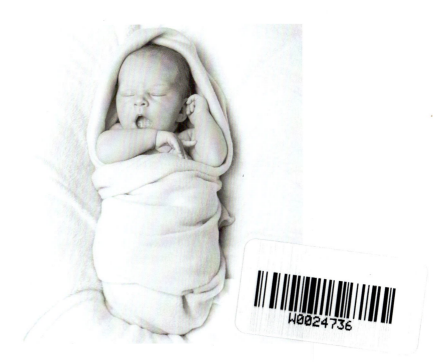

HEBAMMEN
GESUNDHEITS
WISSEN

Vorwort 5

DIE SCHWANGERSCHAFT 8

Gut vorbereitet in die Schwangerschaft 10

Gesundes Essen und Bewegung 10 · Folsäure ist wichtig 11 · Immun gegen Röteln? 11 · Vom Baby träumen 11 · Chronische Erkrankungen 12 · Mit dem Rauchen aufhören 12 · Auf Alkohol verzichten 12 · Keine Drogen nehmen 13 · Unerfüllter Kinderwunsch 14

Die Geschichte Ihrer Schwangerschaft 16

So beginnt das Leben 16 · Was schon bei der Zeugung entschieden ist 17 · Die ersten Anzeichen 18 · Der Geburtstermin 19

Neun Monate Woche für Woche 20

Das erste Trimester: 1. bis 13. Woche 20 · Das zweite Trimester: 14. bis 27. Woche 21 · Das dritte Trimester: 28. bis 40. Woche 21 · Die Veränderungen in Ihrem Körper Woche für Woche 22 · Die Entwicklung Ihres Babys Woche für Woche 23

Gesund und fit bleiben 40

Seelische Veränderungen 40 · Gesundes Essen für Mutter und Kind 43 · Gewichtsveränderung 49 · Am Arbeitsplatz 51 · Im Haushalt 52 · Auf Reisen 52 · Beim Renovieren 53 · Sport und Bewegung 54 · Yoga für 40 Wochen 55 · Gutes Aussehen und Pflege 60 · Eltern werden, Partner bleiben 63 · Vater werden 64 · Geschwisterkinder 66 · Gleichgeschlechtliche Paare 67 · Alleinerziehend 69 · Das Leben des Babys im Bauch 70 · Förderung im Mutterleib 72

Häufige Beschwerden 74

Ergänzende Heilmethoden 74 · Akupunktur 75 · Homöopathie 76 · Beschwerden von A bis Z 78

Die Geburt vorbereiten 94

Der richtige Geburtsort 94 · Geburtsvorbereitung 99 · Einkaufen für das Wochenbett 104 · Warten auf das Baby 105

Die medizinische Betreuung 106

Ihr Betreuungsteam 106 · Vorsorgeuntersuchungen 108 · Cardiotokografische Befunde 121 · Ultraschalluntersuchungen 122 · Wahlleistungen 126 · Besondere Schwangerschaften 127 · Interview: Hebammenvorsorge 130

Vorgeburtliche Untersuchungen 132

Pränataldiagnostik 132 · Die humangenetische Beratung 133 · Methoden der Pränataldiag-

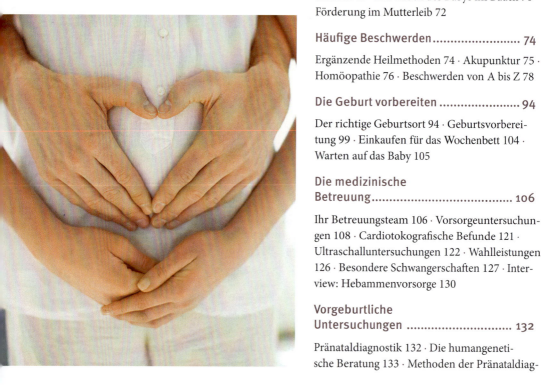

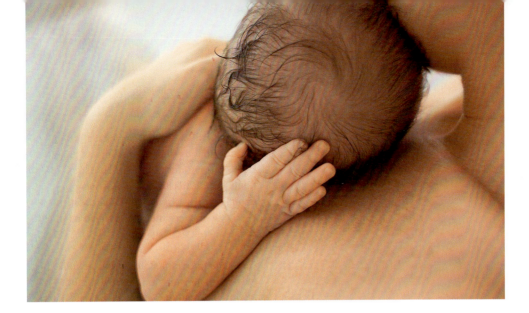

nostik 135 · Konsequenzen pränataler Diagnostik 140

Komplikationen und Erkrankungen ... 142

Von Anämie bis Venenthrombose 142 · Infektionen in der Schwangerschaft 151

Schwangerschaft von A bis Z 156

DIE GEBURT 158

Ihr Baby macht sich auf den Weg 160

Die Geburt beginnt 160 · Die Wehen setzen ein 166 · Wann muss ich los? 169 · Am Geburtsort 170 · Interview: Der Hebammenkreißsaal 172

Vaginale Geburten 173

Die Eröffnungsphase 173 · Aktive Wehen 178 · Die Übergangsphase 180 · Umgang mit dem Schmerz 184 · Geht es dem Baby gut? 186 · Die Austreibungsphase 187 · Die Geburt 190 · Die Nachgeburtsphase 191

Unterstützte Geburten 198

Geburtseinleitung 198 · Methoden zur Schmerzlinderung 201 · Dammverletzungen 205 · Vaginal-operative Geburten 206 · Kaiserschnitt 208 · Manuelle Plazentalösung 213 · Starke Blutungen 214

Besondere Geburten 215

Perinatalzentren 215 · Mehrlinge 216 · Frühgeborene Babys 217 · Die Geburt eines toten Babys 218

Geburt von A bis Z 220

WOCHENBETT & STILLEN 222

»Flitterwochen« mit dem Baby 224

Kultur und Geschichte des Wochenbetts 225

Körperliche und seelische Veränderungen 228

Beschwerden und Begleiterscheinungen 229 · Nachuntersuchungen 241

Das Wochenbett 244

Wochenbett in der Klinik 245 · Wochenbett daheim 246 · Ablauf des Wochenbetts nach einem Kaiserschnitt 247 · Ablauf des Wochenbetts bei frühgeborenen Babys 248

Die erste Zeit als Eltern 251

Ein neuer Lebensabschnitt 251 · Jetzt sind Sie Mutter! 253 · Jetzt sind Sie Vater! 255 · Liebe und Partnerschaft 256 · Überlebenshinweise für berufstätige Eltern 257

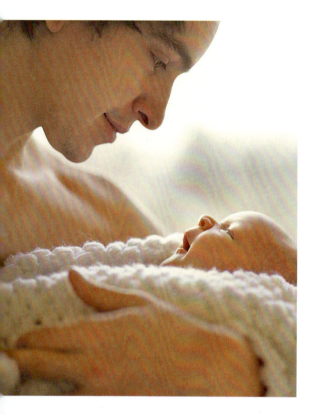

Eine glückliche Stillbeziehung 260

Das erste Anlegen 261 · Muttermilch – die beste Nahrung für Ihr Baby 263 · Die ersten Wochen 266 · Stillpositionen 267 · Wachstumsschübe 269 · Wie lange wird gestillt? 270 · Mehrlinge stillen 271 · Interview: »Stillen kann man überall!« 273 · Häufige Beschwerden 274 · Ernährung in der Stillzeit 277 · Medikamente und Schadstoffe in der Stillzeit 279 · Flaschenernährung 280 · Die Zubereitung 280

Rückbildungsgymnastik 282

Komplikationen und Erkrankungen im Wochenbett 290

Wochenbett & Stillen von A bis Z 294

DAS BABY 296

Das Neugeborene 298

So erlebt Ihr Baby die Geburt 299 · Das besondere Aussehen neugeborener Babys 300 · Die Erstversorgung Ihres Babys nach der Geburt 303 · Empfohlene Prophylaxen 306 · Interview: Babys brauchen viel Zuwendung 310 · Die Körperfunktionen 311 · Gewichtszunahme 316 · Spuckbabys 317 · Das Regulieren der Körpertemperatur 317 · Neugeborenengelbsucht 318 · Säuglingspflege 320 · Beikosteinführung 327 · Allergieprophylaxe 330 · Sanftes Abstillen 331

Grundausstattung für Ihr Baby 332

Anschaffungen fürs Babyzimmer 333 · Stillen 334 · Flaschenernährung 335 · Kleidung 336 · Wickeln 338 · Badespaß 340 · Mit dem Baby unterwegs 341 · Schlafenszeit 343

Die Entwicklung 347

Die Sprache Ihres Babys 347 · Das emotionale und soziale Gehirn Ihres Babys 351 · Die Persönlichkeit Ihres Babys 353 · Denken 354 · Wille 354 · Motorische Entwicklung 355 · Trösten 357 · Die neue Elternrolle 358 · Förderung 360 · Babymassage 362

Schlafen 364

Wie Babys schlafen 365 · Die besten Einschlafhelfer 366 · Schlafprobleme und ihre Lösung 367 · Vorsicht mit Schlaftrainings 368 · Mit Schlafmangel umgehen 369 ·

Prophylaxen und Impfungen 371

Vorsorgeuntersuchungen 371 · Das Kinderuntersuchungsheft 372 · Reihenuntersuchungen 373 · Prophylaxen 374 · Impfungen 375

Das Baby von A bis Z 376

Zum Nachschlagen 378

EIN WORT ZUVOR

Dies ist ein Buch über Freude, über Wunder, über die Weisheit der Natur und den Glauben an die Zukunft. Es ist aber vor allem ein Buch, das Sie als werdende Mutter und werdende Eltern auf dem Weg durch Schwangerschaft, Geburt, Wochenbett und die erste Zeit mit Ihrem Baby begleiten möchte.

Jede Frau, jedes Kind ist anders

Was Sie in diesem Buch nicht finden werden, sind verbindliche Ratschläge, die für alle Schwangeren, Mütter und Väter als die einzig richtigen gelten. Es ist aus unserer Sicht wunderbar, dass Sie in unserem Teil der Welt die Möglichkeit haben, Ihr Baby zu Hause mit der begleitenden Unterstützung Ihrer Familie und einer Hebamme zur Welt zu bringen. Genauso wunderbar ist es, dass Ihnen große Kliniken zur Verfügung stehen, die darauf eingerichtet und vorbereitet sind, Ihnen und Ihrem Baby bei fast allen medizinischen Problemen rasch zu helfen.

Erfahrungsschatz und aktuelle medizinische Erkenntnisse

Um dieses Buch zu schreiben, haben wir aus unseren langjährigen Erfahrungen als Hebamme und Ärztin im In- und Ausland und aus unserer täglichen Praxis geschöpft. Zusätzlich haben wir wissenschaftliche Publikationen, Fachzeitschriften und Datenbanken im deutschen und englischen Sprachraum gesichtet, um Ihnen die aktuellsten Erkenntnisse der Wissenschaft zu präsentieren. Zudem lassen wir vier Fachexpertinnen, allesamt auch Hebammen, in Interviews zu brandheißen Themen zu Wort kommen. Wir danken Lisa Fehrenbach, Prof. Rainhild Schäfers, Dorothee Wezler und Prof. Friederike zu Sayn-Wittgenstein ganz herzlich für diese Mitarbeit.

Nicht vergessen: Die meisten Schwangerschaften verlaufen gesund!

Auch wenn medizinische Aspekte wichtig sind, haben wir uns nicht nur auf diese konzentriert. Schließlich sind Sie schwanger und nicht krank! Sie sind eine Frau, die durch einen natürlichen Lebensprozess geht: Sie werden Mutter. Das bedeutet neben den körperlichen Veränderungen auch, dass sich Ihre Einstellung und das soziale Gefüge, in dem Sie leben, wandeln. Daher richtet sich unser Buch genauso an alle Männer, die Väter, sowie an alle Partnerinnen und Partner, die Co-Mütter beziehungsweise Co-Väter werden.

Auf einigen Seiten beschreiben wir die häufigsten schwangerschafts-, geburts- sowie wochenbettspezifischen Komplikationen. Aber glauben Sie uns, Sie werden nicht alle durchmachen müssen. Einige davon werden höchstens eine Handvoll Leserinnen betreffen. Wir wollten diese Themen nur nicht weglassen, um auch diesen wenigen Frauen und ihren Familien die für sie notwendigen Informationen zu geben.

Schließen Sie unseren »Giftschrank« ruhig wieder, und denken Sie daran, dass in unserer Region die meisten Frauen eine gesunde Schwangerschaft und Geburt erleben und danach ein wundervolles, energiegeladenes Baby im Arm halten. Dafür wünschen wir Ihnen von Herzen alles Gute!

Hebamme mit Leib und Seele

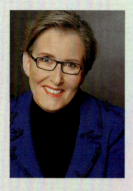

Silvia Höfer: »Ich habe den schönsten Beruf der Welt.«

Als Jugendliche wollte ich Reisejournalistin werden. Ein Beruf, der in meiner Vorstellung Abenteuer versprach.

So war ich nach dem Abitur glücklich über die Chance, neben und nach der Universität beim BBC und WDR zu arbeiten. Eine meiner ersten selbst recherchierten Reportagen beschrieb die Arbeit einer freiberuflichen Hebamme in Köln. Von meinem ersten Honorar unternahm ich eine Reise in den Südosten Indiens, die als »Nebenprodukt« eine Sendung über die dortige Frauengesundheit bringen sollte. Den Zugang zum Leben der in Tamil Nadu lebenden Frauen bekam ich durch Amisha, eine der traditionellen Hebammen. Da hat es mich »erwischt«. Ich war einem Beruf begegnet, der alle meine Träume von Abenteuer erfüllte, der mich dem Wunder des Menschseins deutlich näher brachte, als meine Berichte darüber es je hätten tun können. So fing mein Hebammenleben an, das mich bis auf den heutigen Tag behaupten lässt: Ich habe den schönsten Beruf der Welt!

Als junge Mutter begann ich 1981 meine Ausbildung zur Hebamme in Berlin. Gemeinsam mit Nora Szász und anderen Frauen gründeten wir 1982 den ersten Geburtshausverein in Deutschland. Wir wollten dafür arbeiten, dass junge Familien eine selbstbestimmte Schwangerschaft, Geburt und Elternschaft erleben dürfen – was zu diesem Zeitpunkt noch alles andere als selbstverständlich war.

Und so ist seit meinem Examen zur Hebamme die Begleitung von Eltern und Babys entsprechend ihrer Bedürfnisse und Wünsche ein treibender Motor für meine Arbeit. Das Erforschen von wissenschaftlichen Zusammenhängen um das Elternwerden und -sein, Arbeitsaufenthalte in anderen Ländern und das Erarbeiten von Qualitätskriterien mit Kolleginnen folgten.

Und so sind nach einer über 30-jährigen Erfahrung als freiberufliche Hebamme sowohl das überlieferte Wissen und Handwerk als auch die neueren »Werkzeuge« der Wissenschaft das, was meinen Berufsalltag spannend macht. Ich habe das große Glück, jeden Tag Babys bewundern zu dürfen, und bin dankbar für die große Offenheit der Menschen, die ich bei der »Hebammerei« begleiten darf. Als Abenteuerin, die nie genug wissen kann, liegt mir die Vernetzung in die ganze Welt am Herzen. Gemeinsam mit Eltern werden wichtige Fragen gestellt und Antworten gefunden. Antworten, die helfen, dass wir Hebammen Sie gut informiert und sicher auf Ihrem Weg begleiten können.

Von der Hebamme zur Frauenärztin

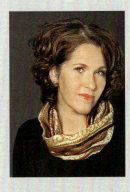

Nora Szász: »Die Frauen stehen im Mittelpunkt meines beruflichen Handelns.«

Während meines ersten Praktikums in einem kleinen Belegkrankenhaus auf dem Land lernte ich die Arbeit einer schon hochbetagten Hebamme kennen. Mich faszinierte ihre Erfahrung und Kompetenz. Die Verhältnisse waren ganz einfache und ich mochte es, wie versiert und unaufgeregt sie den Frauen in ihrer täglichen Arbeit begegnete. Als ich dann Anfang der 80er-Jahre selbst den Beruf der Hebamme erlernte, fand ich mich wieder in einem der modernen, auf neueste Technik ausgerichteten geburtsmedizinischen Zentren Deutschlands. Der Kontrast hätte nicht größer sein können.
Unter den Hebammen brodelte es allerdings schon längst und so schloss ich mich der aufkommenden Bewegung für eine selbstbestimmte Geburt an. Mir gefiel es, zusammen mit anderen engagierten Frauen an einer Alternative zur technisierten Klinikentbindung zu arbeiten. Die Gründung eines nur von Hebammen geleiteten Geburtshauses in Berlin-Charlottenburg, das 1987 eröffnete, war die logische Konsequenz. Uns alle verband damals und verbindet noch heute die Idee, dass Schwangerschaft und Geburt ganz natürliche Vorgänge im Leben einer Frau sind.
Als ich dann später Medizin an der Freien Universität in Berlin studierte, tat ich das unter der festen Vorstellung, mich lediglich als Hebamme weiterbilden zu wollen. Denn längst war ich Teil eines Netzwerkes – die Zusammenarbeit mit Silvia Höfer geht auf diese Zeit zurück – geworden, das sich im Laufe des Studiums und der darauffolgenden Berufsjahre von der Geburtshilfe auf den Bereich der Frauengesundheit ausdehnen sollte. Außerdem fing ich an, motiviert durch meine Liebe zum Hebammenberuf zur Hebammengeschichte zu forschen, wodurch ich viel über Traditionen und Entwicklungen dieses alten Frauenberufes erlernen konnte.
Der berufliche Wechsel von der Hebamme zur Ärztin fiel mir schlussendlich leichter als vermutet. Vielleicht lag dies auch daran, dass ich über all die Jahre begriffen hatte, dass im Mittelpunkt unseres beruflichen Handelns immer die Frau stehen wird, ob als Schwangere, Gebärende oder Wöchnerin, und unsere gemeinsame professionelle Begleitung und Unterstützung braucht.
Uns gegenseitig immer ein bisschen klüger zu machen, uns stetig zu entwickeln, unser Wissen und unsere Erfahrung weiterzugeben und voneinander zu lernen ist das Konzept, das meiner Arbeit als Frauenärztin zugrunde liegt. Genau aus diesem Ansatz heraus ist der vorliegende Ratgeber entstanden.

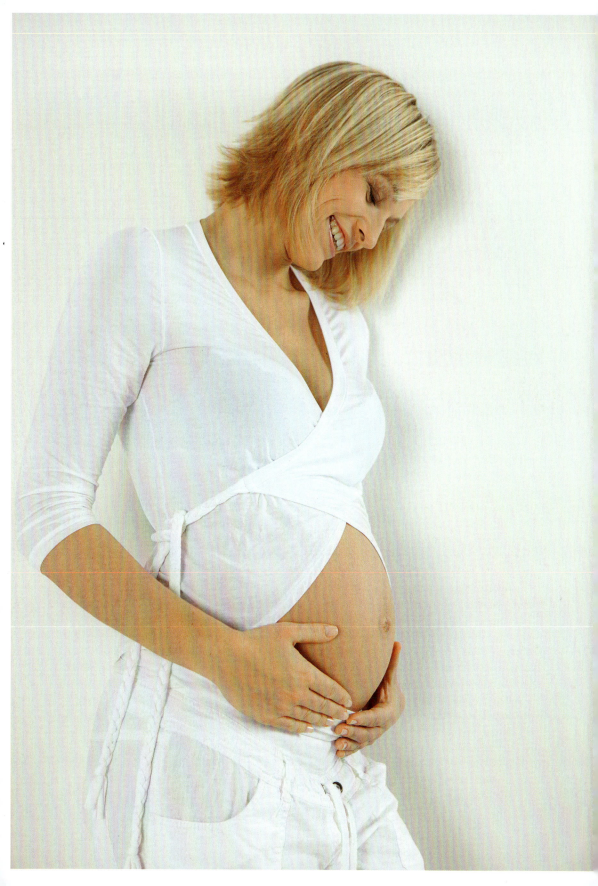

KAPITEL 1

DIE SCHWANGERSCHAFT

Herzlichen Glückwunsch – Sie bekommen ein Baby!
Gibt es eine schönere Nachricht?
Die nächsten Monate werden recht aufregend für Sie.
Genießen Sie diese besondere Zeit, denn jede Woche bringt
Sie näher zu Ihrem Kind.

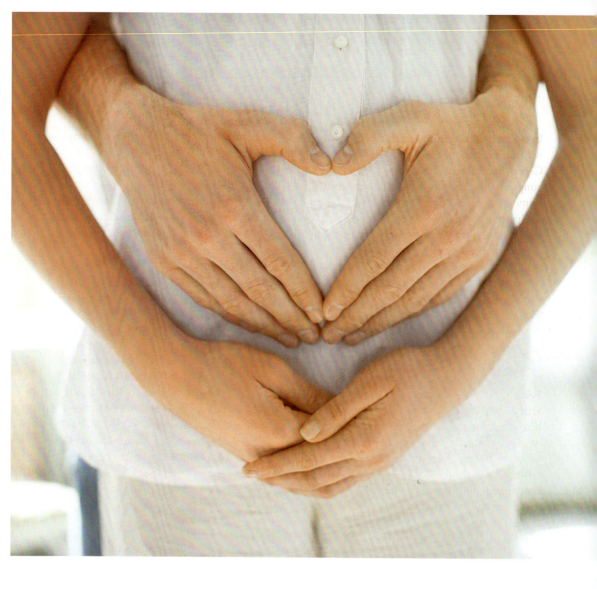

Gut vorbereitet in die Schwangerschaft

Der Wunsch, ein Kind zu bekommen, bietet eine wunderbare Motivation, sich körperlich und seelisch in Bestform zu bringen. Wenn Sie fit sind, erfüllen Sie die wichtigste Voraussetzung für eine glückliche Schwangerschaft.
Eine ausgewogene Ernährung hilft Ihnen nicht nur dabei, Ihren Kinderwunsch zu erfüllen. Während der Schwangerschaft sichert sie Ihnen und Ihrem Kind eine optimale Versorgung mit Mineralstoffen und Vitaminen.

GESUNDES ESSEN UND BEWEGUNG

Bevor Sie sich dazu entscheiden, Ihren Speiseplan mit Vitamin- und Aufbaupräparaten anzureichern, betrachten Sie erst einmal Ihre Essgewohnheiten. Denn nicht nur für Sie selbst ist es von Bedeutung, welche Nahrungsmittel Sie täglich zu sich nehmen. Eine ausgewogene Ernährung ist auch für die gesunde Entwicklung Ihres Babys ein wichtiger Beitrag.

In einem besonderen Kapitel (Seite 43) geben wir Ihnen hierzu ausführliche Hinweise.
Gehen Sie viel raus! Frische Luft und Bewegung fördern das Wohlbefinden, stärken das Immunsystem und helfen, ein Normalgewicht zu halten. Die beste Vorbereitung für eine geplante Schwangerschaft. Das bestätigt auch die Forschung: In neueren Untersuchungen wurde immer wieder belegt, dass der Verlauf der Schwangerschaft und die Entwicklung des Babys günstig beeinflusst werden, wenn die Mutter normalgewichtig ist.

FOLSÄURE IST WICHTIG

Folsäure ist ein synthetisch hergestelltes wasserlösliches B-Vitamin. Wie auch die natürlich vorkommenden Folate in der Nahrung ist sie für zahlreiche Stoffwechselvorgänge in unserem Körper unerlässlich. Ein Mangel an Folaten kann Frühgeburten, Wachstumsverzögerungen und die Entstehung von Neuralrohrdefekten (das sind Spaltbildungen an der Wirbelsäule, wie etwa die Spina bifida) bei Ihrem Kind begünstigen. Da sich das Neuralrohr bereits um den 19. Tag der Schwangerschaft bildet und sich in der vierten Woche schließt, ist es sinnvoll, mit der Einnahme von Folsäure bereits vor einer geplanten Schwangerschaft zu beginnen und mindestens während der ersten zwölf Wochen fortzusetzen. Empfohlen wird eine Dosis von 0,4 Milligramm täglich. Darüber hinaus ist eine folatreiche Ernährung (Blattgemüse, Salate, Weißkohl, Leber, Tomaten, Orangen, Getreide) wichtig.

IMMUN GEGEN RÖTELN?

In der Regel sind die zu den Kinderkrankheiten zählenden Röteln keine gefährliche Erkrankung. In den ersten zwölf Wochen einer Schwangerschaft kann diese Viruserkrankung aber bei Ihrem Kind schwere Organschäden sowie körperliche und geistige Entwicklungsstörungen hervorrufen. Deshalb ist es wichtig, zu klären, ob eine Immunität vorliegt. Gegebenenfalls können Vorsichtsmaßnahmen ergriffen werden, wenn Sie nicht ausreichend geschützt sind.
Machen Sie sich aber keine unnötigen Sorgen: Viele Frauen haben diese Infektionskrankheit ohnehin als Kind durchgemacht oder sind bereits im Kindes- oder Teenageralter dagegen geimpft worden. Wenn Sie nicht als Kind oder später zweimal gegen Röteln geimpft worden sind, ist es sinnvoll, vor einer geplanten Schwangerschaft einen Bluttest vornehmen zu lassen. Dabei wird festgestellt, ob Sie genügend Antikörper gegen eine Rötelninfektion haben. Optimal ist dabei ein Wert über 15 IU/ml (früher 1:32). Wenn Ihre Immunität nicht ausreichend ist, können Sie sich vor einer Schwangerschaft impfen lassen. In den drei darauffolgenden Monaten sollten Sie dann allerdings nicht schwanger werden.

VOM BABY TRÄUMEN

Wenn Sie das Gefühl haben, Ihren Körper gesundheitlich gut vorbereitet zu haben, können Sie sich auch psychisch und organisatorisch auf die Veränderung in Ihrem Leben einstimmen. Folgende grundsätzlichen Fragen beschäftigen dabei die meisten:
- Bin ich bereit, mein Leben auf neue Werte einzustellen?
- Wer wird mich unterstützen?
- Kann ich Arbeit, Karriere, Beziehung und Baby miteinander verbinden?
- Wie ist die Betreuung des Kindes organisiert? Wer ist wann zuständig?
- Schätzt mein Partner die Veränderungen im Zusammenleben ähnlich ein wie ich?

Beantworten Sie diese Fragen nicht für sich allein, sondern nehmen Sie sie als Leitfaden für gemeinsame Gespräche mit Ihrem Partner. Klären Sie auch, ob Antworten und Perspektiven von Ihnen beiden geteilt werden. Dies beugt Missverständnissen vor und ist ein wichtiger Teil im Prozess des Elternwerdens. Denken Sie gemeinsam über die möglichen Veränderungen in Ihrem Zusammenleben nach. So werden Sie bereit für die Schwangerschaft und durchleben sie positiv gestimmt. In einer Studie zeigte sich, dass sich deutlich haltbarere Familienbande knüpften, wenn der Partner auch in der Schwangerschaft Aufgaben übernehmen konnte.

CHRONISCHE ERKRANKUNGEN

Bei vielen chronischen Erkrankungen ist es möglich, ein gesundes Kind zu bekommen. Wenn Sie von Krankheiten wie Diabetes, Bluthochdruck, Herzerkrankungen oder Immunerkrankungen betroffen sind, sollten Sie sich am besten schon vor der Schwangerschaft darüber informieren, wie Sie und Ihr Baby gesund durch diese Zeit kommen.
Wenn Sie Medikamente einnehmen müssen, sprechen Sie mit Ihren behandelnden Ärzten über Ihren Kinderwunsch. Oft ist eine Umstellung auf Medikamente möglich, die die Entwicklung Ihres Kindes kaum oder gar nicht beeinträchtigen.
Die moderne Medizin bietet Ihnen in den meisten Fällen Perspektiven für eine gesunde Schwangerschaft. Holen Sie sich eine Zweitmeinung bei einem erfahrenen Spezialisten oder bei einer Selbsthilfegruppe ein, wenn Ihre behandelnde Ärztin Bedenken gegen eine (weitere) Schwangerschaft äußert.
Für Frauen mit Behinderungen und deren Lebenspartner kann es wichtig sein, bereits vor einer Schwangerschaft zu klären, wie viel Unterstützung sie bei einem Leben mit Kind benötigen. Sollten Sie vor Ort keine kompetente Beratung finden, gibt es überregionale Organisationen, die Hilfe für behinderte Eltern anbieten (Seite 129).

MIT DEM RAUCHEN AUFHÖREN

Rauchen stellt für Sie selbst und Ihr ungeborenes Kind ein schwerwiegendes Risiko dar. Mittlerweile haben viele Studien belegt, dass Rauchen während der Schwangerschaft der Entwicklung des Kindes erheblichen Schaden zufügen kann und das Risiko für Fehl-, Früh- und sogar Totgeburten deutlich erhöht. Mit jeder Zigarette gelangen über Plazenta und Nabelschnur unzählige Schadstoffe direkt zu Ihrem Baby und behindern sein gesundes Wachstum. Das Beste, was Sie für Ihr Kind (und sich selbst) also tun können, ist so schnell wie möglich damit aufzuhören.
Bitten Sie Ihre Freunde und Verwandte in Ihrer Gegenwart nicht zu rauchen. Auch Ihr Arbeitsplatz sollte nicht verqualmt sein. Nach dem Mutterschutzgesetz ist Ihr Arbeitgeber dazu verpflichtet, Ihnen eine rauchfreie Umgebung zur Verfügung zu stellen. Falls Sie als werdender Vater oder Co-Mutter rauchen, versuchen auch Sie, das Rauchen einzustellen.

AUF ALKOHOL VERZICHTEN

Häufig wird unterschätzt, welches Risiko der Genuss von Alkohol in der Schwangerschaft wirklich bedeutet. Tatsächlich wird davon ausgegangen, dass in Deutschland jährlich etwa 10 000 Kinder durch Alkohol geschädigt werden. Verantwortlich dafür ist nicht nur intensiver Alkoholkonsum. Auch geringere Alkoholmengen oder vereinzelte Trinkexzesse können die Gesundheit Ihres Babys bereits

erheblich beeinträchtigen. Eine Grenze, unterhalb derer Alkohol in der Schwangerschaft unbedenklich ist, gibt es nicht.
Regelmäßiger Genuss von Alkohol kann die Fruchtbarkeit von Männern und Frauen deutlich senken und bereits in einem sehr frühen Stadium zu Fehlgeburten führen. Wie das Rauchen senkt auch Alkohol den Folatspiegel. Nehmen Sie Ihre Trinkgewohnheiten also am besten zusammen mit Ihrem Partner kritisch unter die Lupe. Unser Rat: Verzichten Sie während der Schwangerschaft ganz auf Alkohol, trinken Sie einfach Wasser oder suchen Sie sich schmackhafte Trinkalternativen – wie Tees und Säfte.

KEINE DROGEN NEHMEN

Selbstverständlich sollten Sie während der Schwangerschaft auf den Konsum von Drogen verzichten. Dieser wirkt sich negativ auf die Schwangerschaft aus und beeinträchtigt die gesunde Entwicklung Ihres Kindes.
Wenn Sie betroffen sind, sollten Sie gleich zu Beginn Ihrer Schwangerschaft mit einer Ärztin Ihres Vertrauens sprechen. Sie wird gemeinsam mit Ihnen nach Unterstützungs- und Hilfsmöglichkeiten suchen, damit Sie einen erfolgreichen Ausstieg finden. Wenn vor Ort möglich, suchen Sie eine Suchtberatungsstelle und zusätzlich auch einen Arzt mit suchtmedizinischer Qualifikation auf, der Sie bestenfalls auch durch die Schwangerschaft begleitet. Drogen wie Marihuana, LSD und Kokain sollten jetzt unter allen Umständen vermieden werden. Ein Heroinentzug während der Schwangerschaft kann vorzeitige Wehen auslösen oder sogar zum Kindstod im Mutterleib führen. Eine Umstellung auf Methadon unter ärztlicher Kontrolle ist daher zu empfehlen und hilft am besten, Rückfälle oder auch den Gebrauch anderer Drogen zu vermeiden.

Strategien zum Abgewöhnen

Rauchen ist zu jeder Zeit schädlich für den Körper. Während der Schwangerschaft können die Folgen jedoch auch für Ihr Baby gravierend sein. Folgende Tipps können helfen, von dieser Abhängigkeit loszukommen:

- Wählen Sie einen bestimmten Tag aus, an dem Sie aufhören. Sorgen Sie für Ablenkung und verwöhnen Sie sich mit einem Stadtbummel oder gehen Sie ins Kino.

- Werden Sie sich klar über Ihr Rauchverhalten: Wann war die Zigarette für Sie bislang am wichtigsten? Finden Sie dafür gute Alternativen. Statt beispielsweise alles auf einmal erledigen zu wollen und dabei gestresst zu rauchen, entscheiden Sie vorher, was wichtig ist.

- Gönnen Sie sich während der Arbeit bewusst mehr Ruhepausen, in denen Sie kurz entspannen, frische Luft schnappen und neue Energie tanken.

- Stellen Sie einen Obstteller an die Stelle der Zigarettenschachtel und ersetzen Sie den automatischen Griff zur Zigarette durch einen Apfel oder eine Banane.

- Häufig bieten Krankenkassen und sozialmedizinische Einrichtungen Kurse zur Rauchentwöhnung an. Informationen bekommen Sie über die Bundeszentrale für gesundheitliche Aufklärung, die eine eigene Telefonberatung zur Rauchentwöhnung in der Schwangerschaft anbietet, erreichbar unter 0 18 05-31 31 31.

UNERFÜLLTER KINDERWUNSCH

In unseren Sprechstunden haben wir immer wieder Kontakt zu Paaren, die Schwierigkeiten haben, ein Baby zu bekommen, und darüber sehr unglücklich sind. Wie verbreitet ungewollte Kinderlosigkeit ist, lässt sich nur eingeschränkt erfassen. Glauben wir den veröffentlichten Zahlen, bleiben allein in Deutschland 1,5 Millionen Paare ungewollt kinderlos.

Der nicht erfüllte Wunsch nach einem Kind kann zu einer schmerzvollen Erfahrung werden, stellt er doch den Verlust eines Lebensplanes oder eines erwünschten Lebensziels dar. Diese Erkenntnis kann Trauer, Hilflosigkeit, Wut, Neid oder Gefühle der Minderwertigkeit und des Ausgeschlossenseins auslösen. Manchmal braucht es auch Zeit, diesen Zustand überhaupt als Problem zu akzeptieren. Sprachlosigkeit, Scham, aber auch offen ausgetragene Konflikte mit Schuldzuweisungen und Rückzug voneinander können innerhalb der Partnerschaft die Folge sein. In dieser Situation sind es oft die Frauen, die ihre Frauenärztin aufsuchen, sich ihr anvertrauen und um Rat und Hilfe bitten.

Wann zum Arzt?

Vom Wunsch nach einem Kind bis zur Schwangerschaft vergeht oft etwas Zeit. Mehr als 30 Prozent aller Frauen erleben eine mehr als zwölfmonatige Wartezeit, bevor die gewünschte Schwangerschaft eintritt. Wenn Sie also nicht gleich schwanger werden, bedeutet das nicht, dass bei Ihnen ein Problem besteht. Die Empfehlung über die Zeitspanne, die abgewartet werden sollte, bis Untersuchungen und eine Behandlung sinnvoll werden, liegt ungefähr bei einem Jahr. Wenn Sie jünger als 28 Jahre und gesund sind, sollten Sie sogar 18 Monate abwarten, wenn Sie 33 Jahre und älter sind, ist es aber sinnvoll, sich bereits nach sechs Monaten Hilfe zu suchen.

Die fruchtbaren Jahre

Zwar ist momentan die Geburtenhäufigkeit in der Altersgruppe zwischen 30 bis 34 Jahren am höchsten, dennoch gilt: Mit steigendem Lebensalter nimmt die Fruchtbarkeit bei Frauen und Männern ab. Jenseits der 40 sinkt die Chance auf eine Schwangerschaft bei Frauen dramatisch. Bei Männern verschlechtert sich die Spermienqualität ab dem Alter von 35 Jahren kontinuierlich und ist ab 55 Jahren in der Regel deutlich reduziert. Ein Urologe sollte aufgesucht werden, wenn innerhalb eines Jahres trotz ungeschützten Geschlechtsverkehrs keine Schwangerschaft eingetreten ist.

Das stärkt die Fruchtbarkeit:
- lustvoller Sex
- Entspannungsübungen
- Genussfähigkeit und Freude am Leben
- Abbau von Stress
- vitaminreiche Ernährung
- Arbeitspausen
- Bewegung und Sport
- Urlaub mit dem Partner

Das schwächt die Fruchtbarkeit:
- Rauchen, Alkohol, viel Kaffee
- Drogen- und Medikamentenmissbrauch
- Psychopharmaka
- Umweltgifte, vor allem Weichmacher in Kunststoffprodukten
- Schlafmangel
- Untergewicht oder Übergewicht
- Schichtdienst
- Zuckerkrankheit (Diabetes mellitus)
- Tumorerkrankungen, Chemotherapie
- Erkrankungen der Schilddrüse
- Leistungssport (Frauen) und schwere körperliche Arbeit

Bei der Entstehung, dem Verlauf und der Behandlung ungewollter Kinderlosigkeit spielen sowohl psychologische, biologische als auch soziale Faktoren eine Rolle. Wenn Sie sich auf dem Weg zum Kind machen und sich entschieden haben, herausfinden zu lassen, warum Sie nicht schwanger werden, stehen meist medizinischen Untersuchungen an. Je nach Ergebnis können sich dann verschiedene Behandlungswege ergeben.

Behandlungsmöglichkeiten

Die ersten Ansprechpartner sind in der Regel die Frauenärztin oder für die Männer der Urologe. In den größeren Städten gibt es zudem Kinderwunschzentren oder oft auch Schwerpunktpraxen, die sich auf die Behandlung von unerfülltem Kinderwunsch spezialisiert haben. Zentren für Reproduktionsmedizin oder Fertilitätskliniken arbeiten oft auch mit Psychologinnen zusammen, die Ihnen in Gesprächen Zeit und Raum bieten, über all das Gehörte zu den verschiedenen Diagnose- und Behandlungsmöglichkeiten nachzudenken.

Wenn Sie sich entweder allein oder gemeinsam als Paar in ärztliche Behandlung begeben, besteht der erste Termin zunächst aus einem ausführlichen Gespräch. Es werden auch Ihre Lebensgewohnheiten, wie Rauchen und Alkoholkonsum, die beide die Fruchtbarkeit senken, sowie Ihre sexuellen Gewohnheiten thematisiert. Nach der ausführlichen Erforschung Ihrer bisherigen Geschichte werden Ihnen Untersuchungsmöglichkeiten zur Diagnose der eventuellen Fruchtbarkeitsstörung vorgeschlagen. Es ist wichtig, den Nutzen und die eventuellen Risiken der Untersuchungen zu verstehen, damit Sie sich mit einem guten Gefühl für oder auch gegen eine vorgeschlagene Behandlung entscheiden können.

Kostenerstattung in Deutschland

Die gesetzlichen Krankenkassen übernehmen die Kosten der Basisuntersuchungen in voller Höhe. Zu den angewandten Untersuchungsmethoden zählen unter anderem Hormonbestimmungen, Ultraschalluntersuchungen, die Eileiterabklärung und das Spermiogramm. Die Kosten für die Therapie hingegen werden nicht oder nur zum Teil übernommen.

Seit 2004 müssen folgende Voraussetzungen für eine anteilige Kostenerstattung durch die Krankenkassen erfüllt sein: Die Frau muss im Alter zwischen 25 und 40 Jahren, der Mann im Alter zwischen 25 und 50 Jahren und beide müssen miteinander verheiratet sein. Ehepaare können die Kosten einer Fruchtbarkeitsbehandlung steuerlich geltend machen.

Die häufigsten Therapien

- Medikamentöse Regulierung des Hormonhaushalts.

- Entfernung einer Krampfader im Hoden.

- Wiederdurchgängigmachen bei Verschluss der Samenleiter nach Infektionen.

- Auslösung des Eisprungs mithilfe von Medikamenten.

- Samenübertragung, also Einbringen von Ejakulat des Partners in die Gebärmutter.

- Befruchtung der Eizelle außerhalb des Körpers im Reagenzglas (IVF – In-vitro-Fertilisation). Bei der ICSI (Intrazytoplasmatische Spermieninjektion) wird dabei die Samenzelle direkt in die Eizelle gespritzt. Zwei bis drei Tage später werden die befruchteten und geteilten Eizellen in die Gebärmutter transferiert.

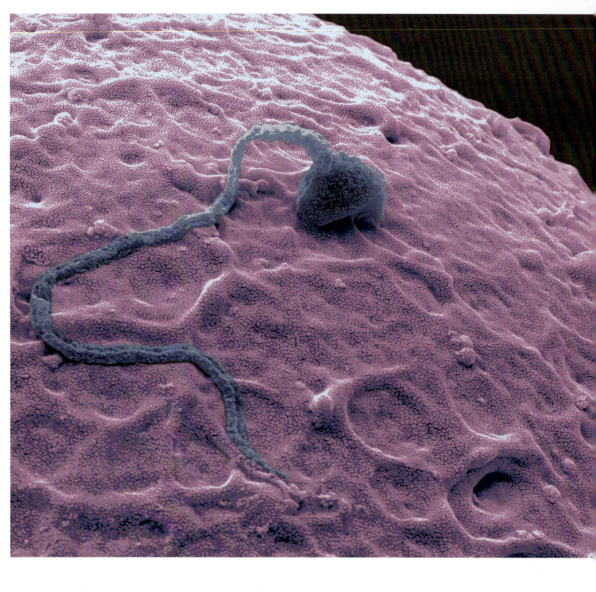

Die Geschichte Ihrer Schwangerschaft

SO BEGINNT DAS LEBEN

Na klar, Sie haben das alles schon in der Schule gehört. Trotzdem: Jetzt sollten Sie noch einmal darüber nachdenken, was passiert, wenn tatsächlich Leben entsteht. Schließlich handelt es sich nun nicht länger um graue Theorie. Die rasanten Vorgänge auf kleinster zellulärer Ebene werden Ihr Leben schon bald gewaltig auf den Kopf stellen. Halten Sie also einen Moment inne, um zu begreifen, dass in Ihrem Bauch ein neuer Mensch heranwächst.

Wenn die Spermien eines Mannes um den Eisprung herum zu Ihrer Eizelle gelangen, kann eine Befruchtung stattfinden. Dies kann entweder nach dem Liebesspiel in Ihrem Eileiter geschehen oder, etwas weniger gefühlvoll, in einer Schale im Labor.

Entscheidend ist, dass eine Samenzelle durch die Wand der Eizelle gelassen wird. Dabei hilft das weibliche Sexualhormon Progesteron, das einen Kanal in der Zellhülle der Spermien öffnet. Durch diesen Kanal strömt Kalzium, das die Aktivität der Spermien verstärkt und sie Richtung Eizelle steuert. Das Progesteron wird in Zellen produziert, die in einer wolkenartigen Form die Eizelle umgeben und die sich an die Rezeptoren der Spermien binden. Die Eizelle legt nach diesem Vorgang so schnell wie möglich eine chemische Barriere an und verhindert so den Eintritt weiterer Spermien. Damit haben Sie jetzt eine Zelle mit zwei Zellkernen, die die Erbinformationen von Ihnen und Ihrem Partner enthalten. Aus der Verschmelzung der Zellkerne entsteht die Zygote. Auf dem Weg durch den letzten Abschnitt des Eileiters teilt sich die Zygote in mehrere Zellen und erreicht nach ungefähr vier Tagen die Gebärmutter (Uterus). Sie besteht jetzt aus 64 Zellen und heißt von nun an Keimblase oder Blastozyt. Aus dieser kleinen Zellansammlung entwickeln sich Ihr Baby, die Plazenta und die Fruchthöhle. Zwillinge entstehen entweder dadurch, dass sich die Zygote in ihrer Teilungsphase in zwei gleiche Fruchtanlagen spaltet (eineiig) oder aber ihr Körper in einem Zyklus gleich zwei Eizellen freigegeben hat, die von zwei verschiedenen Spermien befruchtet wurden (zweieiig).

Ungefähr neun Tage nach der Befruchtung nistet sich die Keimblase in der inneren Auskleidung der Gebärmutter (im Endometrium) ein. Dieser Vorgang kann manchmal von einer leichten Blutung begleitet werden. Ihr Ausfluss sieht dann rosa oder bräunlich aus, und Sie haben möglicherweise leichte Bauchkrämpfe. Zwölf Tage nach der Befruchtung entwickeln sich Fruchthöhle und Plazenta. Die Fruchthöhle ist von zwei Membranhäuten (Amnion und Chorion) umgeben, die Ihr Kind vor negativen Einflüssen schützen. Die Plazenta bildet die Verbindungsstelle zwischen Ihnen und Ihrem Kind, zwischen Ihrem Stoffwechsel und dem des Babys. Plazenta und Nabelschnur versorgen Ihr Baby mit allem, was es zum Leben braucht. Auch der Rückfluss unbenötigter Stoffe findet über die Plazenta statt. Sie spielt damit eine zentrale Rolle dabei, das Leben Ihres Babys zu erhalten. Sobald Ihr Baby sich in der Gebärmutter eingenistet hat und die Plazenta wächst, verändert sich auch der Hormonhaushalt. Die ersten Schwangerschaftsanzeichen werden spürbar (Seite 18).

WAS SCHON BEI DER ZEUGUNG ENTSCHIEDEN IST

Wenige, aber dafür entscheidende Merkmale Ihres Kindes werden bereits bei der Befruchtung bestimmt. Zum Beispiel steht das Geschlecht Ihres Babys von Anfang an fest. Da die weiblichen Eizellen immer ein X-Chromosom enthalten, hängt das Geschlecht Ihres Babys davon ab, ob die männliche Samenzelle ein X- oder ein Y-Chromosom in sich birgt. Aus einer XX-Kombination entwickelt sich ein Mädchen. Wenn ein X- und ein Y-Chromosom zusammenkommen, entsteht ein Junge. Die meisten übrigen Merkmale Ihres Kindes werden erst etwas später festgelegt, wenn die Erbinformationen zusammengehen, wobei sich nur wenige in jedem Fall durchsetzen.

Geht es Ihnen wie manchen Eltern, denen es wichtig ist, das Geschlecht ihres Babys so früh wie möglich zu erfahren? Meist ist das bei der zweiten Ultraschalluntersuchung um die 20. Woche möglich. Falls Sie erst mit der Geburt wissen möchten, ob Sie ein Mädchen oder einen Jungen bekommen, sagen Sie das Ihrer betreuenden Ärztin vor der Ultraschalluntersuchung. Falls Sie sich für pränatale Untersuchungen entscheiden (Seite 132), wird unter anderem auch das Geschlecht Ihres Kindes bestimmt. Frühestens nach der 14. Schwangerschaftswoche dürfen Sie das Ergebnis erfahren.

Der Geburtstermin: Wann kommt mein Baby zur Welt?

MONAT DER LETZTEN BLUTUNG ▸ VORAUSS. GEBURTSMONAT	TAG DER LETZTEN BLUTUNG																														
	1	2	3	4	5	6	7	8	9	10	11	12	13	14	15	16	17	18	19	20	21	22	23	24	25	26	27	28	29	30	31
JAN. ▸ OKT./NOV.	8	9	10	11	12	13	14	15	16	17	18	19	20	21	22	23	24	25	26	27	28	29	30	31	1	2	3	4	5	6	7
FEB. ▸ NOV./DEZ.	8	9	10	11	12	13	14	15	16	17	18	19	20	21	22	23	24	25	26	27	28	29	30	1	2	3	4	5			
MÄRZ ▸ DEZ./JAN.	6	7	8	9	10	11	12	13	14	15	16	17	18	19	20	21	22	23	24	25	26	27	28	29	30	31	1	2	3	4	5
APR. ▸ JAN./FEB.	6	7	8	9	10	11	12	13	14	15	16	17	18	19	20	21	22	23	24	25	26	27	28	29	30	31	1	2	3	4	
MAI ▸ FEB./MÄRZ	5	6	7	8	9	10	11	12	13	14	15	16	17	18	19	20	21	22	23	24	25	26	27	28	1	2	3	4	5	6	7
JUNI ▸ MÄRZ/APR.	8	9	10	11	12	13	14	15	16	17	18	19	20	21	22	23	24	25	26	27	28	29	30	31	1	2	3	4	5	6	
JULI ▸ APR./MAI	7	8	9	10	11	12	13	14	15	16	17	18	19	20	21	22	23	24	25	26	27	28	29	30	1	2	3	4	5	6	7
AUG. ▸ MAI/JUNI	8	9	10	11	12	13	14	15	16	17	18	19	20	21	22	23	24	25	26	27	28	29	30	31	1	2	3	4	5	6	7
SEP. ▸ JUNI/JULI	8	9	10	11	12	13	14	15	16	17	18	19	20	21	22	23	24	25	26	27	28	29	30	1	2	3	4	5	6	7	
OKT. ▸ JULI/AUG.	8	9	10	11	12	13	14	15	16	17	18	19	20	21	22	23	24	25	26	27	28	29	30	31	1	2	3	4	5	6	7
NOV. ▸ AUG./SEP.	8	9	10	11	12	13	14	15	16	17	18	19	20	21	22	23	24	25	26	27	28	29	30	31	1	2	3	4	5	6	
DEZ. ▸ SEP./OKT.	7	8	9	10	11	12	13	14	15	16	17	18	19	20	21	22	23	24	25	26	27	28	29	30	1	2	3	4	5	6	7

DIE ERSTEN ANZEICHEN

Wenn Sie Ihren Körper aufmerksam wahrnehmen, können Sie schon nach kurzer Zeit erste Anzeichen der Schwangerschaft bemerken. Es ist nicht nur die viel zitierte Übelkeit, die Ihren Zustand verrät, es sind auch Zeichen wie:
- Ausbleiben der Regelblutung
- Spannen der Brüste
- Übelkeit und Brechreiz
- Aversionen gegen Nahrung oder Gerüche, die Sie früher mochten
- Unübliche Essensgelüste
- Häufiges Wasserlassen
- Müdigkeit und Kreislaufbeschwerden

Die wirkliche Bestätigung ergibt meistens ein Urintest, der das bei einer Schwangerschaft gebildete Hormon Humanes Choriongonadotropin (HCG) nachweist.

Ab wann ist ein Test zuverlässig?

Schon wenige Tage nach Ausbleiben der Regelblutung können Sie Ihren Verdacht mithilfe unterschiedlicher Methoden überprüfen:
- Der Bluttest zum Nachweis von HCG bietet in der Regel bereits zwei Tage vor der zu erwartenden Menstruation ein zuverlässiges Ergebnis. Er wird in ärztlichen Praxen und von Hebammen durchgeführt.
- Zwei Tage nach Ausbleiben der Regel können Sie mit einem Urintest feststellen, ob Sie schwanger sind. Sie können sich diesen Test in jeder Apotheke besorgen und zu Hause selbst durchführen – am besten morgens mit dem ersten Urin. Das Ergebnis ist schnell abzulesen und zu 97 Prozent verlässlich.
- Frühestens eine Woche nach Ausbleiben der Regel kann bei einer Ultraschalluntersuchung eine winzige Fruchthöhle in der Gebärmutter gesehen werden.

DER GEBURTSTERMIN

Ausgehend von durchschnittlich 280 Tagen (aus Gründen der Vereinheitlichung verzichten wir auf die Angabe von 283 Tagen), benötigt ein Baby von der Befruchtung bis zur Geburt 267 Tage zum Wachsen. Das sind 38 Wochen. Hebammen und Ärzte unterteilen die Schwangerschaft in zehn Mondmonate, entsprechend einem durchschnittlichen 28-tägigen weiblichen Menstruationszyklus.

Die Ultraschalluntersuchung in der frühen Schwangerschaft gehört heute zur Routine. Gerade wenn der Zyklus unregelmäßig oder der Tag der letzten Regel nicht bekannt ist, kann mit der Größenmessung der Fruchthöhle und des Embryos der voraussichtliche Geburtstermin genau berechnet werden.

Ergeben sich bei den Ultraschalluntersuchungen in der Frühschwangerschaft Abweichungen in der Größenmessung des Embryos, so sollte der berechnete Geburtstermin entsprechend geändert werden. Auf diese Weise lassen sich unnötig frühe oder auch zu späte Einleitungen im Falle einer späteren Terminüberschreitung verhindern.

Der berechnete Geburtstermin wird im Mutterpass eingetragen und ist ausschlaggebend für die Festlegung der Mutterschutzfristen. Fixieren Sie sich aber nicht auf dieses Datum, denn nur drei bis vier Prozent der Kinder kommen an diesem Tag auf die Welt.

Der Geburtstermin wird festgelegt

Sie können Ihren wahrscheinlichsten Geburtstermin mithilfe der Naegele-Regel selbst berechnen. Bei einem 28-tägigen Zyklus sieht das so aus:
Der erste Tag Ihrer letzten Regelblutung war am 19.6.2012, plus ein Jahr ergibt den 19.6.2013, minus drei Monate ergibt den 19.3.2013, plus sieben Tage ergibt den 26.3.2013. Ihr errechneter Geburtsstermin ist also der 26.3.2013.

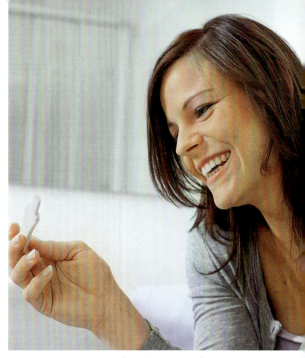

Ein Urintest zeigt schon zwei Tage nach Ausbleiben der Regelblutung, ob Sie sich über eine Schwangerschaft freuen dürfen.

Wenn Ihr üblicher Zyklus kürzer ist, ziehen Sie diese »fehlenden« Tage einfach vom Ergebnis ab. Das sind bei einem 25-tägigen Zyklus drei Tage. Wenn der Abstand zwischen Ihrer Regel länger ist (etwa 32 Tage), addieren Sie die entsprechende Anzahl von Tagen (bei 32 Tagen macht das vier Tage). Und wenn Sie genau wissen, an welchem Tag Ihr Baby gezeugt wurde, spielt die Zykluslänge bei der Berechnung überhaupt keine Rolle. In diesem Fall ziehen Sie die sieben Tage ab, anstatt sie dazuzurechnen.

Die einfach anzuwendende Naegele-Regel ist durch die Ergebnisse mehrerer Studien zunehmend in Frage zu stellen. Während Naegele noch von der Vorstellung ausging, dass eine Schwangerschaft genau 280 Tage dauere, zeigen neuere Studien, dass Schwangerschaften im Durchschnitt drei Tage länger bestehen. In Großbritannien wird mittlerweile empfohlen, grundsätzlich 282 Tage zum ersten Tag der letzten Periode zu addieren, um den Geburtstermin festzulegen. Geburtseinleitungen erfolgen entsprechend später.

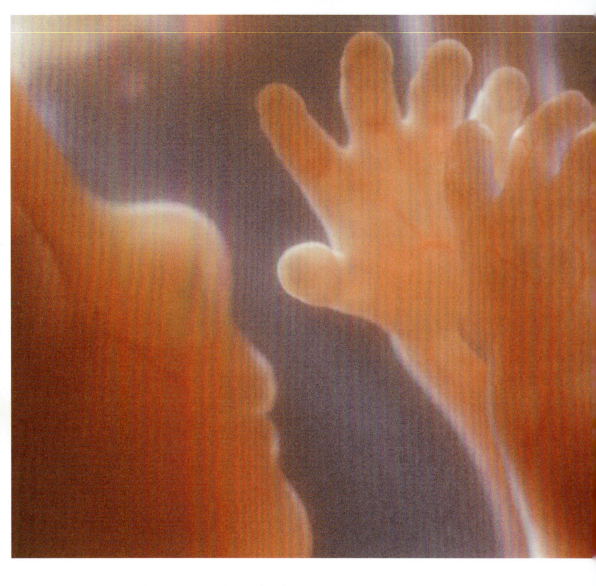

Neun Monate Woche für Woche

DAS ERSTE TRIMESTER: 1. BIS 13. WOCHE

In diesem ersten Trimester entwickelt sich Ihr Baby von einer winzigen Zellansammlung zu einem kleinen Wesen mit menschlicher Gestalt und der Anlage aller wichtigen Organe. In der 13. Schwangerschaftswoche misst Ihr Baby vom Scheitel bis zum Steiß 65 bis 78 Millimeter und wiegt zwischen 13 und 20 Gramm.

Wenn Sie noch nicht allen Menschen in Ihrer Umgebung von Ihrer Schwangerschaft berichten wollen, ist das nicht immer einfach. Schließlich ist die Schwangerschaft nun das bestimmende Thema in Ihrem Leben, um das viele Gedanken und Gefühle kreisen. Auch physisch macht die neue Erfahrung sich bemerkbar: Viele Frauen kämpfen jetzt mit Übelkeit und Erschöpfung – beides häufige Begleiterscheinungen der ersten Wochen.

Nach dem dritten Monat können Sie jedoch aufatmen: Das Risiko für eine Fehlgeburt sinkt drastisch, und auch die Beschwerden lassen deutlich nach. Jetzt können Sie Ihre große Neuigkeit endlich bekannt geben und sich zusammen mit Familie und Freunden auf das Baby freuen.

DAS ZWEITE TRIMESTER: 14. BIS 27. WOCHE

Im zweiten Trimester kommen bei vielen Frauen Kraft und Energie zurück. Die anfänglichen Beschwerden lassen nach, und der Bauch rundet sich allmählich. Die aufregendste Erfahrung in diesem Zeitraum ist sicherlich die erste Bewegung Ihres Babys. Wenn Sie zum ersten Mal Mutter werden, spüren Sie Ihr Kind wahrscheinlich ab der 20. bis 22. Woche. Mehrfache Mütter können das Kleine schon ab der 16. Woche wahrnehmen. Nach einer vorangegangenen Schwangerschaft und Geburt ist die Gebärmuttermuskulatur weicher geworden, und Sie wissen schon genauer, woran Sie die Tritte und Purzelbäume Ihres Babys erkennen.

Sie werden in diesem Trimester ungefähr fünf bis sechs Kilo zunehmen, und Ihr Baby wird vom Scheitel bis zur Sohle ca. 37 Zentimeter messen. Am Ende der 27. Schwangerschaftswoche wiegt es bereits etwa ein Kilo.

Schwangerschaftsgymnastik, Yoga oder auch Schwimmen sind jetzt angenehm. Wissen Sie schon, wo Sie Ihr Baby zur Welt bringen werden? Lassen Sie sich von Hebammen oder Ärzten zu den Möglichkeiten in Ihrer Umgebung beraten. Melden Sie sich rechtzeitig zum Geburtsvorbereitungskurs an!

DAS DRITTE TRIMESTER: 28. BIS 40. WOCHE

Dieses letzte Trimester ist die Zeit, in der Ihr Baby noch einmal kräftig wächst und zunimmt. Bei der Geburt wird es etwa 50 Zentimeter lang sein und zwischen 3000 und 3500 Gramm wiegen. Das heißt, dass es in den letzten drei Monaten sein Gewicht noch einmal mehr als verdoppeln wird. Bis zur Geburt wächst es 12 bis 15 Zentimeter. Natürlich wissen wir nicht genau, wie schwer Ihr Kind bei der Geburt sein wird (Seite 124). Unsere Erfahrung hat uns aber gelehrt, dass Jungen bei der Geburt im Durchschnitt etwas mehr wiegen als Mädchen und zweite oder weitere Babys schwerer sind als das erste. Sie selbst nehmen in dieser Zeit ungefähr 4,5 bis 6 Kilogramm zu.

Nutzen Sie diese letzten Wochen, um in Ruhe die Erstausstattung für Ihr Baby (Seite 332) zu besorgen und ein möglichst entspanntes Wochenbett vorzubereiten.

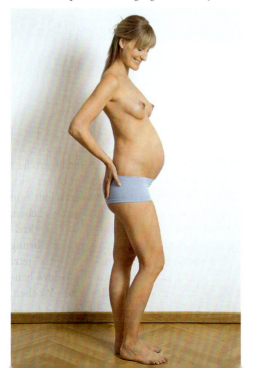

Das Highlight im zweiten Trimester: die ersten spürbaren Bewegungen Ihres Babys.

Die Veränderungen in Ihrem Körper Woche für Woche

1. Woche: Ihre Schwangerschaft wird ausgehend vom ersten Tag der letzten Regel berechnet. Sie dauert im Durchschnitt 280 Tage oder 40 Wochen.

2. Woche: Eine oder mehrere Eizellen reifen im Eierstock und werden normalerweise zwischen dem 12. und 16. Tag nach der letzten Menstruation in den Eileiter entlassen. Diesen Eisprung spüren manche Frauen als kurzen stechenden oder dumpfen Schmerz auf einer Seite im Unterbauch. Um den Eisprung herum kommt es vermehrt zu klarem, flüssigem Ausfluss.
Tipp: Schon wenn Sie eine Schwangerschaft planen, ist die Einnahme von Folsäure sinnvoll.

3. Woche: Ihr Baby entsteht durch die Verschmelzung von Ei- und Samenzelle.

4. Woche: Die befruchtete Eizelle nistet sich in die Gebärmutterschleimhaut ein, die schon deutlich höher aufgebaut ist. Manchmal tritt zu diesem Zeitpunkt eine leichte, rosa bis bräunliche Blutung auf. Meist wissen Sie noch nichts von der freudigen Nachricht. Ausgenommen natürlich, Ihr Kinderwunsch hat sich im Rahmen einer künstlichen Befruchtung erfüllt. Die ersten körperlichen Anzeichen (Seite 18) werden noch einige Wochen auf sich warten lassen.

In den ersten Wochen ist von außen nichts zu erkennen. Aber in Ihrem Inneren vollziehen sich rasante Entwicklungen. Innerhalb kürzester Zeit entwickelt sich aus einer einzigen Zelle ein Embryo, der bald schon mit allen Attributen des Menschseins ausgestattet ist. Und all das passiert völlig unbemerkt von außen!

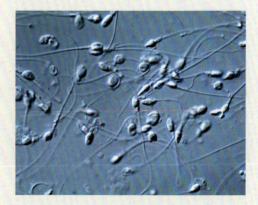

Die Entwicklung Ihres Babys Woche für Woche

1. Woche und 2. Woche: Die Zeugung findet ungefähr zwei Wochen nach dem Beginn der letzten Regel statt. Da die meisten Frauen den genauen Zeitpunkt nicht wissen, wird die Schwangerschaft immer vom ersten Tag der letzten Regel berechnet. Danach ist auch in dieser Übersicht die Einteilung vorgenommen. Wenn der Beginn der letzten Regel also vor acht Wochen war, sind Sie nun in der achten Woche schwanger, und Ihr Baby ist sechs Wochen alt. Babys, die vor der abgeschlossenen 37. Schwangerschaftswoche zur Welt kommen, bezeichnet man als Frühgeborene, während nach der 42. Schwangerschaftswoche geborene Babys als »übertragen« gelten.

3. Woche und 4. Woche: Am Ende der dritten Schwangerschaftswoche ist Ihr Baby als eine mit Flüssigkeit gefüllte Kugel erkennbar. Diese aus mehreren hundert Zellen bestehende Kugel heißt Blastozyt und teilt sich in zwei Teile. Der an der Gebärmutter haftende Teil entwickelt sich zu Plazenta, Nabelschnur, Dottersack sowie zu Amnion und Chorion, den schützenden Eihäuten. Aus dem anderen Teil entsteht Ihr Baby. Dieser Teil besteht aus drei Zelllagen. Die innere Zelllage bildet Schilddrüse, Leber, Bauchspeicheldrüse, Harnblase und Verdauungstrakt, die mittlere Knochen, Muskeln, Blutgefäße und Nieren und die äußere Nervensystem, Gehirn, Haut und Haare.
Tipp: Wenn Sie von Ihrer Schwangerschaft wissen, ist die Einnahme von Folsäure mindestens bis zur zwölften Woche sinnvoll.

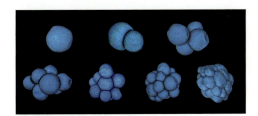

Dritter Tag nach der Zeugung: Die Zygote, die befruchtete Eizelle, beginnt durch Zellteilung zu wachsen. Noch handelt es sich »nur« um einen Zellhaufen. Aber schon bald werden sich ein Gesicht, ein kleiner Körper mit Armen und Beinen unterscheiden lassen.

Die Veränderungen in Ihrem Körper Woche für Woche

5. Woche: Ihre Periode ist ausgeblieben, und ein Schwangerschaftstest bestätigt, dass Sie schwanger sind. Die Bänder in Ihrem Körper werden weicher, und der Geruchssinn kann sich verändern. Vielleicht wird Ihnen manchmal übel. Beschwerden wie absonderliche Gelüste, Aversionen gegen bestimmte Nahrungsmittel und ein metallischer Geschmack im Mund mit starker Speichelbildung sind möglich.
Tipp: Stimmungsschwankungen sind am Anfang normal. Verwöhnen Sie sich mit einer romantischen Wochenendreise oder Massageterminen bei professionellen Therapeuten.

6. Woche: Bedingt durch die hormonelle Stimulation der Milchdrüsen werden Ihre Brüste größer und empfindlicher. Auch der Warzenhof verändert sein Aussehen. Er wird dunkler, und auf den Brüsten sind bei vielen Schwangeren die Adern unter der Haut deutlicher zu sehen. Wenn Ihnen übel ist, können Sie etwas an Gewicht verlieren. Die Gebärmutter kann jetzt auch von außen getastet werden.

7. Woche: Spätestens jetzt entwickeln sich die ersten Beschwerden. Es sei denn, Sie gehören zu der Minderheit von 15 Prozent aller werdenden Mütter, denen diese erspart bleiben. Morgendliche Übelkeit, Erbrechen und extreme Müdigkeit sind die üblichen Begleiter. Ihr Stoffwechsel nimmt um 25 Prozent zu und Ihre Herzfrequenz beschleunigt sich um fünf bis zehn Schläge pro Minute.
Tipp: Planen Sie den ersten Termin zur Schwangerenvorsorge. Wie soll Ihr Wunschbetreuungsteam aussehen? Frauenarzt, Hebamme oder beide gemeinsam? Reden Sie mit anderen über deren Erfahrungen.

8. Woche: Die Gebärmutter hat nun die Größe einer kleinen Orange und drückt auf Ihre Blase. Sie müssen häufig Wasser lassen. Das begleitet Sie bis zwei Wochen nach der Geburt. Die Dehnung der sogenannten Mutterbänder, die die Gebärmutter an ihrem Platz halten, kann leichte Schmerzen im Unterbauch verursachen.
Auch in dieser Woche werden Sie sich oft müde und schnell erschöpft fühlen. Versuchen Sie, alles etwas langsamer angehen zu lassen.

9. Woche: Bei vielen Schwangeren lässt die Erschöpfung etwas nach. Sie sehen zwar noch nicht schwanger aus, aber der Bauchumfang kann sich schon leicht verändern. Denken Sie an die guten alten Einmachgummis: Die können in dieser Zeit als Erweiterungsstücke für Hosen- und Rockbund dienen. Auch Ihr BH braucht nun eine neue Größe.
Ihre Gebärmutter hat sich seit der Zeugung verdoppelt.
Tipp: Bei Ihrem ersten Termin zur Vorsorge werden alle Routineblutuntersuchungen durchgeführt. Frühstücken Sie auf jeden Fall vor dem Termin und nehmen Sie ein Getränk mit.

Die Entwicklung Ihres Babys Woche für Woche

5. Woche: Das Baby ist noch winzig klein und misst vom Scheitel bis zum Steiß 1,25 mm. In dieser Woche entwickeln sich Gehirn und Wirbelsäule sowie die Anfänge des Magen-Darm-Traktes. Augen und Ohren werden angelegt. Muskeln und weiche Knochen entstehen. Die Wände des Herzens beginnen zu wachsen. Es bilden sich Blutzellen und Blutgefäße.
Tipp: Vorsicht mit Alkohol und Medikamenten! Gerade in den ersten Wochen ist Ihr Baby sehr empfindlich und kann durch negative Einflüsse leicht Schaden nehmen.

6. Woche: Ihr Baby ist 2 bis 4 mm groß und sein kleines Herz, das noch einem Wulst gleicht, beginnt zu schlagen. Wichtige Organe wie die Leber bilden sich weiter aus.
Das Neuralrohr schließt sich und bildet Gehirn und Wirbelsäule, die sich so ausformt, dass das Baby die für diesen Zeitraum charakteristische C-Form annimmt.

7. Woche: Nun sieht Ihr Baby fast schon aus wie ein kleiner Mensch. Der Kopf ist zwar noch verhältnismäßig groß, aber durch das Pigmentieren der Netzhäute, das Entstehen von zwei Nasenlöchern, Lippen und Zunge ist schon ein kleines Gesicht erkennbar. Arme und Beine werden länger. Hand- und Fußknospen formen sich. Das Herz verfügt über zwei Kammern und schlägt mit etwa 150 Schlägen pro Minute. Das Gehirn teilt sich in die rechte und linke Hemisphäre. Die Ausbildung von Leber, Lungen, Nieren, Darm und inneren Sexualorganen ist fast abgeschlossen. Nerven und Muskeln verbinden sich.

8. Woche: Ihr Baby ist nun so groß wie eine kleine Bohne (14 bis 20 mm). In dieser Woche bildet sich die Nasenspitze. Augenlider, Augen und Innenohr, wichtig fürs Hören und den Gleichgewichtssinn, entwickeln sich weiter. Unter der dünnen Haut sind feine rote Blutgefäße erkennbar. Arme und Beine wachsen und werden stabiler. Es bilden sich Gelenke. Ihr Baby beginnt, sich zu bewegen. Das können Sie aber erst in etwa zehn bis zwölf Wochen spüren.

9. Woche: Der Körper Ihres Babys streckt sich in dieser Woche. Der Nacken entsteht, und Ihr Baby wirkt noch menschlicher. Die Augenlider bedecken nahezu die Augen. Eine erste Nervenverbindung zwischen Augen und Gehirn entsteht. Die Hände sind im Handgelenk gebeugt, Finger und Zehen wachsen, und die Ellbogen sind zu sehen. Auch das Zwerchfell bildet sich nun.
In dieser Woche misst Ihr Baby vom Scheitel bis zum Steiß 22 bis 30 mm.

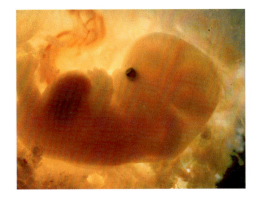

Die Veränderungen in Ihrem Körper Woche für Woche

10. Woche: Viele Schwangere spüren jetzt die Auswirkungen der Hormonveränderungen und der seelischen Arbeit. Die Sorge um den glücklichen Verlauf der Schwangerschaft und das Nachdenken darüber, wie sich das Leben mit dem Baby gestalten wird, stehen nun im Mittelpunkt. Dinge, die Sie normalerweise nie stören würden, können jetzt unvermittelt zu Gefühlsausbrüchen führen.
Tipp: Bemühen Sie sich um Informationen zu Sinn und Methoden weitergehender vorgeburtlicher Untersuchungen (Seite 132). Wenn Sie 35 Jahre oder älter sind, werden Sie unter Umständen massiv dazu gedrängt. Bilden Sie sich eine eigene Meinung, und haben Sie gegebenenfalls den Mut, Angebote auch abzulehnen.

11. Woche: Durchschnittlich nehmen Sie während des ersten Trimesters ein bis drei Kilo zu. Wenn Ihnen jedoch oft übel ist, kann es auch sein, dass Sie etwas Gewicht verlieren. Sie haben wahrscheinlich häufiger Durst, das Blutvolumen steigt, und als nette »Nebenwirkung« Ihres beschleunigten Kreislaufs fühlen Sie sich wärmer, vor allen Dingen an Händen und Füßen.
Tipp: Wenn Sie sich noch nicht so wohl in Ihrer Haut fühlen, kann der Beginn von Kursen nur für Schwangere Spaß machen. Dazu gehören Yoga, Gymnastik im Wasser oder an Land. Suchen Sie spätestens jetzt Ihre Hebamme, wenn Sie bisher nur ärztlich betreut wurden. So bekommen Sie eine weitere Ansprechpartnerin.

12. Woche: Die Übelkeit lässt bei den meisten deutlich nach. Die Gebärmutter ist schon so groß, dass sie direkt über dem Schambein von außen gefühlt werden kann. Wenn Sie schon ein Kind geboren haben, rundet sich Ihr Bauch, und Sie brauchen lockere Kleidung. Bei einem ersten Baby wird dies noch etwas dauern. In dieser Woche findet oft die zweite Vorsorgeuntersuchung statt.
Info: Falls Sie sich dazu entschieden haben, über die übliche Mutterschaftsvorsorge hinaus vorgeburtliche Untersuchungen in Anspruch zu nehmen, wäre jetzt der Zeitpunkt für Nackenfaltenmessung, Ersttrimestertest oder Chorionzottenentnahme (Seite 135).
Tipp: Gehen Sie nicht in diese Untersuchungen, ohne sich vorher ausreichend Gedanken zu machen, mit welchen Konsequenzen Sie möglicherweise konfrontiert werden.

13. Woche: Das Ende des ersten Trimesters ist erreicht. Die Wahrscheinlichkeit für eine Fehlgeburt reduziert sich um 65 Prozent. Sie können aufatmen, wenn Sie sich Sorgen gemacht haben, dass Sie Ihr Baby verlieren könnten.
Tipp: Jetzt können Sie die Welt über das freudige Ereignis informieren! Dazu gehört auch der Arbeitgeber. Ihre Hebamme oder Ihre Ärztin stellt Ihnen eine Bescheinigung über Ihre Schwangerschaft aus, die Sie an den Arbeitgeber weiterleiten können.

Die Entwicklung Ihres Babys Woche für Woche

10. Woche: Ihr Baby wird in dieser Woche vom Embryo zum Fetus. Mit dem Beginn der fetalen Zeit ist der sehr kritische Zeitraum abgeschlossen. Von nun an werden sich die Organe weiter ausbilden, und Ihr Baby wird wachsen, wachsen und weiter wachsen. Momentan ist es 31 bis 42 mm lang.

11. Woche: Am Ende dieser Woche wird Ihr Baby seine Länge auf 44 bis 60 mm verdoppelt haben, und der Kopf wird die Hälfte davon ausmachen. Die Augenlider sind so weit gewachsen, dass sie die Augen schließen, diese bleiben dann bis zur 27. Woche geschlossen. Die Plazenta wächst und ihr Feinbau ermöglicht nun die Blutzirkulation über Gebärmutterwand und Mutterkuchen, der die Versorgung des Babys sichert. Das Herz Ihres Babys pumpt Blut zu allen wichtigen Organen, die langsam ihre Funktionen aufnehmen.

12. Woche: Ihr Baby kann am Finger saugen, lächeln und die Stirn runzeln. Alles ist an seinem Platz. 20 Zahnwurzeln bilden sich, die Knochen werden härter und die Haare beginnen zu wachsen. Die Nägel an Fingern und Zehen werden sichtbar. Ihr Baby bewegt sich viel, und das Verdauungssystem kann Zucker ins Blut aufnehmen. Das kleine Herz schlägt 120- bis 160-mal pro Minute. Ihr Baby ist nun bereits rund fünf Zentimeter groß.

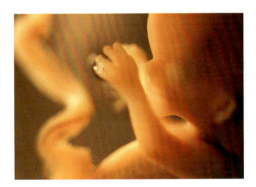

13. Woche: Der Kopf wächst nicht mehr so rasch wie der Rest, und die Proportionen beginnen sich zurechtzurücken. Teile des Darms haben sich in den letzten Wochen in einer Ausbuchtung der Nabelschnur entwickelt und wandern nun in den Körper, die Leber beginnt mit der Sekretion, und die Bauchspeicheldrüse fängt mit der Insulinproduktion an. Die äußeren Geschlechtsorgane wachsen, und das Baby kann die Hände zu Fäustchen formen. Es wiegt 14 bis 19 g und ist 64 bis 77 mm lang.

Die Veränderungen in Ihrem Körper Woche für Woche

14. Woche: Wenn Sie nackt vor dem Spiegel stehen, können Sie bereits erkennen, wie die Schwangerschaft Ihren Körper verändert. Die Gebärmutter wächst weiter nach oben in den Bauchraum. Der nun veränderte Hormonhaushalt hat vielfältige Auswirkungen. Verstopfung kann eine unangenehme Begleiterscheinung sein. Trinken Sie vor allem viel Wasser und essen Sie Obst und Gemüse.
Tipp: Wenn Sie nur noch Süßes im Sinn haben, ist es eine gute Idee, immer Trockenobst und Nüsse einzustecken. Die Süßigkeiten im Supermarkt sind sonst vor Ihnen nicht sicher. Machen Sie jetzt einen Termin bei Ihrem Zahnarzt. Falls Sie oder Ihr Partner kariöse Zähne haben, sollten diese behandelt werden. Die Bakterien könnten sonst später auf Ihr Baby übertragen werden. Zusätzlich steigt bei unbehandelten Zahnfleischentzündungen das Risiko für eine Frühgeburt!

15. Woche: Die Gebärmutter ist schon bis auf ein paar Zentimeter unter den Nabel gewachsen. Die Haut verändert sich. Sie ist stärker pigmentiert, und Sie werden schneller braun. Manchmal sind an den Beinen Besenreiser zu entdecken. Falls Sie eine Amniozentese (Seite 137) planen, die zwischen der 15. bis 18. Woche durchgeführt wird, sollten Sie jetzt einen Termin dafür vereinbaren.

16. Woche: Schwangersein macht schön: Die erhöhte Blutzirkulation lässt Sie frischer und gesünder aussehen. Auch das Haar ist bei den meisten Frauen fülliger als zuvor. Gebärmutter und Plazenta wachsen weiter und produzieren ungefähr 250 Milliliter Fruchtwasser als Polster für Ihr Baby. Um die 16. Woche ist der dritte Vorsorgetermin fällig.

17. Woche: Mit dem weiteren Wachstum der Gebärmutter können die großen Haltebänder, die sie an ihrem Platz halten, unter Spannung geraten. Das ist als leichter Zugschmerz an beiden Seiten des Nabels bis in die Leisten und auch im Rücken in Richtung Kreuzbein zu spüren und völlig normal. Sie müssen nicht mehr so häufig Wasser lassen. Bei einem zweiten Baby können Sie vielleicht schon die ersten Bewegungen wahrnehmen.
Tipp: Wie wäre es mit einem spontanen Trip mit Ihrem Liebsten? Für Reisen ist bis zum Beginn des dritten Trimesters die beste Zeit. Vergessen Sie aber nicht, vorher eine Reiserücktrittsversicherung abzuschließen. Wenn Sie eine neue Wohnung brauchen, können Sie sich jetzt ebenfalls gut darum kümmern.

Die Entwicklung Ihres Babys Woche für Woche

14. Woche: Junge oder Mädchen? Die äußeren Geschlechtsorgane sind ab jetzt unterscheidbar. Bei der zweiten vorgesehenen Ultraschalluntersuchung um die 20. Schwangerschaftswoche können Sie Ihre Ärztin fragen, ob Sie einen Sohn oder eine Tochter bekommen – wenn Sie Ihre Neugier nicht mehr zügeln können. Wenn Sie aber Überraschungen mögen, müssen Sie sich das Geschlecht Ihres Kindes noch nicht verraten lassen.
Auch der Nacken Ihres Babys entfaltet sich nun, und der Kopf liegt nicht länger auf der Brust. Bereits jetzt beginnt es damit, das Atmen zu trainieren. Die Zunge entwickelt Geschmacksknospen, und die Augenbrauen wachsen.
Ihr Baby wiegt 25 g und ist 81 bis 93 mm lang.

15. Woche: Die Haut ist sehr durchsichtig und die Blutgefäße darunter sind gut sichtbar. Für die weitere Härtung der Knochen wird viel Kalzium benötigt, halten Sie sich bei Milch und Milchprodukten also nicht zurück! Jetzt bildet sich auch die feine, farblose Lanugobehaarung (von lateinisch »lana«, Wolle). Ihr Baby beginnt mit der Nabelschnur zu hantieren. Es wiegt 50 g und ist 105 bis 115 mm groß.

16. Woche: Alle Gliedmaßen und Gelenke sind da, wo sie hingehören. War es anfangs umgekehrt, werden nun die Beine länger als die Arme. Das Nervensystem arbeitet, stimuliert durch das Gehirn, mit den Muskeln zusammen. Ihr Baby übt Purzelbäume und bewegt sich sehr viel. Es trinkt das Fruchtwasser – ob das wohl schmeckt? – und bekommt manchmal Schluckauf.
In ein paar Wochen werden Sie das auch spüren können.
Es ist 80 g schwer und 107 bis 115 mm lang.

17. Woche: In dieser Woche entwickeln sich die Lungen weiter, und Ihr Baby »atmet« Fruchtwasser ein und aus. Unter der Haut bildet sich Fettgewebe, um es später vor Kälte zu schützen. Es kann Geräusche von außen wahrnehmen, und manche Babys hüpfen sogar, wenn sie erschrecken.

Die Veränderungen in Ihrem Körper Woche für Woche

18. Woche: Die Gebärmutter hat nun die Größe einer Zuckermelone und wächst weiter Richtung Nabel. Rückenschmerzen können häufiger auftreten. Die Linea negra, eine dunkle Linie vom Nabel bis zum Schambein, entsteht. Das Energieniveau normalisiert sich. Eine hormonell bedingte stärkere Durchblutung des Beckenbodens trägt dazu bei, dass viele Frauen wieder Lust auf Sex bekommen.

19. Woche: Nun hat die Gebärmutter die Höhe des Nabels fast erreicht, und der kleine Bauch ist im Profil gut erkennbar. Die Fingernägel werden infolge der stärkeren Durchblutung fester. Manche Frauen entdecken dunkle Flecken im Gesicht, die nach der Geburt aber meist schnell wieder verschwinden.
Tipp: In der kommenden Woche wird wahrscheinlich die nächste Vorsorge stattfinden. Bitten Sie Ihren Partner, Sie zum Ultraschall zu begleiten.

20. Woche: Wer tritt denn da? Wenn Sie Ihr erstes Baby erwarten, können Sie ab jetzt die Bewegungen Ihres Babys spüren. Die Gebärmutter hat die Höhe des Nabels erreicht. Ab jetzt wird der oberste Punkt der Gebärmutter, Fundus genannt, bei jeder Untersuchung ertastet. Der Fundus sollte bis zur 36. Woche kontinuierlich nach oben wachsen und wird in Zentimetern gemessen. Das aktuelle Maß spielt keine große Rolle, nur ein Stagnieren deutet auf Probleme und zieht weitere Untersuchungen nach sich.

21. Woche: Halbzeit! Wenn Sie die Bewegungen Ihres Kindes spüren, wird die Vorstellung, bald ein Baby im Arm zu halten, schon sehr konkret. Der Fortschritt Ihrer Schwangerschaft macht sich auch in Beschwerden wie verstärktem Schwitzen, Rückenschmerzen oder vermehrtem Ausfluss bemerkbar. Falls dieser nicht mit Juckreiz oder Verfärbung in den gelblichen oder grünlichen Bereich verbunden ist und sich auch der Geruch nicht verändert, handelt es sich um eine völlig normale Nebenerscheinung. Im Zweifelsfall sollten Sie jedoch immer Ihre Ärztin oder Hebamme konsultieren.
Tipp: Melden Sie sich jetzt zu einem Geburtsvorbereitungskurs an.

22. Woche: Ihre Brüste beginnen die erste Nahrung des Babys, das Kolostrum, zu bilden. Die kleinen Drüsen um die Brustwarze herum sondern verstärkt Feuchtigkeit ab, um die Warzen für die Stillzeit schützen zu können. Da auch die Schleimhäute stärker durchblutet sind, kommt es leichter zu Nasen- und Zahnfleischbluten.

Die Entwicklung Ihres Babys Woche für Woche

18. Woche: Um diese Woche entwickelt sich die Haut der Fingerbeeren, die mit ihrem individuellen Papillarleistenmuster den für jeden Menschen einzigartigen Fingerabdruck bildet. Das Baby ist sehr aktiv und trainiert Muskeln und Bewegungen. Die Lungen bilden die Lungenbläschen für die spätere Sauerstoffversorgung, und das Mekonium bildet sich. Das ist der erste Stuhlgang Ihres Babys, der unter anderem aus abgestorbenen Zellen besteht. Es wiegt 150 g und ist 12,5 bis 14 cm lang.

19. Woche: Am liebsten turnt Ihr Baby den ganzen Tag herum. Vielleicht spüren Sie es schon? Von nun an geht es vor allem darum, Gewicht zuzulegen und Fettreserven aufzubauen. Die äußeren Geschlechtsmerkmale sind an ihrem richtigen Platz. Die Hautdrüsen produzieren eine wasserabweisende weiße Fettschicht, die Vernix oder Käseschmiere heißt. Sie schützt die Haut Ihres Babys. Es wiegt 200 g und ist 13 bis 15 cm lang.

20. Woche: Die Nerven im Gehirn, die notwendig sind, um unsere Sinne zu kontrollieren, bilden sich aus. Ihr Baby kann ab jetzt hören, schmecken, riechen, tasten und sehen. Ein Mädchen trägt zu diesem Zeitpunkt zwei Millionen Eizellen im Eierstock. Diese Zahl reduziert sich bis zur Geburt um die Hälfte. Ihr Baby wiegt 250 g und ist 14 bis 16 cm lang.

21. Woche: Die Fruchtwasserproduktion wird ab dieser Woche von den kindlichen Nieren übernommen. Vorher war das die Aufgabe der Plazenta. Am errechneten Termin kann Ihr Baby 500 ml Fruchtwasser am Tag trinken und über die Nieren wieder ausscheiden. Die wenigen Abfallprodukte in den Ausscheidungen Ihres Babys werden durch die Plazenta in Ihr Blutsystem transportiert und über Ihre Nieren ausgeschieden. Ihr Baby ist 300 g schwer und ca. 27 cm lang. Ab dieser Woche bezieht die Größenangabe sich auf den gesamten kindlichen Körper vom Kopf bis zu den Füßen. Allerdings wird die Länge im Ultraschall nicht mehr gemessen, vielmehr wird ab jetzt aus einer Formel verschiedener Einzelmessungen das Körpergewicht berechnet.

22. Woche: Mithilfe eines Stethoskops können Sie den Herzschlag Ihres Babys hören. Vielleicht hilft Ihnen Ihre Hebamme dabei. Ihr Partner kann auch direkt nach Ihrem Baby lauschen, indem er sein Ohr auf den Bauch legt. Vielleicht reagiert Ihr Baby sogar mit vermehrter Aktivität auf Ihre Stimmen. Die Haut ist nun weniger durchsichtig. Es wiegt 350 g und ist 28 cm lang.
Tipp: Sprechen Sie viel mit Ihrem Baby und spielen Sie ihm Musik vor, die Sie lieben und die Sie entspannt. Die vertrauten Klänge werden Ihrem Baby nach der Geburt helfen, sich zu beruhigen.

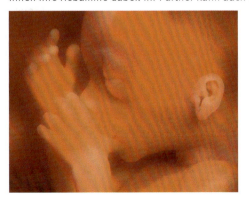

Die Veränderungen in Ihrem Körper Woche für Woche

23. Woche: Ihre Schwangerschaft ist nun nicht mehr zu übersehen. Vielleicht vergleichen Sie sich nun mit anderen Schwangeren und stellen fest, dass kein Bauch wie der andere ist. Frauen tragen ihre Bäuche sehr unterschiedlich, und die individuellen Polster und Gewichtszunahmen variieren stark. Zu den üblichen Beschwerden dieser Zeit gehören Sodbrennen und vermehrte Wassereinlagerungen (Ödeme).
Tipp: Besichtigen Sie jetzt gemeinsam potenzielle Geburtsorte für Ihr Kind und bereiten Sie sich darauf vor (Seite 94). Veranstaltungen der Kliniken und Geburtshäuser haben auch einen Werbecharakter, aber Ihr Gefühl wird Ihnen neben rationalen Überlegungen den richtigen Weg zeigen.

24. Woche: Die nächste Vorsorgeuntersuchung steht an. Das Fruchtwasser nimmt an Volumen stark zu, in dieser Woche bis auf 500 Milliliter. Das durchschnittliche Maximum liegt bei 1,2 Litern in der 36. Woche. Bis zum Termin reduziert sich die Menge dann wieder auf 800 bis 1000 Milliliter. Manchmal kann im BH schon etwas Vormilch als feuchter Fleck zu entdecken sein.

25. Woche: Der Fundus steht zwischen Nabel und Rippenbogen und schiebt alle Organe etwas höher. Das führt neben Sodbrennen auch zu Kurzatmigkeit. Eine gute Haltung und viel Ruhe können dabei helfen, sich wieder besser zu fühlen.
Tipp: Die Zeit des Nestbaus beginnt, und es ist eine gute Idee, Ihre Umbaupläne von anderen durchführen zu lassen. Vor allem, wenn es sich um Renovierungen und Arbeiten mit Lacken und neuen Teppichböden handelt. Familie und Freunde unterstützen Sie sicher gern. Verreisen Sie so lange, bis alle neuen Gerüche verzogen sind.

26. Woche: Die Haut an Bauch und Brüsten muss sich nun immer stärker dehnen, um der wachsenden Gebärmutter Platz zu machen. Das kann neben Juckreiz auch zu Schwangerschaftsstreifen führen. Auch Hautunreinheiten können vermehrt auftreten, ebenso wie Wadenkrämpfe und Kopfschmerzen.

27. Woche: Das Ende des zweiten Trimesters ist erreicht. Das Zentrum Ihrer Schwerkraft verändert sich. Manche Frauen fühlen sich unsicher in ihren Bewegungen und haben vor allem im Winter Angst zu fallen. Falls Sie davon betroffen sind, können Kurse zur Körperarbeit wie Yoga und Gymnastik für Schwangere helfen.
Tipp: Jetzt können Sie allmählich damit beginnen, die Baby-Erstausstattung zusammenzustellen.

Die Entwicklung Ihres Babys Woche für Woche

23. Woche: Ihr Baby hat nun schon das Aussehen eines winzigen Neugeborenen, auch wenn es noch recht fragil wirkt mit seiner Haut, die Organe und Knochen durchscheinen lässt. Das Innenohr entwickelt sich immer weiter. Mittlerweile kann es neben den recht lauten Geräuschen Ihres Körpers, wie dem Herzschlag und dem Grummeln von Magen und Darm, auch Außengeräusche wahrnehmen. Es wiegt ungefähr 450 g und ist ca. 29 cm lang.

24. Woche: Ihr Baby ist jetzt 31 bis 32 cm groß und nimmt es mit etwa 100 Gramm kräftig zu. Wenn es jetzt zur Welt käme, hätte Ihr Baby eine Chance von 20 bis 25 Prozent zu überleben. Allerdings ist es ein langer Weg bis zu einer Klinikentlassung, und nicht wenige Babys werden Entwicklungsprobleme im weiteren Leben haben. Also bitte weiterbrüten!
Der Körper Ihres Babys beginnt mit der Produktion von weißen Blutkörperchen, die für die Ausbildung des Immunsystems benötigt werden.

25. Woche: Ihr Baby tritt nun schon recht kräftig, so dass Sie es auf jeden Fall bemerken. Wenn Ihr Partner die Hand auf Ihren Bauch legt, kann er die Bewegungen des Babys fühlen. Die Nerven um Mund- und Lippenbereich werden sensibler, wahrscheinlich als Vorbereitung auf die existenzielle Aufgabe, Ihre Brustwarze zu finden. Es misst nun schon 35 cm vom Scheitel bis zur Sohle und wiegt nun 700 g.

26. Woche: Die Wirbelsäule wird kräftiger, um das zusätzliche Gewicht später halten zu können. Die Lungen reifen, und Ihr Baby kann nun ein- und ausatmen, allerdings noch nicht sicher außerhalb des Bauches. Es spürt Berührungen durch die Bauchdecke und kann darauf reagieren. Wenn es mag, bewegt es sich zum Rhythmus einer Musik. Ihr Baby wiegt 910 g und hat eine Länge von 36 cm.

27. Woche: In dieser Woche öffnen sich die Augen Ihres Babys. Inzwischen sind auch die Wimpern gewachsen, die die Augen nach der Geburt schützen. Seine Lieblingsbeschäftigung sind Daumenlutschen und Turnen, auch wenn der Platz dafür deutlich geringer wird. Es wiegt ungefähr 1000 g und ist 37 cm lang.

Die Veränderungen in Ihrem Körper Woche für Woche

28. Woche: Die Gebärmutter verändert sich in ihrem Inneren. Der untere, zur Vagina führende Teil zieht sich etwas und bekommt dünnere Wände, während der obere Teil dickere Wände entwickelt. Das hilft Ihrem Baby dabei, die richtige Startposition zu finden. Gleichzeitig werden Gebärmutterhals und Muttermund auf das spätere Weicherwerden und Öffnen vorbereitet. Der Bauch wird ziemlich rund, und Ihre Füße sind in den nächsten Wochen stehend nicht recht zu sehen.
In dieser Woche ist wahrscheinlich die nächste Vorsorge, und ein Termin für die letzte der drei in der Schwangerschaft angebotenen Ultraschalluntersuchungen kann vereinbart werden.
Tipp: Spätestens jetzt sollten Sie sich um eine Nachsorgehebamme bemühen. In einem Gespräch kann sie Ihnen nützliche Tipps zur Vorbereitung des Wochenbetts geben.

29. Woche: Haben Sie schon mit einem Geburtsvorbereitungskurs begonnen? Es wird nun Zeit, da die Kurse oft über sieben bis acht Wochen gehen und manche Babys ja auch vorwitzig sein können. Der Druck der schweren Gebärmutter und der kräftige Blutkreislauf zum Kind können zu Krampfadern führen. Legen Sie Ihre Beine öfter hoch und tragen Sie Stützstrumpfhosen.
Tipp: Wenn in Ihrer Familie eine Neigung zu Krampfadern besteht, ist es sinnvoll, mit dem Tragen von Stützstrümpfen schon in der frühen Schwangerschaft zu beginnen. Diese kann Ihnen Ihre Frauenärztin verordnen.

30. Woche: Die typische Woche für Rückenschmerzen und erste Übungswehen (Braxton-Hicks-Kontraktionen). Falls Sie diese Kontraktionen spüren, können Sie ja schon einmal die neu gelernten Atem- und Entspannungsübungen ausprobieren. Falls die Kontraktionen aber nach unten drücken, schmerzhaft sind und regelmäßig auftreten, müssen Sie sich sofort untersuchen lassen.
Tipp: Packen Sie Ihre Tasche zur Geburt, damit keine Panik auftritt, wenn es schneller geht als erwartet und Sie womöglich noch die größeren Kinder unterbringen müssen.

31. Woche: Wundern Sie sich bitte nicht, wenn Sie jetzt vieles vergessen. Ihr Baby braucht sehr viel Aufmerksamkeit, und so geht Ihre Konzentration nach innen. Dieser Zustand hält bei sehr vielen Frauen bis zum Ende der Stillzeit an.
In der nächsten Woche ist wahrscheinlich Ihr nächster Vorsorgetermin.

32. Woche: Ihre Brüste können jetzt noch etwas größer werden und sich inzwischen durch die vielen Veränderungen fast fremd anfühlen. Ein gut sitzender BH hilft Ihnen vielleicht. Die Gebärmutter ist bis ungefähr zwölf Zentimeter über den Nabel gewachsen und dehnt die Haut am Bauchnabel. Manche Schwangere haben jetzt einen flächigen, roten Ausschlag, der nach der Geburt aber wieder verschwindet. Vergessen Sie die Vorsorgeuntersuchung nicht! Die Intervalle für die weiteren Untersuchungen verkürzen sich bis zum Termin auf alle zwei Wochen.

Die Entwicklung Ihres Babys Woche für Woche

28. Woche: Ihr Baby rundet sich und entwickelt wichtige äußere Strukturen im Gehirn. Die Furchen und Windungen sind zu erkennen, und es bekommt deutlich mehr Gehirnmasse. Es wiegt jetzt schon 1.100 g und misst vom Scheitel bis zur Sohle ca. 38 cm.
Tipp: Vielleicht haben Sie oder Ihr Partner Lust, für Ihr Baby zu singen. Nach der Geburt wird es sein Gute-Nacht-Lied bereits kennen und lieben.

29. Woche: In dieser Woche kann Ihr Baby durch die weitere Gehirnentwicklung seine Temperatur und auch seine Atemübungen kontrollieren. Es kann sich zu helleren Bereichen der Gebärmutter hinbewegen und tut das auch gern. Das Spielen mit der Nabelschnur wird perfektioniert, indem sie bewegt und geschoben wird. Es wiegt 1.250 g und ist 39 cm lang.

30. Woche: Die Lanugobehaarung verschwindet in dieser Woche. Das Haar wird dicker und die Knochen fester. Viele Babys suchen sich jetzt schon die Startposition für die so viel spätere Geburt. Ihr Baby ist ca. 40 cm lang und wiegt 1.350 g.

31. Woche: Was gibt's denn da zu sehen? Die Augen bereiten sich auf das Leben draußen vor. Es bildet sich eine vorläufige Augenfarbe, die sich aber bis neun Monate nach der Geburt noch ändern kann. Ihr Baby schließt die Augen, wenn es schläft, und öffnet sie, wenn es wach ist. Gegen Ende der Woche bremst das Längenwachstum etwas.
Ihr Baby misst vom Scheitel bis zur Sohle ca. 41 cm. Dafür nimmt es aber kräftig zu und wiegt nun 1.600 g.

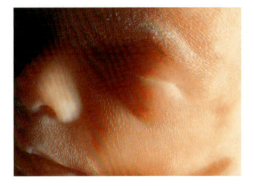

Die Veränderungen in Ihrem Körper Woche für Woche

33. Woche: Falls Sie Ihr erstes Baby erwarten, entscheidet es sich jetzt wahrscheinlich dazu, den Kopf in Richtung Becken zu bewegen. Weitere Kinder lassen sich dabei etwas mehr Zeit. Wenn die Kinder diese Position eingenommen haben, fällt das Atmen endlich leichter.
Tipp: Lassen Sie sich von Ihrer Hebamme oder Ärztin ein Attest über den mutmaßlichen Geburtstermin ausstellen. Dies ist frühestens sieben Wochen vorher möglich. Falls Sie angestellt sind, braucht Ihre Krankenkasse diese Bescheinigung für die Berechnung des Mutterschaftsgeldes.

34. Woche: Der Bauch ist so rund, dass große Mahlzeiten schwerfallen. Nehmen Sie lieber häufiger am Tag kleine Snacks zu sich. Der Knorpel, der die beiden Äste des Schambeins verbindet, wird durch die Ausschüttung des Hormons Relaxin etwas lockerer. Das kann vor allem morgens beim Aufstehen leichte Schmerzen im Becken verursachen. Ruhen Sie mehr, um Ihr Nervenkostüm zu schonen. Die nächste Vorsorge steht an.
Tipp: Wenn Sie angestellt sind, beginnt ab Ende dieser Woche die gesetzliche Mutterschutzfrist.

35. Woche: Ihr Blutvolumen hat nun um die Hälfte zugenommen und bleibt bis zur Geburt konstant. Was nicht konstant bleibt, ist das Wachstum der Gebärmutter, die inzwischen alle inneren Organe verschoben und nach oben und zur Seite gedrängt hat. Stellt man sich dies vor, sind die Beschwerden harmlos, finden Sie nicht?

36. Woche: Erste Babys schieben jetzt in den meisten Fällen ihr Köpfchen tiefer ins Becken und sorgen dafür, dass der Kopf richtig abdichtet. Dies ist wichtig für den Fall, dass Ihre Fruchtblase platzt. Sitzt das Köpfchen richtig, kann die Nabelschnur nicht mit dem Fruchtwasser davorgespült werden und so die Sauerstoffversorgung unterbrechen.
Tipp: Jetzt können Sie mit geburtsvorbereitender Akupunktur sowie mit der Damm-Massage (Seite 100) beginnen.

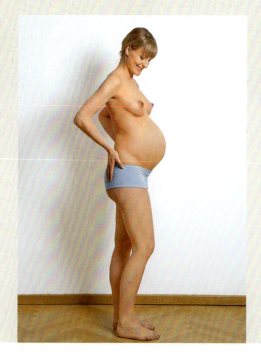

Die Entwicklung Ihres Babys Woche für Woche

32. Woche: Ihrem Baby stehen nun alle fünf Sinne zur Verfügung. Es erlernt neue Fähigkeiten, wie zum Beispiel den Kopf hin und her zu drehen. Die Lungen werden weiter mit Atemübungen geschult. Die Lungenbläschen reifen langsam aus, damit sie nach dem Ausatmen nicht einfach wieder zusammenklappen. Ihr Baby schläft die meiste Zeit des Tages. Dabei lassen sich REM-(rapid-eye-movements-)Phasen unterscheiden, die mit Traumphasen in Verbindung gebracht werden. Was mag es wohl träumen? Ihr Baby wiegt 1.800 g und ist ca. 42 cm lang.

33. Woche: Es ist nicht mehr viel Platz in der Gebärmutterhöhle, und dadurch verändern sich die Bewegungen Ihres Babys. Es ist mehr ein langsames Strecken und Dehnen als ein Strampeln und Turnen. Ihr Baby wird jetzt bei einigen Ihrer Aktionen mehr Bewegung zeigen und andere eher als schlaffördernd empfinden. Babys lieben zum Beispiel eigene Turnstunden, wenn sich ihre Mütter gerade ins Bett begeben haben. Ihr Baby wiegt nun 2.000 g und ist ca. 44 cm lang.

34. Woche: Das Köpfchen passt jetzt besser ins Becken, und die meisten Babys wissen das. Nur drei Prozent der Babys entscheiden sich dafür, mit dem Po voran ins Becken zu rutschen oder sich gar »quer« zu legen! Es nimmt weiterhin gut zu und wird Ende der Woche etwa 2.300 g wiegen und 45 cm lang sein. Das Immunsystem reift weiter aus. Ihr Baby schläft die meiste Zeit.

35. Woche: Wenn Ihr Baby sich nun auf den Weg machen würde, hätte es eine Chance von 99 Prozent, ohne größere Probleme zu überleben. Verdauungssystem, Lungen und zentrales Nervensystem sind nahezu ausgereift. Es wiegt 2.500 g und ist ca. 46 cm lang.

36. Woche: Die Bewegungen verändern sich wieder, weil noch weniger Platz und auch etwas weniger Fruchtwasser zur Verfügung stehen. Von außen können Sie einzelne Körperteile wie die kleinen Füße, Hände oder Ellbogen jetzt gut erkennen und fühlen.
Ihr Baby wiegt 2.750 g und ist vom Scheitel bis zur Sohle 47 cm lang.

Die Veränderungen in Ihrem Körper Woche für Woche

37. Woche: Der letzte Monat der Schwangerschaft hat begonnen, und das große Warten bricht an. Vielleicht fühlen Sie sich sich sehr müde, und auch die Übelkeit kann zurückkommen. Die Harnblase hat kaum noch Platz, sich zu füllen, und so werden Sie immer nach Toiletten Ausschau halten, egal wo Sie sind.
Tipp: Falls Sie noch Fragen zum Geburtsablauf haben, wie etwa zu Möglichkeiten der Schmerzerleichterung, wenden Sie sich an Ihre Hebamme oder nehmen Sie ruhig Kontakt mit dem Kreißsaal auf. Vielleicht gibt es ja auch Informationsblätter, die Sie besser jetzt in Ruhe lesen als während der Wehenarbeit.

38. Woche: Die nächste Vorsorge steht an. Fragen Sie, ob Sie nach einem Blasensprung aufstehen dürfen oder liegend an den Entbindungsort gebracht werden müssen, wenn Ihr Baby bei dem letzten Besuch noch nicht fest im Becken war. Auch wenn Ihr Nestbautrieb noch so groß ist, lassen Sie die Fenster ruhig von jemand anderem putzen!
Tipp: Haben Sie den »Ämterkram« geregelt? Zum Beispiel die Vaterschaftsanerkennung, wenn Sie nicht verheiratet sind, oder das Besorgen der Antragsformulare für Erziehungs- und Kindergeld. Wenn Sie über einen Internetzugang verfügen, können Sie sich diese auch als PDF-Dateien herunterladen.

39. Woche: In dieser Woche fühlen sich viele Schwangere nicht mehr so wohl. Die Gebärmutter füllt den ganzen Bauchraum aus, das Baby drückt manchmal schon so arg nach unten, dass Laufen und Sitzen unangenehm werden. Und zu allem Überfluss ist das Durchschlafen nicht mehr möglich, weil Sie keine bequeme Position finden und mehrmals in der Nacht auf die Toilette müssen.
Tipp: Einige Tage vor der Geburt kann sich der Schleimpfropf lösen, der während der Schwangerschaft als Barriere im Gebärmutterhals saß. Das ist ein Zeichen dafür, dass sich der Gebärmutterhals verkürzt und der Muttermund öffnet. Er hat eine bräunliche oder rosa Farbe.

40. Woche: Auch wenn der Termin naht, kann es sein, dass Ihr Baby ein Datum zehn Tage später viel besser findet.
Versuchen Sie, viel zu ruhen und zwischendurch schöne Spaziergänge zu unternehmen. Das drückt gut auf den Muttermund und hilft so bei der Vorbereitung auf die Geburt.

Die Entwicklung Ihres Babys Woche für Woche

37. Woche: Ihr Baby schläft, träumt, ist wach und bewegt sich, lutscht am Daumen und schläft wieder. Es spürt, dass sich der Raum um es herum manchmal etwas zusammenzieht und es in eine Richtung geschoben wird. So lernt es schon mit den Übungswehen, worauf es sich bei der Geburt einstellen muss. Seine volle Länge beträgt nun ungefähr 49 cm. Es ist rund 3.000 g schwer.

38. Woche: Ab jetzt ist Ihr Baby reif für die Geburt. Alle Körpersysteme sind entwickelt und arbeiten zusammen. Es bewegt sich weniger, dafür sind Schluckauf und leicht drehende Bewegungen gut wahrnehmbar. Die Plazenta beginnt zu »altern« und arbeitet eventuell nicht mehr so optimal. Ihr Baby ist ca. 50 cm lang und 3.100 g schwer.

39. Woche: Die Käseschmiere löst sich vom Körper und die Fruchtwassermenge nimmt weiter ab. Manche Babys haben schon kleine Nuckelblasen an den Lippen, wenn sie geboren werden. Wir wissen also, womit sie sich beschäftigt haben. Ihr Baby ist jetzt ca. 51 cm lang und 3.250 g schwer.

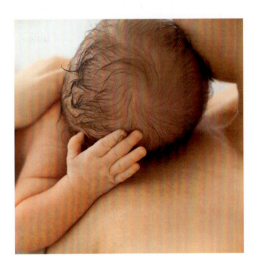

40. Woche: Ihr Baby ist nun mit 70 verschiedenen Reflexen ausgestattet, die ihm den Start ins Leben erleichtern. Seine Augen können auf eine Distanz von 35 cm gut fokussieren, und so können Sie sich bald anschauen. Vom Kopf bis zur Sohle misst es ungefähr 50 bis 52 cm und ist 3.000 bis 3.500 g schwer.
In spätestens 14 Tagen halten Sie Ihr Baby in den Armen!

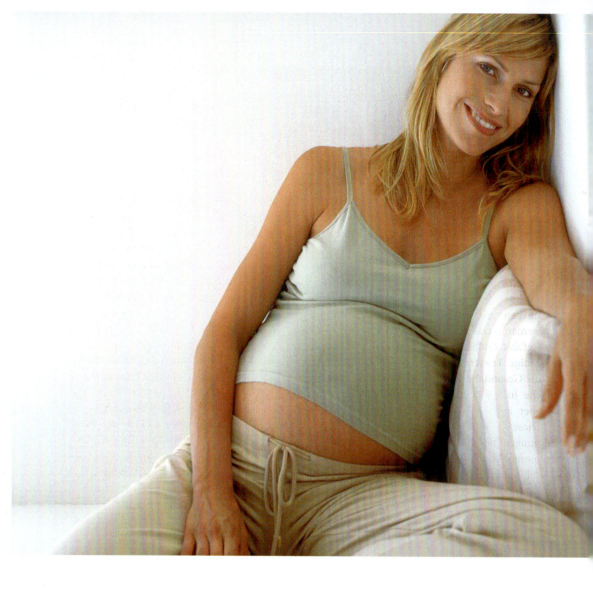

Gesund und fit bleiben

SEELISCHE VERÄNDERUNGEN

Wenn Sie herausgefunden haben, dass Sie schwanger sind, lassen Sie sich einen Moment Zeit und spüren Sie, wie es Ihnen damit geht. Manche Frauen, die sich ein Kind sehr wünschen, sind überglücklich und stolz und fühlen sich mit dem Vater des Kindes sehr verbunden. Wenn Ihre Gefühlswelt aber ganz anders gelagert ist und Sie eher sorgenvoll und ängstlich in die Zukunft blicken, stellen Sie auch keine Ausnahme dar. Es gibt viele Gründe, warum Schwangere nicht nur euphorisch gestimmt sind. Vielleicht ist Ihre Beziehung ganz frisch oder gerade nicht so glücklich; vielleicht ist der Zeitpunkt gerade ungünstig, weil Sie eine neue Herausforderung im Beruf annehmen wollen oder gerade erst ein Kind geboren haben, oder Sie fühlen sich von der Schwangerschaft schlicht überrumpelt, weil Sie sie nicht geplant haben. Viele Schwangere stellen sich auch die ganz grundsätzliche Frage: Bin ich überhaupt bereit dazu, (wieder) Mutter zu werden? Wie werden Schwangerschaft und Geburt verlaufen? Werde ich alles schaffen, wenn die Familie wächst? Wird das Kind gesund sein?

Durch die Schwangerschaft sind manche Frauen sehr gefühlsbetont. Seien Sie beruhigt: Es ist völlig normal, wenn durch die Schwangerschaft starke Gefühle ausgelöst werden. Auch wenn sie schnell wieder vergehen, sollten sie keinesfalls von anderen heruntergespielt werden (»Das sind die Hormone«), denn diese Gefühle sind immer noch echt.

Einige Frauen machen sich vor allem um die Gesundheit des Babys große Sorgen, manche haben Angst vor der Geburt, vielleicht aber auch noch vor ganz anderen Dingen. Diese Ängste sind gewöhnliche Begleiterscheinungen dieser besonderen Zeit und keine dubiosen Vorahnungen! Ebenso verhält es sich mit merkwürdigen Träumen und Albträumen: Sie gehören dazu.

Schwangere, die sich viele Sorgen machen, brauchen besondere emotionale Unterstützung und vielleicht auch Hilfe bei der Lösung von ganz realen Problemen. Einige Frauen möchten mit Beginn der Schwangerschaft (zunächst) keinen Sex mehr mit ihrem Partner haben. Manche fühlen sich im Gegenteil sogar lustvoller. Beide Gefühle sind normal.

Auch von außen betrachtet verändern sich manche Frauen sehr. Sie wirken viel entspannter als sonst und wenden sich eher nach innen, andere sind sehr labil und leicht verletzbar oder gereizt. Wie auch immer, die extremen Hoch- und Tiefphasen werden nach der 12. bis 14. Schwangerschaftswoche in den meisten Fällen abflauen.

Sich auf Schwangerschaft und Mutterschaft einzustellen ist kein statisches Entweder-oder, sondern vollzieht sich in einem kontinuierlichen Prozess. Phasen äußerster Belastung

Bitte keine Selbstbehandlung bei seelischen Beschwerden!

Es ist uns wichtig zu vermitteln, dass Sie nicht anders sein müssen, als Sie sich gerade fühlen. Keine Kräuter, Homöopathika oder Tabletten nehmen Ihnen die Arbeit und Gefühle ab, die zu dieser Veränderung in Ihrem Leben notwendig sind. Und gerade wenn Sie die Wirkung von alternativen Heilmitteln schätzen, ist ein auf Ihre individuelle Situation zugeschnittener Behandlungsplan entscheidend. Auch wenn diese Medikamente meist als unschädlich für Schwangere und Babys eingestuft werden, halten wir jegliches »Ausprobieren« für bedenklich.

Ein geeigneter Weg kann darin bestehen, Ihre Sorgen und Ängste Ihrem Partner, einer Freundin, Ihrer Hebamme oder Ärztin mitzuteilen. Wenn Sie so nicht weiterkommen oder Sie dies empfohlen bekommen, können Sie sich auch an eine Therapeutin oder entsprechende Beratungsstelle wenden. Fragen Sie Ihre Ärztin oder Hebamme nach Adressen.

und Momente tiefen Glücksgefühls können dicht aufeinanderfolgen. Der Körper signalisiert durch Beschwerden wie Übelkeit, Erschöpfung und Heißhunger, dass ein anderer körperlicher Zustand eingetreten ist.

Mit den ersten, kaum wahrnehmbaren Bewegungen verändert sich meist die innere Einstellung zum Kind. Oft stellt auch die erste Ultraschalluntersuchung einen tieferen Kontakt her. Die körperlichen Veränderungen können eine weitere Brücke sein, um sich leichter auf die Mutterschaft einzulassen.

Das erste Trimester

Die ersten drei Monate der Schwangerschaft sind in erster Linie eine Zeit der Umstellung. Bis Sie die Bewegungen Ihres Kindes spüren können, werden Sie wahrscheinlich häufiger unter Stimmungsschwankungen leiden. Viele Frauen erleben insbesondere die Frühschwangerschaft, also die ersten zwölf Wochen, als eine Zeit der Verunsicherung.

Einer der seelischen Konflikte in der Frühschwangerschaft resultiert aus der Unvereinbarkeit der bis dahin gewohnten Selbstbestimmung und Einflussnahme auf die täglichen Dinge des Lebens und der nun erforderlichen Anpassung an die neue Situation des Sichfügens in die noch ungewohnte Mutterrolle. Die Vorstellung, sich zu einem Teil für diese neuen Aufgaben aufgeben zu müssen, kann bei manchen Frauen zu inneren Spannungen führen. Je mehr Sie sich solch ambivalente Gefühle eingestehen und sich damit auseinandersetzen, desto eher haben Sie die Chance, diese auf eine für Sie positive Weise zu bewältigen.

Das zweite Trimester

Von der 20. bis zur 32. Schwangerschaftswoche verändert der weibliche Körper sich am deutlichsten. Während es physiologisch zu einer Stabilisierung der Entwicklung kommt, werden Sie vielleicht bemerken, dass Sie sich in Ihren Gedanken und Gefühlen zunehmend nach innen wenden. Diese oft als Selbstversunkenheit beschriebene Entwicklung ist wichtig, damit Sie zu Ihrer neuen Identität als Mutter finden und eine Verbindung zu Ihrem Kind aufbauen können. Im Idealfall schirmt der Partner die nach innen gekehrte Frau nach außen ab und findet so seine Rolle in der neuen Familie. Eine Familie aus drei Einheiten entsteht: Vater, Mutter, Kind.

Die Akzeptanz der eigenen Weiblichkeit und die verstärkte Durchblutung der Geschlechtsorgane in dieser Phase kann das sexuelle Erleben beeinflussen. Vielleicht verspüren Sie nun mehr Lust und Ihr Verlangen nimmt zu. Auch das Gegenteil ist normal, wenn Sie sich stark nach innen zu Ihrem Kind wenden.

Die Wahrnehmung der ersten Kindsbewegungen stört die Verschmelzung mit dem Kind in Ihrem Inneren. Sie müssen sich der nächsten Herausforderung stellen: Das heranwachsende Kind ist einerseits ein Teil von Ihnen, andererseits aber ein eigenständiger Mensch. Damit bereitet sich die Trennung bei der Geburt vor. Durch die ersten spürbaren Bewegungen nehmen Sie eine persönliche Beziehung zu Ihrem Kind auf und beginnen zu begreifen, welche Verpflichtung Sie mit der Geburt dieses Kindes übernehmen. Sie bekommen nun vielleicht Lust, erste Vorbereitungen für die Ankunft des Babys zu treffen. Die Belebung der eigenen Mütterlichkeit ruft auch die Erinnerung und den Vergleich mit der eigenen Mutter wach.

Das dritte Trimester

In den letzten Wochen vor der Geburt bereitet sich Ihr Körper auf die Geburt vor. In dieser Phase regt sich oft der Nestbautrieb, und Dinge wie die Einrichtung des Kinderzimmers, die Renovierung der Wohnung oder der Einkauf von Babykleidung werden mit viel Energie in Angriff genommen. Viele Frauen empfinden diese Zeit körperlich trotzdem als sehr anstrengend und sehnen daher die Geburt regelrecht herbei.

Psychologisch betrachtet sind es vor allem die Beschwerden am Ende der Schwangerschaft, die die Trennung der verschmolzenen Bindung mit dem Kind erleichtern. Nun kommt es vor allem darauf an, die Geburt nicht als Verlust, sondern als Bereicherung zu erleben. Für viele Frauen sind daher das erste und das letzte Drittel der Schwangerschaft meist besonders konfliktreich und häufig auch von ambivalenten Gefühlen geprägt.

GESUNDES ESSEN FÜR MUTTER UND KIND

Gesunde Ernährung in Verbindung mit einem guten Pensum an Bewegung ist ein Thema, das uns bei der Beratung vor und in der frühen Schwangerschaft besonders am Herzen liegt. Mit einem ausgewogenen Speiseplan können Sie sich und Ihrem Kind nur Gutes tun. Und auch die übrigen Familienmitglieder werden von einer eventuellen Ernährungsumstellung profitieren.

Aber keine Bange, Sie müssen kein Experte sein, um sich und Ihr Kind während der Schwangerschaft richtig und gesund zu ernähren. Verlassen Sie sich einfach auf Ihr Gefühl, denn oft genug signalisiert der Körper selbst, was er gerade am dringendsten braucht. Bei einer abwechslungsvollen, nährstoffreichen Ernährung und angemessenen Flüssigkeitszufuhr sorgt Ihr Körper selbst dafür, dass alle wichtigen Inhaltsstoffe in ausreichender Menge aufgenommen werden. Der Mehrbedarf ist relativ gering, und eine gewisse Zunahme ergibt sich notwendigerweise (Seite 49)!

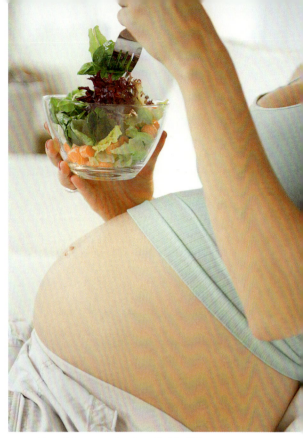

Abwechslungs- und nährstoffreiche Nahrung wie frischer Salat tut Ihnen und Ihrem Baby jetzt besonders gut.

Übergewicht vermeiden

Schlankheitskuren passen nicht in Schwangerschaft und Stillzeit! Andererseits sind ein Zuviel an Nahrung und starkes Übergewicht nicht förderlich. Fachleute empfehlen, am besten normalgewichtig in eine geplante Schwangerschaft zu gehen. In Studien wurde herausgefunden, dass mütterliches Übergewicht auch für die Babys negativ ist, da ihr Risiko für die Entwicklung von krankhaftem Übergewicht, von Stoffwechsel- (Diabetes mellitus Typ 2) und Herz-Kreislauf-Erkrankungen dadurch stark ansteigt.

Eine vielseitige gemischte Kost ist in der Regel die Basis für eine gute Ernährung. Sie dürfen sich an Ihrem Geschmack orientieren und auch Gelüsten nachgeben. Der Bedarf an zusätzlichen Kalorien steigt allerdings nur sehr leicht an. Er ist in den letzten Schwangerschaftswochen nur ungefähr zehn Prozent höher als vor der Schwangerschaft. Was aber deutlich ansteigt, ist der Bedarf an einigen Vitaminen, Mineralstoffen und Spurenelementen. Die meisten davon sind ausreichend in nährstoffreicher Nahrung enthalten. Eine allgemeine Empfehlung gibt es nur für die Einnahme von Folsäure sowie Jodid in Jodmangelgebieten. Eine Schilddrüsenüberfunktion sollte vor einer Einnahme allerdings ärztlich ausgeschlossen werden.

Sonderbare Gelüste

In unserer Praxis treffen wir immer wieder auf Frauen, die von Heißhungerattacken auf verschiedenste Dinge geplagt werden. Oft widersprechen diese Anwandlungen vollkommen ihren persönlichen Ernährungsvorstellungen. Solche Gelüste treten vor allem zu Beginn der Schwangerschaft auf. Manche Frauen wollen nur Süßes, andere vor allem Saures. Denken Sie positiv! Sie werden auch später immer wieder erleben, dass Ihr Kind Dinge essen mag, die Ihnen nicht ins Konzept passen. Solange diese Anfälle nicht werbungsgesteuert sind, zeigen sie Ihnen, was Ihr Körper gerade am meisten braucht.

Wo Vorsicht geboten ist

Im Grunde brauchen Sie als Schwangere keine besondere Kost, sondern können weiterhin essen, was Ihnen schmeckt und Ihrem Körper gut tut. Um Infektionen durch Salmonellen, Listerien und Toxoplasmen zu verhindern, sollten Sie aber einige Lebensmittel trotzdem meiden. Jedes nicht durchgegarte Fleisch kann Erreger enthalten, die in der Schwangerschaft die gesunde Entwicklung Ihres Kindes gefährden können. Meiden Sie daher alle Lebensmittel aus rohem und geräuchertem Fleisch, ebenso wie rohe Wurstwaren (Salami) und Pasteten. Essen Sie auch keine rohen oder nicht durchgekochten Eier.

Schwangere Frauen und Kinder bis zum 7. Lebensjahr sollten auf den Verzehr von mit Bleimunition geschossenem Wild verzichten. Schon geringe Mengen Blei können Gesundheit und Nervensystem schädigen.

In vielen Ernährungsberatungsbroschüren werden unter Hinweis auf die darin enthaltenen Omega-3-Fettsäuren ein bis zwei Fischmahlzeiten pro Woche empfohlen. Viele Erreger im Fisch können kurze Garzeiten aber überleben. Es ist besser, auf den Genuss roher Meeresfrüchte, wie Sushi oder Austern, und auf geräucherte Fische zu verzichten.

Ebenso können tiefgefrorene Fertiggerichte mit Eierprodukten, Geflügel oder Meeresfrüchten Erreger enthalten. Wenn sie nicht gründlich gegart werden, können die Erreger überleben. Erwärmen Sie Tiefkühlkost daher niemals in der Mikrowelle.

Denken Sie daran, Gemüse und Obst immer zu waschen, Küchenwerkzeuge und Arbeitsflächen gründlich zu reinigen und sich vor und nach der Zubereitung die Hände zu waschen. Dies gilt insbesondere, wenn Sie mit rohem Fleisch oder Fisch zu tun haben. Bewahren Sie Lebensmittel, die mit Erde behaftet sind (Kartoffeln, Möhren, Rote Beten etc.), nicht gemeinsam mit anderen Lebensmitteln auf und waschen Sie sie besonders gründlich vor dem Verzehr. Auch vorbereitete, abgepackte Salate oder rohe Sprossen sollten nicht auf Ihren Speiseplan.

Wir empfehlen grundsätzlich, auf nicht pasteurisierte Milchprodukte zu verzichten, da sie Listerien enthalten können. Weichkäse, Feta, Ricotta, Harzer und Schimmelkäse sind klassische Beispiele. Aus Rohmilch hergestellte Produkte sind nicht immer sicher zu erkennen, da eine vollständige Kennzeichnungspflicht fehlt. In Deutschland und den Ländern der EU ist die Pasteurisierung aller Milchprodukte – mit Ausnahme von Roh- und Vorzugsmilch – gesetzlich vorgeschrieben. So sind die in den Molkereien hierzulande hergestellten Käse- und Milchprodukte grundsätzlich pas-

Werbetrick Allergieprävention

Die vielfach in der Werbung als Allergieprävention für Babys angepriesenen Prä- und Probiotika haben in Studien keine Vorteile bewiesen. Experten raten inzwischen dazu, keine Lebensmittel mehr zu meiden und auch (fettreichen) Meeresfisch zum regelmäßigen Menüplan hinzuzufügen.

teurisiert. Hersteller aus Nicht-EU-Ländern, kleine Molkereien und Direkterzeuger (Hofkäsereien) in Deutschland müssen ihre Produkte hingegen diesbezüglich nicht kennzeichnen.

Ein gesunder Speiseplan

Wenn Sie in Bezug auf Ihre Ernährung unsicher sind, können Sie an mehreren Tagen hintereinander notieren, was Sie zu sich nehmen.

Nahrhafte Kost für jeden Tag

Besonders in der Schwangerschaft ist es wichtig, dass Sie Ihren täglichen Bedarf an Vitaminen und Mineralstoffen ausreichend decken. Wenn Sie sich an folgenden Speiseplan halten, sind Sie und Ihr Baby bestens versorgt mit allem, was Sie brauchen:

Reichlich	Mäßig	Sparsam
5 Portionen Obst und Gemüse pro Tag.	Drei- bis viermal in der Woche magere Wurst oder mageres Fleisch.	Pro Tag mindestens zwei Esslöffel Pflanzenöl zur Zubereitung von Speisen verwenden. Auf Kokosnuss- und Palmkernfett verzichten.
Vollkorngetreideprodukte zu jeder Hauptmahlzeit oder fettarm zubereitete Kartoffeln.	Zweimal pro Woche bevorzugt Meeresfisch, davon einmal ein fettreicher Fisch wie Wildlachs, Hering oder Makrele. Größere Raubfische wie Hai, Heilbutt, Thunfisch, Hecht, Seeteufel, Schwertfisch und Steinbeißer meiden, da sie höher mit schädlichem Quecksilber belastet sein können.	Pro Tag höchstens ein bis zwei Esslöffel feste Fette wie Butter und Margarine als Brotaufstrich oder zum Kochen verwenden.
Zu jeder Mahlzeit ein bis zwei Gläser oder Tassen eines Getränks und auch zwischendurch trinken. Geeignet sind Wasser und ungesüßte Früchte- und Kräutertees.	Täglich mindestens drei Portionen fettarme, ungesüßte Milch oder Milchprodukte.	Pro Tag höchstens (wenn's geht, auch gar nicht) eine Süßigkeit oder Süßspeise.

Die Beratung durch Ihre Hebamme oder Frauenärztin hat damit eine Grundlage, Unsicherheiten können abgebaut und grundsätzliche Ernährungsfehler beseitigt werden.

Prinzipiell gilt für die Ernährung in der Schwangerschaft: Qualität geht vor Quantität. Entsprechend aktueller Empfehlungen zur Ernährung in der Schwangerschaft gilt: Nicht für zwei essen – aber für zwei denken. Denn der tatsächliche Mehrbedarf an Kalorien ist während der Schwangerschaft gering. Der Bedarf an Vitaminen, Mineralien und Nährstoffen steigt dagegen sprunghaft an. Deshalb sollten Sie jetzt besonders auf hochwertige und gesunde Lebensmittel achten. Dies gilt insbesondere bei der Zufuhr von Fetten, Kohlenhydraten und Eiweißen.

Fette

Fette sind zwar wichtig für den Aufbau des kindlichen Körpers, bieten bei ihrer Verstoffwechslung aber sehr viel Energie. Entscheidend ist vor allem die Qualität: Sie sollten darauf achten, Ihren Bedarf vor allem mit ungesättigten Fettsäuren zu stillen, wie sie vor allem in kaltgepressten pflanzlichen Ölen (beispielsweise Oliven-, Sonnenblumen-, Distel- und Sojaöl) enthalten sind. Fette mit hohem Anteil gesättigter Fettsäuren, die in Fleisch, Butter, Torten, Schokolade und Chips enthalten sind, sollten nur gelegentlich auf dem Speisezettel stehen.

Kohlenhydrate

Kohlenhydrate sind wichtige Energielieferanten und stellen die chemischen Grundstoffe für den Aufbau des Körpers bereit. Sie sind verfügbar in Zucker und Stärke. Zucker versorgt den Körper zwar schnell mit Energie, hält dafür aber nur kurz vor und macht rasch wieder Appetit auf Süßes. Vom ernährungsphysiologischen Standpunkt aus betrachtet sind stärkehaltige Lebensmittel wie Kartoffeln, Getreide, Gemüse und Vollkornprodukte die besseren Kohlenhydrate, da sie über einen längeren Zeitraum Energie bereitstellen und daher lange sättigen.

Eiweiß

Die im Eiweiß enthaltenen Aminosäuren sind die Grundbausteine des Körpers und wichtige Energielieferanten. Da aber die essenziellen Aminosäuren vom Körper nicht selbst hergestellt werden können, müssen sie über die Nahrung aufgenommen werden. Eiweiß ist in allen tierischen und vielen pflanzlichen Produkten (zum Beispiel Getreide, Nüsse, Soja, Hülsenfrüchte) enthalten.

Mineralstoffe und Vitamine

Im Verlauf der Schwangerschaft erhöht sich der Bedarf an einigen Vitaminen und Mineralstoffen stärker als der Energiebedarf. Es werden daher Produkte wichtiger, die wenig Energie, dafür aber reichlich Vitamine und Mineralstoffe enthalten.

Das sind pflanzliche, in Maßen auch tierische Lebensmittel (fettarme Milchprodukte, Fisch, mageres Fleisch). Entgegen früherer Lehrmeinung weiß man heute, dass Kalium- und Natriumsalze (Kochsalz, Meersalz) wichtige Elektrolyte sind, die in der Schwangerschaft nicht eingeschränkt werden dürfen. Inzwischen ist unstrittig, dass die vermehrte Blutmenge eine ausreichende Zufuhr verlangt und salzarme Ernährung keineswegs Bluthochdruck und Ödeme verhindert. Das Gegenteil scheint der Fall zu sein. Wir raten Frauen, die sich in der Schwangerschaft oft übergeben müssen, den dadurch auftretenden Salzverlust durch Elektrolyte im Essen oder in Getränken auszugleichen. Experten empfehlen, vor und während der Schwangerschaft auf einen ausreichenden Jodanteil in der Nahrung zu achten. Regelmäßig Milch und Milchprodukte, jodiertes Speisesalz und zweimal wöchentlich Meerfisch auf dem Speiseplan helfen dabei. Der erhöhte Jodbedarf in Jodmangelgebieten sollte täglich mit Tabletten von 100 µg Jodid ergänzt werden. Allerdings erst, wenn der Schilddrüsenstatus abgeklärt ist! Bei einer geplanten Schwangerschaft ist es sinnvoll, bis zum Ende des ersten Schwangerschaftsdrittels täglich 400 µg Folsäure einzunehmen.

Getränke
Während der Schwangerschaft ist es wichtig, täglich etwa zweieinhalb Liter zu trinken. Aus ernährungsphysiologischer Sicht sollten Sie dabei Wasser, ungesüßten Tee und reine Fruchtsäfte bevorzugen. Leitungswasser ist aufgrund der ständigen Überwachung und der hohen Hygienestandards in fast allen Gegenden Deutschlands, der Schweiz und Österreichs gut geeignet. Bei kurzfristiger Belastung des Wassers mit Krankheitserregern erfolgen entsprechende Warnungen der Wasserversorger in Deutschland. Einschränkungen können sich durch erhöhte Nitratgehalte ergeben. Im Zweifel können Sie den Nitratgehalt Ihres Wassers aber beim zuständigen Wasserwirtschaftsamt erfragen.
Meiden Sie neben allen kalorienhaltigen Getränken, wie Limonade, Cola, Fruchtnektar, und Energy-Drinks, die Koffein enthalten, auch chininhaltige Durstlöscher, wie Bitter Lemon und Tonic Water. Der Wirkstoff Chinin kann in höheren Dosen bei Neugeborenen Entzugserscheinungen auslösen.

Vorsicht mit Diäten und Nahrungsergänzungsmitteln
Sowohl Diäten als auch Fitnesszubereitungen oder Nahrungszusätze können die Stoffwechselbalance in der Schwangerschaft negativ beeinflussen. Dennoch kommt es häufig vor, dass Schwangeren die Einnahme von Nahrungsergänzungsmitteln oder Medikamenten, die Zusatzstoffe enthalten, verordnet wird. Dies

Vegetarische und vegane Ernährung

Wenn Sie sich rein vegetarisch ernähren, dabei aber auf Milch und Eier nicht verzichten, ist bei einer gezielten Lebensmittelauswahl in der Regel der Nährstoffbedarf auch während der Schwangerschaft ausreichend gedeckt. Experten empfehlen allerdings die zusätzliche Einnahme von langkettigen Omega-3-Fettsäuren.
Bei rein veganer Ernährung werden zusätzlich meist Eisen, Kalzium, Vitamin D und B2 benötigt. Lassen Sie sich bei dieser Ernährungsform von Ihrer Ärztin beraten.

betrifft insbesondere Eisen, Jod, Magnesium und Folsäure. Die oft hohe Dosierung und die Einnahme von weiteren Nahrungsergänzungsmitteln muss bei einer individuellen Ernährungsberatung berücksichtigt werden.
Fettlösliche Vitamine, wie A, D, E und K, können im Gegensatz zu den wasserlöslichen wie Vitamin B und C im Körper angereichert werden und hohe, die Schwangerschaft gefährdende Konzentrationen erreichen. Hier ist größte Vorsicht auch bei der Einnahme von Zusatzmitteln (Supplements) geboten.
Falls Sie zusätzlich zu Ihrer normalen Ernährung Multivitamintabletten einnehmen möchten, wählen Sie ein speziell für die Schwangerschaft angebotenes Produkt. Prüfen Sie auch bei Säften mit Multivitaminzusätzen die genauen Konzentrationen der Vitamine und meiden Sie diejenigen, die Vitamin A und D enthalten. Am besten beraten Sie sich mit Ihrer Ärztin oder Hebamme darüber, ob eine spezielle Nahrungsergänzung in Ihrem Fall sinnvoll ist.

Koffein

Koffein ist nicht nur in Kaffee, schwarzem und grünem Tee, Kakao und Softdrinks wie Cola enthalten, sondern auch Bestandteil von vielen Schmerzmitteln und Antiallergika. Eine Portion koffeinhaltiger Getränke kann 10 bis 120 Milligramm Koffein enthalten. Koffein wirkt anregend auf das Zentralnervensystem sowie auf Herz, Kreislauf und Atmung.

Über den Mutterkuchen gelangt dieser Wirkstoff auch zum Kind und kann einen Anstieg der Herzschlagfrequenz und vermehrte kindliche Aktivität auslösen. Darüber hinaus wurden bei moderatem Konsum bisher jedoch keine negativen Auswirkungen auf die Entwicklung des Kindes oder den Verlauf der Schwangerschaft nachgewiesen. Die in der Presse oft zitierte Verringerung des Geburtsgewichtes ist erst bei einer täglichen Kaffeedosis von acht Tassen und mehr zu erwarten und damit im Normalfall wenig relevant. Sie können sich Ihre morgendliche Tasse Kaffee also mit ruhigem Gewissen gönnen und sie genießen.

Alkohol

Der schädigende Einfluss von Alkohol auf die Entwicklung des Kindes ist seit langem bekannt. Alkohol gelangt über Plazenta und Nabelschnur zum Ungeborenen und erreicht dort die gleiche Konzentration wie bei der Mutter. Da Ihr Baby den Alkohol allerdings wesentlich langsamer abbaut, steht es länger als Sie selbst unter dem schädlichen Einfluss. Vor allem größere Alkoholmengen steigern die negative Wirkung.

Während der Schwangerschaft zeigen sich schon nach regelmäßigem Konsum von 15 Gramm Alkohol (das entspricht zum Beispiel einem Glas Wein) die ersten statistisch erfassbaren Entwicklungsstörungen. Die sogenannten Alkoholeffekte zeigen sich in Wachstumsstörungen und Beeinträchtigungen der mentalen Entwicklung. Vorgeburtliche Schädigungen beruhen nicht auf einer mütterlichen Leberfunktionsstörung, sondern sind direkte Auswirkungen des Alkoholkonsums.

Das Risiko von Schädigungen ist zwar in den drei Phasen der Schwangerschaften unterschiedlich hoch, aber immer vorhanden. Bei ausgeprägtem Alkoholkonsum in der Schwangerschaft entsteht beim Kind das sogenannte »fetale Alkoholsyndrom«, das sich in vermindertem Geburtsgewicht, Längenwachstum und Kopfumfang sowie in charakteristischen Abweichungen im Kopf- und Gesichtsbereich und Auffälligkeiten im Bereich der Extremitätenentwicklung äußert.

Nach der Geburt ist bei alkoholgeschädigten Kindern eine Hemmung der intellektuellen und motorischen Entwicklung mit bleibender Entwicklungsverzögerung zu beobachten. Ein Verleugnen oder Übersehen einer Alkoholproblematik in der Schwangerschaft hat lebenslange Konsequenzen für das Kind. Selbst von alkoholischen Zubereitungen von Medikamenten (Kräutertropfen!) raten Experten inzwischen ab. Wünschen Sie über Ihre Schwangerschaftsbetreuung hinaus noch weitere Beratung zum Alkoholgenuss in der Schwangerschaft, können Sie sich bei der Bundeszentrale für gesundheitliche Aufklärung beraten lassen.

Rauchen

Zigarettenrauch ist ein chemischer Cocktail aus mehreren Tausend Substanzen, von denen zahlreiche giftig sind oder nachweislich Krebs auslösen. Über Plazenta und Nabelschnur erreichen die Giftstoffe auch das ungeborene Kind. Das Risiko für Fehlgeburten, Plazentalösungen, tiefliegende Plazenten und Frühgeburten steigt drastisch an. Zusätzlich häufen sich Totgeburten, untergewichtige Kinder und plötzlicher Kindstod. Das Risiko für Kinder, an Asthma zu erkranken, verdoppelt sich, wenn ihre Mütter in der Schwangerschaft rauchten.

Das Gleiche gilt in abgeschwächtem Maß für Passivrauchen. All dies ist seit Jahrzehnten bekannt und inzwischen zum Allgemeinwissen geworden. Die oft geäußerte Empfehlung, sich auf maximal fünf Zigaretten pro Tag zu beschränken, ist wissenschaftlich nicht zu begründen und allenfalls eine Art Kompromiss für ehemals starke Raucherinnen. Wenn Sie damit aufhören wollen, können Sie gute und hilfreiche Unterstützungsangebote in Anspruch nehmen (Seite 13).

Drogen
Während der Schwangerschaft sollte neben Alkohol und Nikotin selbstverständlich auch auf den Konsum illegaler Drogen wie Marihuana, Cannabis, Haschisch oder Kokain verzichtet werden. Die giftigen Substanzen gelangen über die Plazenta zum Kind und schaden seiner gesunden Entwicklung. Es bestehen Hinweise darauf, dass sie auch die Sprach- und Gedächtnisleistungen beeinträchtigen.

Noch gefährlicher ist der Konsum von Kokain oder Crack, der eine Verengung der Blutgefäße auslöst und damit die Durchblutung der Plazenta und der kindlichen Organe stört. Häufige Folge davon sind, neben einer vorzeitigen Plazentalösung, Früh- und Totgeburten, Wachstumsverzögerungen insbesondere im Bereich der Lunge und des Gehirns sowie Fehlbildungen. Das Neugeborene kann dann unter anderem Symptome wie Trinkschwäche, Zittern, Schlafstörungen und schrilles Schreien zeigen. Außerdem konnten Studien bei Kindern kokainkonsumierender Mütter Entwicklungsverzögerungen und Einschränkungen der Lernfähigkeit nachweisen.

GEWICHTSVERÄNDERUNG

Wie viel Gewicht wann zugenommen werden darf, ist ein Thema, das viele Frauen bewegt.

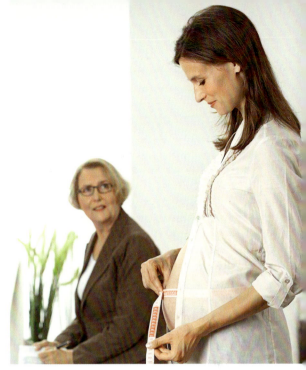

Das Messen des Bauchumfangs bei jeder Hebammenvorsorge zeigt, dass das Baby sich gut entwickelt.

Die Empfehlungen lauten heute, bei einer geplanten Schwangerschaft mit einem Normalgewicht zu starten. Das kann Ihren Schwangerschaftsverlauf günstig beeinflussen, weil deutlich weniger als bei stark übergewichtigen Frauen Probleme wie zu hoher Blutdruck, Schwangerschaftsdiabetes oder eine operative Geburtsbeendigung auftreten. Regelmäßige Bewegung gehört zu einer optimalen Geburtsvorbereitung. Sie fördert das Wohlbefinden, stärkt das Immunsystem und hilft ein Normalgewicht zu halten oder zu erlangen. Auch für die Babys ist der Schwangerschaftsverlauf einer normalgewichtigen Mutter gut für die Gesundheit in ihrem späteren Leben.

Starkes Übergewicht
Bei starkem mütterlichem Übergewicht wurde bei Babys das lebenslange Risiko für die Entwicklung von krankhaftem Übergewicht sowie von Stoffwechsel- (Diabetes mellitus Typ 2) und Herz-Kreislauf-Erkrankungen in mehreren Studien bestätigt.

Untergewicht

Auch mütterliches Untergewicht kann erhebliche Probleme für eine Schwangerschaft bedeuten. Sie schwächen nicht nur die werdende Mutter selbst, sondern gefährden auch die optimale Versorgung des Babys. Vor allem untergewichtige Frauen, die es mit Beginn ihrer Schwangerschaft nicht schaffen, ihre Ernährungsgewohnheiten umzustellen und die tägliche Energiezufuhr zu erhöhen, sind gefährdet. Fehlt es an lebenswichtigen Nährstoffen, können Mangelerscheinungen auftreten, durch die das Risiko für Fehl- und Frühgeburten steigt. Eine Ernährungsberatung oder bei einer Vorgeschichte mit Essstörungen auch psychotherapeutische Begleitung in der Schwangerschaft kann sinnvoll sein.

Durchschnittliche Gewichtszunahme

Eine normale Gewichtszunahme in der Schwangerschaft liegt für normalgewichtige Frauen zwischen 10 und 16 kg.

Tabelle: BMI in der Schwangerschaft

Body-Mass-Index	Empfohlene Zunahme
Unter 19: untergewichtig	12,5 bis 18 kg
19 bis 26: normalgewichtig	11,5 bis 16 kg
27 bis 30: übergewichtig	7 bis 11,5 kg
30 und mehr: adipös	7 kg und weniger

Nun wird die Normalgewichtigkeit nicht für alle werdenden Mütter die Ausgangssituation darstellen können.

Während früher für alle Schwangeren, egal welchen Körpergewichts, starre Zahlenangaben gemacht wurden, orientieren sich die zeitgemäßen Empfehlungen zur Gewichtszunahme in der Schwangerschaft am Body-Mass-Index (BMI). Sie können Ihren BMI selbst berechnen, wenn Sie Ihr Körpergewicht und Ihre Größe wissen. Setzen Sie die Körpergröße ins Quadrat und teilen Sie das Gewicht durch diesen Wert. Also zum Beispiel: 68 Kilo bei einer Körpergröße von 1,70 Metern macht 68 geteilt durch 2,89 (1,70 x 1,70). Das ergibt 23,5. Anhand des Ergebnisses werden Sie als unter-, normal-, übergewichtig oder adipös eingestuft. An dieser Einteilung orientiert sich die empfohlene Gewichtszunahme während der Schwangerschaft (siehe Tabelle links).

Diese Angaben gelten für Schwangerschaften mit einem Baby bis zum Geburtstermin. Bei Zwillingen liegt die durchschnittliche Gewichtszunahme selbstverständlich höher, bei 15,5 bis 20,5 Kilogramm, und bei Drillingen sogar bei 20,5 bis 23 Kilogramm. Die Tabellenwerte sind nicht mehr als Richtlinien. Eine langsame und stetige Gewichtszunahme in den obigen Grenzen während der gesamten Schwangerschaft ist ein sehr gutes Zeichen. Aber auch ein schubweiser Verlauf kann unserer Erfahrung nach normal sein und ist gar nicht selten.

Gewichtsverlust in der Schwangerschaft

Manchmal kommt es anfangs bedingt durch Übelkeit und Appetitlosigkeit zu einer Gewichtsabnahme. Aber auch stärkere Gewichtszunahmen in den ersten 20 Schwangerschaftswochen, die später durch geringere Zunahmen ausgeglichen werden, sind nicht selten. Obwohl viele Ärzte und Hebammen Bereichs-

werte aus Tabellen zur richtigen Gewichtszunahme zugrunde legen, gibt es hierzu keine gesicherten wissenschaftlichen Erkenntnisse. Lassen Sie sich also nicht sagen, wann Sie am meisten in der Schwangerschaft zunehmen sollten. Auch Frauen, die deutlich außerhalb dieser Empfehlungen liegen, können gesunde Babys zur Welt bringen.
Was Sie allerdings wirklich ernst nehmen sollten, ist ein plötzlicher starker Gewichtsanstieg, insbesondere im letzten Schwangerschaftsdrittel. Dies kann ein Hinweis auf eine Flüssigkeitseinlagerung im Gewebe (verstecktes Ödem) oder einen beginnenden Schwangerschaftsdiabetes (Seite 150) sein. Lassen Sie sich dann untersuchen.

Und so verteilen sich die Pfunde

Natürlich legen nicht nur Sie an Gewicht zu. Das Kind in Ihnen wächst und braucht mit zunehmender Größe auch mehr Versorgung. Die zusätzlichen Kilos setzen sich folgendermaßen zusammen:

- etwa 3,5 kg Baby
- etwa 1,0 kg Gebärmutter
- etwa 0,6 kg Plazenta
- etwa 1,0 kg Fruchtwasser
- etwa 1,5 kg Zunahme des Blutvolumens
- etwa 2,0 kg Wassereinlagerungen
- etwa 1,0 kg Brüste
- etwa 2,0 kg Fetteinlagerungen als Polster für die Stillzeit
- = etwa 12,6 kg

Bei den Angaben handelt es sich um Durchschnittswerte. Es kann individuell erhebliche Schwankungen geben.
Es ist wichtig, dass Sie während der Schwangerschaft keine selbst verordnete Diät beginnen und sich beispielsweise fettarm ernähren. Lassen Sie sich beraten, wenn Ihnen Ihre Gewichtszunahme nicht gefällt oder Schwierigkeiten bereitet. Die Schwangerschaft ist keine Zeit für gezielte Gewichtsabnahmen.

AM ARBEITSPLATZ

Wenn Sie eine komplikationslose Schwangerschaft erleben, können Sie ohne Bedenken bis zum Beginn der Mutterschutzfrist sechs Wochen vor dem errechneten Entbindungstermin weiter zur Arbeit gehen.
Teilen Sie Ihrem Arbeitgeber möglichst früh mit, dass Sie schwanger sind. Meist verringert sich dadurch der Leistungsdruck. Möglicherweise werden Ihnen sogar Unterstützungsangebote gemacht. Sobald Sie Ihren Arbeitgeber informiert haben, treten die Regelungen des Mutterschutzgesetzes in Kraft, die den Kündigungsschutz, die Beschäftigung und das Mutterschaftsgeld betreffen. Schwangere Frauen dürfen nicht im Nachtdienst arbeiten, keinen infektiösen Materialien, keiner gefährlichen Strahlung und keinen für sie schädlichen Chemikalien ausgesetzt werden und auch keine schwere körperliche Arbeit verrichten.

Sorgen Sie für eine gesunde Arbeitsumgebung

Auch wenn Ihre Arbeitsumgebung für Sie und Ihr Baby ganz und gar ungefährlich ist, sollten Sie Ihre persönlichen Grenzen respektieren. Versuchen Sie, starken Stress möglichst zu vermeiden, öfter kleine Pausen einzulegen und Ihre häufigeren, kleinen Mahlzeiten in Ruhe einzunehmen. Für Ihre Verabredungen zu Vorsorgeuntersuchungen müssen Sie von der Arbeit freigestellt werden.
- Wenn Sie eine sitzende Tätigkeit ausüben, sollten Sie auf einen höhenverstellbaren Stuhl mit Armlehnen achten.
- Wenn Sie viel stehen müssen, sorgen Sie dafür, dass Sie sich immer wieder hinsetzen können. Falls nicht in der Nähe vorhanden,

stellen Sie sich einfach einen Hocker oder Stuhl bereit.
- Legen Sie regelmäßige Pausen ein, um sich die Beine etwas zu vertreten, wenn Sie viel vor dem Bildschirm arbeiten.
- Deponieren Sie Getränke und gesunde Snacks wie Nüsse, Trockenobst und Müsli-Riegel an Ihrem Arbeitsplatz.
- Wenn Sie in einer Küche, Kantine oder Dampfreinigung arbeiten, sollten Sie jede Überhitzung Ihres Körpers vermeiden.
- Meiden Sie verqualmte Umgebungen und bitten Sie um einen rauchfreien Raum, wenn es kein generelles Rauchverbot gibt.

Bitte bei der Hausarbeit beachten!

- Nehmen Sie bei Ihren Haushaltsreinigern die weniger giftigen Varianten. Sie können sie daran erkennen, dass sie keine Kennzeichnungen mit Warnsymbolen aufweisen.

- Bitten Sie jemand anderen, das Reinigen Ihres Backrohrs zu übernehmen.

- Lüften Sie die Räume bei und nach jeder großen Putzaktion.

- Verwenden Sie möglichst Handschuhe, auch beim Geschirrspülen.

- Besprühen Sie während Ihrer Schwangerschaft keine kleinen ungebetenen Mitbewohner wie Ameisen mit Insektiziden oder Bioziden. Uns wollte bisher kein Hersteller versichern, dass seine Produkte für Schwangere unbedenklich sind.

IM HAUSHALT

Während der Schwangerschaft ist eine möglichst gesunde Umgebung mit geringer Schadstoff- und Umweltgiftbelastung besonders wichtig. Gerade im Haushalt ist beim Saubermachen und Putzen der Umgang mit schädlichen Stoffen oft selbstverständlich. Und kaum eine Haushaltschemikalie ist bezüglich ihrer Wirkungen auf Schwangere und Babys im Bauch untersucht.

AUF REISEN

Viele Frauen, die ihr erstes Kind erwarten, wollen in der Schwangerschaft ein letztes Mal ohne Kind verreisen. Wenn Ihre Schwangerschaft bis jetzt problemlos verlaufen ist, können Sie getrost die Koffer packen.
Die günstigste Zeit liegt zwischen der 18. und 24. Schwangerschaftswoche, wenn das Risiko für eine Fehl- oder Frühgeburt relativ gering ist. Lassen Sie sich vor Ihrer Abreise aber noch einmal gründlich untersuchen und schließen Sie bei der Reisebuchung auf jeden Fall eine Reiserücktrittsversicherung ab, falls sich an Ihrer Reiselust etwas ändern sollte.
Egal wohin Sie fahren, erkundigen Sie sich vorher nach Ärzten und Krankenhäusern an Ihrem Urlaubsort. Eine kleine Reiseapotheke, die Sie vorher mit Ihrer Hebamme oder Ärztin abgesprochen haben, kann Ihnen ein beruhigendes Gefühl geben.
Wenn Ihr Reiseziel in den Tropen liegt, suchen Sie sich besser kein Land aus, in dem zur Malariaprophylaxe geraten wird. Erkundigen Sie sich nach empfohlenen Impfungen und erwähnen Sie Ihre Schwangerschaft!

Flugreisen
Da für diese Ziele eine längere Flugreise notwendig ist, lassen Sie sich von Ihrem Gynä-

kologen im Mutterpass bestätigen, dass Sie ohne Bedenken fliegen dürfen. Die meisten Fluggesellschaften verlangen eine solche Bescheinigung und befördern Sie nur bis zur 36. Schwangerschaftswoche. Obwohl jeder Flugbegleiter irgendwann einmal eine Kurzausbildung in Geburtshilfe absolviert haben sollte, wird sich niemand darum reißen, im Flieger bei einer Geburt zu assistieren. Und auch Sie haben sich vermutlich einen anderen Geburtsort für Ihr Baby ausgesucht.

Während des Fluges sollten Sie auf ausreichend Bewegung achten. Buchen Sie einen Platz am Gang, stehen Sie häufiger auf und laufen Sie etwas herum. Vorschläge zur Gymnastik im Flugzeug finden Sie im Flugmagazin fast jeder Airline. Nehmen Sie eine große Flasche Wasser aus dem Duty-free-Bereich mit in die Kabine. Die Luftfeuchtigkeit an Bord ist so niedrig, dass der Flüssigkeitsverlust ausgeglichen werden muss.

An Ihrem Ziel angekommen, achten Sie auf Ihre Ernährung: Essen Sie nur vollständig Durchgegartes und trinken Sie nur in Flaschen abgefüllte Getränke. Verzichten Sie auf Eiswürfel, da sie meistens nicht europäischen Hygienestandards entsprechen! Auch das Wasser zum Zähneputzen sollte besser aus Wasserflaschen stammen.

Unterwegs mit dem Auto

Wenn Sie sich Ihrem Urlaubsziel mit dem Auto nähern, ist es gut, häufige kurze Pausen einzuplanen und dann etwas spazieren zu gehen. So kommen Sie entspannter ans Ziel und spüren weniger Stauungen in Beinen und Füßen. Längere Aufenthalte in Höhen über 2500 Metern sind ohne langsame Anpassung nicht empfehlenswert. Tauchen Sie auch nicht tiefer als drei Meter. Und vermeiden Sie möglichs alle sportlichen Aktivitäten, die mit der Gefahr eines Absturzes verbunden sind. Dazu gehören Skifahren, Klettern und Reiten.

BEIM RENOVIEREN

Bei unseren Hausbesuchen in der Schwangerschaft steigen wir bei jeder zweiten Familie über Umzugskisten. Ohne Frage braucht eine größere Familie auch mehr Platz. Trotzdem sollten Sie es sich gut überlegen, ob Sie umfangreiche Renovierungsarbeiten wirklich am besten jetzt in Angriff nehmen. Sie sind dabei oft erheblichen Schadstoffbelastungen ausgesetzt. Frisch renovierte Räume müssen auf jeden Fall so lange gelüftet werden, bis kein Geruch von Lösungsmitteln aus Anstrichen, Spanholzprodukten oder Teppichbodenklebern mehr wahrzunehmen ist!

In den ersten Lebensjahren möglichst nicht renovieren!

Eine Studie des Leipziger Umweltforschungszentrums belegt, dass Renovierungsarbeiten während der Schwangerschaft und in den ersten Lebensjahren das Risiko für Kleinkinder bis vier Jahren erhöht, an Bronchitis zu erkranken.

- Auf Renovierungsarbeiten sollten Sie daher erst einmal verzichten. Falls trotzdem renoviert werden muss, sollten Sie anstelle von Lacken möglichst lösungsmittelarme Farben verwenden.

- Viele flüchtige organische Chemikalien wie Styrol aus Teppichklebern, Terpene aus biologisch gewachsten Massivholzmöbeln und Alkane aus Lacken sind für Sie und Ihr Baby nicht unbedenklich und sollten daher vermieden werden.

SPORT UND BEWEGUNG

Bewegung und Sport bieten für die meisten Schwangeren eine gute Möglichkeit, den Kreislauf fit zu halten, Verdauungsbeschwerden vorzubeugen, die Muskeln zu stärken und Verspannungen zu lösen. Besonders wenn Sie schon vor der Schwangerschaft sportlich aktiv waren, haben Sie sicher die Erfahrung gemacht, dass körperliche Aktivität dabei hilft, Stress abzubauen, Stimmungsschwankungen auszugleichen und zu einem positiven Körpergefühl zu finden.

Empfehlenswert: viel Bewegung
In der Zeit starker körperlicher Veränderungen tut Bewegung gut. Wichtig ist allerdings, dass Sie sich nicht überanstrengen und keine Sportarten wählen, die für Sie und Ihr Baby gefährlich sein könnten.
Empfohlen werden Schwimmen, Wandern, leichte Gymnastik und Fahrradfahren. Viele Frauen empfinden nach der 30. Schwangerschaftswoche jedoch Bewegungsangebote als angenehmer, die speziell auf Schwangere zugeschnitten sind. Dazu gehören Yoga, Gymnastik, Atemarbeit und Schwimmen.

Für Schwangere ungeeignet
Übungen, die auf dem Rücken liegend ausgeübt werden, sollten nach dem ersten Trimester nicht mehr praktiziert werden, da sie das Vena-Cava-Syndrom auslösen können (Seite 86). Machen Sie deshalb nur sehr kurze Übungen in Rückenlage, rollen Sie dann zur Seite, ruhen Sie sich etwas aus und stehen Sie erst dann wieder langsam auf.
Sportarten, die Ihren Beckenboden belasten (wie Tennis, Jogging und Stepp-Aerobic) oder die stark muskelaufbauend wirken (wie Ballett und Reiten), sind in der Schwangerschaft nicht zu empfehlen. Zur Geburt Ihres Kindes ist ein elastischer, weicher Beckenboden hilfreich, weil zu festes Gewebe die Geburt des Köpfchens erschweren kann. Kampfsportarten, Training mit Gewichten und Skifahren sind generell wenig empfehlenswert, da durch das Lockern der Bänder in der Schwangerschaft sehr leicht Überdehnungen auftreten können. Denken Sie daran, dass Stürze und Schlageinwirkungen auf Ihren Bauch eine ernste Gefahr darstellen. Tauchen in mehreren Metern Tiefe oder kurzfristige Bergaufenthalte über 2500 Meter Höhe können durch den niedrigen Luftdruck zu einer mangelhaften Sauerstoffversorgung bei Ihrem Kind führen. Bewegung oder Sport in solcher Höhe sollten Sie auf keinen Fall unternehmen, es sei denn Sie sind Bergbäuerin und leben schon länger oben auf der Alm ...

Jetzt besser kein Sport
In seltenen Ausnahmefällen kann Ihnen in der Schwangerschaft auch ein Verzicht auf sportliche Aktivität nahegelegt werden. Sie sollten erst nach einem Beratungsgespräch mit Ihrer Hebamme oder Ihrer Ärztin mit Sport beginnen, wenn Sie:
- mehr als ein Baby erwarten,
- Blutungen hatten oder haben,
- eine tiefliegende Plazenta haben,
- mehr als zwei Fehlgeburten vor dieser Schwangerschaft hatten,
- an hohem Blutdruck oder anderen Herz-Kreislauf-Erkrankungen leiden,
- in den letzten Schwangerschaften Frühgeburten hatten oder
- Frühgeburtsbestrebungen haben.

Schwanger in die Sauna?
Wenn Sie nach dem Sport gerne Dampfbad oder Sauna aufsuchen, sollten Sie im ersten Drittel der Schwangerschaft besser darauf verzichten. Es ist bekannt, dass ab einer Körpertemperatur von über 38,9 Grad die Rate von Babys mit einem offenen Rücken (Spina bifida)

Genießen Sie die Bewegung, aber übertreiben Sie nicht!

Auch wenn Sport und Bewegung Ihnen gut tun und bei der Vorbereitung auf die Geburt helfen, beachten Sie bitte Folgendes:

- Essen Sie eine Stunde bis 30 Minuten vorher eine leichte Mahlzeit, wie Reis oder Kartoffeln, eine Scheibe Vollkornbrot oder Nudeln. Trinken Sie dazu genügend.
- Wenn Sie in einer Gruppe Sport oder Fitness machen, informieren Sie die Übungsleiterin darüber, dass Sie schwanger sind.
- Wählen Sie ein gemäßigtes Sportprogramm, bei dem Ihr Atem nicht so schnell wird, dass Sie nicht mehr reden können. Wenn Sie bis zur Erschöpfung trainieren, geht zu viel Sauerstoff zu Herz und Lungen und nicht mehr genügend zur Gebärmutter und damit zu Ihrem Kind.
- Tragen Sie leichte, atmungsaktive Kleidung. Trinken Sie vor, während und nach dem Training. Bevorzugen Sie Wasser oder kalten Kräutertee.

ansteigt. Bei kurzen Saunagängen von unter 10 Minuten wird diese Körperwärme, das zeigen Untersuchungen, jedoch nicht erreicht. Trotzdem warnen amerikanische Ärzteverbände vor der Benutzung von heißen Bädern, Whirlpool und Sauna im ersten Drittel der Schwangerschaft.

Danach müssen Sie sich aber von entspannenden Dampfbad- und Saunagängen nicht abhalten lassen, wenn sie weniger als zehn Minuten dauern und Sie sich dabei wohlfühlen. Anzeichen von Unwohlsein sollten Sie allerdings dazu führen, dass Sie den Saunagang abbrechen. Das durch das Wechselspiel von Wärme und Kälte unterstützte Gefäßtraining führt zu einer schnelleren Ausschwemmung von Wasseransammlungen im Gewebe und beugt so Schwangerschaftsödemen vor.

Regelmäßiges Saunen in der Schwangerschaft verhilft zu einer leichteren und kürzeren Geburt. Das jedenfalls belegen Studien aus Finnland, wo die Mehrzahl der Schwangeren bis kurz vor der Geburt oft in die Sauna gehen.

YOGA FÜR 40 WOCHEN

Selbst wenn Sie zur Gruppe der Schwangeren gehören, der von körperlichen Anstrengungen abgeraten wird, oder wenn Sie sich beim Sport unwohl fühlen, wird es gut für Sie sein, Bewegung in entspannter Form zu praktizieren.

Vorwärtsbeuge mit gegrätschten Beinen

Eine Übung zur Dehnung der Bein- und Rückenmuskulatur sowie des Beckenbodens. Nebenbei sorgt sie für eine gute Durchblutung der Beine und trägt so dazu bei, Krampfadern vorzubeugen.

1 Legen Sie ein großes, festes Kissen oder eine mehrfach gefaltete Decke vor sich auf den Boden. Strecken Sie die Beine zur Seite hin aus und flexen Sie die Füße, das heißt, Sie ziehen die Zehen in Richtung Kopf. Richten Sie sich auf. Nehmen Sie die Arme hinter den Rücken und setzen Sie die Fingerkuppen hinter sich auf den Boden.

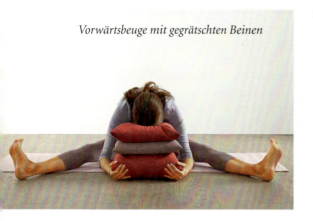

Vorwärtsbeuge mit gegrätschten Beinen

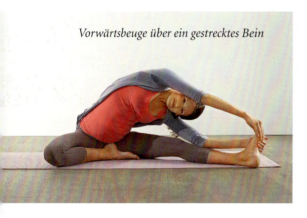

Vorwärtsbeuge über ein gestrecktes Bein

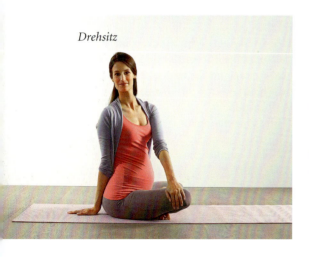

Drehsitz

2 Atmen Sie ein. Heben Sie das Brustbein und finden Sie Länge im Rücken. Atmen Sie aus: Nehmen Sie die Hände nach vorne und beugen Sie sich mit langem Rücken nach vorne. Umfassen Sie das Kissen. Legen Sie Brust und Stirn entspannt darauf ab. Sollten Sie Ihren Kopf nicht ablegen können oder das Gefühl haben, dass die Dehnung zu intensiv ist, falten Sie eine weitere Decke und legen sie darauf. Ihr Bauch sollte dahinter noch genügend Platz haben und nicht auf das Kissen gedrückt werden. Bleiben Sie für fünf bis zehn Atemzüge in dieser Haltung. Mit der nächsten Einatmung kommen Sie wieder zurück in die Ausgangsposition. Achten Sie darauf, dass Sie sich mit geradem Rücken nach vorne beugen, die Bewegung also im unteren Rücken beginnt.

Variation: Vorwärtsbeuge über ein gestrecktes Bein
1 Setzen Sie sich mit ausgestreckten Beinen aufrecht auf den Boden. Atmen Sie ein und richten Sie Ihren Rücken auf.
2 Winkeln Sie ein Bein an. Beugen Sie sich beim Ausatmen tief über das gestreckte Bein. Lassen Sie den Rücken dabei möglichst gerade.
3 Hier ist es besonders wichtig, dass der Fuß des gestreckten Beins geflext ist. Jede Stellung soll zwei bis drei Minuten gehalten werden. Konzentrieren Sie sich auf die tiefe Bauchatmung und auf die Dehnung.

Drehsitz
Diese Übung belebt die Rückennerven und -bänder und macht Sie beweglicher. Auch bei Verdauungsbeschwerden wie Verstopfung oder Blähungen verschafft sie Linderung.
1 Setzen Sie sich mit gekreuzten Beinen aufrecht hin. Heben Sie die ausgestreckten Arme und drehen Sie sich oberhalb des Nabels nach rechts.

2 Legen Sie die rechte Hand hinter dem Rücken auf dem Boden ab, die linke kommt auf dem rechten Knie zum Liegen.
3 Bleiben Sie drei tiefe Atemzüge lang in dieser Drehung, kommen Sie langsam zurück und wiederholen Sie die Übung auf der linken Seite.

Schmetterling

Mit dieser Übung dehnen Sie den Beckenboden, kräftigen das Becken und beleben die Beinnerven.
1 Setzen Sie sich aufrecht hin und pressen Sie die Fußsohlen aneinander. Wippen Sie mit den Knien leicht auf und ab.
2 Drücken Sie jetzt mit den Händen nach und entspannen Sie die Beine.
3 Spüren Sie, wie Sie mit jeder Ausatmung die Beine noch mehr entspannen können und die Dehnung angenehmer wird.

Gedrehte Kopf-zum-Knie-Haltung

Diese Übung dient zur Dehnung der Muskeln zwischen den Rippen und schafft so mehr Platz für Ihr Baby.
1 Setzen Sie sich mit gegrätschten Beinen quer auf Ihre Yoga-Matte. Winkeln Sie Ihr linkes Bein an und legen Sie Ihre Ferse nahe an Ihren Schritt. Ihr rechtes Bein ist gerade ausgestreckt und die Zehen sind geflext. Drücken Sie die Rückseite Ihrer Ferse fest zum Boden. Das aktiviert die Muskulatur Ihres Beines.
2 Legen Sie Ihre rechte Hand seitlich vor Ihrem Knie ab. Achten Sie darauf, dass Ihr rechter Arm nicht überstreckt wird; halten Sie hierfür den rechten Ellenbogen leicht gebeugt, die Schulter bleibt entspannt.
3 Atmen Sie nun bewusst ein und strecken Sie den linken Arm weit nach oben. Ziehen Sie sich mit den Fingerspitzen in Richtung Decke. Ziehen Sie Ihr rechtes Ohr sanft zur rechten Schulter.

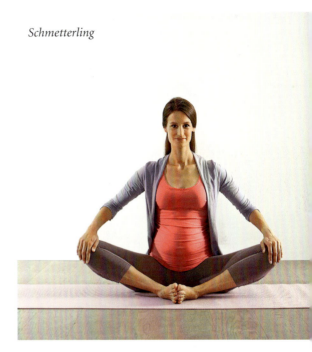

Schmetterling

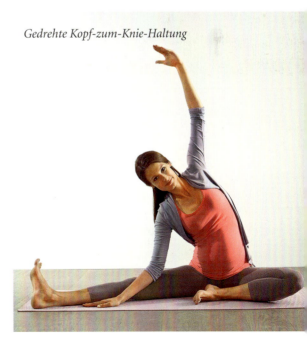

Gedrehte Kopf-zum-Knie-Haltung

4 Bei jeder Einatmung richten Sie sich aus der Wirbelsäule weiter auf und mit der Ausatmung dehnen Sie sich ein wenig weiter nach rechts. Atmen Sie dabei bewusst in Ihre Zwischenrippen-Muskulatur auf der linken Seite. Achten Sie darauf, dass Sie im Brustbereich nicht einfallen und dass Ihr linker Sitzbeinknochen weiterhin am Boden verhaftet bleibt.

5 Bleiben Sie für drei bis sechs tiefe Atemzüge in dieser Position. Atmen Sie tief ein, richten Sie sich langsam auf und schwingen Sie Ihren Arm in einem großen Bogen zurück in die Ausgangsposition. Richten Sie sich mit langem Rücken zur Mitte hin auf und wechseln dann die Seite.

Die Seite strecken

Diese Übung weitet den Brustraum und verbessert die Atmung.

1 Stellen Sie das rechte Bein seitlich in Hüfthöhe auf. Die Außenkante des rechten Fußes drücken Sie dabei gegen den Boden.
2 Atmen Sie ein und heben Sie dabei den rechten Arm über die rechte Seite nach oben. Spüren Sie, wie Ihr Brustraum weit und offen wird, und ziehen Sie mit den Fingerspitzen Richtung Decke. Atmen Sie tief in die rechte Seite. Halten Sie die Position drei Atemzüge lang.
3 Mit der folgenden Ausatmung stellen Sie die rechte Hand wieder am Boden ab, stellen das Bein zurück und wechseln die Seite.

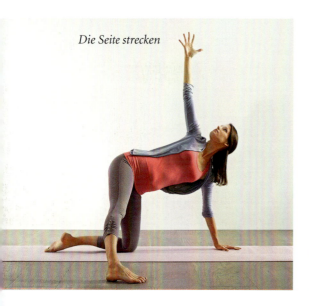

Die Seite strecken

Hüfte öffnen und Bein strecken

Diese Übung schafft Weite in Becken und Hüftbereich, streckt den Rücken und dehnt die Rückseite der Beine.

1 Ausgangsposition für diese Übung ist der »Hund«: Gehen Sie dazu in den Vierfüßlerstand, atmen Sie aus und strecken Sie die Beine, sodass der Po nach oben geht und Sie mit dem Gesicht nach unten schauen.
2 Atmen Sie ein und stellen Sie den rechten Fuß nach vorn neben die rechte Hand. Drehen Sie die Zehen des linken Fußes mit der Ausatmung leicht auswärts. Verlagern Sie mit der nächsten Einatmung das Gewicht nach rechts vorn und halten Sie die Dehnung im Hüftbereich. Mit der Ausatmung verlagern Sie das Gewicht nach hinten links, strecken das rechte Bein, stellen die Ferse

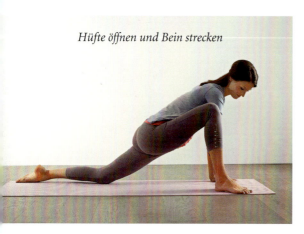

Hüfte öffnen und Bein strecken

auf und ziehen die Zehen zu sich heran. Po und Schultern ziehen nach hinten.
3 Mit der Einatmung gelangt das Gewicht wieder nach rechts vorne, Sie beugen das rechte Knie und halten die Dehnung im Hüftbereich. Wiederholen Sie diesen Ablauf dreimal, bevor Sie die Seite wechseln.

Den Beckenboden stärken

Die Hocke ist eine angenehme Entlastung für die Lendenwirbelsäule und das Steißbein und hilft gleichzeitig die Dehnbarkeit und das Spannen der Beckenbodenmuskulatur zu fördern. Sie können sie frei auf dem Boden oder angelehnt an eine Wand ausüben. Lassen Sie nur genügend Raum für Ihren Bauch, indem Sie Ihre Knie weit nach außen öffnen.

1 Stellen Sie sich so hin, dass Ihre Füße schulterweit auseinander stehen. Spüren Sie in Richtung Beckenboden.
2 Lassen Sie sich nun langsam und achtsam in die Hocke sinken. Unten angekommen, nehmen Sie wahr, wie der untere Rücken und der Beckenboden spürbar gedehnt werden. Wenn möglich, sollten die Fersen auf dem Boden aufliegen.
3 Halten Sie die Stellung fünf Atemzüge lang. Erheben Sie sich langsam und spüren Sie, wie Ihr Beckenboden wieder kleiner und fester wird.

Die Füße verwöhnen

Ihre Beine und Füße müssen nun deutlich mehr Gewicht als vor der Schwangerschaft tragen und werden sich über ein bisschen besondere Zuwendung freuen. Nehmen Sie sich daher regelmäßig Zeit für dieses Verwöhnprogramm. Die erste Übung funktioniert sitzend und auch stehend.

1 Stellen Sie sich aufrecht hin und nehmen Sie bewusst Ihre Füße wahr.
2 Machen Sie dann abwechselnd links und rechts abrollende Bewegungen.
3 Danach heben Sie die Füße einzeln an und lassen sie aus dem Fußgelenk heraus einmal zur linken und zur rechten Seite kreisen.
4 Verwenden Sie einen Igelball unter Ihren Füßen zur Massage, indem Sie ihn mit den Fußsohlen hin- und herrollen.
5 Zuletzt nehmen Sie ein angenehm duftendes Öl und massieren Ihre Füße. Oder Sie lassen sich von Ihrem Partner verwöhnen.

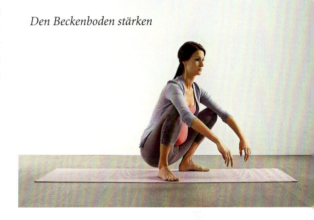

Den Beckenboden stärken

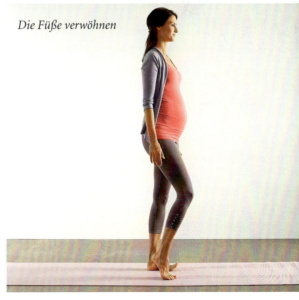

Die Füße verwöhnen

Zahnpflege

In der Schwangerschaft sind gesunde Zähne ein wichtiges Thema. Unbehandelte Zahnfleischentzündungen können Auslöser für Frühgeburten sein. Achten Sie daher besonders auf folgende Dinge:

- Putzen Sie Ihre Zähne mindestens zweimal am Tag, besser noch nach jeder Mahlzeit.

- Benutzen Sie eine weiche oder eine elektrische Zahnbürste und massieren Sie das Zahnfleisch mit Ihrer Fingerspitze, um die Durchblutung anzuregen.

- Benutzen Sie vorsichtig Zahnseide oder ein weiches Bürstchen, um die Zahnzwischenräume zu reinigen.

- Kauen Sie Kaugummi (ohne Zucker), falls Sie Ihre Zähne nach einer Mahlzeit nicht putzen können.

- Vereinbaren Sie einen Besuch bei Ihrer Zahnärztin mit dem Hinweis, dass Sie schwanger sind.

Wichtig: Sowohl Röntgenaufnahmen als auch die Entfernung oder das Einsetzen von Amalgamfüllungen sollten während der Schwangerschaft möglichst nicht erfolgen. Oft können temporäre Kunststofffüllungen die Zeit bis zum Abstillen überbrücken, wenn größere Behandlungen wieder möglich sind. Behandlungen zum Weißen von Zähnen sind noch nicht auf eventuelle Effekte für Schwangere untersucht; deshalb raten wir vorsichtshalber davon ab.

GUTES AUSSEHEN UND PFLEGE

Zähne und Zahnfleisch

Während der Schwangerschaft ist Zahnhygiene ein wichtiges Thema für Ihre Gesundheit. Es stimmt zwar nicht, dass die Zähne in der Schwangerschaft Kalzium verlieren. Aber die Durchblutung von Zahnfleisch und Mundschleimhaut nimmt zu, das hat oft Zahnfleischbluten und etwas lockerere Zähne zur Folge. Auch der erhöhte Speichelfluss bietet Bakterien mehr Angriffsfläche. Zudem wurde mittlerweile ein Zusammenhang zwischen Zahnfleischentzündungen und dem Auftreten von Frühgeburten erkannt. Also, Zahnhygiene bitte sehr ernst nehmen!

Schöne Haut

Die Beobachtung, dass Schwangere wunderschön aussehen können, machen wir jeden Tag in unserer Praxis. Aber Ihr eigenes Empfinden und Ihre Fragen stehen natürlich im Mittelpunkt der Beratungen. Die Haut verändert sich in der Schwangerschaft bedingt durch Hormone und die notwendige Ausdehnung im dritten Trimester. Kosmetika, die Sie vorher benutzt haben, können jetzt Reizungen hervorrufen. Selbst Temperaturschwankungen im Tagesverlauf lassen die Haut aufflammen. Nehmen Sie sich Zeit für eine Ihrem Typ entsprechende ausgiebige Pflege.

Da sich die Haut an Ihren Brüsten und am Bauch besonders dehnen wird, ist eine leichte Massage mit zum Beispiel einem Mandelöl (ohne Zusätze) angenehm. Sparen Sie die Brustwarzen aus, da sie für die Stillzeit nicht zu weich sein sollen.

Die Gefahren der Nutzung von Solarien sind für Schwangere nicht ausreichend untersucht. Die veränderte hormonelle Lage in der Schwangerschaft führt bei vielen Frauen zu einer dunkleren Pigmentierung der Haut, die allerdings durch das Solarium auf unerwünschte

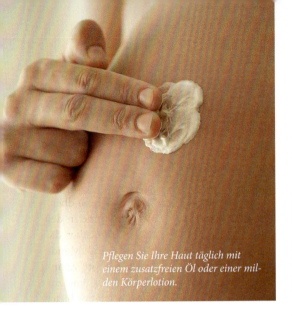

Pflegen Sie Ihre Haut täglich mit einem zusatzfreien Öl oder einer milden Körperlotion.

Empfindliche Haut? Milde Pflege schützt und entspannt

Wenn Ihre Haut durch die Schwangerschaft empfindlicher geworden ist, können Ihnen folgende Tipps helfen:

- Reinigen Sie Ihr Gesicht mit pH-neutraler, möglichst parfümfreier Lotion.

- Klären Sie dann Ihre Haut mit einem milden Gesichtswasser.

- Benutzen Sie wenn nötig hypoallergene Produkte.

- Seien Sie vorsichtig mit Parfüm. Sie reagieren jetzt anders darauf als vor der Schwangerschaft.

- Zum Waschen Ihrer Kleidung benutzen Sie am besten milde Waschmittel und verzichten auf Weichspüler.

- Tragen Sie immer eine Sonnencreme mit mindestens Schutzfaktor 15 auf. Vergessen Sie die Lippen dabei nicht.

- Antifaltencremes, die Vitamin A enthalten, sind für Schwangere nicht zu empfehlen.

Weise verstärkt werden kann. Vielleicht reagiert Ihre Haut auch gereizter auf die UV-Strahlen, als Sie es bislang gewohnt sind. Wenn Sie also während Ihrer Schwangerschaft in ein Solarium gehen, dann seien Sie zumindest zurückhaltend bezüglich der Bestrahlungsdauer und -stärke. Besser noch – und das empfehlen wir – meiden Sie das Solarium in dieser Zeit und gehen Sie stattdessen so oft wie möglich spazieren. Es gibt auch Hinweise auf Risiken für stillende Frauen durch UV-Strahlung in Solarien.

Tattoos und Piercings dürfen in der Schwangerschaft aufgrund einer erhöhten Infektionsgefahr nicht neu angebracht werden. Die Wunden könnten auch schlechter heilen. Bestehender Körperschmuck führt bei vielen Schwangeren aber zu keinerlei Problemen. Falls sich der Bereich um Ihr Piercing aber rötet und anschwillt, sollten Sie es entfernen. Für den Bauchnabel gibt es inzwischen flexiblen Schmuck aus gesundheitsunschädlichem Kunststoff, der auch noch passt, wenn der Bauch sich rundet, und aus einem Material besteht, das auch bei Ultraschalluntersuchungen nicht stört.

Auch Brustwarzenpiercings bereiten in den meisten Fällen keine Probleme, während der Stillzeit treten Milchstaus allerdings häufiger auf. Auch das Aus- und Einsetzen des Schmucks empfinden viele Frauen in der Öffentlichkeit als sehr unangenehm. Belässt man den Schmuck, stört er die Babys wiederum beim Trinken. Experten empfehlen aber, ihn vor dem Anlegen an die Brust herauszunehmen, damit das Kind eventuell gelöste Teile nicht verschlucken kann.

Gesunde Haare

Der in der Schwangerschaft deutlich beschleunigte Stoffwechsel bewirkt ein schnelleres Wachstum Ihrer Haare. Sie erhalten wahrscheinlich eine Haarpracht, die Sie mögen werden. Leider ändert sich dieser Zustand in den ersten sechs Monaten nach der Geburt wieder. Die Haare fallen dann vermehrt aus. Nur sehr wenige Schwangere klagen über deutlich fettigere, matte Haare. Aber auch für sie gilt: Dieser Zustand ist endlich! Pflegen Sie Ihre Haare mit einem milden Shampoo und investieren Sie in einen guten Haarschnitt, damit Sie sich wohl fühlen.

Haare tönen und färben

Auch wenn das Tönen und Färben der Haare mit den heute auf dem Markt befindlichen Produkten relativ sicher zu sein scheint, empfehlen wir dennoch, auf die Anwendung dieser Mittel in der Schwangerschaft weitestgehend zu verzichten. Durch die breite Produktpalette und die Vielzahl der in den Haarfärbemitteln enthaltenen Stoffe kann nicht ausgeschlossen werden, dass diese im geringen Maße über die Kopfhaut in den Blutkreislauf gelangen. Viele Friseure raten ihren schwangeren Kundinnen ohnehin vom Haarefärben ab und bieten eventuell als kleinere Variante das Färben von Strähnchen an.

Kleidung

Auch wenn Sie sofort das Bedürfnis haben, neue Kleidung für diese besondere Zeit zu kaufen, halten Sie sich so lange zurück, bis Sie merken, dass Ihre jetzige Kleidung unbequem wird! Wir geben diesen Rat, weil die meisten Frauen am Ende der Schwangerschaft die große Lust an Riesenkleidung deutlich verlieren. Wenn Sie Ihr erstes Baby erwarten, brauchen Sie vor der 20. Woche wahrscheinlich keine besondere Kleidung. Wenn Sie bereits ein zweites oder weiteres Baby oder sogar Mehrlinge erwarten, weiß Ihr Bauch schon früher, in welche Richtung es geht. Das Einkaufen von Umstandsmode ist dann bereits ab der 14. Schwangerschaftswoche sinnvoll und wahrscheinlich auch notwendig.

Worauf es beim Kleiderkauf ankommt

Zum Glück gibt es heute eine reichliche Auswahl an komfortablen und sogar modisch attraktiven Outfits. Ein paar Überlegungen sollten Sie beim Einkauf aber anstellen:

- Wählen Sie vor allem Kleidungsstücke aus natürlichen Stoffen wie Baumwolle oder Seide. Sie helfen der Haut beim Atmen, und Sie müssen weniger schwitzen.
- Achten Sie beim Schuhkauf auf möglichst flache, bequeme Schuhe ohne Schnürung. Zum Ende der Schwangerschaft, wenn der Bauch schon sehr groß ist, müssen Sie beim Binden sonst immer um Hilfe bitten.
- Wählen Sie Schlafwäsche und Tops, die vorn geöffnet werden können. Dann können Sie sie auch noch in der Stillzeit tragen.
- Kaufen Sie nur BHs ohne Bügel mit weit verstellbaren Verschlüssen im Rücken.
- Für die Zeit der Schwangerschaft sollten Sie alles Einengende wie etwa Bündchen bei Kniestrümpfen, Söckchen und halterlose Strümpfe vermeiden, weil sonst der Blutrückfluss behindert werden kann.

Zurück zur alten Form

Ihre ausgewählte Kleidung werden Sie auch noch in den ersten Wochen nach der Geburt tragen müssen, kaufen Sie daher nur Sachen, die Ihnen wirklich gut gefallen. Ihr Körper wird etwas Zeit brauchen, um in die alte Form zurückzufinden. Es dauert im Durchschnitt drei bis neun Monate, bis Sie wieder in Ihre alte Kleidung passen oder auch in das eine oder andere neue Stück, das Sie sich gönnen sollten und auch verdient haben.

ELTERN WERDEN, PARTNER BLEIBEN

Veränderungen im Leben brauchen Zeit. Die Schwangerschaft gibt Ihnen neun Monate, sich auf Ihre neue Rolle als Eltern vorzubereiten. Am Anfang wissen Sie vielleicht noch gar nicht, womit Sie anfangen wollen: der Arbeit an Ihrer Beziehung oder einem Säuglingspflegekurs, einer eventuellen Hochzeit oder einer neuen Wohnung. Werden Sie überhaupt noch Zeit füreinander haben, wenn Ihr Baby auf der Welt ist? Hilfreich kann das Gespräch mit Freunden sein, die schon ein Baby oder mehrere Kinder haben. Wenn die Beziehung zu Ihren Eltern oder anderen Verwandten vertrauensvoll ist, können Sie auch mit ihnen über die Schwierigkeiten und Freuden des Elternseins sprechen. Es gibt aber auch Bücher und Kurse, die zu diesem Thema angeboten werden. Sie werden Ihren persönlichen Weg finden. Und denken Sie immer daran: Wenn Sie gut zu sich selbst sind und immer wieder Ruhe miteinander finden, fällt der Weg leichter. Sprechen Sie offen über Ihre Wünsche für Ihr Baby, Ihre Beziehung und ein gemeinsames Leben. Das stärkt das gegenseitige Vertrauen.

Die Partnerschaft pflegen

Wahrscheinlich ist Ihre Lust an der Liebe im Verlauf der Schwangerschaft Veränderungen unterworfen. Viele Frauen haben im zweiten Trimester die meiste Freude an der Sexualität, sind schneller erregbar und kommen häufiger zum Höhepunkt. Individuelle Schwankungen sind aber erheblich. Einige Paare haben auch einfach keine Lust, fühlen sich »beobachtet« oder befürchten, das Kind verletzen zu können. Wissenschaftlich konnte bis jetzt aber kein nachteiliger Einfluss von Sex auf den Verlauf der Schwangerschaft, insbesondere auf einen vorzeitigen Wehenbeginn nachgewiesen werden. Eine aktuelle amerikanische Untersuchung scheint sogar zum Ergebnis zu

Wann Sie auf Sex besser verzichten sollten

- Mit Partnern, die möglicherweise weitere sexuelle Kontakte haben, sollte insbesondere während der Schwangerschaft kein ungeschützter Geschlechtsverkehr stattfinden. Dabei besteht die Gefahr, sich mit sexuell übertragbaren Krankheiten anzustecken, die vor allem für das Kind mit erheblichen Risiken verbunden sein können.

- Wenn Ihr Partner Lippenherpes hat, sollten Sie auf oralen Sex verzichten.

- Genitale Infektionen erhöhen das Risiko für Frühgeburten. Sie sollten zum Schutz vor Infektionen daher auf besondere Hygiene achten. Verwenden Sie zum Reinigen im Bereich der Schamlippen und Vagina möglichst nur klares Wasser, damit der Säureschutzmantel der Haut aufrechterhalten bleibt und so die Erreger wenig Chancen haben, sich auszubreiten. Sowohl mangelnde Pflege als auch häufiges Waschen können sich negativ auf den Säureschutzmantel der Haut auswirken. Auch für Ihren Partner ist eine tägliche Intimpflege notwendig. Hierbei sollte der Penis unter Zurückziehen der Vorhaut mit Seife gereinigt werden. So lange eine Entzündung behandelt wird, sollten Sie keinen Sex miteinander haben.

- Bei Hinweisen auf eine Verkürzung des Muttermundes, vorzeitige Wehentätigkeit, Blutungen und vorzeitigen Blasensprung sollte Sex unbedingt unterbleiben. Dies gilt auch für Masturbation mit Hilfsmitteln und jede Masturbation, die zum Orgasmus führt.

gelangen, dass regelmäßiger Geschlechtsverkehr in der Schwangerschaft die Tendenz zu verfrühten Geburten senkt.

Die Sexualität während der Schwangerschaft wird insbesondere von den körperlichen Veränderungen der Frau beeinflusst. Die Empfindlichkeit vieler Körperbereiche verändert sich. Einige Positionen werden durch den wachsenden Bauch behindert und machen nicht mehr so viel Spaß. Sie müssen deshalb aber nicht auf Sex verzichten. Es gibt einige Stellungen, die Brust und Bauch schützen und eine erfüllte Sexualität ermöglichen, selbst wenn der Bauch schon ziemlich rund ist (siehe Abbildungen).

VATER WERDEN

Neben all der Aufmerksamkeit, die den Frauen in der Schwangerschaft zuteil wird, treten die Herausforderungen, die sich dadurch ergeben, Vater zu werden, vielfach in den Hintergrund. Häufig beschreiben die Männer einen wahren Gefühlssturm, den sie erst einmal sortieren müssen. Freude und Stolz, aber auch Unsicherheit über das, was kommen mag und wie alles zu schaffen sein wird, stehen oft am Anfang der Auseinandersetzung mit der »frohen Botschaft«. Jeder erwartet von Ihnen, dass Sie Ihre Partnerin emotional, physisch und finanziell unterstützen, weil Schwangerschaft in einer Paarbeziehung bedeutet, dass Sie beide für Ihr Baby zusammenarbeiten.

Aber auch alles, was Sie in Vergangenheit und Gegenwart in Ihrer Beziehung erlebt haben, hat Einfluss auf Ihre Gefühle. Und auch Ihr Vaterbild und die Erfahrungen mit Ihrem eigenen Vater beeinflussen Ihre Gefühlslage. Wenn Sie in einer sicheren, glücklichen und liebevollen Paarbeziehung leben, selbst eine frohe Kindheit erlebt haben, nur gute Erlebnisse mit Babys hatten, die Schwangerschaft geplant war und Sie einen sicheren Job mit gutem Verdienst haben, werden Sie sicher mit positiven Gefühlen in die Zukunft schauen. Falls aber eines dieser Dinge in Ihrem Leben anders gelaufen ist, sind Zweifel und Unsicherheiten normal.

Reden Sie offen über Ihre Gedanken mit Ihrer Partnerin und erleben Sie gemeinsam, wie Sie sich beide dabei in der Zeit der Erwartung ent-

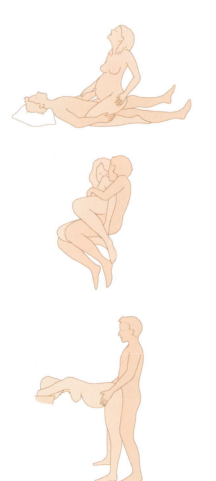

Mit diesen Stellungen ist eine erfüllte Sexualität auch noch möglich, wenn der Bauch sich rundet.

wickeln. Ein Baby wird Ihr Leben für immer verändern, und das wird eine abenteuerliche, aber auch sehr schöne Erfahrung für Sie beide sein und Sie näher zueinanderbringen, wenn Sie pfleglich miteinander umgehen.

Es kann Ihnen helfen, wenn Sie sich schon jetzt darüber Gedanken machen, welche Art von Vater Sie gerne sein möchten. Dazu ist es wichtig, noch einmal das Verhältnis zu Ihrem eigenen Vater Revue passieren zu lassen: Welche schönen gemeinsamen Momente haben Sie miteinander erlebt? Welche Kränkungen haben Sie empfunden? In welchen Bereichen kann Ihr Vater Ihnen als Vorbild dienen und wo möchten Sie lieber eigene Wege gehen?

Die Beziehung verändert sich

Viele werdende Väter fühlen sich zu manchen Zeiten ausgeschlossen und allein und werden vielleicht sogar ein wenig eifersüchtig auf den kleinen Bauchbewohner. Das ist nicht weiter verwunderlich. Vorher waren Sie füreinander die wichtigsten Menschen, und nun ist da jemand, noch unsichtbar, der – zumindest vorübergehend – an erster Stelle steht. Es ist gut, sich mit dieser Realität schon in der Schwangerschaft auseinanderzusetzen und nicht erst auf die durchwachten Nächte, die vollen, schmerzempfindlichen Brüste in der Wochenbettzeit und die körperlichen und seelischen Umstellungsprozesse zu warten.

Wenn Sie Ihrer Partnerin in der Zeit der Schwangerschaft ein Gefühl der Sicherheit geben können und es schaffen, offen über Ihre Gedanken und Gefühle zu sprechen, haben Sie bereits einen wichtigen Grundstein für eine glückliche neue Familie gelegt.

Anteil nehmen

Viele Männer fragen sich, ob sie ihre Partnerin in der Schwangerschaft und bei der Geburt wirklich unterstützen können. Dazu können wir nur sagen: Ja! Ihre Partnerin wird sich von Ihnen unterstützt fühlen, wenn Sie sich zum Beispiel die Zeit nehmen, sie zu einer Vorsorgeuntersuchung zu begleiten. Sie können dabei mehr darüber erfahren, was mit Ihrer Partnerin und Ihrem Baby passiert. Auch für Ihre eigenen Fragen wird dort Zeit sein. Vielleicht steht auch eine Ultraschalluntersuchung an, und Sie können Ihr Baby dann sogar sehen. Fragen Sie nach einem Foto. Vielleicht kostet es etwas; aber das tut es im Fotoladen auch. Es

Veränderungen in der Beziehung sind normal

- Am besten stellen Sie sich gleich darauf ein, dass die Schwangerschaft auch für Sie eine Zeit der Veränderung sein wird.

- Rechnen Sie mit Veränderungen in Ihrem Liebesleben. Manchen Männern ist der sich so schnell wandelnde Körper ihrer Partnerin unheimlich. Manche haben Angst, ihr Baby beim Liebesspiel zu verletzen. Andere finden die Rundungen aufregend und verführerisch und müssen damit klarkommen, wenn die Partnerin keine Lust hat.

- Vielleicht finden Sie zu anderen Formen, um Intimität miteinander zu teilen. Streicheln, Küssen und wechselseitige liebevolle Massagen können für Sie beide sehr schön sein.

- Beschäftigen Sie sich viel mit dem Baby im Bauch. Das hilft Ihnen und Ihrer Partnerin, die Schwangerschaft in einer starken emotionalen Nähe zu erleben. Die Beziehung festigt sich, und Sie gehen beide entspannter auf die Geburt zu.

ist recht aufregend, das erste Foto vom Baby bei sich zu tragen.

Ab der 22. bis 24. Schwangerschaftswoche können Sie sogar die Bewegungen Ihres Babys fühlen und in späteren Wochen vielleicht kleine Hände und Füße tasten. Wenn Sie Ihr Ohr auf den Bauch legen, können Sie ungefähr ab der 30. Schwangerschaftswoche die Herztöne des Babys hören. Das Herz schlägt doppelt so schnell wie Ihr eigenes. 110 bis 150 Schläge pro Minute sind eine normale Frequenz. Wir ermutigen werdende Väter auch immer wieder, mit ihren Babys zu reden, zu singen oder ihnen Geschichten vorzulesen, damit die Kinder sich nach der Geburt beim vertrauten Klang der Stimme gleich zu Hause fühlen können.

Wenn all diese Vorschläge nicht das Richtige für Sie sind, gibt es auch noch andere Möglichkeiten, wie Sie Ihre Partnerin unterstützen können. Wenn Sie Raucher sind, versuchen Sie, den Zigarettenkonsum zu reduzieren oder besser ganz zu stoppen. Gehen Sie auf jeden Fall vor die Tür, um Ihre Partnerin und Ihr Baby nicht durch Passivrauchen zu belasten. Lassen Sie sie ausschlafen. Bereiten Sie das Frühstück vor, erledigen Sie den Einkauf und übernehmen Sie zusätzliche Pflichten im Haushalt. Gestalten Sie gemeinsam das Kinderzimmer. Helfen Sie beim Auswählen und Kaufen der Babykleidung und des anderen Zubehörs (Seite 332).

Wenn Ihre Partnerin einen Geburtsvorbereitungskurs (Seite 99) besuchen möchte, nehmen Sie sich die Zeit, sie zu begleiten. Versuchen Sie, zum Ende der Schwangerschaft Geschäftsreisen zu vermeiden. Manche Babys haben es eilig oder sind einfach ungeduldig. Wenn Sie solchen Einsatz zeigen, fühlt sich Ihre Partnerin nicht mehr allein mit den kolossalen Veränderungen in ihrem Leben, und auch Sie gestatten sich Erfahrungen, die durch nichts zu ersetzen sind.

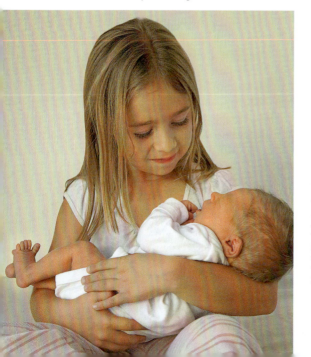

Beziehen Sie ältere Geschwister von Anfang an mit ein – so legen Sie den Grundstein für eine Freundschaft, die das ganze Leben hält.

GESCHWISTERKINDER

Vergessen Sie bei allem Trubel nicht, Ihre größeren Kinder auf die Ankunft des Babys vorzubereiten. Schließlich bedeutet sie nicht nur in Ihrem eigenen Leben, sondern auch im Leben Ihrer größeren Kinder eine enorme Veränderung. Daher ist es sehr wichtig, die Kinder schon frühzeitig in die Vorbereitungen für das neue Baby einzubeziehen.

Kleinere Kinder

Bei kleineren Kindern hilft der Kontakt zu Familien mit mehreren Kindern, um sie auf das Kommende vorzubereiten. Aber auch Bilderbücher, die erklären, wie die Babys zu uns kommen, tragen dazu bei, die Kinder auf die neue Situation einzustimmen. Auch das Anlegen kleiner Fotoeinsteckbüchlein mit Aufnahmen Ihres runden Bauches, einem oder mehreren Babyfotos von jedem Kind – mit freien Einsteckklaschen für das neue Baby – ist beliebt. Die kommende Entwicklung kann so öfter zum Thema gemacht werden.

Ältere Kinder

Bei älteren Kindern liegen die Interessen anders. Sie wollen vom Wachstum des Babys, seinen Fähigkeiten im Bauch und vielleicht auch etwas über den Ablauf der Geburt erfahren. Auch Unsicherheit und Angst können schon deutlicher ausgedrückt werden, oft in Form von totalem Desinteresse oder dem Rütteln an allen bisher klar definierten Grenzen im Alltag. Seien Sie geduldig und liebevoll. Kuscheln Sie einfach besonders viel und sagen Sie Ihren Kindern, wie lieb Sie sie haben. Aber bestehen Sie auf die vertrauten Regeln, weil Kinder sonst ihren Halt verlieren können, den sie jetzt besonders brauchen. Lassen Sie bei Bewegungen des Babys den Bauch befühlen und erzählen Sie, dass das Baby sich darüber freut, die Stimme des großen Bruders oder der großen Schwester kennenzulernen. Nehmen Sie Ihr Kind mit zum Einkauf des neuen Babyzubehörs und lassen Sie auch die Vorschläge Ihres Kindes zum Vornamen mit in Ihre Diskussion einfließen.

Teenager

Bei Geschwistern im Teenageralter ist die Ankunft eines Geschwisterchens wie so vieles in dieser Zeit oft besonders problematisch. Seien Sie tapfer und diskutieren Sie alles bis zum Ende. Sagen Sie auch Ihren Großen immer wieder, wie lieb Sie sie haben!
Freunde und Familie sind in dieser Zeit besonders gefragt. Wenn Sie Ruhe und Erholungsphasen mit Ihrem Frischling brauchen, können sie Ausflüge oder Besorgungen mit den Älteren unternehmen und die Großen so ein wenig von der wahrscheinlich turbulenten Anfangsphase ablenken.

Denken Sie an ein kleines Mitbringsel für die größeren Kinder, wenn Sie von der Geburt nach Hause kommen, da in den nächsten Tagen wohl eher das Baby Geschenke bekommt. Die Eifersucht könnte sich sonst verschlimmern. Ja, die Eifersucht wird kommen müssen. Sie ist normal und verständlich.
Uns fällt dazu immer wieder die nette alte Vergleichsgeschichte ein, die Eltern viel klarmacht: Stellen Sie sich vor, Ihr Partner kommt mit einer neuen Frau nach Hause und erzählt Ihnen, dass diese Frau nun auch mit in Ihrer gemeinsamen Wohnung wohnen werde und Sie sich aber wirklich keine Sorgen machen bräuchten, weil er Sie noch immer genauso lieb habe wie früher.
Berücksichtigen Sie die Tipps zu intensivem Kuscheln und gemeinsamen Vorbereitungen und denken Sie daran, dass Geschwisterbeziehungen die längsten Beziehungen im Leben und in vielen Fällen und über lange Sicht betrachtet auch sehr glückliche sind.

GLEICHGESCHLECHTLICHE PAARE

In unserer Arbeit haben wir immer wieder die Möglichkeit, sehr unterschiedliche Familienmodelle kennenzulernen. Eine Variante davon sind gleichgeschlechtliche Elternpaare, oft auch Regenbogenfamilien genannt.
Mittlerweile wachsen in Deutschland nach Schätzungen (2009) 16 000 Kinder in gleichgeschlechtlichen Beziehungen auf, die meisten (94,5 Prozent) davon mit Frauen-Paaren als ihre Eltern. Es können dabei verschiedene Familienformen bestehen: Kinder mit einem oder beiden Elternteilen, die nach einer heterosexuellen Beziehung gleichgeschlechtlich leben, zwei lesbische Frauen mit Kind oder Kindern, deren Samenspender entweder bekannt oder unbekannt sind. Vielleicht wächst Ihr Kind aber auch mit zwei lesbischen Müt-

tern und einem heterosexuellen oder homosexuellen Vater auf. Oder Sie sorgen zu viert, als zwei lesbische Mütter und zwei schwule Väter, für Ihr gemeinsames Kind. In unserer Schwangerenbetreuung führen wir dann auch Gespräche zum Thema: Welchen Einfluss nimmt unser Familienmodell auf unser Baby? Bei allen eventuellen Sorgen können die Ergebnisse der bisherigen Studien Sie unbedingt positiv stimmen. Das Fazit ist: Nicht die sexuelle Orientierung der Eltern ist entscheidend für das Wohlergehen und die Entwicklung der Kinder, sondern die Beziehungsqualität und das Klima in der Familie. Die Ergebnisse zeigen bislang, dass Kinder von Lesben und Schwulen keinerlei signifikante Nachteile in ihrer Entwicklung im Vergleich mit Kindern heterosexueller Eltern haben. Für Babys und Kinder ist es gleich, in welchem Familienmodell sie aufwachsen. Die Qualität einer Beziehung hängt von Faktoren wie Bindung zu den Eltern, liebevoller Zuwendung und positivem Familienklima sowie Umgang mit Konflikten ab. Es ist ein langsamer Prozess für jeden Menschen zu lernen, wer zur Familie gehört. Kinder vervollständigen das Bild von der eigenen Familie im Lauf ihrer Entwicklung. Erst, wenn sie älter werden, verstehen sie, was es für sie bedeutet, eine Schwester oder einen Bruder zu haben, eine Tochter, ein Sohn oder ein Enkelkind zu sein.

Babys haben keine eigenen Vorstellungen, wie Familie auszusehen hat. Sie werden Sie ganz natürlich als Ihre Eltern lieben. Ihre bestehende Familie, egal ob mit zwei Mamas oder Papas, ist für sie eine selbstverständliche Tatsache.

Wenn Ihr Kind älter wird, vergleicht es seine eigene Familie mit anderen. Vielleicht wird es auch von Kindern in seiner Nachbarschaft danach befragt, ob es keinen Papa oder keine Mama hat. Wenn dies nicht in einer abwertenden Art und Weise erfolgt, ist dies in der Regel kein Problem für Ihr Kind. Weniger als die Hälfte aller Kinder aus Regenbogenfamilien erlebt Diskriminierungserfahrungen. Die Bewältigungsstrategien, dies zeigen Studien, sind dann erfolgreicher und unterstützender, wenn Ihr Kind von klein auf »im Bilde ist« und Kontakt zu anderen Kindern homosexueller Eltern hat.

Hier einige Hinweise, wie Sie altersgerecht mit den ausgesprochenen und unausgesprochenen Fragen Ihrer Kinder umgehen können.

- Beschließen Sie frühzeitig, wie Ihr Kind Sie nennen soll, und informieren Sie darüber auch die Menschen, mit denen das Kind Zeit verbringt. Dazu gehören Großeltern, Freundinnen und Freunde sowie Erzieherinnen und Erzieher.
- Lassen Sie Ihr Kind von klein auf mit der Kenntnis aufwachsen, dass seine Eltern ein Liebespaar sind. Gehen Sie auch dem Kind gegenüber bewusst und reflektiert mit Ihrer Familiensituation um und thematisieren Sie ruhig mögliche Herausforderungen. Deren erfolgreiche eigene Bewältigung wird Ihr Kind in seinem Selbstvertrauen nur stärken.
- Bilden Sie Netzwerke mit anderen Regenbogenfamilien. Das wird Ihren Kindern helfen, sich mit Ihrer Familie auch nach außen hin nicht isoliert zu fühlen.
- Outen Sie sich gegenüber Ihrer Ärztin und Hebamme von Anfang an. Wenn Sie schon im ersten Gespräch den Eindruck gewinnen, Ihr Gegenüber kann mit Ihrer sexuellen Orientierung nicht gut umgehen, denken Sie über einen Betreuungswechsel nach.
- Wenn Ihr Kind das Ergebnis einer Verbindung zwischen Ihrer oder einer gespendeten Eizelle mit einer Samenzelle eines bekannten oder unbekannten Samenspenders ist, dann will es dies auch eines Tages wissen. Wie Sie dies Ihrem Kind vermitteln, ist kein leichtes Thema, das vieler Überlegungen, des Erfahrungsaustausches und gemeinsamer

Gespräche bedarf. Es geht dabei sicherlich nicht darum, auf einmal die komplette Geschichte zu erzählen, sondern vielmehr darum, das Flechten der familiären Bande als einen lebenslangen Prozess zu begreifen.

Wir erleben heute glücklicherweise in diesem Teil der Welt eine zunehmende gesellschaftliche Akzeptanz gegenüber der Vielfalt sexueller Orientierungen. Dies erleichtert heute schwulen Männern und lesbischen Frauen ihr Coming-Out, oft schon bevor sie feste Beziehungen eingehen. Eine zunehmende Zahl gleichgeschlechtlicher Paare wünscht sich heute auch Kinder und Familie. Aber die Realisierung dieses Elternwunsches ist vor allem durch rechtliche Diskriminierung, gesellschaftliche Vorurteile und Informationsmangel immer noch schwierig.

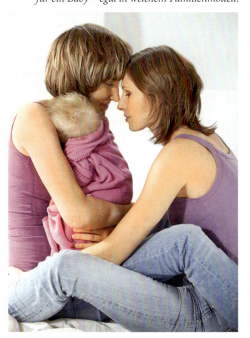

Eine liebevolle Beziehung ist das größte Glück für ein Baby – egal in welchem Familienmodell!

ALLEINERZIEHEND

Leider lässt sich der Traum einer gemeinsamen, verantwortungsvollen Partner- und Elternschaft nicht in allen Fällen verwirklichen. Familien mit alleinerziehenden Müttern oder Vätern gehören immer häufiger zu den existierenden Familienmodellen. Im Jahr 2009 teilten sich diese Situation bereits 19 Prozent aller Familien mit Kindern.

Manche Beziehungen zerbrechen bereits während der Schwangerschaft. Egal, wann die Trennung erfolgt, ob gleich zu Beginn oder kurz vor der Geburt, sie bedeutet auf jeden Fall eine enorme psychische Belastung. Oft ist die Trennung mit tiefen Kränkungen verbunden und überschattet die gesamte Schwangerschaft. So manche Ehe und Beziehung übersteht zwar noch die Schwangerschaft, zerbricht dann aber innerhalb des ersten Lebensjahres des Kindes.

Die Erkenntnis, damit nun nicht nur alleinstehend, sondern auch alleinerziehend zu sein, kann viele Ängste und Sorgen auslösen. Falls Sie sich in einer für Sie sehr schwierigen Situation befinden, gibt es kostenlose professionelle Beratung in Familienberatungsstellen. Es kann helfen, sich frühzeitig ein Netzwerk aus Verwandten, Freundinnen und Freunden aufzubauen, die wenn nötig zur Verfügung stehen.

Es kann auch angenehm sein, wenn Sie bei der Geburt nicht allein sind. Wenn Sie einen Geburtsvorbereitungskurs besuchen, ist es sinnvoll, dass auch die Person, die Sie zur Geburt begleitet, den Kurs mit Ihnen gemeinsam absolviert. Möglicherweise kann sie auch zu einigen Vorsorgeuntersuchungen mitkommen und Ihnen zumindest bei den Ultraschallterminen beistehen. Sollten Sie keine für Sie passende Begleitperson zur Geburt finden, ist vielleicht eine Beleghebamme, die Sie dann während der gesamten Geburt individuell betreut, eine gute Lösung.

DAS LEBEN DES BABYS IM BAUCH

1981 während unserer Hebammenausbildung lernten wir all das, was zu diesem Zeitpunkt über das Leben der Kinder im Bauch bekannt war. Dies war aber aus heutiger Sicht nur ein verschwindender Teil der Erkenntnisse, die in den kommenden Jahren folgen sollten. Zum Beispiel nahm man damals wenig Rücksicht auf die Frage, ob ein Baby bei seiner Geburt schmerzempfindlich sei oder nicht. So waren die Methoden der Geburtshilfe vor dem Hintergrund heutigen Wissens manchmal reichlich rabiat. Moderne Forschungsergebnisse, die unser Wissen erweitert haben, kommen zu dem Schluss, dass auch das Ungeborene schon wahrnimmt, hört, riecht und schmeckt. Bei unserer Arbeit versuchen wir, dieses Wissen immer im Hinterkopf zu behalten und all unsere Handlungen daran auszurichten.

Wir haben die Erfahrung gemacht, dass es hilft, sich das Leben des Babys im Bauch mit eigenen Fantasiebildern auszumalen. In den Geburtsvorbereitungskursen bieten wir Imaginationsübungen an, die werdende Eltern inspirieren sollen, sich angenehme Bilder vom Kind und seinem Leben im Bauch zu machen.

Studie: Was Babys wahrnehmen

Früher vertraten die Experten die Auffassung, dass sich Babys in einer Traumwasserwelt entwickeln und vor den Eindrücken der Außenwelt geschützt sind. Heute ist aber nachgewiesen, dass sie schon sehr früh in der Schwangerschaft alle Sinne entwickeln und von ihrer Außenwelt beeinflusst und vorbereitet werden.

Was nimmt es wahr?

Wenn Ihr Baby in der achten Woche nach der Zeugung so groß wie eine kleine Traube ist, beginnt es mit seinen Bewegungen, um eine Woche später mit den ersten Atemübungen zu beginnen und in weiteren drei Wochen (der zwölften Woche) Strecken, Recken und Purzelbäume zu trainieren.

Ihr Baby lernt tasten

Als Erstes entwickelt sich der Tastsinn. Die Lippen reagieren zwischen der siebten bis achten Woche auf Berührungen, danach auch die Wangen und das ganze Gesicht. Ab der elften Woche sind die Fingerspitzen und ab der 14. Woche der ganze Körper berührungsempfindlich – schon ein bisschen wie bei Neugeborenen. Es kann sich selbst fühlen und kennenlernen, seine Umgebung ertasten, mit der Nabelschnur spielen und das Saugen am Daumen oder an anderen Fingern lernen. Zwillinge lernen so schon früh, aufeinander zu reagieren, und bauen eine Beziehung auf, die ein Leben lang besonders intensiv sein wird.

Ihr Baby fängt an zu riechen und zu schmecken

Dann entwickeln sich Geruchs- und Geschmacksinn. Wenn Ihr Baby zwölf Wochen im Bauch gewachsen ist, beginnt es mit dem Trinken von Fruchtwasser und lernt so die familiären Essensvorlieben und Gerüche kennen. Das Fruchtwasser nimmt den Geruch und Geschmack Ihrer Nahrung an und auch über Ihr Blut werden Informationen über Ihre »Speisekarte« weitergegeben. So können Babys nach ihrer Geburt ganz klar zwischen verschiedenen Geschmacksrichtungen und auch verschiedenen Gerüchen unterscheiden. Sie mögen übrigens eindeutig lieber Süßes als Saures oder Bitteres. Da Ihre Muttermilch ähnliche Geschmacks- und Geruchsinformationen enthält wie das Fruchtwasser, fühlt sich Ihr

Baby gleich zu Hause. Eine radikale Umstellung Ihrer Ernährungsgewohnheiten in der Stillzeit ist daher nicht sinnvoll.

Ihr Baby lernt hören

Das Hören beginnt um die 24. Woche. Babys sind von einer Menge zum Teil recht lauter Geräusche umgeben. Das Schlagen Ihres Herzens, das Pumpen durch die Blutgefäße, das Gurgeln und Poltern im Magen und Darm bilden für Monate eine vertraute Geräuschkulisse. Sie können sich diese Wahrnehmung leicht vorstellen, wenn Sie in der Badewanne mit beiden Ohren unter Wasser gehen und dann versuchen, den Außengeräuschen zu lauschen. Manches ist leiser, anderes aber lauter wahrzunehmen.

Am vertrautesten für das Baby bleibt aber Ihre Stimme, die es nicht nur über sein Gehör, sondern auch über innere Vibration wiedererkennt. Es reagiert beruhigt, wenn es sie hört. Auch während der Schwangerschaft regelmäßig gehörte Musik erlebt Ihr Baby als vertraut und beruhigend. Überlegen Sie daher genau, was Sie über sehr lange Zeit wirklich gern hören wollen. Babys scheinen melodische Musik oder Klassik gegenüber hartem Beat zu bevorzugen.

Ihr Baby lernt sehen

Das Sehen entwickelt sich als letzter Sinn. Die Augen sind bis zur 27. Woche geschlossen. Erst dann beginnt das Baby seine Augen langsam zu öffnen. Die Pupillen können ab der 33. Schwangerschaftswoche auf Licht reagieren. Aber richtig hell wird es in Ihrem Inneren natürlich nie sein. Wenn Sie mit nacktem Bauch in der Sonne sind, nimmt Ihr Baby vielleicht wahr, dass seine Umgebung in ein orangerotes Licht getaucht wird. Das differenzierte Sehen kann es daher erst nach der Geburt üben, wenn Sie sich beim Stillen, Wickeln und Kuscheln tief in die Augen blicken.

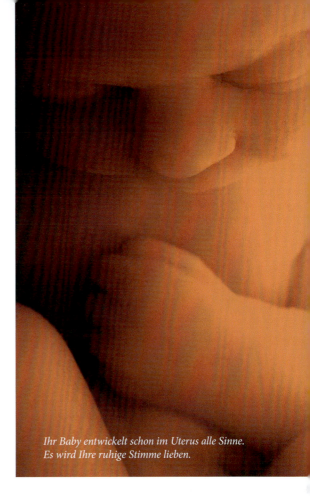

Ihr Baby entwickelt schon im Uterus alle Sinne. Es wird Ihre ruhige Stimme lieben.

Fühlt es sich wohl?

Sie können davon ausgehen, dass Ihr Baby sich in der Regel wohlfühlt, wenn es Ihnen selbst gut geht. Ihr Baby lernt bereits viel von Ihrem Leben und Ihrer Familie und wird so früh als soziales Wesen geschult. Ihr Gefühlsleben hat einen direkten Einfluss auf Ihr Baby. Allerdings handelt es sich hierbei wohl nicht um eine direkte seelische Verbindung. Ihre Stimmungen werden biochemisch übermittelt von Botenstoffen, die von Ihrem Körper ins Blut ausgeschüttet werden, wenn sich Ihre Stimmung stark verändert. Über die Nabelschnur erhält Ihr Baby dann diese Informationen. So belegen Studien, dass Babys, deren Mütter unter emotionalem oder körperlichem Stress standen, eine deutlich erhöhte Aktivität zeigen. Stress lässt sich natürlich nicht immer im Leben vermeiden, auch nicht in der

Schwangerschaft. So bleibt der Rat für Sie, in Phasen starker psychischer oder körperlicher Belastung für Ausgleich zu sorgen. Als Partner oder Partnerin können Sie mit einer wohltuenden Massage Gutes tun. Oder Sie versuchen es mit einer Entspannung in einem warmen Bad in der Badewanne mit schöner Musik und Kerzen oder auch einer Entspannungsübung, um Ihre starken Emotionen zu beruhigen und Ihrem Baby – und damit nebenbei auch sich – wieder in eine stabile Welt zu verhelfen.

Wir wissen längst noch nicht alles, aber wir sollten uns klarmachen, dass die kleinen Wesen mehr mitbekommen, als lange Zeit angenommen wurde. Zu unserer Ausbildungszeit als Hebammen lernten wir noch etwas über die relative Schmerzunempfindlichkeit nach der Geburt der Babys. Inzwischen haben sich die Erkenntnisse deutlich erweitert. Wer weiß, was wir noch alles lernen werden über die Fähigkeiten von Babys während ihrer Zeit im Bauch der Mutter. Wir selbst haben uns im Umgang mit Schwangeren inzwischen angewöhnt, sie dazu zu ermutigen, das Baby im Bauch so oft wie möglich anzusprechen, nicht nur gedanklich, sondern ganz real. Sie werden sehen: Die Gespräche mit Ihrem Ungeborenen können durchaus unterhaltsam und bereichernd für Sie sein und Sie Ihrem Kind vielleicht sogar noch ein Stück näher bringen.

FÖRDERUNG IM MUTTERLEIB

Die allerbeste Förderung für die geistige und körperliche Entwicklung Ihres Babys ist die, dass Sie bereits vor seiner Geburt auf die bekannten schädlichen Einflüsse wie Nikotin, Alkohol, Drogen und auf Medikamente, die Sie nicht einnehmen müssen, verzichten!

Zusätzlich förderlich ist es für Ihr Baby, wenn Sie schon jetzt, solange es noch im Bauch ist, versuchen, eine Form von Bindung zu ihm aufzubauen und, wenn möglich, wenig Stress oder Angst in der Schwangerschaft zu haben.

Kontakt zum Baby aufnehmen

In unserer Beratung hören wir häufig die Frage: »Kann das Baby auf uns reagieren?« Ja, es kann! Ihr Baby lernt in der Schwangerschaft sowohl über den Geruchs- und Geschmackssinn als auch mit Ihrer Stimme (ab der 20. Schwangerschaftswoche) viel über sein neues Zuhause. Es kommt so mit einem Gefühl von Familienzugehörigkeit und Sicherheit zu Ihnen.

Wenn Sie mit Ihrem Baby Kontakt aufnehmen möchten, reden Sie mit ihm und streicheln Sie es dabei. Wenn es dann leicht boxt und aktiv wird, loben Sie es. So wird es vielleicht bei den nächsten Malen wieder reagieren, wenn es nicht gerade schläft. Singen Sie ein Schlaflied. Das ist nicht nur eine gute Vorbereitung für später, sondern gibt Ihnen schon jetzt ein Gefühl der Verbundenheit. Bitten Sie auch Ihren Partner, mit dem Kind Kontakt aufzunehmen. Oft berichten uns die Schwangeren, dass die Babys auf die Stimme des Partners mit anderen Bewegungen reagieren als auf ihre eigenen. Versuchen Sie, sich Ihr Baby im Bauch vor-

Studie: Wie Ultraschall auf Babys wirkt

Es gibt Hinweise darauf, dass ungeborene Babys im Bauch Ultraschalluntersuchungen wahrnehmen können. In Berichten wird davon gesprochen, dass sie auf den Ultraschall reagieren. Dies ist auch unsere Beobachtung. Nach Untersuchungen der Mayo-Klinik in Rochester (USA) hören sie Vibrationen, die im Fruchtwasser unter Ultraschall entstehen.

zustellen, wie es dort gerade lebt und was es wahrnehmen kann. Nehmen Sie einen inneren Dialog mit ihm auf, um zu vermitteln, wie sehr Sie es lieb haben und wie sehr Sie sich auf seine Ankunft freuen. Viele Schwangere berichten uns, dass die Kinder auf solche inneren Dialoge mit leichten Bewegungen reagieren.

Erzählen Sie Ihrem Baby von allen anstehenden Tests und Untersuchungen. Es wird Ihre Aufgeregtheit wahrnehmen, durch die vertraute Stimme aber vielleicht selbst entspannt sein können. Untersuchungen, die es selbst als Veränderungen in seiner vertrauten Welt wahrnimmt, sind so gut vorbereitet. Dazu gehört das Ertasten der Lage im Bauch durch Ihre Hebamme oder Ärztin in der Vorsorge sowie Ultraschalluntersuchungen.

Die beste Frühförderung: Emotionale Stabilität

Wichtig ist Ihr emotionaler Zustand gleich nach der Geburt. Die Gehirnentwicklung jedes Babys hat es sehr viel leichter, wenn es in seinem Umfeld nicht Stress, Hektik und Angst, sondern Liebe und Geborgenheit spürt. Daher wäre es ideal, eine Schwangerschaft ohne belastende Momente erleben zu können. Nur, dieses Glück ist leider nicht allen Schwangeren vergönnt, und so äußern sie oft so etwas wie Schuld, wenn sie die Belastungsfaktoren nicht aus dem Weg räumen können.

Falls Sie viel Stress, Hektik und Angst erleben, helfen Gespräche mit Ihren medizinischen Betreuerinnen oder therapeutisch geschulten Menschen, wenn Familie und Freundinnen Sie nicht unterstützen konnten. Die Wissenschaft konnte entlastende Ergebnisse unter der Überschrift »Geborgenheit gleicht beim Kleinkind Stressphasen während der Schwangerschaft aus« kundtun.

So ist bekannt, dass Überbelastung in der Schwangerschaft negative Folgen für die spätere Lern- und Denkfähigkeit des Säuglings hat; doch kann eine intensive Betreuung bis zur Krabbelphase diese Beeinträchtigung wieder wettmachen. Das haben US-Forscher in einer Studie mit 125 schwangeren Müttern festgestellt. Die Ungeborenen, die in einem hohen Maß durch die Mutter dem Stresshormon Cortisol ausgesetzt waren, zeigten im Alter von 17 Monaten bei einem Test ihrer geistigen Fähigkeiten deutliche Schwächen. Die Beeinträchtigungen traten aber nicht auf, wenn die Mütter eine sehr intensive Beziehung zu ihrem Baby aufgebaut hatten.

Dies ist eine gute Nachricht für in der Schwangerschaft stark belastete Mütter, die so einen Weg für sich und ihr Baby zum Ausgleich der gestressten Situation finden können.

Förderprogramme sind wirkungslos

Die Wissenschaft ist nach aktuellem Forschungsstand mit sogenannten »Frühförderprogrammen für ungeborene Babys« sehr eindeutig: Ihr Baby wird durch diese Lernprogramme nicht intelligenter oder musikalischer oder entspannter als Babys, die diese nicht »absolviert« haben.

Sie können auf die Anschaffung teurer Programme zur Stimulierung der Gehirnentwicklung daher getrost verzichten. Auch die Beschallung mit besonderer Musik, das Abspulen von Fremdsprachenprogrammen oder andere Maßnahmen zur Intelligenzförderung während der Schwangerschaft haben sich als nicht zielführend erwiesen.

Babys lernen ohne diese Hilfen in Ihrem Bauch all das, was sie auf das Leben nach der Geburt vorbereitet. Für keines der uns bekannten Frühförderprogramme liegen ausreichende Untersuchungen vor, die eine Wirksamkeit belegen. Entspannen Sie sich also und versuchen Sie stattdessen, so viele glückliche und gelöste Augenblicke wie möglich zu erleben. Besseres kann Ihnen, Ihrem Partner und Ihrem Baby nicht passieren!

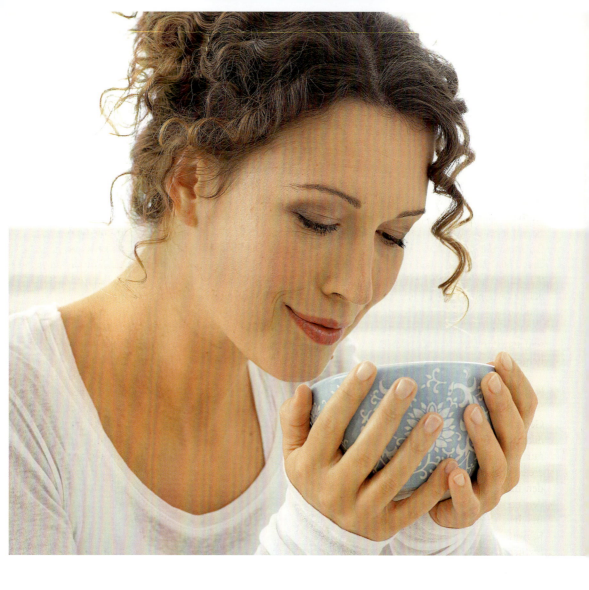

Häufige Beschwerden

ERGÄNZENDE HEILMETHODEN

Die großen Veränderungen, die Ihr Körper und Ihre Seele in der Schwangerschaft erfahren, können zu Beschwerden und manchmal unangenehmen Begleiterscheinungen führen. Nur sehr wenige Frauen erleben die Monate der Erwartung völlig beschwerdefrei. Aber auch wenn es hin und wieder zwickt, können viele Beschwerden mithilfe natürlicher Heilmethoden deutlich gelindert werden.

Als alternative Heilmethoden stehen zur Verfügung:

- Akupunktur
- Akupressur
- Phytotherapie (Pflanzenheilkunde)
- physikalische Therapie
- Homöopathie
- anthroposophische Medizin
- Massagen
- Osteopathie

- Chirotherapie
- Entspannungsverfahren
- tiefenpsychologische Therapie

Auch wenn diese Therapien von ihren Befürwortern als ungefährlich für Mutter und Kind bezeichnet werden, erscheint es uns wichtig, dass Sie auf jeden Fall Behandler aufsuchen, die kompetent sind und Erfahrung mit Schwangeren besitzen. Erkundigen Sie sich bei den entsprechenden Fach- oder Berufsverbänden. Aus biologischen Substanzen gewonnene Arzneistoffe (Phytopharmaka) sind nicht selbstverständlich harmloser als synthetisch hergestellte.

Naturheilmittel in der Schwangerschaft

Generell gilt: Die überwiegende Zahl der Medikamente ist für Schwangerschaft und Stillzeit nur unzureichend untersucht, vor allem weil die erforderlichen Studien aus ethischen Gründen nicht an Schwangeren durchgeführt werden können. Wenn aber Medikamente wegen Beschwerden oder einer Erkrankung in der Schwangerschaft notwendig werden, ist eine ärztliche Verordnung nicht selten schwierig. Es besteht oft eine erhebliche Verunsicherung, weil der Text im Beipackzettel den Eindruck vermittelt, dass die meisten Arzneimittel in der Schwangerschaft nicht verwendet werden dürften. Gerne wird dann auf den Bereich der Alternativmedizin zurückgegriffen, oft auch in Eigenmedikation. So ist die Anwendung von Naturheilmitteln in der Schwangerschaft – dies zeigen Studien – weit verbreitet. Es liegen jedoch kaum systematische Untersuchungen zu deren Verträglichkeit in Schwangerschaft und Stillzeit vor. Verwendung finden vor allem Kräutertees, Öle und Salben mit pflanzlichen Wirkstoffen, Bachblüten, Homöopathika, Schüßlersalze oder anthroposophische Arzneimittel. Seien Sie zurückhaltend, jede Empfehlung einer Freundin gleich aufzugreifen, denn es gilt auch hier einiges zu berücksichtigen. So beruhen Kräutertropfen meist auf alkoholhaltigen Lösungen. Manche Phytopharmaka verändern in der Stillzeit den Geschmack der Muttermilch, was zur Ablehnung der Brust führen kann. Bei unzureichend geprüfter Herstellung des Präparats kann eine Verunreinigung mit Schwermetallen, Pestiziden und unerwünschten pflanzlichen Bestandteilen vorkommen.

Wie für die Medikamente, so ist auch für viele der alternativen Heilmethoden ein Wirksamkeitsnachweis in der Schwangerschaft wissenschaftlich nicht erbracht. Meist bestehen lediglich Erfahrungen und Beobachtungen. Das liegt nicht an den Wirkstoffen und Methoden selbst, sondern ergibt sich aus dem ethischen Problem, mit Schwangeren nur ausnahmsweise Studien durchführen zu können, und den Kosten, die durch solche Untersuchungen verursacht würden.

AKUPUNKTUR

In unserer Praxis haben wir gute Erfahrungen mit Massagen, Osteopathie, Phytotherapie und Akupunktur gemacht.

Durch Studien nachgewiesen ist die Wirksamkeit von Akupunktursitzungen bei der Behandlung von starkem Schwangerschaftserbrechen und zur Geburtsvorbereitung. Viele Hebammen haben sich darauf spezialisiert und bieten Akupunkturbehandlungen an.

Ursprünglich als Bestandteil der Traditionellen Chinesischen Medizin (TCM) hat sich die Akupunktur im westlichen Gesundheitssystem durchgesetzt und auch weiterentwickelt. Im Auftrag der Weltgesundheitsorganisation (WHO) hat eine internationale Expertenkommission mehr als 40 Krankheitsbilder erfasst, bei denen Akupunktur Erfolg verspricht. Die

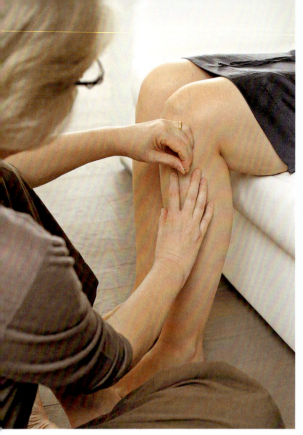

Akupunkturbehandlungen können die Geburt erleichtern und verkürzen – dies haben wissenschaftliche Studien bestätigt.

Wirkungsweise der Akupunktur lässt sich aus dem Blick der Behandler auf die Gesundheit eines Menschen erklären: Der gesamte Organismus ist von einem dichten Netzwerk von Kanälen (Meridianen) durchzogen, durch die nach altchinesischer Auffassung das Qi (die Lebensenergie) mit ihren Anteilen Yin und Yang fließt. Diese beiden lebenserhaltenden Kräfte sind als Gegenpole im Körper wirksam. Ihr Gleichgewicht im Organismus stellt den idealen Gesundheitszustand dar. Falls ein Ungleichgewicht auftritt, führt dies zu körperlichen und seelischen Symptomen und auf Dauer zur Krankheit. Die Behandlung erfolgt durch die Reizung von bestimmten Punkten auf den Meridianen, die den Energiefluss regulieren. Dadurch werden Störungen im Körperinneren beseitigt oder zumindest gelindert. Ein Zuwenig beziehungsweise ein Zuviel von Yin oder Yang kommt so wieder ins Gleichgewicht. In der chinesischen Medizin gibt es verschiedene Möglichkeiten, um auf die Akupunkturpunkte einzuwirken. Bei der klassischen Akupunktur werden Nadeln gesetzt. Aber auch Wärme (Moxibustion), sanfter Druck durch die Finger oder durch einen Stift (Akupressur) kann wirksam sein.

Durch Studien bestätigt wurde neben der Akupunktur auch die Wirksamkeit von tiefenpsychologischen Therapien bei Depressionen. Massagen in der Schwangerschaft wirken nachweislich angstabbauend, stimmungsaufhellend und verbessern den Schlaf.

HOMÖOPATHIE

Homöopathie ist eine weitere, häufig eingesetzte Heilmethode der Erfahrungsmedizin, für die sich schwangere Frauen in unseren Praxen interessieren. Eine Verordnung von Homöopathika erfolgt, der Lehre entsprechend, erst nach einer ausführlichen Anamnese und Einschätzung der jeweiligen Konstitution der Schwangeren gezielt und individuell. Wir können eine homöopathische Therapie, die mal dieses oder ein anderes Kügelchen ausprobiert, nicht unterstützen. Daher geben wir keine Empfehlungen zur Selbstbehandlung mit homöopathischen Medikamenten.

»Similia similibus curentur« – Ähnliches werde durch Ähnliches geheilt. So lautete der Leitsatz Samuel Hahnemanns (1755–1843), des Begründers der Homöopathie. Ein Beispiel für diese Theorie: Eine Küchenzwiebel, die eine laufende Nase und tränende Augen verursacht, kann in homöopathischer Verdünnung genau diese Beschwerden bei einem Kranken heilen helfen. Die Symptome, die eine Substanz bei einem gesunden Menschen auslöst, sollten nach Hahnemann denen des Kranken so ähnlich wie möglich sein. Denn so würde die bestmögliche und schnellste Wirkung erzielt. Die Arzneimittel und Substanzen werden bei der homöopathischen Arzneimittelprüfung an gesunden Menschen getestet. Die Symptome, die sie bei diesen Probanden auslösen, werden dokumentiert und nach einem bestimmten Schema geordnet. So entsteht das sogenannte »Arzneimittelbild«. Je genauer dieses dem Beschwerdenbild des kranken Patienten gleicht, umso besser wirkt die Arznei. So die Theorie.

Potenzierung steigert die Wirkung

Die Entdeckung Hahnemanns, die die Homöopathie von allen anderen Heilmethoden unterscheidet, war folgende: Je häufiger eine Arznei verdünnt wird, umso stärker ist ihre Wirkung. Der Vorgang: Ein Ausgangsstoff wird bei einer D-Potenz im Verhältnis 1:10 verdünnt. Das heißt: Ein Teil Urtinktur, zum Beispiel von der Pflanze Belladonna, wird mit neun Teilen Alkohol/Wasser gemischt. Anschließend und auch nach jeder weiteren Verdünnungsstufe wird die so gewonnene Ausgangsform des homöopathischen Mittels durch Klopfen auf ein Lederkissen 10-mal verschüttelt. So entsteht die sogenannte D1-Potenz. Verdünnt und verschüttelt man nun einen Teil der D1 erneut mit neun Teilen des Wasser-Alkohol-Gemischs, entsteht die D2. Bei einer Verdünnung von 1:100 spricht man von C-Potenzen. Durch die Verdünnung des Wirkstoffs soll nicht nur die Wirkung vertieft, sondern auch gleichzeitig giftige Nebenwirkungen reduziert werden.

Die Weltgesundheitsorganisation (WHO) berichtet, dass Homöopathie die Heilmethode ist, die im Rahmen der ergänzenden Heilbehandlungen weltweit am zweithäufigsten angewendet wird. Dennoch ist trotz dieser Beliebtheit die Studienlage zur Wirksamkeit von homöopathischen Mitteln in der Schwangerschaft bislang noch recht dürftig und nicht besonders aussagekräftig.

Krankheiten kurieren – ohne Medikamente

Wie stark Sie Ihre Schwangerschaftsbeschwerden empfinden, hängt von vielen Faktoren ab. Ein Satz, den wir in vielen Beratungsgesprächen aber immer wieder hören, lautet: »Wir möchten lieber keine Medikamente nehmen!«

Im weiteren Gespräch erzählen die Frauen, dass die Beschwerden sich unter Stress verschlimmern und dass der Alltag ganz schön schwerfällt. Unser Rat, dass ein kurzzeitiger Rückzug aus dem Alltag die beste Therapie sein kann, ist sehr oft bestätigt worden. Einfach einmal einen Tag auf dem Sofa mit der Lieblingstasse voller Kräutertee zu verbringen kann Wunder wirken. Das gilt vor allem bei leichteren Beschwerden wie Erkältung, Schnupfen oder Erschöpfung. Dennoch ist Ruhe allein nicht immer das Allheilmittel. So sind die Möglichkeiten der ergänzenden Heilmethoden nützlich, um die Beschwerden nicht hilflos ertragen zu müssen.

Aber auch da gibt es Grenzen, und in manchen Fällen ist die Einnahme von Medikamenten nicht zu ersetzen. Um dabei auf Nummer sicher zu gehen, beraten Sie sich mit Ihrer Frauenärztin oder Ihrer Hebamme, egal um welche Heilmethode es sich handelt. Hebammen und Ärztinnen können sich zu Risiken von Medikamenten im Beratungszentrum zu Arzneimittelsicherheit in Schwangerschaft und Stillzeit weiterhelfen lassen. Im Internet zu finden unter: www.embryotox.de. Dort werden die wichtigen neuen Erkenntnisse und Studienergebnisse zu Medikamenten in Schwangerschaft und Stillzeit aktualisiert und in einer Datenbank gesammelt.

BESCHWERDEN VON A BIS Z

Bänderschmerzen

Zwischen der 18. und 24. Schwangerschaftswoche können die Mutterbänder unter Zug geraten und Schmerzen verursachen. Sie äußern sich als gelegentlich stechender oder auch dumpfer Schmerz an beiden Seiten des Unterbauches, der in die Leistengegend und manchmal auch in Richtung Kreuzbein ausstrahlen kann. Dieser Schmerz tritt auf, wenn die Gebärmutter nach oben in den Bauchraum wächst und die sie haltenden Bänder, sich mitstrecken müssen. Obwohl diese Beschwerden ziemlich unangenehm sein können, handelt es sich um ganz normale Wachstumsbegleiterscheinungen, die oft nach der 24. Schwangerschaftswoche wieder verschwinden.

Erzählen Sie aber Ihrer Ärztin von diesen Schmerzen, damit Sie sicher sein können, dass alles in Ordnung ist.

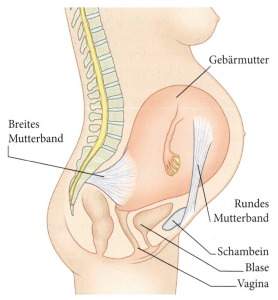

Wenn das Baby größer wird, können die Mutterbänder unter Zug geraten und schmerzen.

Breites Mutterband
Gebärmutter
Rundes Mutterband
Schambein
Blase
Vagina

Sanfte Selbsthilfe

- Lagern Sie bei Bänderschmerzen im Sitzen die Beine hoch und gönnen Sie sich häufige Pausen.
- Tragen Sie bevorzugt flache Schuhe.
- Probieren Sie, ob Ihnen die Übung »Katzenbuckel« (Seite 84) hilft.

Erschöpfung

Die Frauen in unserer Sprechstunde sind immer wieder erstaunt darüber, wie müde und erschöpft sie sich in den ersten und letzten Wochen der Schwangerschaft fühlen. Anfangs resultieren die Beschwerden überwiegend aus der hormonellen Umstellung, während sie gegen Ende vor allem durch die höhere körperliche Belastung verursacht werden. Die vermehrte Müdigkeit ist also ganz normal – und vielleicht auch eine Aufforderung, sich mehr zu schonen. Geben Sie sich dem Schlaf daher hemmungslos hin, sooft Sie können.

Sanfte Selbsthilfe

- Ruhen Sie sich häufiger aus, wenn Sie erschöpft sind. Legen Sie die Beine hoch und gehen Sie früher ins Bett.
- Trinken Sie viel und oft.
- Versuchen Sie, sich Zeit beim Essen zu nehmen und sich gut zu ernähren. Wenn eine Mahlzeit zu reichhaltig ist, kann es sein, dass Sie sich anschließend nur noch müder fühlen. Die Verdauung beansprucht Ihre ganze Energie.
- Haben Sie Ihren Kaffee- oder Schwarzteekonsum seit Beginn der Schwangerschaft drastisch reduziert? Dann ist die Müdigkeit möglicherweise schlicht ein Entzugssymptom, das allmählich abklingen wird.
- Gehen Sie viel an der frischen Luft spazieren. Das bringt den Kreislauf auf Trab.
- Lassen Sie sich vom Partner und Freunden helfen und unterstützen, vor allem, wenn schon kleine Kinder da sind.

- Yoga-Übungen und Körperarbeit können Ihnen helfen zu entspannen.
- Gehen Sie realistisch mit sich um und lassen Sie auch mal Dinge liegen.

Erkältung und Fieber

Wenn Sie eine einfache Erkältung mit Husten, Schnupfen, Heiserkeit haben, brauchen Sie sich um Ihr Baby keine Sorgen zu machen. Am besten helfen Ihnen in dieser Situation viel Ruhe und eine hohe Flüssigkeitszufuhr in Form von Säften, Tee und Wasser.
Vorsicht bei den vielfach angebotenen Erkältungsmedikamenten. Dabei handelt es sich oft um Kombinationspräparate. Diese können Wirkstoffe (zum Beispiel Alkohol oder bestimmte Schmerzmittel) enthalten, die für die Schwangerschaft nicht geeignet sind. Wenn zu Ihren Erkältungsbeschwerden Fieber hinzukommt, versuchen Sie vor allem in der Anfangszeit der Schwangerschaft, das Fieber mithilfe von Hausmitteln zu senken. Altbewährte Waden- oder Halswickel, Baden in lauwarmem Wasser, kalte Getränke und leichte, atmungsaktive Kleidung können helfen. Bei Fieber über 38,5 Grad (unter der Achsel gemessen) ist es sinnvoll, zu ruhen und 500 Milligramm Paracetamol einzunehmen. Auch Ibuprofen kann verwendet werden, aber unbedingt nur bis zur 30. Schwangerschaftswoche! Danach könnte es Ihrem Baby schaden. Bei hohem oder anhaltendem Fieber sollten Sie auf jeden Fall Ihre Frauenärztin, am Wochenende oder abends eine Frauenklinik aufsuchen. Fieber in der Schwangerschaft ist keine Bagatelle. Jede anhaltende oder schwerere Infektion kann Wehen, Fehl- oder Frühgeburten auslösen.

Sanfte Selbsthilfe
- Bei Schnupfen können Sie über einer Schüssel mit heißem Wasser (nicht zu heiß!), versetzt mit Lindenblüten, inhalieren.
- Auch ein fünfminütiges Gesichtsdampfbad mit warmem Wasser und einem Esslöffel Meersalz oder Zitronensaft kann sehr wohltuend sein und die Beschwerden lindern.
- Mit feuchter Wäsche oder Luftbefeuchtern können Sie in Ihrem Schlafzimmer ein angenehmeres Raumklima schaffen.
- Wenn Sie zusätzlich zu Schnupfen und Erkältung von Halsweh geplagt werden, hilft Gurgeln mit Salbeitee beziehungsweise mit einer fertigen Salbeilösung.
- Sie können sich auch ein Getränk aus Orangensaft mit etwas Honig oder eine »heiße Zitrone« zubereiten.

Was Sie in der Schwangerschaft über Medikamente wissen müssen

Neun von zehn Frauen nehmen während der Schwangerschaft frei verkäufliche Arzneimittel ein, häufig um damit schwangerschaftsbedingte Beschwerden zu bekämpfen. Etwa 70 Prozent dieser Substanzen werden von den schwangeren Frauen oder ihren Angehörigen quasi selbst verordnet und zum Teil, wie etwa Vitaminpräparate und Nahrungsergänzungsmittel, gar nicht als Medikamente erkannt. Seien Sie daher immer vorsichtig, auch wenn Sie scheinbar »harmlose« Präparate einnehmen! Auch bei frei verkäuflichen Arzneimitteln ist es wichtig, sich bei Ärztin, Hebamme oder Apotheker zu versichern, dass das jeweilige Präparat sinnvoll und unbedenklich ist. Es ist auf jeden Fall eine gute Idee, dieses Thema bei einer Vorsorgeuntersuchung anzusprechen. Es gibt viele Medikamente, die auch für Ihr Baby sicher sind und Ihnen im Krankheitsfall helfen können.

Hämorrhoiden

Hämorrhoiden sind blutgefüllte Schwellkörper, die in der Schleimhaut des ringförmigen Afterschließmuskels liegen. Sie bereiten erst Probleme, wenn sich das Blut in ihnen staut und sie sich dadurch erweitern. Die Haut um den Anus herum juckt oder tut weh. Stuhlgang verursacht Schmerzen, und Sie entdecken eventuell sogar Blut auf dem Toilettenpapier. Die vergrößerten Hämorrhoiden können im Enddarm liegen und beim Pressen oder auch dauerhaft heraustreten.

Sanfte Selbsthilfe

- Sie können die Hämorrhoiden für 15 Minuten mit einem mit Wasser gefüllten Kondom oder einem kleinen Plastikbeutel kühlen. Ebenso lindernd wirkt eine kühle Hamamelis-Auflage. Hamamelis ist auch in Hämorrhoidensalben enthalten.
- Machen Sie aus einem halben Teelöffel kalt geschleudertem, festem Bienenhonig eine Kompresse und legen Sie diese für zwei bis drei Stunden auf.
- Nehmen Sie täglich ein Sitzbad mit Eichenrinde oder Kamille. Kochen Sie drei Esslöffel Eichenrinde für 15 Minuten in einem halben Liter Wasser. Den durchgesiebten Sud fügen Sie dem Sitzbad hinzu. Sie können auch synthetischen Gerbstoff (zum Beispiel Tannolact®-Pulver) in Beutelform verwenden. Oder Sie bereiten aus einer Handvoll Kamillenblüten auf einen Liter Wasser einen Teeaufguss und gießen ihn durch ein Sieb in das vorbereitete warme Sitzbad.
- Oder versuchen Sie es mit einer 20-minütigen Kartoffelauflage: Schneiden Sie eine Scheibe frische Kartoffel ab und legen Sie diese auf die Hämorrhoide.
- Achten Sie auf regelmäßigen, weichen Stuhlgang. Bei starken Beschwerden können Sie sich auch Salben oder Zäpfchen verordnen lassen.

Hautveränderungen

Es ist ganz normal, wenn Ihre Haut sich während der Schwangerschaft verändert. Die erhöhte Produktion von Melanin verstärkt die Hautpigmentierung der Brustwarzen, des Genital- und Analbereichs und der Achselhöhlen. Eventuell vorhandene Muttermale werden dunkler. Auch die Bildung der sogenannten Linea nigra, einer dunklen Linie zwischen Bauchnabel und Schambein, ist darauf zurückzuführen. Im Gesicht können »Mutterflecken« auftreten. Sie sind oft schmetterlingsförmig über das Gesicht ausgebreitet. Durch direkte Sonnenbestrahlung können sie sich verstärken. Verwenden Sie Sonnenschutzcreme, um den Effekt abzumildern.

Alle diese Erscheinungen bilden sich innerhalb weniger Wochen nach der Geburt wieder zurück. Anders ist es mit den Schwangerschaftsstreifen, die an Bauch, Oberschenkeln und Brüsten auftreten können. Die kleinen Risse, eigentlich Dehnungsstreifen des Bindegewebes, sind zunächst rosa-weiß und bleiben als helle eingezogene Streifen bestehen.

Neben diesen Hautveränderungen können zum Teil auch lästige behandlungsbedürftige Hautbeschwerden oder gar Erkrankungen auftreten. Etwa 18 Prozent aller schwangeren Frauen leiden an mehr oder minder starkem Hautjucken. Dies kann unterschiedliche Ursachen haben. Wenn Sie schon vor der Schwangerschaft eine besonders trockene Haut hatten, neigen Sie wahrscheinlich eher zu dieser schwangerschaftsspezifischen Erscheinung.

Häufig juckt die Haut über den Schwangerschaftsstreifen und am Bauch. Aber wenn keine anderen Symptome wie Fieber oder Ausschlag dazukommen, können Sie davon ausgehen, dass es sich um ein einfaches Spannungsjucken handelt, das abgesehen von häufigem Cremen nicht behandlungsbedürftig ist. Sprechen Sie auf alle Fälle mit Ihrer Frauenärztin oder Ihrer Hebamme über das Hautjucken.

Falls es hartnäckig anhält und von einem Ausschlag begleitet wird, können weitere Untersuchungen notwendig werden. Es sollte zum Beispiel ausgeschlossen werden, dass Sie zu dem einen Prozent der Schwangeren gehören, die eine schwangerschaftsbedingte Lebererkrankung entwickeln. Möglicherweise haben Juckreiz und Hautausschlag aber auch gar nicht direkt mit der Schwangerschaft zu tun; dann sollten Sie einen Hautarzt aufzusuchen, der vielleicht weiterhelfen kann.

Aufgrund der stärkeren Hormonproduktion können manchmal auch Hautunreinheiten auftreten. Reinigen Sie Ihre Haut in diesem Fall mit einem milden klärenden Gesichtswasser, und benutzen Sie eine Ihrem Hauttyp entsprechende Creme (leicht oder eher rückfettend). Meist handelt es sich nur um eine kurzfristige Erscheinung, nach der Sie sich wieder über Ihren rosigen, frischen Teint freuen können, den Sie der stärkeren Durchblutung zu verdanken haben.

Sanfte Selbsthilfe

- Zur Vorbeugung von Schwangerschaftsstreifen werden zahlreiche Lotionen, Cremes und Öle angeboten. Durch die intensive Pflege wird die Haut weich und zart. Das ist natürlich sehr angenehm. Ob sich die Streifen dadurch tatsächlich verhindern lassen, ist bislang allerdings nicht erhärtet. Eine Abmilderung ist vielleicht durch langsame Gewichtszunahme, regelmäßige Gymnastik und eine hohe Flüssigkeitszufuhr von mindestens zwei Litern täglich zu erreichen.
- Wenn Sie zu trockener Haut neigen, cremen Sie sich nach dem Baden oder Duschen am besten mit einer rückfettenden Körperlotion ein. Nehmen Sie sich dafür täglich ein paar Minuten zusätzliche Zeit.
- In hartnäckigen Fällen kann eine harnstoffhaltige (Urea-)Emulsion oder Creme verwendet werden – meistens hilft das.
- Trockene Haut kann eventuell auch zu juckenden Brustwarzen führen. Benutzen Sie pH-neutrale, parfümfreie Waschlotionen und verwenden Sie milde rückfettende Cremes für die Brustwarzen.
- Bei Jucken am Körper tragen Sie am besten leichte, lockere Baumwollkleidung und benutzen ebenfalls nur pH-neutrale und parfümfreie Waschlotionen.
- Nach dem Duschen oder Baden können Sie die betroffenen Hautpartien auch mit einem in Apfelessig getränkten Waschlappen abreiben.
- Auch das Abtupfen der juckenden Stellen mit kaltem Schwarztee hat sich in unserer Praxis bewährt.

Karpaltunnelsyndrom

Wassereinlagerungen in Händen, Fingern und Unterarmen können zu einem Karpaltunnelsyndrom führen. Dabei schwillt der am Handgelenk liegende Karpaltunnel an und drückt auf den in ihm verlaufenden Nerv. Von den Fingern ausgehende Schmerzen, die in Hand und Unterarm ausstrahlen, später auch Taubheitsgefühle sind die Folge. Die Beschwerden werden in der Nacht deutlich schlimmer und nehmen am Tag nach Bewegung ab. In der Regel verschwindet dieses Problem aber ein bis zwei Wochen nach der Geburt Ihres Kindes. Selten und nur in extremen Fällen kann eine Operation auch in der Schwangerschaft notwendig werden.

Sanfte Selbsthilfe

- Lagern Sie bei einem Karpaltunnelsyndrom Hand und Unterarm in leicht erhöhter Position. Lassen Sie sich eine Nachtlagerungsschiene verordnen, mit der Ihr Handgelenk während des Schlafens in einer neutralen Position liegt.
- Vermeiden Sie eine übermäßige Belastung der Hände, vor allem anhaltendes Beugen

oder Strecken im Handgelenk wie beim Fahrradfahren.
- Helfen können kalte oder lauwarme Wassergüsse. Beginnen Sie bei den Händen und wandern Sie dann die Arme hoch.
- Halten Sie Ihre Finger und Handgelenke beweglich. Zum Beispiel durch Kreisen, Schütteln und Massagen.
- Vielleicht kann Akupressur Ihre Beschwerden lindern. Pressen Sie dazu den Punkt Pe 6 (siehe Abbildung).

Krampfadern

Krampfadern (Varizen) sind sichtbar unter der Haut liegende, blau geschlängelte Venen, die meistens an den Beinen, manchmal aber auch an den Schamlippen auftreten. Wenn sie länger bestehen, können sie wulstartig hervortreten. Krampfadern treten oft familiär gehäuft auf, werden aber auch durch Übergewicht verursacht oder betreffen Frauen, die vor allem sitzende und stehende Tätigkeiten ausüben.

In der Regel schmerzen Krampfadern nicht, können aber vor allem bei längerem Stehen ein Druck- oder Schweregefühl in den Beinen erzeugen. In ganz seltenen Fällen kann sich in einer Vene ein Blutklumpen (Koagel) bilden und sie verstopfen. Wenn die Vene an der Oberfläche liegt, entsteht eine geschwollene, gedehnte rote Stelle – oft verbunden mit erhöhter Körpertemperatur, Schmerzen und Schwellung im Bein. Sie müssen dann sofort ärztliche Hilfe in Anspruch nehmen!

Krampfadern – übrigens ebenso wie Hämorrhoiden (Seite 79) – verschwinden in der Regel bis zum Ende des Wochenbetts. Vorausgesetzt, Sie hatten bislang noch keine Anzeichen dafür. Sollten aber schon vorher bestimmte Risikofaktoren wie Bewegungsmangel, Bindegewebsschwäche oder Übergewicht bestehen, kann die Schwangerschaft mit ihren hormonellen Veränderungen leider auch der Beginn einer ständigen Venenerkrankung sein.

Sanfte Selbsthilfe
- Bei Krampfadern sollten Sie tagsüber nicht zu lange stehen. Machen Sie immer wieder Pausen und bewegen Sie sich zwischendurch immer wieder.
- Gönnen Sie sich täglich mehrere Ruhepausen. Lagern Sie Ihre Beine dabei für 10 bis 15 Minuten hoch.
- Wenn Sie überwiegend sitzen, hilft Fußgymnastik (Seite 59).
- Vermeiden Sie Socken und Strümpfe mit engen Bündchen, Teile des Beines können dadurch eingeschnürt werden. Das Gleiche gilt für enge Hosen und zu hohe Absätze.
- Tragen Sie konsequent Stützstrümpfe oder -strumpfhosen, die Sie sich von Ihrer Ärztin

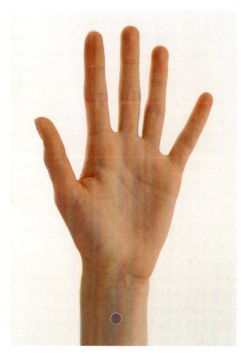

Bei Karpaltunnelsyndrom lindert das Halten des Akupressurpunktes Pe 6 die Beschwerden.

verordnen lassen können (nach Maß, Klasse 2). Ziehen Sie diese gleich morgens noch im Bett an und nicht erst, wenn die Beine bereits beginnen anzuschwellen. Wenn Sie gleichzeitig an Krampfadern im Schamlippenbereich leiden, können sich diese durch Stützstrümpfe allerdings erheblich verschlechtern.
- Reiben Sie Ihre Beine täglich vorsichtig (!) mit einem Venenmittel (Salbe oder Tonikum) ein. Massieren Sie Ihre Beine dabei von unten nach oben. Viele dieser Cremes enthalten Heparin, aber auch andere Wirkstoffe wie Arnika oder Hamamelis. Die Wirksamkeit ist dennoch insgesamt nicht belegt, und wahrscheinlich ist der positive Effekt eher auf die leichte Massage der Beine als auf die Inhaltsstoffe zurückzuführen.

Magen- und Darminfekte

Magen- und Darminfekte treten plötzlich auf und verschwinden normalerweise nach ein bis zwei Tagen. In der Regel stellen diese Infekte keine Gefahr für Ihr Baby dar. Trinken Sie viel und ruhen Sie sich aus, das hilft am besten. Da Essen anfangs zu weiteren heftigen Reaktionen Ihres Körpers führen kann, sollten Sie mit leicht verdaulichen Nahrungsmitteln wie Salzstangen gegen den Salzverlust, geriebenen Äpfeln und Bananen beginnen.

Als krankhaft gelten Magen- und Darmbeschwerden erst, wenn sie sich nach zwei bis drei Tagen nicht deutlich bessern oder Fieber, Erbrechen, Kopf- und Gliederschmerzen und eventuell Schüttelfrost auftreten. Dann könnte eine Lebensmittelvergiftung oder eine schwerere Infektion hinter den Beschwerden stecken, die auf jeden Fall ärztlich behandelt werden muss. Bei anhaltendem Durchfall müssen vor allem Wasser und Salze, die der Körper verliert, rasch ersetzt werden. Auch bei Blut im Stuhl, bei hohem Fieber, bei starken Oberbauchschmerzen oder Symptomen, die auf eine Austrocknung hindeuten, sollten Sie medizinische Hilfe in Anspruch nehmen.

Schmerzen an Rücken und Schambein, Ischiasbeschwerden

Die Hälfte aller Frauen leidet während der Schwangerschaft unter Rückenschmerzen, Ischiasbeschwerden und Schmerzen am Schambein. Das wachsende Kind und der veränderte Hormonspiegel lockern die Bänder und den Knorpel zwischen den Ästen des Schambeins. Dadurch verlagert sich der Körperschwerpunkt. Das kann Schmerzen verursachen. Diese Beschwerden können zwar recht belastend sein, sind aber in der Regel harmlos. Sollten die nebenstehenden Tipps nicht helfen, könnte jedoch auch ein schwerwiegenderes Problem dahinterstecken, wie etwa vorzeitige Wehen oder ein Nierenstau, der sich durch einseitige anhaltende Rückenschmerzen bemerkbar macht. Dann sollten Sie unbedingt mit Ihrer Hebamme oder Ihrer Frauenärztin darüber sprechen und sich untersuchen lassen.

Bei einem plötzlichen scharfen Schmerz, der seitlich ins Bein ausstrahlt, kann es sich um Ischiasbeschwerden handeln. Dabei wird durch die starken Verschiebungen im Becken beim Wachsen des Babys der Nerv gedrückt. Fragen Sie Ihre Hebamme nach entlastenden Übungen. Ein warmes Bad und eine nicht zu weiche Matratze können helfen.

Yoga oder Schwangerschaftsgymnastik enthalten rückenstärkende Übungen. Ein großer Gymnastikball, auf dem Sie zu Hause sitzen und Ihr Becken kreisen lassen können, wird Ihnen gute Dienste tun und ist für viele Frauen auch während der Geburt angenehm.

Bei Schmerzen im Schambeinbereich helfen zwei Dinge: Schonen Sie sich und vermeiden Sie schmerzhafte Bewegungen. Sollte es zu einer Beckenring- oder Symphysenlockerung (Seite 292) kommen, wird eine besondere Behandlung notwendig.

Übung: Katzenbuckel und Hängematte

Bei dieser Übung entspannen Sie Becken und Rückenmuskulatur und können beide gleichzeitig stärken. Ideal bei Rückenschmerzen in der fortgeschrittenen Schwangerschaft! Und nebenbei wird Ihr Baby sanft geschaukelt.

- Gehen Sie zuerst in den Vierfüßlerstand und verteilen Sie Ihr Gewicht gleichmäßig auf alle vier Säulen.
- Ihre Finger zeigen nach vorn und Ihre Ellbogen sind leicht gebeugt, damit die Handgelenke nicht zu stark belastet werden.
- Ihre Knie bilden eine gerade Linie unter den Hüftgelenken.
- Bilden Sie durch das Anheben Ihrer Wirbelsäule einen hohen Katzenbuckel. Dabei geht Ihr Kopf nach unten, der Nacken wird ganz rund und dehnt die Halswirbelsäule.
- Bewegen Sie dann die Wirbelsäule in einer langsamen Bewegung in die Gegenrichtung, bis eine tiefe Hängematte entsteht. Dabei bewegen Sie Ihren Kopf nach oben.
- Wiederholen Sie diese Übung in fließenden Bewegungen für zwei bis drei Minuten.

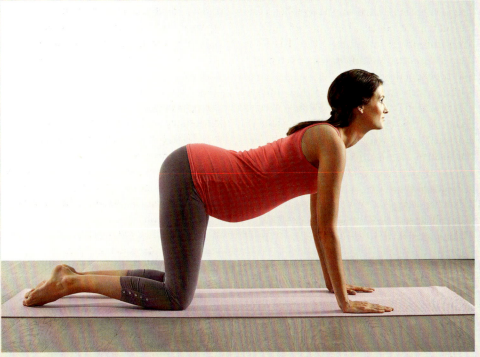

Bei Rückenschmerzen hilft die Übung »Katzenbuckel und Hängematte«. Die Rücken- und Beckenmuskulatur entspannt sich und wird gleichzeitig gestärkt.

Sanfte Selbsthilfe
- Wenn Sie Rückenschmerzen plagen, achten Sie beim Sitzen auf Ihre Sitzhaltung und auf Stühle mit guter Rückenlehne.
- Schlafen Sie auf einer etwas festeren Matratze auf der Seite und verteilen Sie Kissen unter dem Bauch und zwischen den Beinen, um den Rücken zu entlasten.
- Wenn Sie etwas tragen müssen, verteilen Sie das Gewicht gleichmäßig auf beide Seiten. Benutzen Sie Tüten oder einen Rucksack. Schweres Tragen sollten Sie allerdings sowieso vermeiden.
- Wenn Sie etwas aufheben wollen, achten Sie darauf, immer zuerst in die Knie zu gehen.
- Bevorzugen Sie flache Schuhe.
- Ermuntern Sie Ihren Partner, Sie an den schmerzenden Stellen zu massieren. Das tut nicht nur gut, sondern hilft auch wirklich.
- Wahrscheinlich werden Sie warme Kleidung, eine Wärmflasche oder ein Kirschkernkissen als wohltuend empfinden.
- Rückenbeschwerden lassen sich durch Körperübungen gut lindern. Wenn Sie schon vor der Schwangerschaft darunter leiden, belegen Sie am besten vorbeugend einen fortlaufenden Yoga-Kurs, der Sie die ganze Schwangerschaft begleitet.
- Fragen Sie nach der Verordnung einer Rückenbandage. Diese wirkt schmerzlindernd, indem sie den Bauch stützt und durch die Kompression Rücken und Beckenboden zusätzlich entlastet.

Schlafstörungen

Gegen Ende der Schwangerschaft klagen viele Frauen über Schlafstörungen. Der Bauch ist nun so groß, dass es fast unmöglich ist, noch eine bequeme Einschlafposition zu finden. Und wenn Sie doch ein bisschen Schlaf gefunden haben, weckt der häufige Harndrang Sie unweigerlich wieder auf. Manchen Frauen rauben auch Sorgen und Zukunftsängste die erholsame Nachtruhe. Betrachten Sie diese Beschwerden als Trainingszeit für das Leben mit Ihrem Baby! Babys brauchen auch nachts die Brust oder eine Flasche und manchmal auch eine neue Windel und ein bisschen Herumgetragenwerden.

Sanfte Selbsthilfe
- Nehmen Sie bei Schlafstörungen ein Entspannungsbad und trinken Sie danach eine warme Milch mit Honig (aber nur ein Glas, sonst meldet sich Ihre Harnblase nachts).
- Verzichten Sie abends auf Schwarztee, Kaffee oder sonstige koffeinhaltige Getränke wie Cola. Achten Sie darauf, keine zu schweren Mahlzeiten zu sich zu nehmen, die Ihnen nachts nur im Magen liegen.
- Gehen Sie oft und lang an der frischen Luft spazieren. Gönnen Sie sich tagsüber ausreichend Bewegung wie Schwimmen oder Gymnastik, so wird Ihr Körper abends eher ermüdet sein.
- Machen Sie regelmäßig Yoga- oder Entspannungsübungen.
- Sorgen Sie im Schlafzimmer für frische Luft, zum Beispiel durch tägliches Stoßlüften vor dem Schlafengehen.
- Versuchen Sie, mithilfe von mehreren Kissen oder einer Stillwurst eine bequeme Seitenlage zu finden, die Ihnen das Einschlafen möglich macht.
- Bitten Sie Ihren Partner, Ihnen Rücken, Füße und Schultern zu massieren.
- Nehmen Sie keine Schlafmittel; die darin enthaltenen Wirkstoffe könnten Ihrem Baby schaden.
- Trinken Sie abends zur Entspannung eine Tasse Kräutertee. Schauen Sie aber bei Teemischungen immer genau auf die Inhaltsstoffe. Bewährt und unbedenklich sind sicherlich Melissenblätter, Himbeerblätter, Kamille, Pfefferminze, Frauenmantel und Brennnesselblätter.

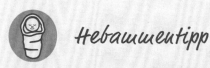

Hebammentipp

Alle Sorgen loslassen

Immer wenn Sie sich gestresst, besorgt oder angespannt fühlen, können Sie sich mit dieser Übung wieder erden und neue Kraft tanken. Auch Schlafstörungen lassen sich so gut in den Griff bekommen.

- Setzen Sie sich mit gekreuzten Beinen an einen ruhigen Ort. Sie können Ihren Rücken mit Kissen stützen oder sich an die Wand lehnen.
- Schließen Sie die Augen, konzentrieren Sie sich ganz auf Ihren Körper und atmen Sie einige Male ruhig und tief durch die Nase ein und durch den Mund wieder aus.
- Stellen Sie sich vor, dass Ihr Atem eine Farbe hat, die allen Stress und alle Anspannung repräsentiert, die sich in Ihnen staut. Wählen Sie daher eine starke, dunkle Farbe. Beobachten Sie Ihren farbigen Atem einige tiefe Atemzüge lang.
- Sehen Sie zu, wie Stress und Anspannung vor Ihrem inneren Auge aus Ihnen herausströmen und die starke, dunkle Farbe Ihres Atems mit jedem Atemzug ein wenig mehr verblasst. Spüren Sie, wie sich mit der Farbe auch Stress und Anspannung allmählich auflösen und einem Gefühl der Entspannung Platz machen.
- Atmen Sie weiter, bis Ihr Atem ganz durchsichtig geworden ist und alle Anspannung Ihren Körper verlassen hat. Spüren Sie Weichheit und Leichtigkeit in Ihrem Körper und genießen Sie diesen Zustand.

Schwindel und Ohnmacht

Leichter Schwindel kann besonders im ersten Schwangerschaftsdrittel häufiger vorkommen. Ursache dafür ist die natürliche Anpassung des Körpers an die Schwangerschaft. Er muss nun mit massiven Veränderungen in Wasserhaushalt, Stoffwechsel und Herz-Kreislauf-System fertig werden. Ihr Herz schlägt jetzt zum Beispiel bis zu 20 Schläge pro Minute schneller als vor der Schwangerschaft. Zusätzlich sinkt anfangs häufig der Blutdruck.

Auch Überhitzung und Flüssigkeitsmangel (Vorsicht: Sonne, Sauna, Sport ohne Trinken), niedriger Blutzuckerspiegel, Anämie (Blutarmut) und plötzliches Aufstehen (das Blut sackt in die Beine) können zu Schwindel führen. Dazu kommt, dass sich die Atmung in der Schwangerschaft ganz natürlich verändert und insgesamt an Volumen zunimmt. Dadurch kann es bei Aufregung oder Anstrengung zu einer sogenannten Hyperventilation kommen. Das ist eine übermäßig gesteigerte Atmung, die sich unter anderem mit Kribbeln in den Händen oder Übelkeit ankündigt und bis hin zur Ohnmacht führen kann.

Im letzten Schwangerschaftsdrittel stehen Schwindel und Ohnmacht oft im Zusammenhang mit dem sogenannten Vena-Cava-Syndrom. Es tritt insbesondere auf, wenn Sie auf dem Rücken liegen. Dabei drückt die schwere Gebärmutter auf die großen Gefäße und behindert den Rückfluss des Blutes zum Herzen. Das kann dazu führen, dass der Blutdruck abfällt. Übelkeit und manchmal sogar Ohnmacht sind die Folge. Auch die Sauerstoffversorgung des Kindes kann kurzfristig davon betroffen sein. Legen Sie sich bei diesen Symptomen sofort auf die Seite, das beseitigt schlagartig die Beschwerden. Viele Frauen meiden schon intuitiv die Rückenlage in dieser Zeit.

Wenn Ihnen schwindlig ist und Sie sitzen, beugen Sie sich mit gespreizten Beinen nach vorn und legen Sie Ihren Kopf zwischen die Beine.

Oder Sie legen sich mit hochgelagerten Beinen auf den Rücken. Beides hilft, den Blutfluss zum Gehirn zu verbessern.

Sanfte Selbsthilfe
- Stehen Sie aus sitzender oder liegender Position langsam auf und bewegen Sie vor dem Aufstehen Hände und Füße, damit Ihr Blut Zeit hat, zum Kopf zu fließen.
- Legen Sie sich zum Schlafen oder Ausruhen auf die Seite. Wenn Sie auf die Rückenlage nicht verzichten können, sollten Sie Ihren Oberkörper mit einem Kissen gut abstützen.
- Schwindel kann ein Zeichen dafür sein, dass Sie ausgetrocknet sind. Trinken Sie also viel und verzichten Sie nicht auf Salz.
- Essen Sie häufiger kleine, eiweißhaltige Mahlzeiten. Das hält den Blutzuckerspiegel konstant. Wenn Sie unterwegs sind, helfen Obst und Studentenfutter, den Blutzuckerspiegel schnell wieder anzuheben.

Sodbrennen

Im zweiten und dritten Trimester sind viele Frauen von Sodbrennen betroffen. Diese unangenehme Erscheinung wird durch saures Aufstoßen verursacht. Dabei fließen geringe Mengen Magensäure in die Speiseröhre zurück und reizen diese stark. Auslöser sind Liegen, Bücken, Pressen und reichliches Essen. Sodbrennen kann sich als beißendes, brennendes Gefühl hinter dem Brustbein bis hoch zum Hals äußern und Minuten bis Stunden andauern. Oft bessert das Sodbrennen sich durch eine aufrechte Körperhaltung.

Wenn alles nicht hilft, können Sie bei starken Beschwerden die Einnahme von Medikamenten erwägen. Bewährt haben sich säurebindende Wirkstoffe (Antazida) in Tabletten- oder Beutelform, die Sie jeweils eine Stunde nach den Mahlzeiten oder beim Auftreten von Beschwerden einnehmen. Bitte nicht vergessen: keine langfristige Einnahme!

Sanfte Selbsthilfe
- Nehmen Sie häufig kleinere Mahlzeiten zu sich, wenn Sie unter Sodbrennen leiden. Meiden Sie möglichst alle fetten und scharf gewürzten Speisen.
- Verzichten Sie während des Essens auf Getränke. Trinken Sie dafür zwischen den Mahlzeiten viel.
- Vielleicht hilft Ihnen das langsame und gründliche Kauen von Haselnüssen, Mandeln oder Haferflocken.
- Trinken Sie zwischendurch ein Glas Milch oder ein Glas Wasser, mit einem Esslöffel Heilerde vermischt.
- Verzichten Sie vorübergehend auf saure Speisen und Getränke – Ihr Magen könnte dadurch zusätzlich gereizt werden.

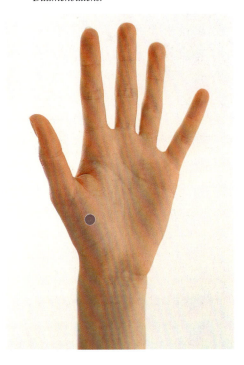

Gegen Sodbrennen hilft auch Akupressur. Halten Sie dazu den Magenpunkt in der Mitte des Daumenballens.

- Lutschen Sie salzhaltige Bonbons (zum Beispiel Emser Pastillen).
- Meiden Sie Kaffee, Zigaretten und Alkohol – aber das gilt ja sowieso.
- Kurz vor dem Zubettgehen sollten Sie nicht mehr zu reichhaltig essen, weil das Sodbrennen gern genau dann auftritt, wenn Sie sich hinlegen.
- Wenn Sie vor allem nachts geplagt werden, kann es helfen, den Oberkörper etwas erhöht zu lagern.
- Probieren Sie, ob Akupressur Ihre Beschwerden lindert. Halten Sie den Magenpunkt (siehe Abbildung Seite 87).

Starke Speichelproduktion

Gelegentlich kann in der ersten Hälfte der Schwangerschaft ein verstärkter Speichelfluss auftreten, der oft in Zusammenhang mit Übelkeit und Erbrechen steht. Medizinisch ist diese Erscheinung zwar unbedenklich. Für Sie selbst kann sie aber sehr unangenehm sein, besonders wenn Geschmacksirritationen (bitterer oder metallischer Geschmack) dazukommen oder Zunge und Mundschleimhaut sich geschwollen anfühlen.

Sanfte Selbsthilfe
- Um die Speichelmenge zu reduzieren, empfehlen wir, stärkehaltige Lebensmittel und Milchprodukte vorübergehend seltener zu essen – ansonsten aber auf eine ausgewogene Ernährung zu achten.
- Die Symptome können sich verbessern, wenn Sie viel frisches Obst zu sich nehmen.
- Manchen Frauen hilft das Kauen von Kaugummi, trockenem Cracker oder auch von Minzbonbons.
- Gurgeln Sie mit Salzwasser oder fertigem Pulver aus der Apotheke (zum Beispiel Emser Salz).
- Trinken Sie Zitronenwasser oder lutschen Sie an einem Stück Zitrone.
- Legen Sie nachts ein Handtuch auf Ihr Kopfkissen.

Übelkeit und Erbrechen

Wenn Ihnen in den ersten Wochen schon morgens so schlecht ist, dass Sie gar nicht erst aufstehen wollen, sind Sie damit nicht allein: Vier von fünf Frauen kämpfen zu Beginn ihrer Schwangerschaft mit Übelkeit und Erbrechen. Und das zu jeder Tageszeit. Bleiben die Beschwerden länger bestehen, machen sich viele Frauen Sorgen um ihr Baby. In den allermeisten Fällen besteht dazu aber keinerlei Anlass. Wirklich behandlungsbedürftig ist erst die sogenannte Hyperemesis, die nur ein bis zwei Prozent aller Schwangeren entwickeln. Dabei handelt es sich um die anhaltende Unfähigkeit, Nahrung und Flüssigkeit bei sich zu behalten, verbunden mit einem Gewichtsverlust von mehr als fünf Prozent. In diesem Fall sollten Sie sich an Ihren Arzt wenden, damit er gemeinsam mit Ihnen eine passende Behandlung überlegen kann. Für alle anderen Schwangeren gilt: Ab und an Übelkeit und Erbrechen sind harmlos für Sie und Ihr Baby. Selbst leichte Gewichtsreduktionen in der Frühschwangerschaft sind nicht selten. Ab dem vierten Monat lassen diese lästigen Beschwerden bei den meisten Frauen glücklicherweise deutlich nach und sie können wieder aufatmen.

Wichtig: Treten Übelkeit und Erbrechen im letzten Schwangerschaftsdrittel auf, muss dies medizinisch abgeklärt werden, um andere Erkrankungen auszuschließen.

Sanfte Selbsthilfe
- Wenn Sie vor allem von morgendlicher Übelkeit geplagt werden, kann es helfen, bereits vor dem Aufstehen eine Kleinigkeit zu essen. Das kann ein Keks oder Zwieback mit etwas Wasser sein.
- Beginnen Sie den Tag etwas langsamer. Vielleicht gehen Sie einfach ein bisschen später

zur Arbeit? Lassen Sie Ihren Partner oder Freunde die größeren Kinder in Schule oder Kindergarten transportieren.
- Falls die Übelkeit zunimmt, wenn Sie erschöpft oder müde sind, brauchen Sie mehr Ruhepausen. Können Sie während der Arbeit kurz die Beine hochlegen? Besprechen Sie eventuell mit Ihren Arbeitskolleginnen den vorübergehenden Tausch von Aufgaben, die Ihre Übelkeit verstärken. Falls das alles nicht hilft, können Sie Ihre Ärztin bitten, Sie ein paar Tage krankzuschreiben.
- Wenn Sie bereits kleine Kinder haben, legen Sie sich auf jeden Fall hin, wenn Ihr Kind einen Mittagsschlaf macht, und führen Sie bei größeren Kindern die Mittagsruhe ein. Dabei können Sie vielleicht gemeinsam ein Buch anschauen oder einer Geschichte zuhören (Kassette oder CD). Das ist zugleich eine gute Vorbereitung auf das Wochenbett, damit Sie auch tagsüber etwas Erholung bekommen.
- Falls Gerüche von Essen oder anderen Dingen die Übelkeit verschlimmern, bitten Sie Partner oder Freunde, für Sie einzukaufen, zu kochen oder zu putzen.
- Achten Sie darauf, möglichst nicht zu unterzuckern. Essen Sie häufiger (vielleicht sechs kleinere Mahlzeiten) und vermeiden Sie einen leeren Magen. Wenn Sie unterwegs sind, haben Sie deshalb stets eine Kleinigkeit, wie etwa einen Müsliriegel, dabei.
- Essen Sie, worauf Sie Appetit haben und wovon Ihnen nicht noch schlechter wird. Für diese kurze Zeit kann die ausgewogene Ernährung warten.
- Falls gar keine feste Nahrung Ihre Lust zu essen anregt, konzentrieren Sie sich auf Flüssigkeit: Tees, Wasser, Fruchtsäfte (vielen Frauen hilft Grapefruitsaft!), klare Suppen und Getreidekaffee. Wenn Sie das Gefühl haben, dass Ihnen Kaltes gut tut, probieren Sie Eis oder Sorbets.
- Probieren Sie folgende bewährte Teemischung: Zu je gleichen Teilen Kamillenblüten, Pfefferminze und Melissenblätter. 1 gehäufter TL auf 150 ml kochendes Wasser, 10–15 Minuten ziehen lassen. Trinken Sie bis zu 5 Tassen am Tag.
- Wenn verstärkter Speichelfluss die Ursache Ihrer Übelkeit ist, helfen manchmal Zitronendrops.
- Beim Zähneputzen tritt häufig Würgen und Übelkeit auf – probieren Sie eine andere Zahnpasta oder benutzen Sie Zahnseide und dann Ihre Zahnbürste ohne Zahnpasta.
- Falls Sie schon Eisentabletten verordnet bekommen haben, besprechen Sie mit Ihrem Arzt, ob die Einnahme kurzfristig abgebrochen werden kann, da Übelkeit, Appetitlosigkeit und Magenbeschwerden davon verschlimmert oder ausgelöst werden können.

Ingwer

Einige Studien zeigen, dass Ingwer bereits vielen Frauen geholfen hat. Untersucht wurde das Befinden der Schwangeren bei Einnahme von einem Gramm standardisiertem Extrakt am Tag. Ingwer können Sie bei Beschwerden so zu sich nehmen:
- ein Teelöffel in der Knoblauchpresse frisch ausgepresstes Ingwer
- zwei Milliliter flüssiges Extrakt oder 10 Milliliter Sirup aus Apotheke oder Reformhaus
- vier Tassen Ingwertee, zubereitet aus je einem halben Teelöffel frisch geraspeltem Ingwer (zugedeckt fünf bis zehn Minuten ziehen lassen)
- Ingwerlimonade

Vitamin B

Vitamin B wurde schon vor etwa 65 Jahren gegen Schwangerschaftsübelkeit eingesetzt, hilft aber nach heutigem Stand der Forschung nur einem Teil der betroffenen Frauen. Vielleicht hilft Ihnen das auf dem Markt befindliche Präparat Nausema®, ein Nahrungsergänzungsmittel, das Vitamin B1, B6 und B12 enthält. In unserer Nahrung findet man diese Vitamine in Vollkorngetreide, Hefe, Nüssen, Bananen, Geflügel, Fisch, Fleisch, vor allem Innereien, Avocados, Reis, Milchprodukten und Eiern.

Homöopathie

Für einige Frauen bietet auch die Homöopathie die richtige Unterstützung. Auf diesem Gebiet liegen keine Studien vor, aber die Einnahme der üblicherweise eingesetzten Homöopathika wird als unschädlich eingestuft. Entscheidend für den Erfolg der Behandlung ist natürlich die Beratung durch eine speziell in Homöopathie ausgebildete Hebamme, Ärztin oder Heilpraktikerin. In unserer Praxis berichteten Frauen, dass ihnen Nux vomica D6 geholfen habe, bei anderen war Ipecacuanha D6 und bei wieder anderen Pulsatilla D6 hilfreich.

Akupunktur

Bei starkem Schwangerschaftserbrechen ist in einigen Studien Akupunktur als wirkungsvolle Therapiemethode nachgewiesen worden. Die besten Erfolge erzielen dabei erfahrene Behandler, die mit tiefer Verumakupunktur arbeiten. Diese Form der Akupunktur hat auch vielen Schwangeren, die in unserer Praxis betreut wurden, geholfen.

Akupressur

Frauen, die wir betreuen, haben bei Übelkeit auch gute Erfahrungen mit Akupressur gemacht. Dazu wird zwei- bis dreimal täglich für fünf Minuten ein leichter Druck auf einen Akupressurpunkt (Nei-Kuan-Punkt) an der Innenseite des Unterarms ausgeübt. Dieser Punkt ist schon lange als Akupressurpunkt zur Vorbeugung bei Reisekrankheiten bekannt. Im Handel (Apotheken) erhältliche Reisearmbänder, die unterhalb des Handgelenkes befestigt werden und mithilfe eines Kunststoffknopfes Druck auf den Nei-Kuan-Punkt ausüben, sind vor allem in England und den USA bei Schwangeren bekannt und beliebt.

Medikamente

Auch wenn Sie sonst im ersten Drittel der Schwangerschaft keine Medikamente einnehmen wollen, wenn Übelkeit und Erbrechen hartnäckig anhalten, können Sie vielleicht kurzfristig doch ein Medikament von Ihrer Frauenärztin verordnet bekommen.
Es gibt heute in Deutschland kein Medikament gegen Übelkeit, das von den Herstellern für die Schwangerschaft ausdrücklich zugelassen

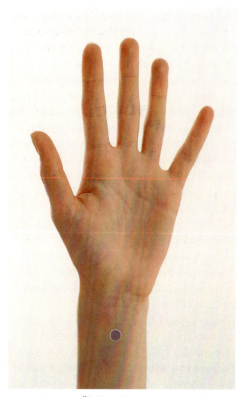

Gut gegen Übelkeit: der Nei-Kuan-Punkt zwischen den Beugesehnen des Handgelenks.

auf dem Markt ist. Der traurige Hintergrund dafür ist die Geschichte des Contergan-Skandals. Der Wirkstoff Thalidomid wurde im Hinblick auf Nebenwirkungen – vor allem aufgrund vieler Tierversuche – als besonders sicher eingestuft und Ende der 1950er Jahre gezielt als das Beruhigungs- und Schlafmittel für Schwangere empfohlen. In der Folge kam es zu einer Häufung von schweren Fehlbildungen und dem Fehlen von Gliedmaßen und Organen bei Neugeborenen. Der Zusammenhang zur Einnahme von Contergan während der Schwangerschaft wurde schließlich entdeckt, und 1961 wurde das Medikament vom Markt genommen. Das bewirkte in der darauffolgenden Zeit, dass Medikamente nur nach strengen Prüfungen für Schwangere und Stillende zugelassen werden durften. Die Verordnung eines Medikaments in der Schwangerschaft sollte daher immer sehr genau überlegt sein. Wenn aber schier nichts mehr hilft gegen Ihre Übelkeit, wird Ihnen Ihre Frauenärztin wahrscheinlich Dimenhydrinat (Vomex®) verschreiben. Auch bei diesem Mittel erklärt der Hersteller, dass ein Risiko aufgrund klinischer Daten nicht auszuschließen sei. Meclozin, ein antiallergischer Wirkstoff, früher häufig verordnet, wurde in Deutschland 2007 vom Markt genommen.

Verstopfung

Zu den Übeln, die die Frauen in unserer Sprechstunde häufig ansprechen, gehört auch Verstopfung. Die Ursache dafür wird unter anderem in der veränderten Hormonlage gesehen, die für eine Entspannung im Darm sorgt. Der Darminhalt wird dadurch langsamer vorangeschoben. Es bleibt mehr Zeit, Wasser aus dem Stuhl zu resorbieren. Die Folge ist ein harter und trockener Stuhlgang, der nur schwer ausgeschieden werden kann. Die Einnahme von Eisenpräparaten kann die Situation noch verschlimmern.

Wenn Sie vorzeitige Wehen haben, bitte keine abführenden Maßnahmen ohne Rücksprache mit Ihrer Hebamme oder Ärztin ergreifen!

Sanfte Selbsthilfe

- Trinken Sie täglich eine Tasse Löwenzahntee oder ein Glas Pflaumensaft.
- Nehmen Sie ein bis drei Teelöffel (maximal!) Flohsamen pur, mit Flüssigkeit oder mit Joghurt vermischt. Auch als Flohsamenschalen-Pulver (etwa Mucofalk®) erhältlich.
- Helfen kann auch Lactulose (Milchzucker), ein synthetischer Zweifachzucker, der nicht vom Körper verwertet wird. Als Sirup, Pulver oder Granulat eingenommen wirkt es anregend auf die Darmperistaltik. Vergessen Sie nicht, dazu viel zu trinken.
- Verwenden Sie kurzfristig Glycerinzäpfchen. Sie erleichtern unmittelbar die Stuhlentleerung, indem sie stuhlerweichend wirken und den Entleerungsreflex auslösen.
- Meiden Sie in jedem Fall die üblichen Abführmittel! Viele sind nicht zugelassen für die Schwangerschaft, und eine zu heftige abführende Reaktion könnte Wehen auslösen.
- Versuchen Sie es mit einer sanften Bauchmassage im Uhrzeigersinn.
- Mischen Sie geschroteten Leinsamen mit Joghurt und Obst und trinken Sie dazu möglichst viel.
- Nehmen Sie viele Ballaststoffe zu sich, zum Beispiel in Form von Obst, Gemüse, Vollkornbrot, Müsli und Fruchtsäften. Auch Haferflocken, brauner Reis, Bohnen, Feigen, Pflaumen und getrocknete Aprikosen sowie Salate helfen.
- Trinken Sie ausreichend. Täglich mindestens acht bis zehn große Gläser Wasser.
- Vermeiden Sie Nahrungsmittel aus Weißmehl und reduzieren Sie den Genuss von Kaffee, Fleisch und Softdrinks.
- Machen Sie täglich 20 Minuten einen flotten Spaziergang.

- Auch alle zwei Tage 30 Minuten Walking, Fahrradfahren oder Schwimmen hilft, den Darm anzuregen.

Wadenkrämpfe

Wadenkrämpfe treten vor allem nachts auf und können mit wachsendem Baby und fortschreitender Schwangerschaft häufiger werden. Falls Ihre Mutter während der Schwangerschaft dieses Problem schon kennengelernt hat, ist die Wahrscheinlichkeit hoch, dass auch Ihnen diese Erfahrung nicht erspart bleibt.
Üblicherweise werden diese Beschwerden auf einen Mangel an bestimmten Mineralstoffen, wie Magnesium, Kalzium und Natrium, zurückgeführt. Während der Schwangerschaft wird daher häufig eine zusätzliche Gabe von Magnesium empfohlen. Auch wenn Sie der Meinung sind, dass Ihre Beschwerden sich dadurch lindern lassen, haben Studien bislang keinen Zusammenhang zwischen der Einnahme von Magnesium und der Häufigkeit von Wadenkrämpfen nachgewiesen.

Sanfte Selbsthilfe
- Trinken Sie viel.
- Achten Sie darauf, dass Ihre Nahrung ausreichend Salz enthält.
- Wenn der Krampf sich ankündigt, strecken Sie sofort den Muskel. Dazu machen Sie vorsichtig das schmerzende Bein lang, ziehen die Zehen zum Körper und streichen vorsichtig den betroffenen Muskel entlang.
- Vor dem Einschlafen können eine Massage (mit Franzbranntwein) und Wärme (Wärmflasche oder warme Dusche) helfen, manchmal tut aber auch ein kühlendes Fußbad gut.
- Auch Fußgymnastik hilft: Stehend auf Zehenspitzen und Fersen hin und her wippen. Die Füße aus dem Fußgelenk heraus nach rechts und links kreisen lassen. Vor dem Schlafengehen die Wadenmuskulatur mehrmals beugen und strecken.

Wassereinlagerungen

Drei Viertel aller Frauen werden gegen Ende der Schwangerschaft von Wassereinlagerungen im Gewebe, sogenannten Ödemen, geplagt. Ödeme sind zurückzuführen auf das normale und gesunde Ansteigen und Sammeln von Flüssigkeit im Körper und äußern sich hauptsächlich in geschwollenen Füßen, Fußgelenken, Händen und Fingern. Wenn Ihnen also Ihre Ringe nicht mehr passen, brauchen Sie sich keine Sorgen zu machen.
An sehr heißen Tagen oder wenn Sie lange stehen müssen, können die Beschwerden deutlich zunehmen. Manche Frauen spüren ein Kribbeln und später ein Taubheitsgefühl in ihren Fingern. In einigen Fällen kommen dazu noch Schmerzen in den Unterarmen. Auch diese Symptome sind auf normale Wassereinlagerungen zurückzuführen und für sich genommen kein Alarmsignal. Ödeme, die sich bei heißem Wetter oder im Laufe des Tages bilden, sind nicht behandlungsbedürftig. Wenn Sie allerdings schon mit geschwollenen Füßen oder Händen aufwachen, kann dies ein Hinweis auf eine ernstere Erkrankung (wie etwa eine Präeklampsie) sein.

Sanfte Selbsthilfe
- Trinken Sie reichlich und salzen Sie so, wie es Ihnen schmeckt.
- Legen Sie häufig Ihre Füße hoch, das entlastet die geschwollenen Beine.
- Legen Sie Ringe und anderen Schmuck ab, bevor er so einschneidet, dass Sie ihn nicht mehr abbekommen.
- Sorgen Sie für regelmäßige Bewegung. Empfehlenswert sind Schwimmen, Spazierengehen, Radfahren.
- Tragen Sie Stützstrumpfhosen, die Sie morgens am besten noch im Liegen anziehen. Dadurch sackt weniger Blut in die Beine.
- Einer Studie zufolge sollen dreißig Minuten in der warmen Wanne helfen, den Blut-

Häufige Beschwerden

druck zu senken und die Urinproduktion anzuregen. Dies wirkt sich lindernd auf Wassereinlagerungen aus.

Zugeschwollene Nase und Nasenbluten

Der starke Anstieg der Hormone Progesteron und Östrogen führt zu einer Erhöhung der Blutzirkulation und hat unter anderem ein Anschwellen der Nasenschleimhäute zur Folge. Dies kann sich beispielsweise in einer vermehrten Neigung zu Nasenbluten äußern und bei manchen Frauen auch das Gefühl auslösen, permanent eine verstopfte Nase zu haben. Das kann zwar recht unangenehm sein, ist aber nicht behandlungsbedürftig. Nach der Geburt wird auch diese Beschwerde einfach wieder verschwinden.

Wichtig ist nur, dass Sie nicht automatisch zu abschwellenden Nasensprays greifen, wenn Sie unter Schwangerschaftsschnupfen leiden, da sie nicht für den Einsatz in der Schwangerschaft zugelassen sind. Wenn die unten stehenden Maßnahmen nicht ausreichen, besprechen Sie das weitere Vorgehen am besten mit einem HNO-Arzt.

Sanfte Selbsthilfe
- Achten Sie auf Vitamin-C-reiche Nahrung, wenn Sie häufiger Nasenbluten haben.
- Versuchen Sie, mehr Flüssigkeit zu sich zu nehmen. Mindestens zwei Liter täglich.
- Luftbefeuchter (im Winter Wassergefäße auf der Heizung, im Sommer feuchte Wäsche) sind besonders im Schlafzimmer angenehm.
- Schlafen Sie mit leicht erhöhtem Oberkörper.
- Vielleicht hilft Ihnen ein Dampfbad mit Meersalz oder ein Meersalz-Nasenspray? Vermeiden Sie aber möglichst abschwellende Nasentropfen und -sprays, da sie die Nasenschleimhaut zusätzlich austrocknen und die Symptome verschlimmern.
- Verwenden Sie eine Nasensalbe mit heilenden Substanzen (zum Beispiel Dexpanthenol): zwei- bis dreimal täglich vorsichtig in die Nasenschleimhaut einstreichen.

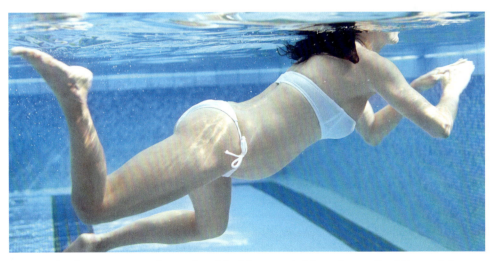

Regelmäßige Bewegung tut Ihnen während der Schwangerschaft besonders gut. Empfehlswert sind Schwimmen, Spazierengehen und Radfahren, die auch bei Neigung zu Wassereinlagerungen lindernd wirken können.

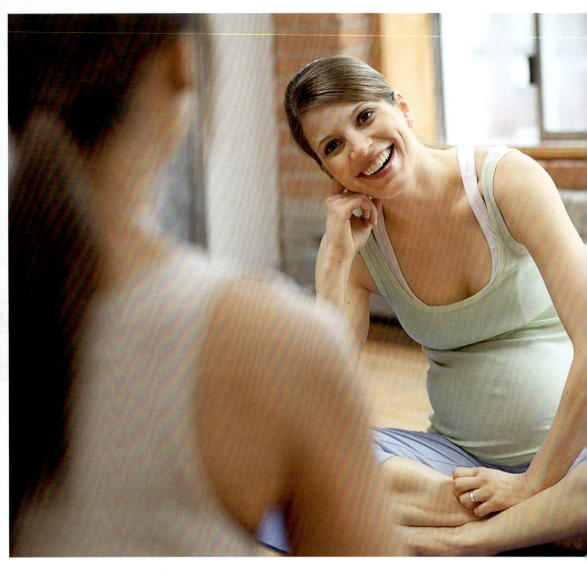

Die Geburt vorbereiten

DER RICHTIGE GEBURTSORT

Wenn Sie selbst noch keine Vorstellung davon haben, wo Ihr Kind zur Welt kommen soll, werden Ärzte und Hebammen Sie gerne beraten. Schließlich kennen sie die verschiedenen Angebote und Möglichkeiten in Ihrer Umgebung am besten. Dabei stellt sich die Frage, welche Bedeutung Sicherheit und eine entspannende Atmosphäre für Sie haben.

Manche Frauen können sich nur vorstellen, ihr Kind in einer vertrauten Umgebung, also zu Hause, zu bekommen. Andere empfinden größte Sicherheit in einem Perinatalzentrum, dem alle medizinischen Techniken und eine Neugeborenenintensivstation zur Verfügung stehen, und würden niemals zu Hause gebären wollen. Sie dürfen sich freuen, wenn alle Möglichkeiten in Ihrer Umgebung vorhanden sind, damit Sie wirklich die Wahl haben.

Hausgeburt

Zu den Prinzipien der Hausgeburtshilfe gehören sowohl die direkte und persönliche (»1:1«-)Beziehung zwischen Hebamme und Schwangeren als auch die familiäre Atmosphäre während der Geburt. Die eigenen vier Wände stellen historisch betrachtet den traditionellen und in vielen Ländern der Welt auch heute noch üblichen Geburtsort dar. Hausgeburtshebammen kennen ihre Grenzen, sind vorsichtig und reagieren sehr verantwortlich auf Gefahrenzeichen, so dass eine erhöhte Sterblichkeit insbesondere in Deutschland nicht beobachtet wird. Bei schweren unerwarteten Komplikationen während der Geburt ist jedoch eine Verlegung in eine Klinik notwendig. Neugeborene mit Problemen müssen sofort in eine Kinderklinik transportiert werden. In der Regel kann die Mutter sich dann mit aufnehmen lassen, hat aber dort oftmals keine so guten Erholungsbedingungen und keine medizinische Betreuung. Die täglichen Besuche Ihrer Hebamme, die nach Ihnen sieht, können dies etwas auffangen.

Außerklinische Geburt

In den letzten 25 Jahren wurde eine Reihe von Einrichtungen aufgebaut, die unter persönlicher nicht-klinischer Atmosphäre, aber ausgerüstet mit einer guten Infrastruktur Geburten durchführen. Hierzu gehören in erster Linie die von Hebammen geleiteten Geburtshäuser, die es mittlerweile in jeder größeren Stadt gibt. Es gibt aber auch Praxen, in denen Hebammen und Ärzte zusammenarbeiten. Eine Betreuung »1:1« ist nicht in allen Fällen gewährleistet, obwohl Sie als Schwangere alle Hebammen der meist kleinen Teams vor der Geburt kennenlernen. In ärztlichen Praxen sind oft auch Notfalleingriffe unter ärztlicher Leitung möglich. Neugeborene mit Problemen müssen aber auch hier sofort in eine Kinderklinik transportiert werden.

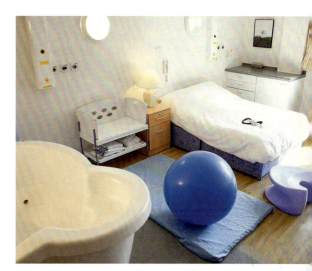

Geburtsräume sind oft mit angenehmen Möbeln wie niedrigem Bett, Geburtswanne und Gebärhocker ausgestattet.

Geburt in einer Geburtsklinik

Die meisten Geburten in Deutschland erfolgen in kleinen oder großen Kliniken. In den letzten Jahren versuchen die Hebammen dort individuelle Geburtssituationen zu ermöglichen und die klinische Atmosphäre abzumildern.

Oft arbeiten diese Kliniken mit sogenannten Belegsystemen. Das heißt für Sie, dass eine freiberufliche Hebamme, die Ihre Betreuung bereits in der Schwangerschaft übernommen hat, Sie auch während der Geburt in der Klinik begleitet und unterstützt. In den meisten Fällen kümmern sich diese Hebammen auch um die Betreuung im Wochenbett, wenn Sie wieder zu Hause sind.

Eingriffe unter ärztlicher Leitung sind möglich, erfolgen in einigen Kliniken sogar häufig. Eine gemeinsame Unterbringung von Mutter und Kind in einem Raum (»Rooming-in«) ist mittlerweile praktisch überall selbstverständlich. Allerdings ist die Organisation auf der Wochenbettstation noch recht unterschiedlich geregelt. Großer Beliebtheit erfreuen sich familienorientierte Einrichtungen mit Familienzimmern, Buffetsystem und sogenannter integrativer Betreuung. Das sind zukunftsweisende Modelle, bei denen die getrennte Behandlung von Mutter und Kind aufgehoben ist und eine ganzheitliche Pflege angeboten wird. Bestimmte vorübergehende Probleme der Babys nach der Geburt wie Neugeborenengelbsucht (Seite 318) oder Blutzuckerschwankungen können meist vor Ort behandelt werden. Bei ernsthaften Erkrankungen oder anhaltenden Beschwerden muss das Kind aber in eine Kinderklinik verlegt werden. Falls Rooming-in möglich ist, können Sie sich auch dort aufnehmen lassen, müssen aber dabei auf eine medizinische Betreuung vor Ort verzichten. Ihre Hebamme wird Sie jeden Tag besuchen und nach Ihnen sehen.

Eine Besonderheit stellt der hebammengeleitete Kreißsaal (Seite 130) dar, den es seit 2003 auch in Deutschland gibt. Hier können Sie bei allen technischen Möglichkeiten, die ein modern ausgestattetes Krankenhaus bietet, den Vorteil der individuell gestalteten Geburtssituation besonders genießen. Nach bislang veröffentlichten Studienergebnissen wird in diesen Einrichtungen deutlich seltener mit medizinischen Mitteln eingegriffen als in ärztlich geleiteten Abteilungen. Allerdings gibt es diese Angebote hierzulande leider erst sehr vereinzelt.

Geburt in einer Klinik mit Kinderklinik

Diese Einrichtungen sind in der Regel Kliniken in großen Städten und oft Universitätskliniken. Sie können von vielen Schwangeren in Kleinstädten oder auf dem Land kaum gewählt werden, ohne dass eine Einweisung bereits vor der Geburt erfolgt. Auch hier versuchen die Hebammen in vielen Fällen individuelle Geburten zu ermöglichen und sorgen für eine Reduzierung der klinisch-sterilen Atmosphäre. Mutter und Kind können in der Regel auch hier in einem Raum untergebracht werden. Der Vorteil liegt für viele Schwangere in der Gewissheit, dass alle technischen Möglichkeiten vorhanden sind, um in den Geburtsverlauf gegebenenfalls helfend einzugreifen, und dass das Kind in der dazugehörigen Kinderklinik versorgt oder behandelt werden kann, wenn es sein muss.

Perinatal-Versorgung

Seit einigen Jahren bemühen sich ärztliche Fachgesellschaften darum, genaue Voraussetzungen zu definieren, die für die Versorgung von Schwangeren, Müttern, Neu- und Frühgeborenen mit unterschiedlichen Risiken von den Kliniken bereitgehalten werden müssen. Der Hintergrund ist, dass nicht jede Klinik, die eine geburtshilfliche und kinderärztliche Abteilung besitzt, auch für die optimale Betreuung aller auftretenden Besonderheiten und Risiken ausgestattet sein muss. Bekannt ist, dass besonders kleine Frühgeborene deutlich größere Überlebenschancen haben, wenn sie keine weiten Wege bis zu ihrer Unterstützung haben. Und auch, dass für eine optimale Versorgung kleinster frühgeborener Babys Erfahrung und Routine im Umgang mit den eventuell auftretenden Problemen vorhanden sein müssen.

Und hier die wichtigsten Empfehlungen:
- Schwangere mit bekannten Risiken sollten nur in Kliniken versorgt werden, in denen eine angemessene vorgeburtliche und geburtshilfliche Behandlung möglich ist.
- Kinder, bei denen eine Behandlung nach der Geburt absehbar ist, sollten nur noch in Einrichtungen geboren werden, in denen sich eine Pädiatrie (Kinderheilkunde) beziehungsweise Neonatologie (Neugeborenen- und Frühgeborenenmedizin) befindet.
- In Geburtskliniken ohne angeschlossene Kinderklinik sollten im Sinne dieser Ein-

teilung nur Kinder mit einem Schwangerschaftsalter von mehr als 36 Wochen zur Welt kommen.

Medizinische Faktoren

Es gibt eine Reihe von Schwangerschaftskomplikationen oder Risiken, die bestimmte Geburtsorte ausschließen. Denken Sie daran: Die Wahl des Geburtsortes betrifft nicht nur Sie, sondern auch das Baby. Bei der Entscheidung ist abzuwägen, ob die in der Schwangerenvorsorge festgestellten Krankheiten, Komplikationen oder Risiken eine zusätzliche Gefährdung für den Geburtsverlauf darstellen und ob eine gut vorbereitete Versorgung zu Hause mit der Klinik gleichgestellt werden kann. Sie können eine Hausgeburt oder eine andere außerklinische Geburt planen, wenn eine Klärung der individuellen Besonderheiten und Risiken erfolgt ist.

Wenn in Ihrer medizinischen Vorgeschichte eines der folgenden Probleme aufgetaucht ist, sollten Sie zur Geburt auf jeden Fall in die Klinik gehen:
- nach Gebärmutterkomplikationen (zum Beispiel Myom-Operationen)
- nach Kaiserschnitt ohne vaginale Geburt
- nach vorzeitiger Plazentalösung
- nach hohem Blutverlust nach der Geburt

Ebenfalls in der Klinik richtig aufgehoben sind Sie, wenn in der Schwangerschaft Komplikationen auftauchen:
- bei Mehrlingen
- bei Plazentainsuffizienz mit Mangelentwicklung des Kindes
- bei bestehenden Erkrankungen wie behandlungsbedürftigem Diabetes, akuter Infektion (zum Beispiel HIV), krankhafter Anämie (Blutarmut) und Gerinnungsstörungen
- bei Drogenabhängigkeit
- bei Bluthochdruck in der Schwangerschaft, Präeklampsie oder HELLP-Syndrom

Auch kurz vor oder während der Geburt können Probleme auftauchen, die eine Verlegung in die Klinik nötig machen:
- vorzeitiger Blasensprung über zwölf Stunden ohne Geburtsbeginn beziehungsweise Geburt vor der 37. Schwangerschaftswoche
- Verdacht oder Anzeichen auf Infektionen der Fruchthöhle
- eine drohende Sauerstoffunterversorgung des Babys
- Blutungen in der Eröffnungsphase
- vorzeitige Plazentalösung
- Lageanomalien des Kindes (Steißlage und Querlage)
- extrem langsamer Geburtsverlauf
- Blasensprung ohne Wehentätigkeit mit Farbwechsel des Fruchtwassers

Es bestehen jedoch erhebliche Unterschiede zwischen einzelnen Einrichtungen, oft auch schon innerhalb einer Region. Sollte sich in Ihrer Nähe mehr als eine Geburtsklinik befinden, ist es sinnvoll, sich bereits während der Schwangerschaft die verschiedenen Kliniken oder – falls vorhanden – außerklinischen Einrichtungen anzuschauen. In der Regel bieten alle Einrichtungen Informationsveranstaltungen an. Manchmal können Sie auch den Geburtsraum besichtigen.

Wenn Sie Ihr Baby zu Hause zur Welt bringen möchten, ist der sehr frühe Kontakt zu Ihrer Hebamme wichtig. Die Hebamme möchte Sie auch in der Schwangerschaft kennenlernen und betreuen, um mit Ihnen gemeinsam alles für die Geburt und ein entspanntes Wochenbett vorbereiten zu können.

Da viele Kliniken inzwischen mit Belegsystemen arbeiten, können Sie auch dort die Hebamme kennenlernen, die Sie bei der Geburt begleiten wird. Kümmern Sie sich auch in diesem Fall um einen frühen Kontakt, da die Kapazitäten dieser Kolleginnen zur Annahme von Schwangeren begrenzt sind.

Den richtigen Geburtsort finden

Bevor Sie entscheiden, wo Sie Ihr Baby zur Welt bringen wollen, sollten Sie einige der angebotenen Informationsveranstaltungen oder Einzelberatungstermine wahrnehmen. Die Klärung folgender Aspekte kann Ihnen bei der Entscheidung helfen:

- Ist bei der Wehenarbeit Bewegung möglich, oder muss ich im Bett bleiben?

- Darf ich unter den Wehen essen und trinken, wenn mir danach ist?

- Gibt es Regeln, ab welchem Tag nach dem errechneten Termin die Geburt medikamentös eingeleitet wird?

- Wird die CTG-Überwachung während der ganzen Geburtsarbeit kontinuierlich durchgeführt oder gibt es Zeiten, in denen ich herumlaufen kann?

- Gibt es eine Geburtsbadewanne? Wie viele Babys werden tatsächlich im Wasser geboren?

- Wird die Fruchtblase routinemäßig bei jeder Geburt geöffnet?

- Darf ich meine Geburtsposition selbst wählen?

- Wie viele Begleitpersonen darf ich zur Geburt mitbringen?

- Wie viele Menschen aus der Klinik, wie Praktikanten, Studenten, Auszubildende, Hebammen und Ärztinnen können bei einer unkomplizierten Geburt dabei sein?

- Kann ich um etwas Intimität bitten, um eine Beschränkung auf die unbedingt notwendigen Helfer zu erreichen?

- Wie viele Hebammen und Ärztinnen arbeiten in einer Schicht? Ist immer – auch nachts – ein erfahrener Facharzt im Haus?

- Ist rund um die Uhr ein Anästhesist im Haus oder schnell erreichbar, der eine Leitungsanästhesie (PDA) legen kann?

- Wie viele Geburten finden in der betreffenden Einrichtung pro Jahr statt, und wie viele davon erfolgen mit Dammschnitten, Kaiserschnitten, vaginal operativen Hilfen und Verlegungen in eine Kinderklinik? In welchem Verhältnis stehen diese Zahlen zu denen anderer Kliniken in der Gegend?

- Kann mein Baby nach der Geburt die ganze Zeit bei mir bleiben oder muss es zu bestimmten Zeiten auf die Säuglingsstation?

- Wie viele Frauen stillen ausschließlich, wenn sie nach der Geburt das Haus verlassen?

- Wird eine ambulante Geburt in dem Haus nach normalem Geburtsverlauf und bei gesundem Baby unterstützt?

Wenn viele Antworten zu Ihrer Zufriedenheit ausfallen, haben Sie Ihren Platz gefunden. Nun können Sie sich zur Geburt anmelden. Bei der Anmeldung wird es sich um einen Beratungstermin bei einer Hebamme oder Ärztin handeln, die Ihre bisherigen Untersuchungsbefunde in den eigenen Unterlagen dokumentiert.

GEBURTSVORBEREITUNG

Obwohl Schwangerschaft, Geburt und die Ankunft eines Babys ganz natürliche Vorgänge im Leben sind, sollten Sie sich, wenn Sie als Paar gemeinsam dies alles erleben möchten, die Zeit nehmen, sich in einem Kurs auf die außergewöhnliche Erfahrung der Geburt vorzubereiten.

Den passenden Kurs finden

Meist können Sie aus einem großen Angebot wählen. Es gibt Kurse für Paare und Kurse nur für Frauen. Aber auch solche, bei denen an zwei oder drei Terminen der Partner mitgebracht werden kann. Häufig werden auch Seminare für mehrfache Mütter und Eltern angeboten. Manche Kurse finden über Wochen hinweg statt. In anderen absolvieren Sie das ganze Programm an einem Wochenende.

Die Kurse werden meist von Hebammen geleitet. Sie haben die Möglichkeit, 14 Termine eines Hebammenkurses mit den Krankenkassen abzurechnen. Aber auch Physiotherapeutinnen und Geburtsvorbereiterinnen bieten Kurse an, die allerdings privat bezahlt werden müssen. Sie finden umfassende Angebote in Kliniken, Familienbildungsstätten, Geburtshäusern und vielen Hebammenpraxen.

Melden Sie sich frühzeitig ab der 20. Schwangerschaftswoche zu den von Ihnen favorisierten Kursen an, um zwischen der 28. bis 30. Woche beginnen zu können. Damit sind Sie wahrscheinlich rechtzeitig vor der Geburt auf dem neuesten Wissensstand.

Die wichtigsten Inhalte

Die Inhalte und Konzepte dieser Kurse variieren je nach Schwerpunkt. Sie sollten sich aber immer mit diesen Hauptthemen befassen:

- Anhaltspunkte über den Verlauf der Schwangerschaft und Tipps zur Linderung spezifischer Beschwerden.
- Hinweise dazu, wie Sie Ihr Körperbewusstsein stärken und mit Ihrem Atem arbeiten können. Dazu gehören lockernde Übungen und Massagen.
- Informationen darüber, wie eine Geburt abläuft, welche Phasen und Wehentypen unterschieden werden. Welche Körperhaltungen können die Geburt unterstützen? Kann der Atem helfen? Wie kann ich zwischen den Wehen entspannen?
- Wie ist der Ablauf in einer Klinik und in einer außerklinischen Einrichtung?
- Wie kann ich mit Schmerzen und schwierigen Situationen, wie operativen Geburten und Anästhesien, umgehen?
- Hinweise zur Rolle der Begleiter und wie diese Sie am besten unterstützen können.
- Anregungen dazu, wie Sie Ihr Baby nach der Geburt begrüßen können, zum Leben mit dem Neugeborenen einschließlich der Pflege und des Stillens und natürlich auch zur Elternrolle.
- Bei Kursen für Mehrgebärende geht es um die Verarbeitung des Erlebten. Entspannungsübungen und die Vorbereitung der Geschwisterkinder auf die Ankunft des Babys stehen im Zentrum.

Fit für die Geburt

Untersuchungen haben nachgewiesen, dass Schwangere, die Geburtsvorbereitungskurse besucht haben, im Durchschnitt leichtere und interventionsärmere Geburten erleben als Schwangere, die keinen Kurs besucht haben. Die Wehenarbeitszeit ist kürzer, es werden weniger Medikamente gebraucht und die Babys werden häufiger gestillt.

Erleichtert die Eröffnung: Akupunktur

Ergänzend zu allen übrigen Maßnahmen können Sie überlegen, ob eine geburtsvorbereitende Akupunktur für Sie das Richtige ist.

Diese Akupunktur-Methode wird mittlerweile immer häufiger angeboten und erzielt gute Ergebnisse. Wobei es in der traditionellen chinesischen Akupunktur keine wirkliche Geburtsvorbereitungsindikation gibt, die auf einen leichten Geburtsverlauf zielt. Die Behandlung soll dem Baby vielmehr einen ruhigen, beständigen Geist und eine stabile Konstitution verleihen.

Für dieses Schema werden ab der 36. Schwangerschaftswoche in vier wöchentlichen Sitzungen jeweils drei bis vier Punkte für 20 Minuten akupunktiert. Meistens liegen diese Punkte im Bereich der Unterschenkel, nämlich zum Beispiel:
- unterhalb des Knies
- oberhalb Innenknöchels des Fußes
- an der oberen seitlichen Wade
- an der äußeren Seite der kleinen Zehe

Je nach individueller Konstitution wählt die Hebamme in manchen Fällen aber auch andere Punkte. Und es wirkt! Das beweisen nicht nur die starken Kindsbewegungen, die viele Frauen nach der Sitzung wahrnehmen; sondern auch verschiedene wissenschaftliche Studien bestätigen, dass die Behandlung eine Verkürzung der Eröffnungsphase von etwa zwei Stunden bewirkt.

Sie können sich von Hebammen und Ärzten mit einer Zusatzausbildung in Traditioneller Chinesischer Medizin akupunktieren lassen. Viele Geburtshäuser und Hebammenpraxen haben wöchentliche Akupunktursprechstunden. Bei diesem Termin können Sie gleichzeitig andere Frauen in Ihrer Situation kennenlernen. Manchmal besteht dieses Angebot auch in Kliniken, wenn dort Ärzte mit dieser Qualifikation arbeiten.

Hebammentipp

Mit einer regelmäßigen **Damm-Massage** können Sie das Gewebe auf die Dehnung bei der Geburt vorbereiten.

Ab der 36. Schwangerschaftswoche können Sie damit beginnen, Ihren Damm mit einem Pflanzenöl (zum Beispiel Mandelöl) zu massieren. Das Ziel dieser Massage ist es, die Durchblutung und Elastizität des Dammes zu fördern, um die Geburt möglichst unverletzt zu überstehen.

Nachdem Sie Ihre Hände gründlich gereinigt haben, stellen Sie ein Bein am besten auf einen Hocker oder den Badewannenrand. Nehmen Sie sehr wenig Öl auf Daumen, Zeige- und Mittelfinger und verteilen Sie es auf den Fingerspitzen. Führen Sie Ihren Daumen dann zwei Zentimeter in die Vagina ein und legen Sie Zeige- und Mittelfinger auf den Damm in Richtung Anus.

Verteilen Sie das Öl nun vorsichtig in kreisenden, massierenden, halbmondförmigen Bewegungen auf und in den hinteren Teil des Scheideneingangs und Dammes. Dehnen Sie diesen Bereich dabei in Richtung Anus bis an eine milde Schmerzgrenze. Nach sechs bis sieben Minuten nehmen Sie sich ein wenig neues Öl und verteilen es auf den Schamlippen. Auch diese werden dann in kleinen kreisenden Bewegungen massiert und dabei leicht nach außen gedehnt.

Die ganze Massage sollte insgesamt nicht länger als zehn Minuten dauern und nicht mehr als einmal am Tag durchgeführt werden. Vielleicht finden Sie es ab und zu auch hilfreich und angenehm, wenn Ihr Partner die Massage übernimmt.

Ihr Gepäck für die Geburt

Damit keine Hektik ausbricht, wenn es tatsächlich losgeht, sollte Ihr Gepäck für die Geburt ab der 37. Schwangerschaftswoche fertig gepackt bereit stehen. Neben Ihrem persönlichen Hygienezubehör und Ihren Hausschuhen (die sich auch gut zum Laufen während der Geburt eignen sollten), sollte Ihr Koffer folgende Dinge auf jeden Fall enthalten:

- Zwei Garnituren bequeme, gut waschbare Kleidung für die Geburt

- Notfallfutter für die begleitenden Personen (Fruchtriegel, Kaffee und Trockenobst)

- Toilettentasche mit Inhalt, inklusive Zahnputzzeug für die Begleiter.

- Nachtkleidung und bequeme Tagkleidung für einen eventuellen Klinikaufenthalt (vorn zu öffnen zum Stillen)

- Ihren Mutter- und Allergiepass

- Ihren Personalausweis und bei Verheirateten ein eventuell vorhandenes Familienbuch für die standesamtliche Anmeldung

- Kleidung für Ihr Baby für den Weg nach Hause

- Plastiktüte für die Wäsche

- Wollsocken

- Lieblingsmusik auf CD, eventuell sogar einen kleinen portablen CD-Player, wenn im Kreißsaal keiner vorhanden ist

- Kleingeld und Adressbuch

- Ein wohlriechendes Massageöl oder eine geliebte Badeessenz

- Nicht verheiratete Paare sollten bereits vor der Geburt daran denken, die Vaterschaftsanerkennung durchzuführen. Erkundigen Sie sich zu diesem Thema bei Ihrem zuständigen Standesamt. Es ist einfacher und erspart eventuellen Ärger und viel Bürokratie, sich schon vor der Geburt darum zu kümmern.

- Ebenso sollten Sie daran denken, Ihrem nicht mit Ihnen verheirateten Partner eine Vollmacht für Entscheidungen, die das Baby betreffen, auszustellen. Es kann ja sein, dass Sie während der Geburt eine Narkose benötigen und Ihr Partner in Untersuchungen und Prophylaxen (Seite 306) einwilligen muss.

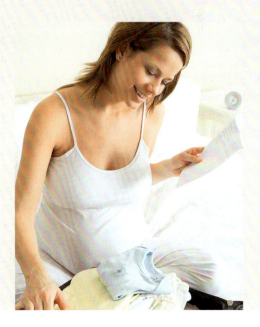

Wie soll Ihr Baby ernährt werden?

Gedanken, wie Sie Ihr Baby nach der Geburt ernähren wollen, beschäftigen Sie wahrscheinlich schon jetzt. In unseren Gesprächen stellen wir immer wieder fest, dass eine informierte Entscheidung für den entspannten Umgang mit dem Baby hilfreich ist. Es gibt keine widersprüchlichen Bewertungen zur Frage der optimalen Anfangsnahrung für das Neugeborene. Die Empfehlung lautet immer: Muttermilch. Dies gilt vor allem in den ersten sechs Lebensmonaten. Aber es kann auch gute Gründe geben, dass Frauen sich gegen das Stillen entscheiden. So ist es im Grunde das Wichtigste, dass es Ihnen und Ihrem Baby gut geht, Sie sich gesund und glücklich fühlen. Sie sind keine schlechte Mutter, wenn Sie sich gegen das Stillen entscheiden! Beim Thema Flaschenernährung (Seite 280) gehen wir auf die bestmögliche künstliche Anfangsnahrung für Ihr Baby ein.

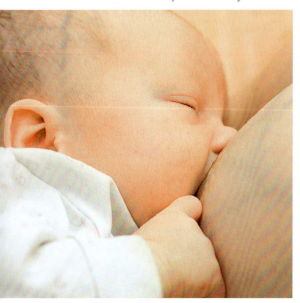

Sie können sich auf das Stillen vorbereiten, indem Sie sich schon jetzt darüber informieren.

Muttermilch hat viele Vorteile. Sie tun sich und Ihrem Baby daher viel Gutes, wenn Sie diese Art der Ernährung für sich und Ihr Baby in Erwägung ziehen. Nicht zuletzt erleichtert das Stillen den Aufbau einer sicheren Bindung – allein durch den häufigen Hautkontakt.

- Muttermilch ist immer verfügbar, in der richtigen Temperatur, frisch und zudem noch kostenlos.
- Muttermilch enthält alle Nährstoffe in der richtigen Zusammensetzung für Ihr Baby.
- Muttermilch enthält die von Ihnen gebildeten Antikörper und andere schützende Faktoren, die Ihr Baby vor Infektionen bewahren oder ihm bei der Auseinandersetzung mit Krankheiten helfen können.
- Bei gestillten Babys treten viele Krankheiten, wie Magen-Darm- oder Atemwegserkrankungen, Mittelohrentzündungen, Autoimmunerkrankungen und Diabetes, aber auch Risiken wie Fettleibigkeit und plötzlicher Kindstod deutlich seltener auf.
- Muttermilch ist leicht zu verdauen. Weniger Magenbeschwerden, Durchfälle und Verstopfungen treten im Vergleich zu den Babys auf, die mit künstlicher Nahrung ernährt werden.
- Muttermilch hilft Ihnen bei der Rückbildung der Gebärmutter im Wochenbett und führt zu einer effektiveren Gewichtsabnahme durch erhöhten Kalorienverbrauch.
- Stillen bis ins zweite Lebensjahr des Babys hinein reduziert Ihr Risiko für eine Brustkrebserkrankung.

Für eine erfolgreiche Stillzeit ist es eher wichtig, sich Zeit zu nehmen, richtige Anlegetechniken und geeignete Stillpositionen auszuprobieren und zu lernen. Auch wenn der Anfang etwas schwierig und manchmal etwas schmerzhaft sein kann, vertrauen Sie darauf, dass Sie und Ihr Baby schon den richtigen Weg zueinander finden werden.

Stillvorbereitung

Zu einer guten Geburtsvorbereitung gehört auch die Vorbereitung auf die Ernährung Ihres Babys. Es ist erwiesen, dass der Stillerfolg größer ist, wenn Sie die Informationen zu folgenden Themen erhalten haben:

- Grundkenntnisse zur Milchbildung und Milchabgabe

- Bedeutung des Stillens für Sie und Ihr Baby

- Umgang mit den Signalen und Reflexen Ihres Babys

- Korrektes Anlegen und Stillpositionen, Stillen nach Bedarf

- Stillfördernde und stillhemmende Faktoren

- Einfluss Ihrer Umwelt

- Falls Sie dazu Fragen oder Unsicherheiten haben, lassen Sie sich auf jeden Fall von einer Hebamme beraten.

- Nahezu jede Frau kann ihr Baby stillen – auch wenn ihre Brustwarzen besonders geformt sind! Falls Sie flache oder nach innen gezogene Brustwarzen haben, muss das kein Hindernis für eine glückliche Stillbeziehung sein. Mit der richtigen Anlegetechnik können Sie in der Regel Ihrem Baby ohne Probleme die Brust geben. Ihre Hebamme wird Sie sicherlich darin unterstützen. Auf dem Markt befindliche Brustwarzenformer und der Einsatz einer Niplette bereits in der Schwangerschaft sind nach unserer Erfahrung in Einzelfällen hilfreich. In Studien werden diese Hilfen allerdings als nicht nennenswert vorteilhaft für die Dauer des Stillens bewertet.

- Pflegen Sie Ihre Brüste mit einem Ihrem Hauttyp entsprechenden Körperöl oder einer Lotion. Sparen Sie dabei die Brustwarzen aus. Sie werden sonst zu weich fürs Stillen. Lassen Sie Luft und etwas Sonne an Ihre Brüste, um sie gut vorzubereiten. Bitte folgen Sie keinen veralteten Ratschlägen: Bearbeiten Sie Ihre Brustwarzen nicht mit groben Frotteehandtüchern, Luffahandschuhen oder mit Zahnbürsten. Diese Maßnahmen machen Ihre Brustwarzen nur rissig. Sie werden davon höchstens empfindlicher. Auch das Einreiben oder Abtupfen mit Tinkturen, Zitronensaft oder Eichenrinde hat keine positiven Effekte für die Stillvorbereitung gezeigt.

- Wichtig ist es dagegen, die richtigen Anlegetechniken zu lernen, geeignete Stillpositionen zu finden und sich für sich selbst und das Kind Zeit zu nehmen. Vertrauen Sie darauf, dass Sie und Ihr Baby schon den richtigen Weg zueinander finden werden.

- Viele Frauen haben Sorge, dass eine lange Stillzeit die Brüste unansehnlich werden lässt. Das ist zum Glück nicht der Fall: Nach dem Ende der Stillzeit findet die Brust schnell zurück zu ihrer ursprünglichen Form. Wahr ist aber, dass die hormonellen Veränderungen zu Beginn der Schwangerschaft das Brustgewebe strapazieren. Tragen Sie gut sitzende und stützende BHs. Treiben Sie regelmäßig Sport und vermeiden Sie eine übermäßige Gewichtszunahme, so sorgen Sie dafür, dass Ihr Dekolleté Schwangerschaft und Stillzeit gut übersteht.

EINKAUFEN FÜR DAS WOCHENBETT

Während Sie Ihr Baby erwarten, sollten Sie bereits alle Dinge besorgen, die Sie für ein ruhiges Wochenbett benötigen. Was Ihr Baby für den Anfang braucht, finden Sie auf Seite 337. Hier stehen all die Dinge, die Sie für sich selbst benötigen.

Gut sitzende Still-BHs

Ein Still-BH lässt sich vorn öffnen, sodass Sie sich zum Stillen nicht immer erst umständlich aus der Kleidung schälen müssen. Er ist meist mit breiten Trägern ausgetattet, die viel Halt geben und gut stützen.

Der Kauf von Still-BHs ist ab drei Wochen vor dem Termin empfehlenswert. Ihr Unterbrustumfang wird sich dann nicht mehr verändern, wohl aber die Größe Ihrer Brüste, wenn die Milch drei bis fünf Tage nach der Geburt richtig zu sprudeln beginnt (Seite 235). Ziehen Sie also mit einem jetzt für Sie passenden BH los und kaufen Sie sich ein Modell mit einer etwas größeren Körbchengröße. Falls Sie einen zweiten BH wünschen, kaufen Sie ihn nicht gleich, sondern warten Sie mindestens 14 Tage (bis dahin verändert sich die Brust im wahrsten Sinn des Wortes laufend) nach der Geburt ab. Falls Sie zufrieden mit dem bereits erworbenen sind, schaffen Sie sich einfach ein zweites Exemplar davon an.

Still-BHs sollten gut waschbar sein und schnell trocknen. Wählen Sie ein Modell, das Sie leicht mit einer Hand öffnen können. Sie werden nämlich öfter in die Situation geraten, dass Sie unterwegs Ihr hungriges Baby stillen müssen. Während Sie sich krampfhaft darum bemühen, es mit einer Hand festzuhalten, werden Sie mit der anderen Hand versuchen, Ihren BH so diskret wie möglich zu öffnen.

Probieren Sie daher die Handhabung mehrerer BH-Modelle aus. Sollten Sie einen BH mit einem Reißverschluss vorn wählen, der besonders für große Brüste angenehmer sein kann, achten Sie darauf, dass er gut verarbeitet ist. Der Verschluss sollte an keiner Stelle direkt an Ihre Haut kommen oder Gewebe einquetschen können. Vermeiden Sie BHs, die beim Öffnen einer Seite nur Teile der stillenden Brust frei lassen. Eine volle Brust kann bei solchen Modellen an den Rändern gedrückt und gestaut werden. Still-BHs gibt es sehr günstig in Drogerieketten, etwas teurer in Unterwäscheläden und Kaufhäusern und neuerdings auch als Edeldessous in einzelnen Geschäften oder über das Internet zu bestellen.

Was Sie sonst noch brauchen

In Drogerien sind auch die weiteren Zubehörartikel für das Wochenbett erhältlich. Sie brauchen große Binden und eventuell Kondome, die mit kaltem Wasser gefüllt zur Kühlung von Hämorrhoiden und angeschwollenen Nähten eingesetzt werden können. Dazu geruchsfreie Waschlotionen. Babys fühlen sich am wohlsten, wenn sie nur ihre Mama, die sie auch am Geruch erkennen können, und ihre Milch riechen dürfen. Verzichten Sie daher auf Parfüm und Deodorants. Vergessen Sie nicht, für die Geschwister kleine Mitbringsel zu besorgen! Diese können Sie dann mit dem Baby nach Hause bringen.

Vorkochen

Ihre Tiefkühlfächer können Sie jetzt schon gut bestücken, wenn Sie von jeder Mahlzeit doppelte Portionen kochen und die Hälfte davon einfrieren. Halten Sie auch die Telefonnummern des ein oder anderen Pizzaservices bereit. In der Zeit nach der Geburt werden Sie froh sein, wenn es auch mal etwas anderes gibt als Brot. Auch Getränke, vornehmlich stilles Mineralwasser, können schon jetzt in großen Vorräten besorgt werden. Sie müssen die kommende aufregende Zeit dann nicht durstig mit leerem Magen verbringen.

WARTEN AUF DAS BABY

Wenn alles gut vorbereitet ist, der Partner – und nicht nur der! – fünfmal am Tag anruft und fragt, ob es bald losgeht, Sie am errechneten Termin angekommen sind und sich immer noch nichts tut, ist das Nervenkostüm häufig an einem Tiefpunkt angelangt. Aber wie gesagt: Nur drei bis vier Prozent der Babys werden tatsächlich am errechneten Datum geboren. Der Rest kommt in den 14 Tagen davor und danach. Im Durchschnitt machen sich erste Babys sechs bis sieben Tage nach dem errechneten Datum auf den Weg. Aber vielleicht hat Ihr Baby überhaupt kein Buch gelesen und braucht so lang, wie es braucht. Also nennen Sie einfach allen, die danach fragen – ausgenommen Ihrem Arbeitgeber! – ein Datum 14 Tage nach dem errechneten Termin. Das schafft Freiraum und erspart Telefongeklingel, unnötige Telefonate oder das Abhören des Anrufbeantworters.

Terminüberschreitung

Wenn der errechnete Termin überschritten ist, werden Sie und Ihr Baby häufiger überwacht. Bis zu einer Woche über dem errechneten Termin werden Sie zweitägig zu CTG-Kontrollen und einer Überprüfung von Blutdruck und Urin und einer eventuellen vaginalen Untersuchung in die Praxis Ihrer Hebamme oder Ihrer Ärztin gebeten. Danach finden die Untersuchungen auch täglich statt. Ihre Frauenärztin wird eine Ultraschalluntersuchung durchführen, um die Menge des Fruchtwassers zu kontrollieren, die deutlich nachlassen kann, wenn Plazenta und Eihäute aufgrund von natürlichen »Überalterungsprozessen« eine optimale Nachproduktion von Fruchtwasser nicht mehr gewährleisten.

Ihr Baby wird aber niemals »trocken« zur Welt kommen, da die Geburt bei Anzeichen von zu wenig Fruchtwasser eingeleitet wird, ebenso bei CTG-Auffälligkeiten oder wenn Sie Ihr Baby plötzlich weniger spüren. Bevor die Geburt medikamentös eingeleitet wird (Seite 201), können Sie aber einige unterstützende Maßnahmen ausprobieren, die Sie vielleicht ans Ziel bringen (Seite 200).

Ihre Gynäkologin oder Hebamme kann bei einem leicht geöffneten Muttermund den Rand der Eihäute (Eipollösung) am inneren Muttermund lösen. Sie führt dazu einen Finger vorsichtig in den Muttermund und löst mit einer Kreisbewegung die Eihäute des Babys vom unteren Teil der Gebärmutter. Durch diese Stimulation wird lokal die Produktion von Prostaglandin angeregt. Danach kann eine leichte vaginale Blutung auftreten, weil das Gewebe am Ende der Schwangerschaft so gut durchblutet ist. Diese ist aber, wenn sie bald aufhört, unbedenklich.

> **Eine alte Hebammenweisheit: Wie ein Kind entsteht, kommt es auf den Weg**
>
> Versuchen Sie, Ihren Partner zu verführen und zum Sex zu stimulieren oder sich verführen zu lassen. Hormone in der Samenflüssigkeit bewirken ein Weicherwerden des Gebärmutterhalses. Wenn Sie gar einen Höhepunkt erleben, werden Kontraktionen gefördert. Das Stimulieren der Brustwarzen kann zur Ausschüttung von Wehenhormonen führen. Diese wundervolle Mischung kann auf natürliche Art die Geburt anregen – allerdings nur, wenn Ihr Baby bereit ist, sich auf den Weg zu machen. Reden Sie mit Ihrem Baby und versuchen Sie, es zu überzeugen, dass es in der Welt draußen sehr schön ist.

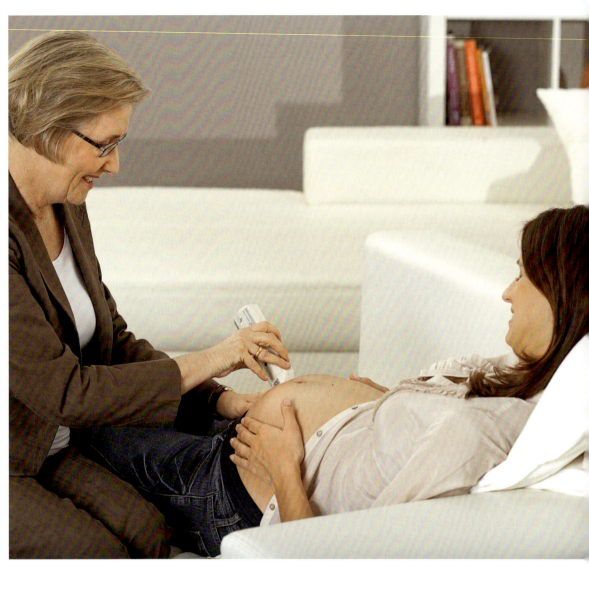

Die medizinische Betreuung

IHR BETREUUNGSTEAM

Zuständig für Ihre medizinische Begleitung und Betreuung während der Schwangerschaft sind in Deutschland Hebammen und Fachärzte für Frauenheilkunde. Am besten wäre es, wenn Sie von beiden Berufsgruppen aufeinander abgestimmt betreut würden. Denn sowohl Ärzte als auch Hebammen verfügen über spezielle fachliche Kompetenzen und Erfahrungen, die sich gut ergänzen, aber oft nicht ersetzen können. Realität ist es aber, dass die Zusammenarbeit zwischen Frauenärzten und Hebammen in manchen Fällen zwar erstaunlich gut klappt, leider aber oft auch zu wünschen übrig lässt. So liegt es letztendlich an Ihnen selbst, genau hinzuschauen, wie Sie die jeweils besonderen Qualifikationen und Einstellungen zu Schwangerschaft und Geburt für sich nutzen können.

Hebammen

Alle Hebammen in Deutschland durchlaufen eine mindestens dreijährige Ausbildung in Geburtskliniken mit daran angeschlossenen Hebammenschulen, oder sie studieren an Hochschulen neben ihrer praktischen Arbeit in Geburtskliniken, bevor sie selbstständig die Betreuung von schwangeren Frauen übernehmen. Diese praktische und theoretische Ausbildung befähigt sie besonders zur Begleitung von Schwangeren, Müttern und Babys durch die normale Schwangerschaft, Geburt und Wochenbettzeit. Neben der rein physischen Betreuung vermitteln Hebammen zwischen dem Bedürfnis der schwangeren Frauen, ihr Baby natürlich und auf ihre eigene Weise zur Welt zu bringen, und den manchmal notwendig werdenden Versorgungsangeboten der modernen Medizin.

Hebammen arbeiten in Kliniken, in Geburtshäusern, in ärztlichen Praxen (in Zusammenarbeit mit Frauenärzten oder Kinderärzten) oder auch selbstständig.

Ihr Aufgabenspektrum umfasst:
- Vorsorgeuntersuchungen und Hausbesuche in der Schwangerschaft bei Beschwerden
- Die Leitung von Kursen, wie Schwangerschaftsgymnastik, Geburtsvorbereitung, Babypflege und Rückbildungsgymnastik
- Als freiberufliche Hebamme übernehmen sie Geburten im außerklinischen Bereich, im Geburtshaus oder in einer ärztlichen Praxis und in Kliniken als Angestellte oder als Beleghebamme
- Sowohl die klinische als auch die häusliche Wochenbettbetreuung
- Beratung bei Stillbeschwerden
- Ernährungsberatung zur Beikosteinführung

Familienhebammen

Familienhebammen beraten und betreuen Familien und Kinder, deren Lebenssituation bereits durch soziale und gesundheitliche Belastungen geprägt ist. Sie sind bemüht, den Zugang zum Sozial- und Gesundheitswesen für alle Familien zu ermöglichen. Familienhebammen haben immer als ersten Ausbildungsabschluss ein Hebammenexamen und Berufspraxis, bevor sie ihre Zusatzqualifikation als Familienhebammen erwerben. Die Betreuung der Familien ist bis zum Ende des ersten Lebensjahres des Kindes vorgesehen.

Viele Hebammen haben Zusatzausbildungen in alternativen Heilmethoden wie Akupunktur, Homöopathie, Bachblüten oder Shiatsu.

Kostenübernahme in Deutschland

Wenn Sie gesetzlich versichert sind, werden die Kosten für die Hebammenbetreuung von Ihrer Krankenkasse übernommen. Ausgenommen sind bisher jedoch Bereitschaftspauschalen von Beleghebammen oder Hausgeburtshebammen, die damit ihre Einsatzbereitschaft in den Wochen vor der Geburt und zwei Wochen nach der Geburt in Rechnung stellen.

Wenn Sie privat versichert sind, hängt die Übernahme von ambulanten Hebammenleistungen von dem von Ihnen geschlossenen Vertrag ab. In der Regel sind Hebammenleistungen aber enthalten. Die Beihilfevorschriften des Bundes und der Länder decken Hebammenleistungen ab. Die Finanzierung von Familienhebammen und – als Modellprojekt – sogenannten Familiengesundheitshebammen wird aus kommunalen Mitteln der Jugend- und Gesundheitsämter gesichert.

Ärzte

Ihre betreuende Frauenärztin hat eine lange Aus- und Weiterbildung hinter sich, bevor sie sich in einer eigenen Praxis niederlassen kann. Nach fünfjährigem Studium und dem anschließenden Praktischen Jahr folgt eine mindestens fünfjährige Facharztausbildung, die klar definierte Inhalte mit einem umfangreichen Tätigkeitskatalog hat.

Die ärztliche Ausbildung und Tätigkeit schult besonders den Blick für das Erkennen von Risiken, abweichenden Entwicklungen und Erkrankungen. Niedergelassene Frauenärztinnen bieten nach den Mutterschaftsrichtlinien Vorsorgeuntersuchungen (siehe unten) an, führen unter anderem Labor- und Ultraschalluntersuchungen und in manchen Fällen, beziehungsweise wenn Sie dies wünschen, auch weitergehende pränatale Diagnoseverfahren (Seite 132) durch. Die Kosten der als notwendig definierten Untersuchungen werden von allen Krankenkassen und Krankenversicherungen übernommen.

Die Basis einer guten Betreuung: Verbindliche Standards

Inhalt und Umfang der ärztlichen Aufgaben sind in Mutterschaftsrichtlinien geregelt. Hebammen orientieren sich an den Richtlinien und Empfehlungen zur Schwangerenvorsorge, die vom Deutschen Hebammenverband herausgegeben werden. In allen Fällen liegen damit richtungsweisende Anleitungen vor, die dazu beitragen, dass die Qualität der Betreuung stimmt. Solche Richtlinien führen aber auch dazu, dass bestimmte Untersuchungen routinemäßig durchgeführt werden, andere aber nicht üblich sind. Immer mehr Frauen beklagen sich darüber, dass Ängste erst durch die ausführlich dargestellten Risiken ausgelöst werden. Das Unbehagen wird noch geschürt, wenn immer wieder Erklärungen unterzeichnet werden müssen. Grund hierfür ist die zunehmende Zahl juristischer Auseinandersetzungen zwischen Versicherungen, Ärzten und Hebammen wegen möglicher Betreuungsfehler. Diese Entwicklung ist sehr problematisch. Aber vielleicht hilft Ihnen dieses Hintergrundwissen, dass die üblichen Risikoaufklärungen und schriftlichen Erklärungen nicht als Misstrauen Ihnen gegenüber oder als Anzeichen für eine gefährliche Situation verstanden werden dürfen. Trauen Sie sich aber auf jeden Fall, Ihre Meinung zu sagen, wenn Ihnen das Vorgehen nicht gefällt oder nicht gut tut!

VORSORGEUNTERSUCHUNGEN

In den ersten Schwangerschaftsmonaten finden die Vorsorgeuntersuchungen bei normalem Verlauf in vierwöchigem Turnus statt, ab der 30. Woche dann 14-tägig. Beim ersten Vorsorgetermin geht es vor allem darum, den Geburtstermin zu berechnen, Ihnen Hinweise zur Ernährung in der Schwangerschaft (Seite 43) sowie zum Umgang mit Bewegung (Seite 54), Sexualität, Reisen (Seite 52) und Medikamenten (Seite 79) zu geben. Ebenso erhalten Sie Tipps, wie Sie mit eventuell auftretenden Beschwerden zurechtkommen. Dann wird ein Zeitplan für die weiteren Untersuchungen erstellt, und Ihre Ärztin klärt Sie über die Möglichkeiten der pränatalen Diagnostik (Seite 132) auf.

Nach diesem Gespräch findet eine Allgemeinuntersuchung statt, bei der Körpergröße, Gewicht, Blutdruck, Krampfadern (Varikosis) und Flüssigkeitseinlagerungen im Gewebe (Ödeme) kontrolliert werden. Eine Untersuchung der Brust, eine vaginale Untersuchung mit einem Spekulum und gegebenenfalls mikroskopischer Untersuchung des Vaginalsekrets schließen sich an. Der Abstrich vom Gebärmutterhals im Rahmen einer Krebsfrüherkennungsuntersuchung wird von vielen Ärzten gerne erst nach der zwölften Schwangerschaftswoche durchgeführt.

Die erste Vorsorgeuntersuchung vorbereiten

Fast alle Frauen wissen, dass sie schwanger sind, wenn sie sich zur ersten Vorsorgeuntersuchung anmelden. Ein Schwangerschaftstest hat ihnen schon Gewissheit gebracht. Nun geht es darum, den Geburtstermin zu bestimmen, den aktuellen Gesundheitszustand zu erheben und zu prüfen, ob sich die werdende Mutter auch sozial-emotional in fördernden Umständen befindet. Um all dies zu klären, werden viele Fragen auf Sie zukommen. Es ist sinnvoll, sich darauf vorzubereiten.

Fragen zur Berechnung des Geburtstermins

- Wann war Ihre letzte Regel? War Ihr Zyklus regelmäßig – in welchen Abständen? Wie stark war die letzte Blutung? Welche Verhütungsmittel haben Sie benutzt, bevor Sie schwanger wurden?

Fragen zu Ihrer Krankengeschichte

- Wie ist Ihre eigene Krankengeschichte? Waren oder sind Sie (chronisch) krank und nehmen Sie Medikamente? Haben Sie bereits Operationen hinter sich und wie haben Sie die Narkosen vertragen? Sind Sie Allergikerin (allergisch auch auf Medikamente)?

- Sind psychische Erkrankungen (zum Beispiel Depressionen) aufgetreten? Wurden Psychopharmaka eingenommen, Therapien durchgeführt?

Fragen zu Partnerschaft und Familie

- Gibt es Besonderheiten in der Krankengeschichte Ihres Partners (zum Beispiel Allergien) und Ihrer Familie (Eltern, Geschwister, eventuell Großeltern)? Gibt es genetische Besonderheiten und immer wieder auftretende Erkrankungen, wie Diabetes, Bluthochdruck oder auch Krebs?

Fragen zu Ihren vorhergegangenen Schwangerschaften

- Wie verliefen bisherige Schwangerschaften und Geburten? Hatten Sie Fehlgeburten? Gab es irgendwelche Probleme? Haben Sie gestillt? Wie geht es Ihrem Kind oder Ihren Kindern?

Fragen zu Ihren Lebensgewohnheiten

- Wie ernähren Sie sich? Rauchen Sie? Trinken Sie Alkohol – wie viel und wie oft? Nehmen Sie weitere Drogen? Betreiben Sie Sport?

Fragen zu Ihrem Umfeld

- Wie ist Ihre familiäre Situation? Wie wird Ihre Schwangerschaft akzeptiert? Wie ist Ihre soziale Situation? Sind Sie arbeitslos oder beziehen Sie Sozialhilfe? Sind sie berufstätig? Wie geht es Ihnen an Ihrem Arbeitsplatz? Kommen Sie in Kontakt mit Risiken für sich und Ihr Baby? Dazu gehören beispielsweise Chemikalien und Strahlung. Haben Sie schon Kontakt mit dem zuständigen Betriebsarzt aufgenommen? Müssen Sie aus beruflichen Gründen sehr viel reisen?

Vergessen Sie nicht, einen schon vorhandenen alten Mutterpass – auch wenn Sie einen neuen wünschen – und eventuell Ihren Allergiepass mitzubringen.

Hebammen messen den Leibesumfang und in der späteren Schwangerschaft auch den Abstand vom Schambein bis zum obersten Punkt der Gebärmutter, Symphysen-Fundus-Abstand (SFA abgekürzt) genannt. Damit kann das Wachstum des Kindes beurteilt werden. Nach unseren Erfahrungen sind diese klassischen Hebammentechniken oft ähnlich genau wie viele (zum Teil unnötige) Ultraschallmessungen.

Routinemäßig werden auch Urin- und Blutproben (Seite 115) entnommen, die auf unterschiedliche Faktoren untersucht werden. Das Sammeln von Informationen zu Ihrer medizinischen Geschichte (Anamnese) inklusive der Ihres Partners und Ihrer Familien hilft den medizinischen Begleitern, mit Ihnen gemeinsam einen Plan für die weitere Betreuung festzulegen. Falls vererbbare Erkrankungen in Ihren Familien aufgetreten sind, wünschen Sie vielleicht eine Beratung durch einen Humangenetiker. Die Fragen nach Schwangerschaftsunterbrechungen und Fehlgeburten sollten Sie ehrlich beantworten, auch wenn es manchmal schwerfällt. Nur so ist es möglich, ein vollständiges Bild für diesen Betreuungsplan zu erstellen. Wenn Sie sich nicht an alles genau erinnern, können Krankenhaus- und Operationsberichte angefordert werden.

Die Anamnese

Bei der ersten Vorsorgeuntersuchung erfasst Ihre Ärztin anhand eines 26 Punkte umfassenden Fragenkatalogs Ihre medizinische Vorgeschichte. Sie fragt unter anderem nach früheren Fehl- oder Frühgeburten, vorhandenen Allergien, bisherigen Erkrankungen sowie Krankheiten, die in der Familie häufig vorkommen. Auch psychische und soziale Belastungen sind von Bedeutung. Anhand dieser und weiterer Befunde erforscht die Ärztin, ob eine Schwangerschaft vorliegt, die als sogenannte »Risikoschwangerschaft« zu begleiten ist, und auch, worauf im Schwangerschaftsverlauf besonders geachtet werden soll.

Der Geburtstermin

Bei der ersten Vorsorgeuntersuchung wird auch der voraussichtliche Geburtstermin errechnet (Seite 18). Bei einer nachfolgenden Ultraschalluntersuchung kann dieser Termin noch einmal korrigiert werden.

Laboruntersuchungen

Bei der ersten routinemäßig durchgeführten Blutuntersuchung werden Blutgruppe, Rhesusfaktor und Antikörper bestimmt. Die genaue Dokumentation von Blutgruppe und Rhesusfaktor im Mutterpass ist von großer Bedeutung für Schwangerschaft und Geburt.

Der Rhesusfaktor
Die Bestimmung des Rhesusfaktors ist äußerst wichtig. Es handelt sich dabei um ein Eiweiß, das an der Oberfläche der roten Blutkörperchen haftet. Ist es vorhanden, was bei 85 Prozent der Menschen in unseren Breiten-

---

Sie und Ihr Partner sind Rhesus-negativ?

Wenn Sie selbst Rhesus-negativ sind, muss der Vater des Kindes Rhesus-positiv sein, damit auch das Kind Rhesus-positiv sein kann. Die Gabe von Anti-D-Immunglobulin ist eigentlich nicht notwendig, wenn auch der Vater des Kindes Rhesus-negativ sein sollte. Dann wird Ihr gemeinsames Kind auch kein Antigen haben, und es besteht keine Gefahr, dass Sie Antikörper gegen das Blut Ihres Babys bilden.

graden der Fall ist, sind Sie Rhesus-positiv. Fehlt es, sind Sie Rhesus-negativ. Wenn Sie selbst Rhesus-negativ sind, können Sie und Ihr Kind unterschiedliche Rhesusfaktoren aufweisen. Es kann dann zu einer sogenannten Rhesusunverträglichkeit kommen, bei der Ihr Körper Antikörper gegen das Blut Ihres Babys bildet und eine schwere Erkrankung auslösen kann. Seit diese biochemische Reaktion wissenschaftlich erkannt wurde, können negative Folgen für Mutter und Kind weitgehend abgewendet werden. Mittlerweile erhalten alle rhesus-negativen Schwangeren vorbeugend in der 28. bis 30. Woche eine Standarddosis Anti-D-Immunglobulin injiziert. Diese Maßnahme kann auch schon früher in der Schwangerschaft erfolgen, wenn es zu einem Kontakt zwischen mütterlichem und kindlichem Blut gekommen sein kann.

Dieser Blutkontakt ist bei jeder Geburt möglich, aber auch bei vorangegangenen Fehlgeburten und Schwangerschaftsabbrüchen, Schwangerschaften außerhalb der Gebärmutter, Blutungen in der Schwangerschaft oder als Folge von pränatalen Untersuchungen. Auch die von außen gesteuerte Drehung des Babys von der Steißlage in die Kopflage (Äußere Wendung, Seite 120) kann Blutkontakt ermöglichen.

Nach der Geburt wird bei Rhesus-negativen Müttern Blut aus der Nabelschnur zur Rhesusfaktor-Bestimmung entnommen. Wenn sich zeigt, dass das Kind Rhesus-positiv ist, wird das Anti-D-Immunglobulin zum zweiten Mal gespritzt. Die Gabe muss spätestens 72 Stunden nach dem möglichen Blutkontakt, also nach der Geburt erfolgen.

Antikörper-Suchtest

Bei allen Schwangeren wird zu Beginn der Schwangerschaft und erneut in der 24. bis 27. Woche das Blut auf Antikörper gegen Blutfaktoren untersucht. Falls Antikörper gefunden werden, sind Folgeuntersuchungen nötig, um zu klären, ob sie das Ungeborene gefährden könnten.

Röteln-Antikörper-Bestimmung

Eine weitere Blutuntersuchung prüft, ob eine Rötelnimmunität vorliegt, das heißt, ob Sie bereits einmal erkrankt waren. Diese Viruskrankheit kann vor allem in den ersten drei Monaten einer Schwangerschaft schwere Folgen für das Ungeborene haben (Seite 153). Gefährdet sind vor allem Schwangere ohne schützende Antikörper, die mit nicht geimpften Männern oder Kindern zu tun haben. Für Kindergärtnerinnen, Erzieherinnen und Lehrerinnen besteht nach dem Mutterschutzgesetz bei nicht ausreichendem Immunschutz ein Beschäftigungsverbot für die gesamte Schwangerschaft. Bei Infektionsverdacht kann eine passive Immunisierung mit Rötelnimmunglobulin durchgeführt werden. Dieses Vorgehen bietet zwar einen gewissen Schutz, allerdings keine hundertprozentige Gewähr, dass die Infektion nicht doch ausbricht. Wenn Sie an Röteln erkranken sollten, wird ein Untersuchungsplan festgelegt.

Frauen, die als Kind eine Rötelninfektion hatten oder dagegen geimpft sind, brauchen sich in der Regel keine Sorgen zu machen, da sie genug Antikörper im Blut haben. Um Sicherheit zu haben, wird empfohlen, bei Kinderwunsch die Röteln-Antikörper bestimmen zu lassen. Ein Grenzwert von 15 IU/ml, früher Titerwert 1:32, gilt als ausreichender Schutz vor der Infektion. Falls in Ihrem Impfausweis dokumentiert ist, dass Sie zweimal gegen Röteln geimpft worden sind, wird auch ohne Blutbestimmung von einer Immunität ausgegangen und dies so im Mutterpass notiert.

Wir haben die Erfahrung gemacht, dass vielen Frauen im Falle eine Rötelninfektion ein Schwangerschaftsabbruch viel zu schnell als einzig mögliche Alternative nahegelegt wird.

Selbst wenn sich Ihr Baby angesteckt haben sollte, steht letztendlich erst nach der Geburt fest, in welchem Ausmaß das Kind geschädigt wurde. Hier sind zum Beispiel ein frühzeitiges Erkennen der häufigen Hördefekte und unterstützende Maßnahmen wichtig.

Wir legen allen Müttern mit mangelnder Rötelnimmunität eine Impfung nach der Geburt nahe (am besten gleich im Wochenbett). Zwischen dieser Impfung und der nächsten Schwangerschaft sollten mindestens drei Monate verstreichen.

Nachweis von Chlamydia-trachomatis-Antigen

Die Urinprobe wird auf Chlamydien getestet, um eine Infektion mit diesem Erreger im Genitalbereich auszuschließen. Dies geschieht bei der ersten Vorsorgeuntersuchung. Chlamydieninfektionen gehören zu den häufigsten sexuell übertragbaren Krankheiten. Zwei Drittel aller infizierten Frauen bemerken diese Infektion nicht, da sie ohne Beschwerden abläuft. Nur ein Drittel aller Betroffenen leidet unter vaginalem Ausfluss, Schmerzen beim Wasserlassen, Unterbauchschmerzen oder Blutungen zwischen den Regelblutungen. Bei Männern führt die Infektion fast nie zu Beschwerden, sodass eine Ansteckung oft unbemerkt bleibt. Eine Infektion mit Chlamydien kann Fehlgeburten, Schwangerschaften außerhalb der Gebärmutter und einen vorzeitigen Blasensprung auch bereits in der frühen Schwangerschaft auslösen. Wenn die Infektion nicht behandelt wird, werden 30 bis 50 Prozent der Babys bei der Geburt angesteckt und können Augen- und Lungenentzündungen entwickeln. Wenn die Urinprobe positiv ist, erfolgt eine Antibiotikatherapie. Auch Ihr Partner sollte sich dann untersuchen lassen.

Während der Behandlung ist es besser, auf Geschlechtsverkehr zu verzichten und sich drei Wochen später noch einmal kontrollieren zu lassen. Nur so kann eine Übertragung auf das Baby verhindert werden.

LSR-Test (Lues-Such-Reaktion)

Lues (Syphilis) (Seite 153) ist eine sexuell übertragbare Erkrankung, die auch das Ungeborene schädigen kann. Bei der Blutuntersuchung wird nach Lues-Bakterien gesucht. Ist das Ergebnis positiv, wird mit weiteren Tests untersucht, ob die Infektion abgeheilt ist oder noch besteht. Im Mutterpass wird lediglich festgehalten, dass der Test durchgeführt wurde. Das Ergebnis wird nicht eingetragen.

HIV-Test

Die Durchführung eines HIV-Antikörpertests wird allen Schwangeren empfohlen. Im Mutterpass wird nicht das Testergebnis eingetragen, sondern lediglich, dass der Test durchgeführt wurde. Bei positivem Ergebnis ergeben sich wichtigste Konsequenzen für den Verlauf der Schwangerschaft und die Planung der Geburt. Wir empfehlen diese Untersuchung, die schon in einigen Fällen sowohl für uns als auch für die betroffenen Frauen überraschend einen positiven Befund erbrachte.

Nachweis von HBs-Antigen

Nach der 32. Schwangerschaftswoche wird die Bestimmung des Hepatitis-B-Antigens (HbsAg) im Blut empfohlen.

Hepatitis B ist eine vor allem durch Blut oder Sexualkontakt übertragbare Virusinfektion, die die Leber befällt und dort Entzündungen hervorrufen kann. Die meisten Menschen erholen sich relativ schnell davon. Aber jeder zehnte Infizierte kann auch ohne weiter spürbare Krankheitssymptome Überträger des Virus werden. Sollte das Ergebnis positiv sein, muss Ihr Baby unmittelbar nach der Geburt gegen Hepatitis aktiv und passiv geimpft werden, damit es sich nicht ansteckt. Das Abstillen ist dann nicht notwendig.

Der Mutterpass

Der Mutterpass dient den behandelnden Ärzten und Hebammen dazu, den Verlauf Ihrer Schwangerschaft und mögliche Besonderheiten zu dokumentieren. Er ist Ihr Eigentum, und es ist uns wichtig, dass Sie die von Ihnen und dem Baby erhobenen Befunde im Mutterpass finden und verstehen können. Oft werden nur Abkürzungen angegeben oder lateinische Begriffe, deren Übersetzung Sie hier finden.
Die eingetragenen Daten liefern für die Geburt oder in medizinischen Notfällen wichtige, schnell erfassbare Informationen. Es ist ratsam, dass Sie den Mutterpass immer bei sich tragen. Nach der Geburt bewahren Sie ihn am besten auf, da die Unterlagen auch für weitere Schwangerschaften von Bedeutung sein können.

Themen der Seite 2 und 3

Hier finden sich Name, Adresse und Geburtsdatum der werdenden Mutter sowie die Ergebnisse aller durchgeführten Blutuntersuchungen. Bei der ersten routinemäßigen Blutuntersuchung werden Blutgruppe, Rhesusfaktor und Antikörper bestimmt.

- **Blutgruppe:** Möglich sind die Blutgruppen A, B, AB und 0.
- **Rhesusfaktor:** Er gibt an, ob eine Rhesusunverträglichkeit vorliegt. In diesem seltenen Fall erfolgt während der Schwangerschaft eine prophylaktische Anti-D-Gabe in der 28. Woche und generell, wenn es zu Blutungen kommt.
- **Antikörper-Suchtest:** Bei allen Schwangeren wird zu Beginn der Schwangerschaft und erneut in der 24. bis 27. Woche das Blut auf Antikörper gegen Blutfaktoren untersucht. Falls Antikörper gefunden werden, sind Folgeuntersuchungen nötig.
- **Röteln-Antikörper-Bestimmung:** Sie gibt Auskunft darüber, ob eine Immunität gegen die Infektionskrankheit Röteln vorliegt. Liegt der angegebene Wert unter 15 IU/ml, ist besondere Vorsicht geboten. Orte und Personen, die Ansteckungsgefahren bergen (Kindergarten, Grundschule, Kindergruppen), sollten in diesem Fall gemieden werden.
- **Nachweis von Chlamydia trachomatis:** Für diese Untersuchung wird im Urin nach Erregern gesucht. Liegt eine Infektion vor, wird eine – für das Kind unbedenkliche – Antibiotikatherapie eingeleitet.
- **LSR-Test:** Dieser Test zeigt, ob eine unbemerkte Infektion mit Syphilis vorliegt, die unbehandelt dem Baby schaden könnte.
- **HIV-Test:** Er wird nur mit Einverständnis der Mutter durchgeführt, und das Ergebnis erscheint nicht im Mutterpass. Ist der Test positiv, können Medikamente das kindliche Ansteckungsrisiko stark verringern.
- **Nachweis von HBs-Antigen:** Dabei wird das mütterliche Blut in der 32. Woche auf Hepatitis B getestet. Liegt eine Infektion vor, wird das Neugeborene unmittelbar nach der Geburt gegen diese Krankheit geimpft, um eine Ansteckung zu verhindern.

Themen der Seite 4

Hier können Angaben zu vorangegangenen Schwangerschaften sowie die Ergebnisse weiterer Blutuntersuchungen eingetragen werden.

Themen der Seite 5 und 6

Hier finden sich die allgemeine Krankengeschichte, Anamnese und allgemeine Befunde sowie ein Katalog mit häufigen Risikofaktoren. Ganz oben auf dieser Seite werden Alter,

Anzahl der bisherigen Geburten, der Beginn der letzten Periode sowie die Zykluslänge festgehalten. Aus diesen Informationen berechnet die Ärztin den Geburtstermin und trägt ihn in den Mutterpass ein.

Themen der Seite 7 und 8

Auf diesen Seiten befindet sich das Gravidogramm, eine Tabelle, die den Verlauf der Schwangerschaft sowie die Ergebnisse der Vorsorgeuntersuchungen dokumentiert. Vermerkt werden jeweils:

- Die aktuelle Schwangerschaftswoche (SSW), meist sogar der Tag, zum Beispiel SSW 12+2.
- Der Fundusstand, mit dem der höchste Stand der Gebärmutter jeweils in Querfingern gemessen wird. Entweder ausgehend vom Schambein (S), dem Nabel (N) oder dem Rippenbogen (RB).
- Die Lage des Kindes im Becken, meist ab der zweiten Schwangerschaftshälfte. Abgekürzt zum Beispiel mit SL für Schädellage oder BEL für Beckenendlage.
- Kindliche Herztöne werden ab der 7. Woche mit einem + vermerkt, ebenso Kindsbewegungen ab der 18. bis 20. Woche.
- Ödeme, Varikosis: Ein - bedeutet, dass sich weder Wassereinlagerungen noch Krampfadern gebildet haben, + das Gegenteil.
- Das aktuelle Gewicht.
- Der Blutdruck, eingetragen unter dem Stichwort RR.
- Der Hb-Wert. Er gibt Auskunft darüber, ob die roten Blutkörperchen ausreichend Sauerstoff transportieren können. Er sollte möglichst nicht unter 11,0 g/dl liegen.
- Der Nachweis von Eiweiß, Zucker, Nitrit oder Blut im Urin wird mit + und - vermerkt, um mögliche Erkrankungen so früh wie möglich zu erkennen.
- Die Ergebnisse der vaginalen Untersuchung. Es wird vor allem überprüft, ob der Muttermund geschlossen und der Gebärmutterkanal erhalten ist: MM Ø und Cervix o. B. (das heißt: ohne Befund).
- Risiko-Nummern entsprechend dem Katalog von Seite 6 und Informationen über eingeleitete Therapien sowie sonstige ärztliche Kommentare.

Themen der Seite 9

Auf dieser Seite werden individuelle Besonderheiten wie Erkrankungen und spezielle Befunde eingetragen. Außerdem ist Platz für die Dokumentation stationärer Aufenthalte und für die Auswertung der CTGs.

Themen der Seite 10 und 11

Auf diesen Seiten werden die Ergebnisse der drei gemäß den Mutterschaftsrichtlinien vorgeschriebenen Ultraschalluntersuchungen mitsamt Befunden und Bemerkungen eingetragen.

Themen der Seite 12 und 14

Sind aufgrund besonderer Befunde oder Erkrankungen zusätzliche Ultraschall- oder dopplersonografische Untersuchungen erforderlich, werden an dieser Stelle die Untersuchungsergebnisse dokumentiert.

Themen der Seite 13

Die Normkurve für den kindlichen Wachstumsverlauf bietet die Möglichkeit, die Entwicklung des Babys nachzuverfolgen und seine altersgemäße Entwicklung sicherzustellen.

Themen der Seite 15 und 16

Auf den letzten beiden Seiten des Mutterpasses werden der Geburtsverlauf, das Wochenbett und die Ergebnisse der Abschlussuntersuchung festgehalten.

Blutdruck

Der Blutdruck wird bei jeder Untersuchung gemessen. Die Messung, die im Sitzen oder Liegen am Oberarm erfolgt, ergibt ein Zahlenpaar (zum Beispiel 115/70 mmHg). Die erste Zahl wird systolischer Wert genannt und spiegelt den bei der Kontraktion der linken Herzkammer erzeugten Druck wider. Die zweite Zahl wird diastolischer Wert genannt und entspricht dem Dauerdruck im Gefäßsystem. Als normal werden während der Schwangerschaft alle Werte unter 140/90 mmHg bezeichnet. Wichtig ist vor allem die Tendenz: Steigt oder sinkt der Blutdruck eher? Normalerweise fällt er im zweiten Schwangerschaftsdrittel bei

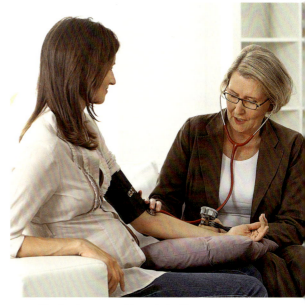

Blutdruckmessen gehört zu jeder Vorsorgeuntersuchung. Eine kurze Verschnaufpause davor sorgt für korrekte Ergebnisse.

Hebammentipp

Achten Sie beim **Blutdruckmessen** darauf, dass Sie möglichst fünf Minuten ruhig sitzen können, bevor gemessen wird. Wenn Sie abgehetzt in die Praxis kommen, die Treppen hochgelaufen sind, weil der Fahrstuhl nicht gekommen ist, und dann gleich den Arm hinhalten sollen, ist der gemessene Wert vielleicht höher als normal.

Wenn Sie übergewichtig sind und einen Oberarmumfang von mehr als 32 Zentimetern haben, sollten Sie bedenken, dass die gemessenen Werte falsch hoch, nämlich etwa 20 mmHg über den tatsächlichen liegen können. Normale Blutdruckmanschetten sind meist nur für einen Umfang von 22 bis 32 cm vorgesehen (auf der Innenseite nachlesbar). Fragen Sie nach einer breiteren Blutdruckmanschette, die eigentlich in jeder Praxis vorhanden sein sollte.

vielen Frauen etwas ab. Steigt er aber im Lauf der Schwangerschaft an, kann dies auf einen schwangerschaftsbedingten Bluthochdruck (SIH) hinweisen. In diesem Fall sind weitere Untersuchungen nötig.

Der Blutdruck unterliegt in der Schwangerschaft oft einigen Schwankungen. Falls im dritten Trimester der Blutdruck kontinuierlich steigt oder über einen längeren Zeitraum immer etwas erhöht ist, werden Sie engmaschiger untersucht.

Hämoglobin und Eisen

Wie Sie sicherlich wissen, enthalten die roten Blutkörperchen den Blutfarbstoff Hämoglobin, der für den Sauerstofftransport notwendig ist. Da die gesunde Entwicklung Ihres Babys maßgeblich von einer funktionierenden Sauerstoffversorgung über die Plazenta abhängt, wird bei der Blutuntersuchung sowohl die Konzentration der roten Zellen als auch die des Hämoglobins (Hb) bestimmt. Im Laufe der Schwangerschaft sinkt Ihr Hb-Wert. Das ist völlig normal, da mit der starken Zunahme der Flüssigkeitsmenge in Ihrem Körper auch das Blutvolumen steigt und es dadurch zu einer relativen Erniedrigung der roten Blutkörperchen kommt. Die Gesamtzahl Ihrer roten Blutzellen wächst zwar auch, aber nicht so schnell wie das Blutvolumen.

Wenn Ihre Werte zu stark vom Normbereich abweichen, gilt dies als behandlungsbedürftiger Zustand. Ab einem Hämoglobinwert von 11,2 g/dl und weniger spricht man von einer beginnenden Anämie. Ihre Ärztin oder Ihre Hebamme wird Ihnen daher die zusätzliche Einnahme eines Eisenpräparates empfehlen. Allerdings gehen die Meinungen darüber auseinander, ab welchem Wert eine zusätzliche Gabe von Eisen erfolgen sollte. Mancherorts ist es üblich, während der Schwangerschaft generell Eisen zu verabreichen. Dafür gibt es allerdings keine wirklich überzeugenden Gründe. Wegen der für manche recht belastenden Nebenwirkungen (Verstopfung, Magenschmerzen, Appetitlosigkeit) sollte die Empfehlung zur Eiseneinnahme immer sorgfältig abgewogen werden. Solange der Hb-Abfall im Grenzbereich liegt, können Sie zunächst versuchen, sich eisenreicher zu ernähren (Seite 143).

Urinprobe

Bei jedem Vorsorgetermin wird ein Urintest durchgeführt. Nach den Mutterschaftsrichtlinien sind nur die Untersuchung auf Eiweiß und Glukose vorgesehen, die auch im Mutterpass dokumentiert werden. Da aber durch die körperlichen Umstellungspozesse in der Schwangerschaft häufiger Nierenbecken- und Blaseninfektionen auftreten können, werden in vielen Arztpraxen eher Teststreifen verwendet, die auch weiße oder rote Blutkörperchen und eventuell noch Nitrit, ein Abbauprodukt von Bakterien, nachweisen. Ungefähr vier Prozent der Frauen haben oft auch ohne Krankheitserscheinungen Bakterien im Urin. Infektionen in diesem Bereich können vorzeitige Wehen auslösen. Ihre Hebamme wird Sie daher in ärztliche Betreuung überweisen, wenn Hinweise dafür vorliegen. Sollte eine Blasenentzündung vorliegen, ist eine Behandlung mit Antibiotika unumgänglich.

Bei der Urinuntersuchung wird ein Teststreifen mit verschiedenen farbigen Kästchen in den Urin getaucht. Die Stärke der Verfärbungen wird mit einem, zwei oder drei kleinen Kreuzchen im Mutterpass dokumentiert. Eiweiß kann bei stärkerem Auftreten (zwei Kreuzchen und mehr) ein Anzeichen für eine beginnende Präeklampsie sein, vor allem wenn es in Verbindung mit erhöhtem Blutdruck auftritt (Seite 147).

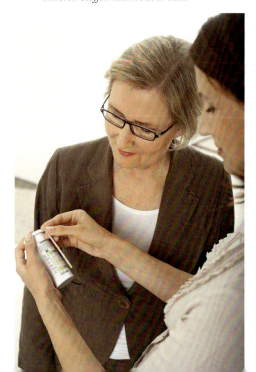

Der Teststreifen zeigt bei jeder Vorsorge an, ob im Urin Rückstände von Eiweiß, Zucker und anderen Stoffen nachweisbar sind.

Ihr Urin wird auch auf Glukose (Zucker) untersucht. Sie lässt sich bei schwangeren Frauen häufiger im Urin nachweisen, gerade nach dem Genuss von besonders vielen Süßigkeiten. Falls allerdings bei zwei aufeinanderfolgenden Untersuchungen Glukose nachweisbar ist und Ihr Baby für das entsprechende Schwangerschaftsalter besonders groß erscheint oder Sie plötzlich stärker an Gewicht zulegen, liegen Hinweise vor, dass Sie vielleicht einen Schwangerschaftsdiabetes (Seite 150) entwickeln. In diesem Fall sollte ein Zuckerbelastungstest (Seite 150) durchgeführt werden.

Der Fundusstand

Der Fundusstand oder Symphysen-Fundusabstand wird bei jedem Vorsorgetermin gemessen. Er gibt die Höhe des oberen Gebärmutterrandes an und entwickelt sich im Laufe der Schwangerschaft immer weiter nach oben. Ihre Hebamme tastet dazu Ihren Bauch ab, um festzustellen, wo sich der obere Gebärmutterrand befindet.

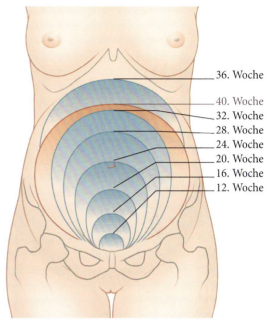

Der Abstand zwischen Schambein und oberem Gebärmutterrand zeigt, wie die Gebärmutter wächst.

Das Gebärmutterwachstum nach Schwangerschaftsalter

Das Wachstum wird im Mutterpass dokumentiert und zeigt, dass das Baby sich gut entwickelt.

Eintrag Fundusstand	Andere Schreibweise	Entspricht SSW	Bedeutung	Symphysen Fundusstand cm
S/0	S	12. SSW	Das Kind ist am Schambein zu tasten	0
2/S	S+2	16. SSW	Das Kind ist 2 Querfinger überm Schambein zu tasten	6
N/3	N-3	20. SSW	Das Kind ist 3 Querfinger unter dem Nabel zu tasten	17
N/0	N	24. SSW	Das Kind ist am Nabel zu tasten	22
Rb/N	N+3	28. SSW	Das Kind ist zwischen Rippenbogen und Nabel zu tasten	26
Rb/3	Rb-3	32. SSW	Das Kind ist 3 Querfinger unter dem Rippenbogen zu tasten	29
Rb/0	Rb	36. SSW	Das Kind ist am Rippenbogen zu tasten	34
Rb/2	Rb-2	40. SSW	Das Kind ist 2 Querfinger unter dem Rippenbogen zu tasten	36

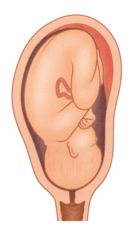

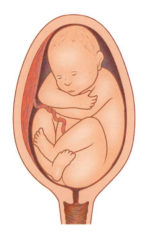

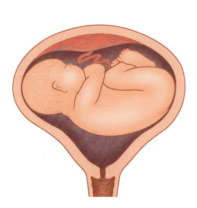

Oben: Das Baby liegt in Schädellage im Becken. Mitte: Ein Kind in Beckenendlage. Unten: Liegt das Kind quer im Becken, wird ein Kaiserschnitt nötig.

Wie liegt das Kind im Becken?

Sicher hören Sie in Ihren Bauch hinein und versuchen, die Bewegungen Ihres Babys zu erspüren. Bei zweiten Kindern gelingt dies bereits in der 17. Schwangerschaftswoche, bei ersten Schwangerschaften müssen Sie sich meist bis zur 20. Woche gedulden. Ab der 28. Schwangerschaftswoche können Sie sogar die Lage des Kindes ertasten.

Die meisten Babys entscheiden sich nach der ausgiebigen Turnerei der ersten Monate um die 32. Woche herum für eine Lage mit dem Kopf nach unten, die sogenannte Schädellage. Diese gute Startposition für die Geburt nehmen immerhin 95 Prozent aller Babys ein – und sind damit für die vaginale Geburt gut gerüstet. Sollte Ihr Kind etwas eigenwilliger sein und sich bis zum Geburtstermin nicht in diese Position begeben wollen, gibt es einige Tricks (Seite 118), wie eine Drehung häufig doch noch erreicht werden kann.

Bei den letzten Vorsorgeuntersuchungen wird die Lage Ihres Babys in der Gebärmutter ertastet. Das Ergebnis wird als Abkürzung in den Mutterpass eingetragen:

- Schädellage = SL
- Beckenendlage oder Steißlage = BEL
- Querlage = QL

Oft können Sie noch eine römische I oder II vor dem Kürzel SL finden. I. SL bedeutet, dass Ihr Baby mit dem Rücken zur linken Seite liegt, und II. SL heißt, dass der Rücken zur rechten Seite liegt.

Beckenendlage

In der Mitte der Schwangerschaft liegt jedes zweite Baby mit dem Po nach unten und in der 28. Schwangerschaftswoche noch jedes fünfte. Zum errechneten Termin sind es nur noch vier Prozent, die mit dem Po oder den Füßen zuerst im Becken liegen. Diese Position im Becken wird als Beckenendlage oder auch als Steiß-

Hebammentipp

Wenn das Kind in **Beckenendlage** liegt, fragen uns viele Schwangere nach ergänzenden Methoden, um Eingriffe wie äußere Wendung oder Kaiserschnitt zu vermeiden. Es gibt in der Tat einige Möglichkeiten, die ab der 34. Schwangerschaftswoche angewendet werden können. Natürlich gibt es keine Garantie fürs Gelingen, weil manche Babys einfach mit dem Po zuerst zur Welt kommen wollen.

- **Bewegungstherapien**
  Nehmen Sie täglich für 15 Minuten eine Knie-Ellbogen-Lage ein. Dabei ist der Po nach oben gestreckt, der Bauch mit Kissen gepolstert und die Unterarme liegen gerade auf dem Boden. Nützen Sie diese Zeit, um mit Ihrem Baby zu reden und ihm Ihre Wünsche mitzuteilen.

- **Indische Brücke**
  Dies ist eine Übung, die Sie allein oder besser noch mit Ihrem Partner täglich ein- bis zweimal für 15 bis 20 Minuten durchführen können. Dabei wird Ihr Becken hochgelagert, indem Sie entweder die Knie über die Schultern des vor Ihnen knienden Partners legen oder – wenn Sie allein sind – über einen mit Kissen erhöhten Sessel oder Stuhl. Versuchen Sie, so gut es geht zu entspannen und möglichst ruhig zu atmen. Diese Übung sollte nicht direkt nach dem Essen durchgeführt werden. Auch wenn wir in unserer Praxis schon vermeintliche Erfolge erlebt haben, zeigen die Studien dennoch keine wirklich positiven Ergebnisse. Da viele Schwangere die Übung als besonders unangenehm erleben, bitte nur einmal ausprobieren und bei Nichtgefallen einfach aufhören.

- **Moxibustion**
  Traditionelle Chinesische Medizin in Form einer Akupunktur mit individuellen Punktkombinationen kann nur durch erfahrene Behandler erfolgen. Das am häufigsten eingesetzte Mittel ist die Moxibustion. Bei dieser Behandlung wird über einen Zeitraum von einer Woche täglich einmal ein Punkt an den Außenseiten der kleinen Zehen mithilfe einer glimmenden Beifuß-Zigarre stimuliert. Die Behandlung dauert zehn Minuten. Dabei wird die Zigarre so dicht über den jeweiligen Punkt geführt, dass es deutlich warm wird, aber nicht schmerzt. Nach jeder Behandlung ist das Einnehmen der Knie-Ellbogen-Lage für fünf Minuten zu empfehlen.

- **Visualisieren**
  Bei dieser Methode setzen Sie sich mit gekreuzten Beinen zweimal am Tag für zehn Minuten möglichst mit leerem Magen an einen ruhigen Platz. Wenn Sie eine bequeme Position erreicht haben, konzentrieren Sie sich mit langsamen Atemzügen auf das Entspannen Ihres Bauches. Dabei geben Sie alle Spannung mit dem Ausatmen und Pusten ab. Wenn sich Ihr Bauch weich anfühlt, stellen Sie sich die Drehung Ihres Babys im Bauch vor Ihrem inneren Auge vor. Diese kann sowohl über eine Rolle vorwärts als auch über eine Rolle rückwärts erfolgen.

lage bezeichnet. Da es für die Babys dann ein kleines, aber doch deutlich erhöhtes Risiko bei einer vaginalen Geburt gibt, wird die kindliche Lage zum Ende der Schwangerschaft ein Thema werden. Die Risiken haben hauptsächlich damit zu tun, dass das »dickere Ende« des Babys der Kopf ist, der bei einer vaginalen Geburt aus einer Beckenendlage zum Schluss geboren wird. Wenn Po und Bauch bereits draußen sind, wird die Nabelschnur so lange gedrückt, bis auch das Köpfchen da ist.

Falls Sie eine vaginale Geburt für Ihr Beckenendlagen-Kind wünschen, sollten einige Faktoren abgeklärt werden. Dazu gehören die Größe des Kindes, der zu erwartende Kopfumfang und die exakte Lage. Optimal ist die reine Steißlage, bei der die Beine nach oben ausgestreckt sind oder die vollständige Steiß-Fuß-Lage mit angehockten Beinen. Wir selbst haben in unserem Berufsleben sehr gute Erfahrungen mit vaginalen Beckenendlagen-Geburten gemacht (Seite 190).

Kaiserschnitt

Im Vorgespräch mit Ihnen in der Praxis und Klinik versuchen die Ärztinnen, gemeinsam mit Ihnen zu einer für Sie richtigen Entscheidung zu gelangen. Viele Geburtsmediziner raten heute besonders beim ersten Baby in Beckenendlage generell zum Kaiserschnitt. Diese Empfehlung wird aber derzeit aufgrund von Studienergebnissen zu Kaiserschnittfolgen infrage gestellt. In unseren Sprechstunden erzählen werdende Eltern, dass sie sich überrollt fühlen, weil sie von den zahlreichen Risiken für sich und ihr Kind hören, die oft einem Horrorszenario gleich geschildert werden, sodass ihnen letztendlich einleuchtet, warum es ein Kaiserschnitt sein müsste. Diese Haltung hängt zum großen Teil mit der Erfahrung oder oft eben mit der fehlenden Erfahrung der Ärztinnen bei der Leitung einer Beckenendlagen-Geburt zusammen. Falls Sie eine vaginale Beckenendlagen-Geburt wünschen, erkundigen Sie sich nach Geburtskliniken, bei denen die Begleitung solcher Geburten zum regelmäßigen Alltag gehört. Bei zweiten oder weiteren Babys werden vaginale Geburten bei Beckenendlage eher akzeptiert. Immer vorausgesetzt, Sie haben schon einmal vaginal geboren.

Äußere Wendung

Um einen Kaiserschnitt doch noch zu vermeiden, wird häufig empfohlen, das Baby in der 37. bis 38. Schwangerschaftswoche mit einer äußeren Wendung in eine bessere Ausgangsposition mit dem Köpfchen nach unten zu bringen. Voraussetzung dafür ist eine ausreichende Menge an Fruchtwasser und eine günstige Lage des Mutterkuchens. Da eine äußere Wendung nicht ohne Risiko ist, sollte sie immer in einer Klinik stattfinden. Die Erfolgsquote dieses Eingriffs ist auch abhängig von der Erfahrung der wendenden Ärzte und liegt bei 50 bis 70 Prozent.

Sanfte Methoden

Darüber hinaus gibt es auch sanftere Methoden, mit denen Sie Ihrem Baby die richtige Richtung zeigen können (Seite 118). Oft haben in unserer Praxis solche Behandlungen zu einer Drehung geführt.

Es klappt aber nicht immer, denn es kann gute Gründe geben, aufgrund derer sich Ihr Baby für eine Beckenendlage entscheidet. Dazu gehört ein schmales oder unüblich geformtes Becken, in dem der Po leichter Platz findet als der große Kopf. Der Mutterkuchen kann tief liegen und Platz beanspruchen, die Nabelschnur zu kurz oder Ihr Gebärmuttergewebe so weich sein, dass Ihr Baby nicht mehr in einer Position gehalten wird. Das kann vor allem bei zweiten und weiteren Babys der Fall sein. Welcher Grund auch immer dahinterstecken mag, lassen Sie sich von Ihrer Hebamme oder Ärztin beraten.

CARDIOTOKOGRAFISCHE BEFUNDE

Mithilfe der Cardiotokographie (CTG) ist es möglich, gleichzeitig die kindlichen Herztöne und die Wehentätigkeit zu überwachen. Seit den 1970er-Jahren, als diese Methode in Krankenhäusern und Arztpraxen routinemäßig eingeführt wurde, hat sich einiges getan. Längst müssen die Frauen nicht mehr stundenlang in einer Position auf dem Bett verharren, während das Gerät meterweise Papierstreifen produziert.

CTG-Überwachung im Rahmen der Vorsorge

Sie werden diese Überwachungsmethode wahrscheinlich schon während der Schwangerschaft bei der Vorsorge kennenlernen, weil CTG-Überwachungen in fast allen Frauenarzt- und auch in Hebammenpraxen ab der 30. Schwangerschaftswoche zum Standard gehören. Dabei sitzen Sie auf einem bequemen Sessel oder liegen in Seitenlage auf einer Liege. Mithilfe einer elastischen Bauchbinde befestigt die Arzthelferin zwei runde Abnehmer, die mit dem Monitor durch Kabel verbunden sind. Der eine Abnehmer mit dem Gel nimmt über Ultraschallwellen die Herztöne Ihres Babys auf; der andere Abnehmer, der auf Druckveränderungen im Bauch reagiert, zeichnet die Bewegungen des Babys und eventuelle Kontraktionen auf.

Sie können dabei 30 Minuten ruhen, vielleicht ein Buch lesen und sich entspannen. Sollten die Herztöne zu laut eingestellt sein, fragen Sie ruhig danach, sie leiser zu stellen. Wenn die Überwachung, die auf einem Streifen Papier aufgezeichnet wurde, abgeschlossen und von Ihrer Ärztin beurteilt worden ist, wissen Sie zumindest, ob Ihr Baby gerade mit Ihnen geruht oder eine Turnstunde absolviert hat, weil Sie es eine halbe Stunde nicht mehr geschaukelt haben.

Entgegen der üblichen Praxis geben die Mutterschafts-Richtlinien nicht vor, CTG-Untersuchungen routinemäßig durchzuführen. Auf jeden Fall sollten sie aber gezielt eingesetzt werden bei:
- drohender Frühgeburt ab der 25. Woche.
- Verdacht auf vorzeitige Wehentätigkeit.
- Veränderungen der kindlichen Herztöne (zu schnell, zu langsam).
- Mehrlingsschwangerschaften.
- intrauteriner Fruchttod bei vorausgegangener Schwangerschaft.
- Verdacht auf Plazentainsuffizienz (das heißt, Ihr Kind wird nicht ausreichend über die Plazenta versorgt) beziehungsweise Mangelentwicklung des Kindes.
- Terminüberschreitung und Verdacht auf Übertragung.
- Blutungen.
- der Verlaufskontrolle bei medikamentöser Wehenhemmung.
- allen schwangerschaftsbedingten und allgemeinen Erkrankungen und Notfällen in der Schwangerschaft.

Häufiger Anlass für unnötige Sorgen: das CTG

Es ist uns wichtig, dass Sie wissen, dass die Interpretation der CTG-Muster sich im Vergleich zu früheren Jahren um einiges verändert hat. Längst ist bekannt, dass die Methode zur Überempfindlichkeit neigt: Von 100 auffälligen CTGs sind etwa 88 falsch positiv.
Viele Experten halten eine routinemäßige CTG-Überwachung bei unauffälligem Schwangerschaftsverlauf aus diesem Grund für nicht angemessen, da sie den Zustand der Babys nach der Geburt nicht nachweislich verbessert. Bei einer Terminüberschreitung ist diese Methode aber durchaus sinnvoll, damit erste Anzeichen einer beginnenden Minderversorgung des Babys rechtzeitig entdeckt werden können.

ULTRASCHALLUNTERSUCHUNGEN

Ultraschalluntersuchungen in der Schwangerschaft werden in Deutschland, Österreich und der Schweiz ausschließlich von Frauenärzten durchgeführt. Vorgesehen und von den Krankenkassen finanziert sind drei Ultraschalltermine in der Schwangerschaft, die bei normalem Verlauf und einer Geburt am Termin ausreichend sind. Mit dem ersten Ultraschall zwischen der neunten und zwölften Woche wird kontrolliert, ob Ihr Baby sich richtig in die Gebärmutter eingenistet hat, ob das Herz regelmäßig schlägt, ob die Größe des Kindes zur Schwangerschaftswoche passt, der berechnete Geburtstermin zutreffen kann und ob vielleicht eine Zwillingsschwangerschaft vorliegt. Mit der Ultraschalluntersuchung in der 19. bis 22. Woche wird überprüft, ob das kleine Herz richtig arbeitet und Ihr Baby sich bewegt. Ihre Ärztin sucht nach Anzeichen für Fehlbildungen und wird in den allermeisten Fällen keine finden. Gleichzeitig misst sie, wie groß Ihr Baby bereits ist (gemessen werden Kopf, Brust und Oberschenkel). Sie bewertet Lage und Struktur Ihrer Plazenta in der Gebärmutter und schätzt die Menge des Fruchtwassers. Mit der dritten Untersuchung in der 29. bis 32. Woche stellt sie sicher, dass Ihr Baby weiterhin gut wächst und sich normal entwickelt.

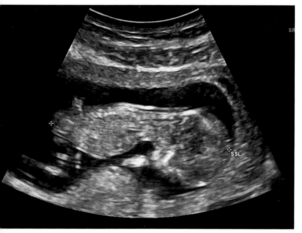

Das Baby wird vom Scheitel bis zum Steiß vermessen. So kann das Schwangerschaftsalter berechnet werden.

Ultraschallbilder verstehen

Die erste Untersuchung mit einem Ultraschallgerät bleibt allen werdenden Eltern im Gedächtnis. Meist ist es ein Moment großer Gefühle, wenn Sie erkennen, wie das kleine Herz schlägt. Nun sehen Sie mit eigenen Augen: Sie sind schwanger und hier ist Ihr Kind. Neben der Freude ist die Ultraschalluntersuchung für viele Frauen und werdende Väter aber auch mit Ängsten verbunden, weil sie befürchten, dass das Kind möglicherweise nicht gesund sein könnte. Gehen Sie deshalb am besten mit Ihrem Partner, mit einer Freundin oder Verwandten zu diesem Termin. Dann können Sie Ihre Sorgen und Freuden teilen.

Eine Ultraschalluntersuchung dauert 5 bis 15 Minuten. Die über einen Schallkopf ausgesendeten Schallwellen werden vom Kind

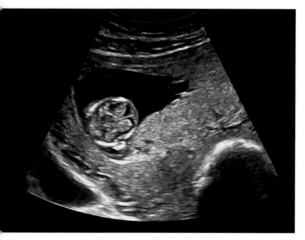

Bei der Beurteilung der kindlichen Hirnstrukturen ist es wichtig, dass sich – wie hier – eine Zweiteilung nachweisen lässt.

reflektiert und auf dem Monitor in ein Bild umgesetzt. In den ersten drei Schwangerschaftsmonaten wird die Ultraschalluntersuchung meist mit einem länglichen Schallkopf durch die Vagina vorgenommen. Auf den Schallkopf wird dann ein Plastiküberzug (ähnlich einem Kondom) gezogen und mit Kontaktgel bestrichen. Sollte Ihre Frauenärztin zu den immer weniger werdenden Ärzten gehören, die immer noch kaltes anstelle von angewärmtem Gel beim Ultraschall verwenden, dürfen Sie wirklich protestieren. So kann auch sie dazulernen. Die Ultraschalluntersuchung durch die Vagina gibt vor allem in der Frühschwangerschaft ein genaueres Bild und ermöglicht die Beurteilung von Unregelmäßigkeiten wie Blutungen. In späteren Wochen der Schwangerschaft findet diese Untersuchungsmethode vor allem Anwendung bei der Messung und Beurteilung des Gebärmutterhalses bei vorzeitigen Wehen sowie bei der Lageüberprüfung der Plazenta. Dies wird vor allem bei Blutungen wichtig, um zu klären, ob eine vor dem Muttermund liegende Plazenta (Plazenta praevia) die Ursache ist.

Nach dem dritten Schwangerschaftsmonat erfolgt die Ultraschalluntersuchung über die Bauchdecke. Sie liegen dazu mit dem Rücken auf einer Untersuchungsliege, und Ihr Bauch wird mit einem hoffentlich nicht kalten Kontaktgel eingeschmiert. Ihre Ärztin bewegt den Schallkopf über Ihren Bauch und beurteilt und vermisst alle Strukturen wie Plazenta, Nabelschnur und Fruchtwasser. Häufig können Sie bei der Untersuchung sehen, wie das zunächst ruhige Kind sich mehr zu bewegen beginnt.

Der erste Ultraschall
Mit dem ersten Ultraschall zwischen der neunten und zwölften Woche wird kontrolliert:
- ob Ihr Baby sich richtig in die Gebärmutter eingenistet hat,
- ob das Herz regelmäßig schlägt,
- ob die Größe des Kindes zur Schwangerschaftswoche passt und der berechnete Geburtstermin zutreffen kann. Dazu wird Ihr Baby vom obersten Punkt des Köpfchens, dem Scheitel, bis zum Steiß (SSL) vermessen. Mit diesem Maß kann eine relativ exakte

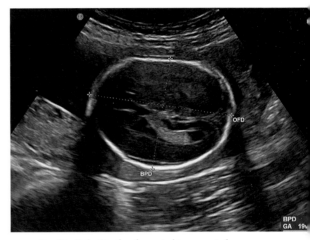

Der kindliche Kopfumfang wird immer wieder überprüft, um sicherzustellen, dass das Baby sich gut entwickelt.

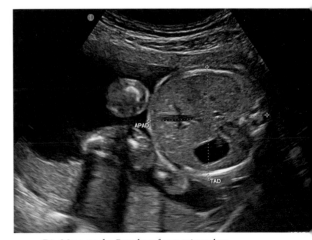

Die Messung des Bauchumfangs zeigt neben anderen Parametern an, ob das Baby über die Plazenta zuverlässig versorgt wird.

Bestimmung des Schwangerschaftsalters erfolgen. Studien beobachten eine Genauigkeit von zwei bis drei Tagen.
- ob eine Zwillingsschwangerschaft vorliegt. Wenn dies der Fall sein sollte, prüft die Ärztin, ob sie eineiig oder zweieiig sind und wie dabei die Anzahl der Mutterkuchen und der Eihäute ist.
- ob die Körperkontur Ihres Babys mit Anlage von Armen und Beinen ohne Auffälligkeit darstellbar ist.

Der zweite Ultraschall

Bei der Ultraschalluntersuchung in der 19. bis 22. Woche, der aufwendigsten Untersuchung mit diesem Verfahren, prüft Ihre Ärztin, ob das kleine Herz richtig arbeitet und Ihr Baby sich bewegt. Ihre Ärztin sucht ausführlich nach Anzeichen für Fehlbildungen und schaut sich alle Organe genau an. Gleichzeitig misst sie, wie groß Ihr Baby bereits ist (gemessen werden Kopf, Brust und Oberschenkel). Sie bewertet Lage und Struktur Ihrer Plazenta in der Gebärmutter und schätzt die Menge des Fruchtwassers. Das Geschlecht ist jetzt meist schon zu erkennen. Wenn es für Sie eine Überraschung

Wie schwer wird Ihr Baby?

Lassen Sie sich nicht verrückt machen, wenn eine Ultraschalluntersuchung ein »zu leichtes« oder ein »zu schweres« Baby ergibt. Häufig treffen diese Befunde nicht zu! Eine Studie zeigt, dass das vorhergesagte Geburtsgewicht unabhängig davon, wie es ermittelt wurde – ob durch Ultraschall oder manuelles Ertasten –, mit dem tatsächlichen Gewicht der Babys oft wenig zu tun hat. Um das Geburtsgewicht künftig genauer bestimmen zu können, sollen nun weitere Kriterien berücksichtigt werden. Hierzu gehören das Geschlecht, die Größe der werdenden Eltern und die Gewichtszunahme der Schwangeren im dritten Trimester.

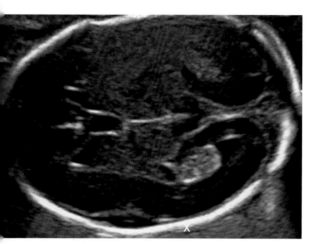

Eine Nahaufnahme des Gehirns zeigt die miteinander verbundenen Hirnhälften.

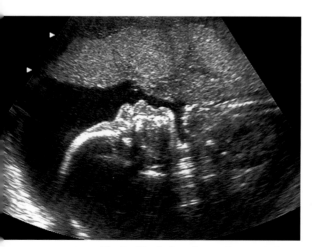

Eine Profilaufnahme des ungeborenen Babys in der 31. Schwangerschaftswoche. Alles ist da, jetzt heißt es nur noch wachsen.

bleiben soll, sagen Sie dies bitte vor Beginn der Untersuchung.

Der dritte Ultraschall
- Mit der dritten Untersuchung in der 29. bis 32. Woche wird untersucht:
- ob Ihr Baby weiterhin gut wächst.
- ob sich alle Organe normal weiter entwickelt haben.
- ob es in einer Schädellage, Querlage oder Beckenendlage liegt.
- ob der Mutterkuchen so liegt, dass er den natürlichen Geburtsweg nicht versperrt, also nicht vor dem Muttermund liegt und keine Auffälligkeiten zeigt.
- ob ausreichend Fruchtwasser vorhanden ist.

3-D-Ultraschall
Manche Praxen und Kliniken bieten eine Ultraschallmethode an, bei der das Baby dreidimensional dargestellt werden kann. In der späteren Schwangerschaft (möglichst nach der 30. Woche) ist es mit dieser Methode manchmal möglich, Gesicht und Profil des ungeborenen Kindes deutlicher zu erkennen. Auch wenn Sie sich ein so klares Bild Ihres Babys wünschen sollten, aus medizinischen Gründen ist dieses Verfahren selten wirklich sinnvoll. Ausnahme: Bei einem Verdacht auf eine Lippen-Kiefer-Gaumen-Spalte und wenn das Volumen von Organen untersucht werden muss.

4-D-Ultraschall
Der 4-D-Ultraschall ermöglicht es, neben der räumlichen Gestalt auch die Bewegungen des Babys zu betrachten. Deshalb wird diese Methode oft als »Baby-Fernsehen« bezeichnet. Aus medizinischer Sicht ist sie den anderen Untersuchungen aber nicht überlegen.

Dopplerultraschall
Mit dieser Ultraschallmethode lässt sich die Durchblutung von Gebärmutter, Mutterkuchen, Nabelschnur, Aorta und anderen kindlichen Blutgefäßen überprüfen. Sie kommt zum Einsatz, wenn ein Baby sich nicht zeitgemäß entwickelt, die Herzfrequenz auffällig erscheint oder der Verdacht auf eine Herzerkrankung besteht. Auch die begründete Annahme einer Fehlbildung oder Erkrankung des Babys ist ein Grund für diese Untersuchung. Weitere Indikationen sind gegeben, wenn es in der Geschichte der Mutter eine Totgeburt gab oder die Kinder bei einer Mehrlingsschwangerschaft ungleichmäßig wachsen. Falls Sie unter Diabetes oder Bluthochdruck in der Schwangerschaft leiden oder Anzeichen einer Gestose zeigen, ist ebenfalls ein Dopplerultraschall angezeigt.

Der Dopplerultraschall wird wie die vorher beschriebenen Methoden mit einem speziellen Schallkopf über die Bauchdecke und in der Leistengegend ausgeführt. Dabei entsteht ein pulsierendes, leicht zischendes Geräusch. Auf dem Monitor zeigt eine grafische Darstellung, wie schnell das Blut fließt. Anhand der entstehenden Muster beurteilt die Ärztin, ob das Baby ausreichend mit Blut versorgt ist.

Die Dopplersonographie ist bei der medizinischen Begleitung von Risikosituationen in der Schwangerschaft heute nicht mehr wegzudenken. Ihr Einsatz in diesen Situationen zeigt einen positiven Effekt auf das Überleben der ungeborenen Kinder. Dennoch gibt es Hinweise darauf, dass diese Untersuchungsmethode doch gewisse Nebeneffekte mit sich bringt. Nachgewiesen sind eine leichte örtliche Erwärmung und sogenannte Kavitationen, das sind Gasbläschen, die durch die Schallwelle entstehen und je nach Schalldruckstärke eine Gewebeschädigung bewirken können. Inwieweit dies allerdings tatsächlich negative Auswirkungen auf das Baby hat, ist bislang nicht wirklich nachgewiesen. Sicherheitshalber sollte eine Doppersonographie möglichst nicht vor der 20. Woche durchgeführt werden.

WAHLLEISTUNGEN

Immer häufiger bieten auch Frauenärzte in ihren Praxen zusätzliche Diagnose- und Behandlungsmethoden an, die nicht zum Leistungsspektrum der gesetzlichen Krankenkassen gehören. Ein wesentliches Merkmal: Diese Wahlleistungen, auch Individuelle Gesundheitsleistungen – kurz IGeL genannt – müssen aus eigener Tasche bezahlt werden. Oft können werdende Eltern jedoch die Bedeutung und Wirkung der kostenpflichtigen Extras schwer beurteilen. Wir erleben immer wieder, dass sie diesem scheinbar nutzbringenden Angebot oft ziemlich hilflos gegenüberstehen.

Hinter den Wahlleistungen verbergen sich eine Vielzahl unterschiedlicher Diagnose- und Behandlungsmethoden sowie eine Reihe vermeintlich gesundheitsfördernder Maßnahmen. Manche dieser Angebote sind wissenschaftlich kaum erforscht oder sogar von unabhängigen Instituten als nicht sinnvoll beurteilt worden.

In der Schwangerenvorsorge werden bei einer gesunden werdenden Mutter bereits 120 Tests vorgenommen. An zusätzlichen Untersuchungsangeboten können dann noch bis zu 50 Tests hinzukommen. Verantwortlich arbeitende Ärztinnen, die Ihnen Wahlleistungen anbieten, werden:

- den Nutzen, die Wirksamkeit und das Risiko der von ihnen empfohlenen medizinischen Leistung sachlich erklären.
- keinen Druck auf Sie ausüben und Ihnen zwischen Beratungs- und Behandlungstermin eine Bedenkzeit einräumen. Diese Bedenkzeit ist wichtig, um weitere Informationen – zum Beispiel bei Ihrer Krankenkasse – über die vorgeschlagene Therapie einzuholen.
- einen Kostenvoranschlag erstellen. Vor einer Behandlung oder Untersuchung sollten Ärzte sämtliche Leistungen in einem Kostenvoranschlag aufschlüsseln, damit Sie die Kosten einschätzen können. Diese richten sich üblicherweise nach der privatärztlichen Gebührenordnung (GOÄ). Höhere Sätze sind nicht gerechtfertigt.
- einen Vertrag mit Ihnen abschließen. Im Vertrag finden Sie alle aufgeschlüsselten Kosten für die vereinbarten Leistungen. Im Vertragstext sollte ferner festgehalten sein, dass die Untersuchung oder Behandlung auf Ihren Wunsch erfolgt und eine Leistung ist, die nicht auf Kosten der gesetzlichen Krankenkasse abgerechnet werden kann.
- nach dem Abschluss der Untersuchung eine Rechnung ausstellen, die sich an der privatärztlichen Gebührenordnung (GOÄ) orientiert und die einzelnen Leistungen aufführt. Falls Sie nach der Behandlung eine Rechnung bar bezahlen, sollten Sie auf jeden Fall um eine Quittung bitten. Denn die Kosten können als außergewöhnliche Belastung bei der Steuererklärung abgesetzt werden.
- dann keine Praxisgebühr erheben. Wenn Sie in einem Quartal nur wegen einer Wahlleistung die Praxis aufsuchen, brauchen Sie dafür keine Praxisgebühr zu entrichten und auch keine Chipkarte vorzuzeigen.

Entscheiden Sie für sich, ob die dargebotene Leistung sinnvoll ist. Auf alle Fälle dürfen Ärzte nur mit Zustimmung von Ihrer Seite tätig werden! Gesetzliche Krankenkassen übernehmen die Kosten für alle medizinisch notwendigen und wirtschaftlich sinnvollen Untersuchungen und Behandlungen. Zusätzliche ärztliche Leistungen sorgen nicht automatisch für mehr Sicherheit und führen nicht unbedingt zum erwünschten Heilungserfolg! Auf der anderen Seite sind die Maßstäbe, an denen die Finanzierung einer Leistung bemessen wird, sehr eng gesteckt und bestimmte Untersuchungen sind im Einzelfall schon sinnvoll, aber (noch) nicht Kassenleistung.

BESONDERE SCHWANGERSCHAFTEN

Einige Schwangerschaften werden nach einem bestimmten Kriterienkatalog als Risikoschwangerschaft eingestuft. Das hat zur Folge, dass die Vorsorgeuntersuchungen nicht allein von Ihrer Hebamme durchgeführt, sondern von einer Ärztin begleitet werden sollten. Eventuell werden auch engmaschigere Termine in der Praxis und spezielle zusätzliche Untersuchungen empfohlen.

Sie sind älter als 35?

Wenn Sie über 35 Jahre alt sind und Ihr erstes Kind erwarten, werden Sie sich mit der Bezeichnung »ältere Erstgebärende« konfrontiert sehen und müssen eventuell hören, dass bei Ihnen eine Risikoschwangerschaft besteht. Erschrecken Sie nicht: Diese unschöne Formulierung entstammt dem Amtsdeutsch der ärztlichen Richtlinien zur Schwangerenvorsorge. Wichtig ist, dass Sie wissen, welche Rolle Ihr Alter für die Schwangerschaft und das Kind spielt – und was Sie tun können, damit Sie gesund bleiben und Ihr Kind sich gesund entwickelt. Nach 35 Jahren haben Sie bestimmt genug praktische Lebenserfahrung gesammelt, um festzustellen, dass die meisten schönen Dinge im Leben mit gewissen Risiken verbunden sind. Sehen Sie ihnen also gelassen entgegen.

So viel ist bekannt: In Studien wurde nachgewiesen, dass ältere Mütter häufiger Kinder mit geringerem Geburtsgewicht zur Welt bringen und öfter Schwangerschaftsdiabetes (Seite 150) entwickeln. Mit beidem kann heute gut umgegangen werden. Tatsächlich ist auch die Zahl von Kaiserschnittgeburten bei älteren Frauen höher. Aber Vorsicht: Es konnte aus den Statistiken bisher nicht sicher abgeleitet werden, ob diese Eingriffe aufgrund einer theoretischen Risikoannahme des medizinischen Fachpersonals oder aufgrund tatsächlicher Notwendigkeit durchgeführt wurden.

Down-Syndrom – wie hoch ist die Wahrscheinlichkeit?

Die Wahrscheinlichkeit, ein Kind mit Down-Syndrom zu bekommen, steigt mit dem Alter. Aber selbst bei Frauen, die mit 43 ihr erstes Kind bekommen, weisen von 100 Babys nur zwei diese Besonderheit auf.

Mit 25 Jahren: eins von 1.500 – 0,07 Prozent.

Mit 30 Jahren: eins von 900 – 0,1 Prozent.

Mit 35 Jahren: eins von 400 – 0,25 Prozent.

Mit 40 Jahren: eins von 100 – 1 Prozent.

Mit 43 Jahren: eins von 50 – 2 Prozent.

Generell steigt mit dem Lebensalter die Häufigkeit chromosomaler Veränderungen in den Ei- und Samenzellen. Zum Beispiel kann zwar jede Frau ein Baby mit Down-Syndrom zur Welt bringen, aber die Wahrscheinlichkeit hierzu steigt, je älter die werdende Mutter und der Vater bereits sind. Aber auch hier gilt: Vorsicht mit der Bewertung statistischer Angaben und der Übertragung auf Ihre persönliche Situation.

Denken Sie zu Beginn der Schwangerschaft an die regelmäßige Einnahme von Folsäure, ernähren Sie sich gut und bewegen Sie sich viel an der frischen Luft. Und vor allen Dingen: Freuen Sie sich auf Ihr Baby!

Mehrlingsschwangerschaften

In unserer Hebammenausbildung erlernten wir noch die sogenannte Hellin-Regel, mit der sich die Wahrscheinlichkeit von Mehrlingen berechnen ließ. Danach führt jede 85. Schwangerschaft zu einer Zwillingsgeburt, jede 85x85te Schwangerschaft zu einer Drillingsgeburt und jede 85x85x85te Schwangerschaft zu einer Vierlingsgeburt und so weiter. Diese Regel gilt heute aufgrund der zunehmenden Anzahl von Schwangerschaften nach Kinderwunschbehandlung mit Hormontherapien und dem Einsetzen mehrerer befruchteter Eizellen in die Gebärmutter im Rahmen der In-vitro-Fertilisation jedoch nicht mehr.

Wenn Sie zwei oder mehr Kinder erwarten, ist es für Sie wichtig, gut darauf vorbereitet zu sein. Zum Beispiel auch durch einen speziellen Geburtsvorbereitungskurs. Schwangerschaft und Geburt (Seite 216) verlaufen bei Mehrlingen oft etwas anders als bei Einzelkindern.

Bestehende Erkrankungen

Falls Sie mit einer bekannten Erkrankung schwanger werden, wie zum Beispiel einem Bluthochdruck, ist es wichtig, Ihre Ärztin schon beim ersten Termin darüber zu informieren, welche Medikamente Sie nehmen müssen. Vielleicht wird Ihre Frauenärztin Sie nach ärztlichen Befunden oder Klinikberichten fragen und eine aktuelle Untersuchung empfehlen. Eine optimale Begleitung durch Ihre Schwangerschaft ist sicherlich dann gegeben, wenn sich Ihre medizinischen Begleiter miteinander vernetzen und einen sinnvollen Betreuungsplan für die Zeit der Schwangerschaft und die Geburt erstellen.

Da Sie in der Regel die Expertin sind, weil Sie schon länger mit Ihrer Krankheit gelebt haben, werden Sie immer auch nach der Einschätzung Ihres Befindens gefragt – zusätzlich zu eventuell häufigeren Vorsorgeuntersuchungen. Bitte denken Sie daran, Ihre auf Sie eingestellten Medikamente nicht ohne Absprache mit den weiteren behandelnden Ärzten zu verändern oder die Einnahme zu stoppen.

Vorangegangene Probleme

Wenn Sie in vorherigen Schwangerschaften Komplikationen erlebt haben, werden Sie in dieser Schwangerschaft mit einem besonderen Augenmerk auf Ihr Erlebtes betreut werden. Eine frühere Fehlgeburt hat keinen negativen Einfluss auf den normalen und gesunden Ablauf dieser Schwangerschaft. Selbst nach zwei Fehlgeburten ist die Chance, schwanger zu werden und ein Baby bis zum errechneten Termin auszutragen, sehr groß. Versuchen Sie daher, sich nicht zu viele Sorgen zu machen.

Wir beobachten aber immer wieder einen hohen Bedarf an eingehenderen Gesprächen zu den Erlebnissen und Ängsten der Frauen. Vereinbaren Sie mit Ihrer Hebamme oder Ihrer Ärztin einen gesonderten Gesprächstermin, um in Ruhe einen Teil Ihrer Sorgen besprechen zu können. Schließlich soll die Zeit der Vorfreude auf das neue Baby nicht durch Ängste beeinträchtigt werden.

Wenn bei einer vorangegangenen Schwangerschaft Ihr Baby vor der 37. Woche zur Welt gekommen ist, wird zunächst nach einem Grund dafür gesucht. Falls keine medizinische Ursache zu finden ist, ist die Wahrscheinlichkeit deutlich höher, dass auch Ihr nächstes Baby früher als geplant geboren wird. Sie werden dann auf jeden Fall im dritten Trimester auf vorzeitige Wehen oder eine Verkürzung des Gebärmutterhalses untersucht. Fragen Sie, worauf Sie achten sollen, und schonen Sie sich ab der 28. Schwangerschaftswoche.

Falls Sie in einer früheren Schwangerschaft an einer Gestose oder Präklampsie (Seite 148) erkrankt waren, besteht für dieses Mal eine Wahrscheinlichkeit von 30 Prozent. Bei schweren vorangegangenen Verläufen liegt das Wiederholungsrisiko deutlich höher. Um hier möglichst effektiv vorzubeugen, sollten Sie in Ihren Ernährungs- und Trinkgewohnheiten einige Empfehlungen wie eiweißreiche und keinesfalls salzarme Kost berücksichtigen. Fragen Sie nach einer Ernährungsberatung. Die Verordnung von niedrig dosierter Acetylsalicylsäure (täglich 60 bis 100 mg) vor der 16. Schwangerschaftswoche bis spätestens zur 36. Schwangerschaftswoche wird von Experten vorbeugend empfohlen. Sie werden auch häufiger untersucht, damit entsprechende Symptome möglichst frühzeitig erkannt werden.

Schwanger nach Kinderwunschbehandlung

Wir haben die Erfahrung gemacht, dass Frauen nach einer künstlichen Befruchtung den Beginn der Schwangerschaft ganz anders erleben als Frauen, die auf natürlichem Weg schwanger geworden sind. Oft sind gerade die ersten Wochen der Schwangerschaft von diffusen Ängsten überschattet, wenn noch nicht klar ist, ob das Kind sich sicher in der Gebärmutter eingenistet hat. Insbesondere die früh angebotenen Ultraschalluntersuchungen sind immer wieder ein Anlass für Kummer und Sorgen. Leider ist es häufig der Fall, dass eine bei diesen frühen Untersuchungen gesehene Anzahl an Embryonen sich nicht aufrechterhält. Die Freude über Zwillinge wird dann von der traurigen Mitteilung abgelöst, dass nur noch ein Kind zu finden ist. Die bereits vorhandenen Ängste bekommen zusätzliche Nahrung – obwohl bekannt ist, dass sich bei einer von fünf Zwillingsschwangerschaften nur eines der Kinder weiterentwickelt.

In unserer Sprechstunde hören wir nach Kinderwunschbehandlungen oft, dass die Paare die Zeit bis zur Geburt als besonders lang empfinden. Das ist nicht weiter verwunderlich: Diese Eltern wissen viel früher als andere über die bestehende Schwangerschaft Bescheid. Behalten Sie immer im Hinterkopf: Wenn sich Ihr Baby einmal in der Gebärmutter eingenistet hat, gibt es keinen Grund, warum Ihre Schwangerschaft nicht ebenso glücklich und gesund verlaufen sollte wie jede andere auch.

Die Situation behinderter Schwangerer

Wenn Sie als angehende Eltern mit Behinderung oder chronischer Erkrankung über die Möglichkeit einer Schwangerschaft und das Leben mit Kind nachdenken, tauchen viele Themen auf, die besondere Beachtung erfordern. Unweigerlich werden Sie damit konfrontiert, sich mit Ihrer Behinderung oder Erkrankung auseinandersetzen zu müssen, um Risiken für ein Baby oder sich selbst abzuwägen. Die Vielfalt der Themen sprengt dieses Buch, daher nur die wenigen folgenden Hinweise. Um eine selbstbestimmte Elternschaft zu ermöglichen, sollte Unterstützung und Hilfe im Alltag durch ein funktionierendes Familien-Freunde-Nachbarschafts-Netzwerk gewährleistet oder durch professionelle Institutionen gesichert sein. Je fortgeschrittener die Schwangerschaft, desto mehr Hilfe ist im Alltag vonnöten, da durch den zunehmenden Bauchumfang oft Leistungsfähigkeit und Beweglichkeit gemindert werden. Gerade bei Rollstuhlfahrerinnen wird das oft zum Problem. Sollte schon ein Kind in Ihrem Haushalt leben, ist es durchaus sinnvoll, sich Unterstützung bei der Versorgung zu organisieren, sei es beim Kochen, Putzen oder für den Weg zu Kindergarten, Schule oder Freizeitaktivitäten. Auch nach der Geburt ist solche Unterstützung eine große Erleichterung für Sie alle.

Überlegt werden sollte auch, wie man mit Diskriminierung von außen umgeht. Gerade in diesem Fall kann es sinnvoll sein, sich Hilfe durch Kontakte zu Selbsthilfegruppen, Verbände, Beratungsstellen oder andere betroffene Paare zu suchen. Eine Schwangerschaft ist nicht immer nur schön und beschwerdefrei. Dennoch sollte Sie die Angst vor einer unbekannten Zukunft nicht davon abhalten, sich ein Leben mit Kind zu wünschen. Mit einer Portion Humor, Liebe und Willensstärke ist es sicher zu schaffen!

Eine Klasse für sich: Hebammenvorsorge

Viele Frauen haben Bedenken, die medizinische Schwangerschaftsvorsorge in die Hände ihrer Hebamme zu legen, aus Angst, gesundheitliche Risiken für Mutter und Kind könnten nicht erkannt werden. Wie schätzen Sie diese Sorge ein?

Als völlig unbegründet. In Deutschland sind zehn bis zwölf Vorsorgeuntersuchungen während der Schwangerschaft vorgesehen. Mit dieser Anzahl sind Schwangere gut versorgt. Studien haben gezeigt, dass fünf Untersuchungen bereits ausreichen, um Schwangerschaftskomplikationen zu erkennen. Bei jedem Termin wird der Urin mit einem kleinen Teststäbchen auf Zucker und Eiweiß untersucht, der Blutdruck gemessen, das Gewicht der Mutter kontrolliert, zu bestimmten Zeitpunkten auch Blut abgenommen und der kindliche Herzschlag kontrolliert. Dieses Vorgehen ist auch für Hebammen verbindlich. Das heißt, auch die Hebamme wird alle diese Untersuchungen durchführen oder zumindest anbieten.

Denn letztendlich entscheidet die Frau, welche Untersuchungen sie wie oft vornehmen lässt.
Was die Interpretation der Untersuchungsergebnisse angeht: Es gibt bereits einige Studien, die gezeigt haben, dass es in dem Erkennen von Schwangerschaftskomplikationen keinen Unterschied macht, ob die Vorsorgeuntersuchungen von einer Hebamme oder einer Ärztin durchgeführt wurden.

Hebammen können in der Regel keine Ultraschalluntersuchungen durchführen. Bedeutet das ein Risiko für das ungeborene Kind?

Nein, absolut nicht. Drei Ultraschalluntersuchungen sind innerhalb der Schwangerschaft laut Richtlinien vorgesehen und bei einer unkompliziert verlaufenden Schwangerschaft mehr als ausreichend. Die Untersuchungen sind wichtig, um die Betreuung während der Schwangerschaft auf eventuelle Besonderheiten abstimmen zu können. Als wichtige medizinische Untersuchungs-

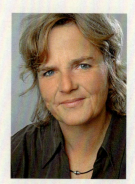

Prof. Dr. Rainhild Schäfers ist Professorin für den Studiengang Hebammenkunde an der Hochschule für Gesundheit in Bochum.

methode hat der Ultraschall heute jedoch seine Bedeutung verloren. Ultraschall ist zum Babyfernsehen geworden. Die Bilder werden als Fotos angesehen, wenngleich sie weniger Fotos als vielmehr eine Rechenleistung des Ultraschallgerätes und somit eigentlich sehr unpersönlich sind. Eine Schwangere erfährt viel mehr über ihr Kind, wenn sie mit ihm über ihre Hände Kontakt aufnimmt. Ein Weg, den auch die Hebammen wählen, um sich einen Eindruck vom Wohlergehen des Kindes zu verschaffen. Erfahrene Hebammen haben eine hohe Treffsicherheit, was die Vorhersage des kindlichen Gewichts durch alleiniges Tasten angeht. Auch die Fruchtwassermenge und manchmal sogar der Sitz des Mutterkuchens sind mit einiger Erfahrung zu ertasten. Stellt eine Hebamme so fest, dass ein Kind sich nicht zeitgerecht entwickelt, wird sie sofort die mitbehandelnde Gynäkologin oder den mitbehandelnden Gynäkologen einschalten.

Woran kann die Schwangere ohne medizinische Vorbildung erkennen, ob die Vorsorgeleistungen ihrer Hebamme dem aktuellen Stand der Forschung entsprechen?

Wenn Sie mich auf den Stand der Forschung ansprechen, so wären hier vor allem zwei Aspekte zu nennen. 1. die Hebamme verzichtet auf eine routinemäßig durchgeführte vaginale Untersuchung und 2. die Hebamme verzichtet bei einer normal verlaufenden Schwangerschaft auf das Anlegen eines Herzton-Wehenschreibers, des sogenannten CTGs. Studien haben gezeigt, dass vaginale Untersuchungen als Routinemaßnahmen Frühgeburten nicht verhindern und dass ein routinemäßig durchgeführtes CTG eher schadet als nutzt. Generell muss die Hebamme aber ihr Handeln immer mit den Bedürfnissen der Frau abgleichen. Für die Frau muss ersichtlich sein, dass die Untersuchungen von der Hebamme bewusst und reflektiert durchgeführt oder eben auch nicht durchgeführt werden.

Welche Vorteile ergeben sich für Schwangere, die regelmäßigen Kontakt zu einer Hebamme suchen?

Hebammen blicken darauf, welche Erfahrungen und Kenntnisse eine Frau in die Schwangerschaft mitbringt und wie auch bei Risikoschwangerschaften normale Prozesse aufrechterhalten werden können. Eine vertrauensvolle Beziehung ist hierfür die absolute Voraussetzung. Diese aufzubauen braucht Zeit, die Hebammen sich in ihren Gesprächen und auch in der Kontaktaufnahme zum Kind während des Abtastens des Bauches nehmen. Hebammen sehen ihre Rolle nicht vorrangig im Erkennen krankhafter Zustände, wenngleich sie natürlich bei einer Vorsorgeuntersuchung auch diese im Blick haben. Sie unterscheiden sich so von ihren ärztlichen Kolleginnen und Kollegen. Viele Frauen schätzen sowohl die Vorsorgeuntersuchungen bei der Hebamme als auch bei der Gynäkologin und gehen deshalb zur Vorsorgeuntersuchung mal hierhin und mal dorthin. Die beiden Berufsgruppen scheinen sich demnach wunderbar zu ergänzen.

Könnte man Hebammen in diesem Sinn als »Gesundheitsmanager« für die Schwangerschaft bezeichnen?

Generell managen Hebammen nicht, sondern sie sehen die Frau als die Expertin für ihre Schwangerschaft. Dennoch gibt es natürlich Situationen, in denen das Wort ein wenig zutreffen mag. Muss eine Schwangere zum Beispiel ihr zweijähriges Erstgeborenes jeden Tag mehrmals bis in den fünften Stock tragen, kann sich dies auf die Schwangerschaft auf Dauer sehr belastend auswirken. Die Hebamme wird hier mit der Frau gemeinsam herausfinden, wie sich die körperliche Belastung reduzieren lässt – ob zum Beispiel mithilfe von Familienmitgliedern, Nachbarn oder einem bezahlten Babysitterdienst. Vielleicht ist aber bereits ein Yoga-Kurs am Abend Entlastung genug. Die Hebamme kann dann aufgrund ihrer regionalen Kenntnisse Kontaktadressen weitergeben. Hier mag das Wort »managen« eventuell zutreffen.

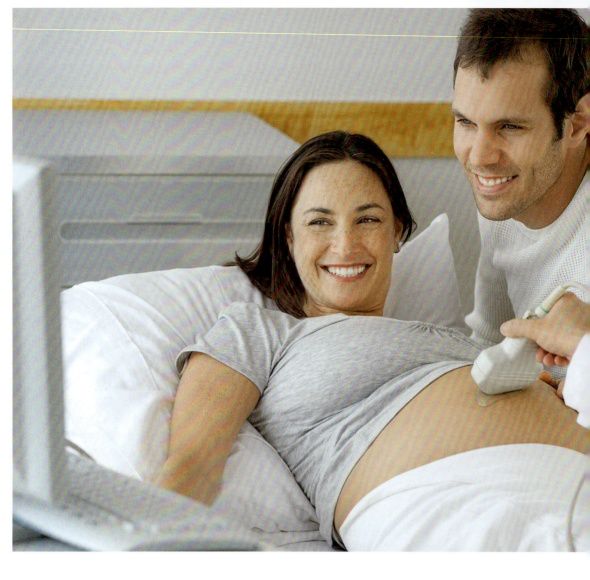

Vorgeburtliche Untersuchungen

PRÄNATALDIAGNOSTIK

Sie haben sicher bereits davon gehört, dass es Möglichkeiten gibt, einige seltene Krankheiten oder Fehlentwicklungen bei Ihrem Kind bereits während der Frühschwangerschaft festzustellen. Mithilfe der sogenannten Pränataldiagnostik können einige wichtige angeborene und genetische Veränderungen frühzeitig erkannt werden.

Wenn Sie über den Einsatz dieser Methoden nachdenken, sollten Sie immer im Hinterkopf behalten, dass 95 Prozent aller Neugeborenen gesund zur Welt kommen. Krankheiten und Fehlbildungen treten nur bei etwa drei bis fünf Prozent der Babys auf. Mit heutigen Diagnoseverfahren können die wenigsten davon in der Frühschwangerschaft tatsächlich festgestellt werden. Die meisten Besonderheiten treten erst im Laufe des Lebens zutage.

Lassen Sie sich zunächst von Ihrer Frauenärztin oder Hebamme zu verschiedenen Untersuchungsmöglichkeiten und ihren möglichen Konsequenzen beraten. Falls in Ihrer oder der Familie Ihres Partners bereits genetisch bedingte Erkrankungen aufgetreten sind, können Sie sich zu einem Humangenetiker überweisen lassen. Dieses Gespräch sollte natürlich idealerweise vor einer geplanten Schwangerschaft stattfinden.

Hilfe bei der Entscheidungsfindung

Wenn Sie zusätzlich das Bedürfnis haben nach einer professionellen, neutralen Gesprächspartnerin, können Sie auch das psychosoziale Beratungsangebot in den Schwangerschaftsberatungsstellen nutzen.

Die Beratung in diesen Einrichtungen ist kostenlos, ergebnisoffen und unabhängig von Nationalität und Konfession. Die Adressen der Beratungsstellen erhalten Sie von Ihrer Ärztin oder Hebamme oder auch über das Internet.

Die Beraterinnen werden Sie danach fragen, in welcher Situation Sie sich befinden und worüber Sie reden möchten. Dieses Angebot kann werdenden Müttern und Vätern helfen, über ihre Gedanken und Gefühle bezüglich einer Pränataldiagnostik zu reden und zu klären, was sie wissen wollen und auch was sie nicht wissen wollen. Beratungsgespräche sollten Ihnen helfen, Ihre eigene persönliche Entscheidung zu treffen.

Auf jeden Fall sollten Sie sich folgende Frage beantworten: Was bedeutet ein von der Norm abweichender Befund für mich? Wird zur Fortführung der Schwangerschaft geraten, oder werden Sie vor die Frage eines Schwangerschaftsabbruchs gestellt? Wie gehen Sie damit um? Falls ein Abbruch für Sie prinzipiell nicht in Frage kommt, sollten Sie sich reiflich überlegen, ob eine vorgeburtliche Untersuchung mit allen damit verbundenen Risiken für Sie persönlich sinnvoll ist.

Mögliche Risiken

Auch wenn Sie eine bestimmte vorgeburtliche Untersuchung uneingeschränkt wünschen, sollten Sie sich vorher über Möglichkeiten und Risiken informieren.

Folgende Aspekte sollten Sie auf jeden Fall bedenken, bevor Sie sich für eine Methode der Pränataldiagnostik entscheiden:

- Untersuchungen wie Amniozentese, Chorionzottenbiopsie und Nabelschnurpunktion können eine Fehlgeburt verursachen. Abhängig vom Eingriff, von der Schwangerschaftswoche und der praktischen Erfahrung des Arztes führen von 1000 Untersuchungen 5 bis 20 zu einer Fehlgeburt.
- Die vorgeburtlichen Untersuchungen können lediglich die Früherkennung einzelner chromosomal bedingter Fehlentwicklungen oder Erkrankungen leisten. Auch wenn keine Chromosomenstörung oder Fehlbildung gefunden wurde: Diese Tests sind keine Garantie für ein gesundes Kind.
- Auch wenn eine Chromosomenstörung vorliegt, können die individuellen Entwicklungsmöglichkeiten Ihres Kindes in den meisten Fällen erst nach der Geburt angemessen beurteilt werden.

DIE HUMANGENETISCHE BERATUNG

Ein humangenetisches Beratungsgespräch ist sinnvoll, wenn Sie als werdender Vater und/oder werdende Mutter an einer genetisch bedingten Erkrankung leiden oder der Verdacht darauf besteht. Sie können sich dabei über die Wahrscheinlichkeit klarwerden, selbst zu erkranken oder die Krankheit an Ihr Baby zu vererben. Eine gute Beratung zeigt Ihnen zudem Möglichkeiten auf, mit einem erhöhten Vererbungsrisiko umzugehen, der Krankheit vorzubeugen oder ihre Auswirkung abzuschwächen. Die Beratung erfasst Ihre genetische

Vorgeschichte und die Ihrer Familien. In die Beurteilung der Vererbungwahrscheinlichkeit gehen alle Informationen aus der Verwandtschaft und ärztlichen Befunde von Ihren zusätzlichen Untersuchungen ein.

Trotz so vieler Fortschritte in der Entschlüsselung des menschlichen Genoms lassen sich längst noch nicht alle genetisch bedingten Erkrankungen durch eine einfache Blutuntersuchung aufdecken. Daher ist es sinnvoll, dass Sie dem Humangenetiker das Problem so genau wie möglich schildern. Die Richtigkeit der Beurteilung, die Sie aus einer solchen Beratung mit nach Hause nehmen, hängt entscheidend davon ab, dass dem Berater folgende Informationen über Sie und Ihre Familien vorliegen:
- Für die Stammbaumerhebung benötigen Sie möglichst detaillierte Informationen zur familiären Vorgeschichte. Dazu gehören Geburts- und Sterbedaten, Krankheitsgeschichten und falls eruierbar auch Todesursachen jeder Person. Gut ist, wenn sich dies über drei Generationen zurückverfolgen lässt.
- Damit der Humangenetiker sich ein möglichst umfassendes Bild machen kann, sind ärztliche Befunde (vor allem von früherer – speziell humangenetischer – Diagnostik) über Menschen mit Auffälligkeiten in der Familie sowie von bisherigen Untersuchungen der Ratsuchenden von großem Vorteil. Ärzte und Krankenhäuser helfen bei der Forschungsarbeit.

Das Ergebnis der humangenetischen Beratung soll es Ihnen ermöglichen, in Ihrer individuellen Situation die für Sie bestmöglichen Entscheidungen treffen zu können. Falls über einen Erkrankten in Ihren Familien keine Befundberichte vorliegen, können Sie versuchen, mit seinem schriftlichen Einverständnis diese Befunde direkt aus einer Arztpraxis oder Klinik zu besorgen.

An wen richtet sich die Beratung?

Eine humangenetische Beratung ist nicht für jede Schwangerschaft sinnvoll. Es gibt allerdings Situationen, in denen sie für beide Elternteile empfehlenswert ist:

- bei Verwandtenehen

- bei Verdacht auf ein klinisch-genetisches Syndrom

- bei auffälligen Befunden im Rahmen der Schwangerschaftsvorsorge (zum Beispiel bei pathologischen Chromosomenbefunden nach einer bereits erfolgten Fruchtwasserpunktion)

- bei einer bekannten Chromosomenstörung in der Familie

- nach wiederholten Fehlgeburten

- bei der Untersuchung auf eine Krankheitsveranlagung, die erst im Erwachsenenalter zur Erkrankung führt

Eine humangenetische Beratung kann sinnvoll sein:

- vor der Entscheidung zu einer vorgeburtlichen Untersuchung (Pränataldiagnostik)

- bei unerfülltem Kinderwunsch

- bei Medikamenteneinnahme oder Strahlenbelastung in der Schwangerschaft und wenn sich Krebserkrankungen innerhalb der Familie häufen

METHODEN DER PRÄNATALDIAGNOSTIK

Für vorgeburtliche Untersuchungen stehen viele verschiedene Verfahren zur Verfügung, aus denen Sie wählen können:
- Nicht invasive, also nur über die Körperoberfläche ausgeführte Ultraschalluntersuchungen des ungeborenen Kindes wie Fetometrie, Feinultraschall, Dopplersonographie, 3-D- und 4-D-Ultraschall.
- Screeningtests wie die Nackentransparenzmessung, Nasenbeinmessung, Tripletest oder der Ersttrimestertest als kombinierte Blut- und Ultraschalluntersuchung.
- Invasive Methoden, also innerhalb des Körpers vorgenommene Verfahren, wie die Amniozentese, Chorionzottenbiopsie und Nabelschnurpunktion.

Invasive Verfahren können in Anspruch genommen werden, wenn Sie Wert auf eine genetische Analyse Ihres Babys legen, wenn sich im Rahmen der nicht-invasiven Methoden Auffälligkeiten zeigen oder wenn es in Ihrer oder Ihres Partners Kranken- und Familiengeschichte besondere Befunde gibt. Dazu gehören zum Beispiel Erb- oder andere Erkrankungen, ein Verdacht auf kindliche Entwicklungsstörung durch Strahlung oder Medikamente, mögliche Fehlbildungen des Babys nach Infektionen und Krankheiten sowie ein höheres Alter der Schwangeren (über 35).

Screeningtests

Nackenfaltenmessung

Dieser Ultraschalltest misst eine kleine Flüssigkeitsansammlung unter der Haut am Nacken des Kindes. Alle Babys haben vorübergehend diese Nackenfalte, aber wenn sie verbreitert ist, kann dies einen Hinweis darauf geben, dass eine höhere Wahrscheinlichkeit einer genetischen Veränderung wie etwa eines Down-Syndroms (Trisomie 21) besteht. Die Untersuchung wird zwischen der 11. und 14. Woche durchgeführt, weil in diesem Zeitraum die Entwicklung des Lymphsystems und der Nieren stattfindet und ein dabei entstehender Flüssigkeitsstau in der sehr dehnbaren Nackenfalte noch nicht so gut abtransportiert werden kann.

Diese Untersuchung ist eine Wahl- und keine Kassenleistung, muss also von Ihnen selbst gezahlt werden. Sie findet in dafür zertifizierten gynäkologischen Praxen oder Kliniken statt. Dabei wird mit einer Ultraschallsonde über Ihre Bauchdecke (oberhalb des Schambeins) oder durch die Vagina die Flüssigkeitsansammlung unter der Nackenhaut des Babys gemessen. Auf dem Ultraschallmonitor stellt sich dies als echofreier Zwischenraum dar, der sich schwarz und durchsichtig vom übrigen Gewebe abhebt. Der gemessene Wert sollte dabei unter 2,5 Millimetern liegen. Zeigt sich bei Ihrem Baby ein höherer Wert, können Sie eine der weiteren vorgeburtlichen Untersuchungsmethoden durchführen lassen.

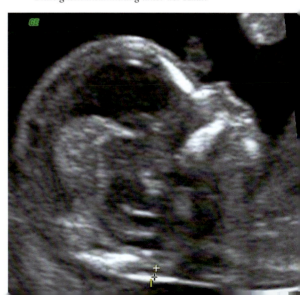

Nackenfaltenmessung: Der kleine schwarze Spalt zwischen den zwei Kreuzen zeigt die Flüssigkeitsansammlung unter der Haut.

Ersttrimestertest

Beim Ersttrimestertest wird die Messung der Nackentransparenz durch eine Blutuntersuchung ergänzt. Der beste Zeitpunkt ist zwischen der 11. bis 14. Schwangerschaftswoche. Ihnen wird dabei Blut abgenommen und auf Eiweiß- und Hormonwerte hin untersucht (PAPP-A, HCG). Zum gleichen Zeitpunkt findet die Ultraschalluntersuchung statt. Wenn Sie diesen Test durchführen lassen wollen, müssen Sie ihn selbst bezahlen, da er ebenfalls keine Kassenleistung ist.

Eine spezielle Software ermittelt aus den vorliegenden Daten in Verbindung mit Ihrem Alter, dem genauen Schwangerschaftsalter und der Größe des Babys, wie hoch die Möglichkeit einer Chromosomenabweichung ist. Sie bekommen also keine Aussage über tatsächliche Sachverhalte, sondern lediglich eine statistische Wahrscheinlichkeit!

Bevor Sie sich für diese Untersuchung entscheiden, sollten Sie genau solch eine Situation im Blick haben: Auch ein Baby mit einer verdickten Nackenfalte kann ein gesundes Baby sein! Was also fangen Sie nun mit diesem Wissen einer erhöhten Wahrscheinlichkeit an? Alles so belassen und hoffen, dass es gut geht? Oder weitere, invasive Untersuchungen wie die Amniozentese durchführen, um Gewissheit zu haben?

Nun werden weitere beratende Gespräche notwendig, die Sie auf jeden Fall wahrnehmen sollten, bevor Sie sich entscheiden.

Tripletest

Der Tripletest findet zwischen der 16. und 18. Schwangerschaftswoche statt und ist ein weiterer, inzwischen eher veralteter Suchtest, bei dem aus Ihrem Blut die Hormone HCG (humanes Choriongonadotropin), Östriol und das vom Kind gebildete AFP (Alpha-Feto-Protein) bestimmt werden. Aus den Werten, dem Schwangerschaftsalter, Ihrem Alter und Gewicht erfolgt auch hier mittels spezieller Software eine Wahrscheinlichkeitsberechnung. Eine erhöhte AFP-Konzentration allein kann zum Beispiel auf einen Neuralrohrdefekt oder einen Bauchwanddefekt hinweisen. Der Tripletest ist jedoch relativ ungenau und hat, weil er häufig zu mehr Verunsicherung und Sorge statt zur Beruhigung geführt hat, viel Kritik geerntet. Heute wird er deshalb immer weniger empfohlen.

Grenzen der Screeningmethoden

In gewissen Grenzen können diese Methoden Sie also auf etwaige Wahrscheinlichkeiten hinweisen. Aber noch einmal: Alle auffälligen Ergebnisse dieser Untersuchungen bedeuten nicht, dass Ihr Baby tatsächlich ein Problem hat. Es geht lediglich um eine Wahrscheinlichkeitseinschätzung. All diese Tests können keine definitiven Antworten geben. Wenn sie ein Testergebnis erhalten, dass Ihnen eine erhöhte Möglichkeit für die Geburt eines Kindes mit Down-Syndrom präsentiert, entscheiden sich viele in dieser Situation für eine der invasiven Methoden zur weiteren Abklärung. Es ist oft nicht leicht, die Relevanz und Tragweite der Ergebnisse für sich selbst zu bewerten und daraus Entscheidungen für das eigene weitere Vorgehen zu treffen.

- Ein Risiko von 1 : 1.000 erscheint als sehr geringe Wahrscheinlichkeit für Ihr Baby, ein Problem zu haben.
- Bei einem Risiko von 1:150 werden Sie sich aber eventuell schon Sorgen machen. Viele Frauen vergessen dabei, dass das immer noch bedeutet, dass bei 149 von 150 Kindern kein Risiko zu befürchten ist.
- Ein entscheidendes Problem dieser sogenannten Screeningtests besteht vor allem darin, dass je nach Erfahrung des Untersuchers ein Risiko zwischen 5 und 20 Prozent vorliegt, dass die Untersuchung ein falsch positives Ergebnis erbringt!

Wir empfehlen den Ersttrimestertest und die Nackenfaltenmessung nicht, da diese auf Selektion ausgerichteten Methoden der Pränataldiagnostik eine große emotionale Störung bei Ihnen, den werdenden Eltern, hervorrufen können und damit aus ganzheitlicher Sicht unnötig riskant sind.

Invasive Verfahren

Amniozentese (Fruchtwasseruntersuchung)
Bei der Amniozentese wird die Fruchtblase punktiert, um kindliche Zellen für die genetische Analyse zu gewinnen. Sie wird von einigen schwangeren Frauen und Paaren gewünscht, bei denen sich auffällige Befunde in bereits durchgeführten Suchtests oder Ultraschalluntersuchungen ergeben haben, wenn sie über 35 Jahre alt sind oder wenn Sie bereits Kinder mit genetischen Besonderheiten

Mit einer dünnen Nadel wird Fruchtwasser aus der Fruchthöhle entnommen.

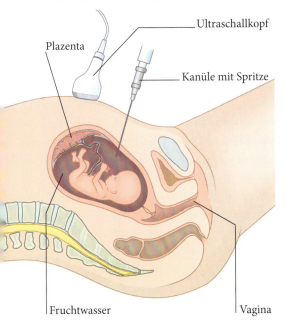

So wird die Amniozentese durchgeführt

Für die Fruchtwasseruntersuchung entnimmt Ihre Ärztin unter Ultraschallkontrolle mithilfe einer Hohlnadel 15 bis 20 Milliliter Fruchtwasser mit darin enthaltenen abgelösten Zellen des Babys. Dieser Vorgang dauert wenige Minuten und wird manchmal als unangenehm, aber nicht schmerzhaft empfunden. Reichlich praktische Erfahrung und eine routinemäßige Durchführung solcher Untersuchungen ist der beste Garant für eine komplikationslose Fruchtwasserentnahme. Nach dem Test werden die Herztöne des Kindes gehört. Bei Rhesus-negativen Frauen wird ebenso wie nach der Chorionzottenbiopsie eine Anti-D-Spritze (Seite 110) verabreicht. Nach dem Eingriff sollten Sie 24 Stunden ruhen. Es können leichte Bauchkrämpfe auftreten. Falls aber Blut oder klare Flüssigkeit (eventuell Fruchtwasser) abgehen, müssen Sie sofort untersucht werden. Das Risiko einer Fehlgeburt liegt nach diesem Eingriff bei 0,3 bis 1 Prozent.

Im Labor werden die lebenden Zellen kultiviert und die Chromosomen auf Aufbau und Anzahl untersucht. Auch DNA-Analysen und eine AFP-Bestimmung zum Ausschluss eines Neuralrohrdefekts sind möglich. Ein Schnelltest, der sogenannte FisH-Test, liefert bereits nach ein bis zwei Tagen erste Ergebnisse zu den am häufigsten betroffenen Chromosomen 13, 18 und 21 und dem Geschlecht Ihres Kindes. Diese Ergebnisse müssen aber immer mithilfe einer zweiten Zellkultur überprüft werden. Ein zuverässiges Untersuchungsergebnis liegt daher erst nach zirka zwei Wochen vor.

geboren haben. Eine Fruchtwasseruntersuchung wird in der Regel zwischen der 15. bis 18. Schwangerschaftswoche durchgeführt. Ein Nachteil der Amniozentese besteht darin, dass sie erst relativ spät erfolgt. Andererseits ist das Risiko für eine Fehlgeburt mit 0,3 bis 1 Prozent vergleichsweise gering.

Chorionzottenbiopsie

Diese Untersuchung findet in der Regel zwischen der zehnten und zwölften Schwangerschaftswoche statt. Die Ärztin entnimmt eine Gewebeprobe aus den Chorionzotten (Vorform des Mutterkuchens). Im Labor werden daraus die kindlichen Chromosomen bestimmt und auf Abweichungen untersucht.
Das Resultat können Sie schon nach zwei bis drei Tagen erfahren. Zusätzlich wird eine Langzeitkultur der Chorionzotten angelegt,

Um das Choriongewebe zu gewinnen, wird eine Nadel durch die Bauchdecke eingeführt.

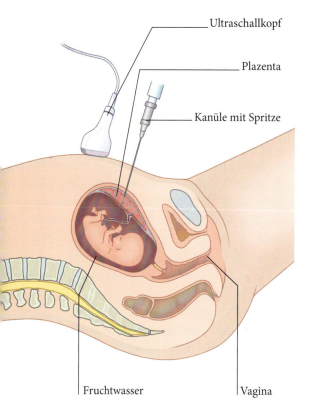

- Ultraschallkopf
- Plazenta
- Kanüle mit Spritze
- Fruchtwasser
- Vagina

So wird die Chorionzottenbiopsie durchgeführt

Da Ihre Blase für den Eingriff voll sein soll, müssen Sie vorher viel trinken. Die Entnahme des Plazentagewebes erfolgt entweder durch die Bauchdecke, die eventuell vorher örtlich betäubt wird, oder durch Vagina und Muttermund. Die Entscheidung für eine der Methoden wird von der Lage der Plazenta und der Schwangerschaftswoche, aber auch von Einschätzungen und Vorlieben des Untersuchers bestimmt. Viele Frauen empfinden bei der Entnahme durch die Bauchdecke ein schmerzhaftes unangenehmes Ziehen im Unterbauch.
Bei einer vaginalen Entnahme ähneln die Eindrücke einem Gebärmutterhalsabstrich bei der Krebsfrüherkennungsuntersuchung. Nach der Untersuchung ist es gut, mindestens 24 Stunden wirklich zu ruhen. Auch in den nächsten zwei bis drei Tagen sollten Sie keine anstrengenden Unternehmungen planen und eventuell eine Arbeitspause einlegen. Nach dem Eingriff können leichte Bauchkrämpfe und geringe vaginale Blutungen über zwei bis drei Tage auftreten. Wenn Schmerzen und Blutung zunehmen oder klare Flüssigkeit aus der Vagina läuft, könnte das ein Hinweis für einen drohenden Abort sein. Suchen Sie dann sofort Rat bei Ihrer Ärztin.

deren Ergebnis nach 14 Tagen vorliegt. Das Risiko einer Fehlgeburt liegt nach diesem Eingriff bei 0,3 bis 1 Prozent.

Sollte sich der Verdacht bestätigen, dass bei Ihrem Kind eine genetische Veränderung, Erkrankung oder Fehlbildung vorliegt, wird Ihnen in der Regel ein Schwangerschaftsabbruch nahegelegt, der dann entsprechend früher als nach einer Amniozentese erfolgen kann. Besprechen Sie das Untersuchungsergebnis und die sich daraus für Sie ergebenden Konsequenzen ohne Zeitdruck in der Praxis. Die meisten Befunde erlauben allerdings keine Therapie. Auch wenn nur bedingt Aussagen zum Schweregrad der Besonderheit gemacht werden können, sind Sie nun vor allem vor die Frage gestellt, ob Sie sich für oder gegen diese Schwangerschaft entscheiden wollen.

Nabelschnurpunktion (Chordocentese)

Eine Nabelschnurpunktion kann ab der 18. Schwangerschaftswoche durchgeführt werden. Diese Methode wird vor allem in spezialisierten Zentren durchgeführt und kommt nur im Einzelfall zur Anwendung. Dazu wird Blut aus der Nabelschnur entnommen und im Labor untersucht. Experten empfehlen diesen Eingriff, wenn bei Ihrem Kind der Verdacht auf eine Blutarmut oder eine Infektion wie zum Beispiel Röteln vorliegt oder eine Rhesusunverträglichkeit besteht. Mit dieser Methode kann Ihr Kind auch eine eventuell notwendige Bluttransfusion erhalten.

Blut- statt Fruchtwasseruntersuchung

Ein derzeit im Test befindliches Verfahren kann durch eine einfache Probe mütterlichen Bluts erkennen, ob bei einem ungeborenen Baby ein Down-Syndrom vorliegt. Das neue Diagnoseverfahren erlaubt eine Analyse des kindlichen Erbguts im Blut der Mutter – ein invasiver Eingriff ist so nicht länger nötig. Dieser Test soll erst einmal Frauen aus einem de-

So wird die Nabelschnurpunktion durchgeführt

Durch eine Kanüle werden aus der Nabelschnur am Ansatz der Plazenta zwei bis drei Milliliter Blut entnommen.

Der Vorgang wird durch Ultraschall genau kontrolliert. Frauen beschreiben diesen Eingriff, der etwa fünf Minuten dauert, als unangenehm und ein wenig schmerzhaft. Der Stich wird zweimal als kurzer Schmerz wahrgenommen. Zuerst beim Eindringen in die Haut, die örtlich betäubt werden kann, und dann beim Passieren der Gebärmutterwand. Bei Rhesus-negativen Frauen wird auch hier eine Anti-D-Spritze (Seite 110) verabreicht. Danach ist es sinnvoll, 24 Stunden zu ruhen. Alle eingriffsbedingten Komplikationen treten in den ersten 24 Stunden auf, bei Blut- oder Fruchtwasserabgang sollte sofort eine ärztliche Untersuchung erfolgen. Das Fehlgeburtsrisiko wird bei diesem Eingriff mit drei bis vier Prozent angegeben. In einem Labor wird das Blut Ihres Babys untersucht. Der Befund liegt dann in zwei bis vier Tagen vor.

finierten »Risikokollektiv« zugänglich sein, bevor er allgemein für alle schwangeren Frauen zugelassen wird. Die Kosten dieser Blutuntersuchung sind derzeit noch sehr hoch und belaufen sich auf zirka 1200 €.

Kritiker sehen die Gefahr, dass durch diese vereinfachte und frühe Erkennung von Chromosomenstörungen bei vorgeburtlichen Untersuchungen eine Selektion behinderter Menschen, die als nicht lebenswert erachtet werden, verstärkt möglich ist.

KONSEQUENZEN PRÄNATALER DIAGNOSTIK

Alle Frauen können die Möglichkeiten der Pränataldiagnostik in Anspruch nehmen. In der Hoffnung, dadurch die Gesundheit ihres Babys sicherzustellen, wollen viele Schwangere möglichst alle Untersuchungsangebote wahrnehmen. Vielleicht versprechen Sie sich davon, dass mit einem guten Ergebnis all Ihre Ängste und Sorgen verschwinden. Das kann durchaus sein und ist sogar sehr wahrscheinlich, da nur 3 bis 5 von 100 Kindern mit Besonderheiten zur Welt kommen.

Was passiert aber, wenn die erhobenen Befunde dieser Untersuchungen nicht die erhofften sind? Es ist leider eine bittere Erfahrung, dass die meisten Frauen und Paare in diese Untersuchungen gehen, ohne sich vorher ausreichend Gedanken zu machen, mit welchen Konsequenzen sie möglicherweise zu rechnen haben. Es ist eine Tatsache, dass der größte Teil der vorgeburtlichen Untersuchungen vor der 23. Schwangerschaftswoche bei auffälligen Befunden in erster Linie die Möglichkeit und das Ziel eines Schwangerschaftsabbruchs in sich birgt.

Wer kann bei der Entscheidungsfindung helfen?

Bei einem auffälligen Befund haben Sie neben der ärztlichen Betreuung einen zusätzlichen Anspruch auf psychosoziale Beratungsgespräche und eine Hebammenbetreuung. Ihre Ärztin oder Hebamme kann Ihnen Adressen von Beratungsstellen und Verbänden von Eltern behinderter Kinder in Ihrer Umgebung mitteilen oder vielleicht selbst einen Kontakt für Sie herstellen.

Psychosoziale Beratung
In der psychosozialen Beratung können Sie ohne Zeitdruck über Ihre offenen Fragen, Ängste, Zweifel oder Ihre Trauer vertraulich reden. Die psychosoziale Beraterin kann
- Sie in der Klärung offener Fragen begleiten und mit Ihnen gemeinsam herausfinden, ob Sie alle notwendigen Informationen haben, die Sie brauchen.
- Sie dabei unterstützen, Entscheidungen zu treffen, mit denen Sie und Ihr Partner oder Ihre Partnerin auch in der Zukunft werden leben können.
- Ihnen Informationen über das Leben mit einem chronisch kranken oder behinderten Kind bereitstellen. Sie erfahren, welche Unterstützungs- und Fördermöglichkeiten bestehen und wie der Alltag mit Ihrem besonderen Kind aussehen könnte.
- Sie in Ihrer Trauer und im Abschied nach einem Spätabbruch oder einer Fehlgeburt begleiten.

Hebammenbetreuung
Hebammen bieten ein umfassendes Angebot zur Unterstützung werdender Eltern, und dies unabhängig von normalen oder besonderen Schwangerschaftsverläufen. Nach auffälligem Befund im Rahmen der pränatalen Diagnostik steht vor allem das Gespräch zur Entscheidungsfindung im Vordergrund.

Setzen Sie sich mit einer Hebamme Ihrer Wahl in Verbindung. Sie wird ein persönliches Treffen mit Ihnen vereinbaren und sich Zeit für Ihre Sorgen und Ängste nehmen. Da Hebammen, die in der Klinik arbeiten, alle Eltern bei Geburten begleiten, können Sie dort auf hilfreiche Unterstützung bei den einzelnen Schritten rechnen. Entsprechend Ihren Wünschen erklärt sie Ihnen die medizinischen und pflegerischen Abläufe und kann in manchen Fällen auch Alternativen aufzeigen.

Seelsorge
Neben allen anderen Beratungsangeboten gibt es auch das Angebot der seelsorglichen Be-

gleitung, unabhängig von Ihrer persönlichen Glaubensüberzeugung und einer religiösen Bindung. Diese Begleitung gilt besonders auch für Ratsuchende in ethischen Konfliktsituationen. Dabei geht es nicht um moralischen Druck oder um Bewertung, sondern um Begleitung und Unterstützung bei der Suche nach Ihrer eigenen individuellen Antwort.

Vielleicht ist schon während der Schwangerschaft relativ sicher, dass Ihr Kind nicht lebensfähig sein wird. Dass in solch einem Fall die Beendigung der Schwangerschaft nicht zwangsläufig die einzige Lösung ist, zeigen berührende Berichte, wie der Dokumentarfilm »Mein kleines Kind« von Katja Baumgarten, die ihr Kind mit einer schwersten Entwicklungsstörung austrug und per Hausgeburt zur Welt brachte. Geborgen im Kreise der Familie und in den Armen der Mutter starb es friedlich innerhalb weniger Stunden.

Schwangerschaftsabbruch

Über Schwangerschaftsabbrüche bei wahrscheinlich behinderten Kindern wollen viele Menschen weder nachdenken noch reden. Anders als bei Abbrüchen ungewollter Schwangerschaften geht es hier ja schließlich um das Wunschkind, das nun keines mehr sein soll. Selbst unter Freunden oder in der Familie kann das Reden über dieses Thema schwerfallen. Wenn Sie sich allein damit fühlen, wenden Sie sich an Organisationen und Selbsthilfegruppen, die Sie unterstützen können.

Ein Schwangerschaftsabbruch nach der zwölften Schwangerschaftswoche (beziehungsweise nach der vierzehnten Woche ausgehend von der letzten Regel) ist nur dann zulässig, wenn Ihre Ärztin unter Berücksichtigung Ihrer Lebensverhältnisse Ihre körperliche und seelische Gesundheit bedroht sieht und diese Bedrohung nicht auf andere für Sie zumutbare Weise abgewendet werden kann. Das ist die sogenannte »medizinische Indikation«.

Der Schwangerschaftsabbruch nach der 16. Schwangerschaftswoche kann nicht durch Ausschabung oder Absaugen unter örtlicher Betäubung oder Vollnarkose stattfinden. Ab diesem Zeitpunkt muss die Geburt Ihres Kindes mit Wehen verursachenden Medikamenten eingeleitet werden. Dies kann manchmal mehrere Tage dauern und wird von vielen Frauen und Paaren als ein sehr schwerer Abschied empfunden. Versuchen Sie, eine Ihnen vertraute Person in die Klinik mitzunehmen, um diesen Weg nicht allein gehen zu müssen. Vielleicht hilft es Ihnen, sich schon im Vorfeld Informationen in Selbsthilfeforen im Internet zu besorgen. Auch das Gefühl, mit diesem Schicksal nicht allein zu sein, kann helfen.

Für die meisten Eltern ist der Schwangerschaftsabbruch nach einem auffälligen Befund begleitet von starken Gefühlen. Viele Betroffene meinen, es stünde ihnen nicht zu, ihre Trauer zu zeigen. Dafür braucht es geschützte Orte. In der Klinik kann eine Seelsorgerin Sie auf Wunsch gemeinsam mit den Ärzten, Hebammen und Pflegenden begleiten.

In vielen Krankenhäusern gibt es heute Gemeinschaftsbestattungen für Kinder aus »glücklosen Schwangerschaften«. Die rechtliche Regelung besagt, dass jedes Kind über 500 g standesamtlich erfasst wird, aber erst ab einem Geburtsgewicht von 1000 g besteht eine Bestattungspflicht. Es ist aber in jedem Fall die Möglichkeit gegeben, ein Kind mit niedrigerem Gewicht individuell oder gemeinschaftlich beizusetzen.

Nach dem Abschied von Ihrem Kind können Sie rasch nach Hause gehen, sollten sich aber trotzdem noch etwas Ruhe und Zeit für die Verarbeitung des Erlebten und die Umstellung Ihres Körpers lassen.

Sie haben Anspruch auf Hebammenhilfe. Es kann gut tun, durch tägliche Hausbesuche bis zum zehnten Tag nach der Geburt zu erfahren, dass Ihr Körper sich wieder umstellt.

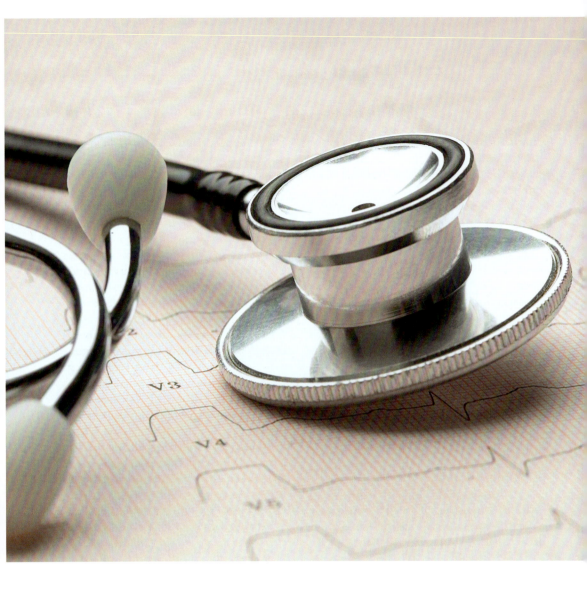

Komplikationen und Erkrankungen

VON ANÄMIE BIS VENENTHROMBOSE

Anämie
Eine Anämie tritt auf, wenn in Ihrem Blut zu wenige rote Blutkörperchen vorhanden sind und ein Mangel an rotem Blutfarbstoff (Hämoglobin) entsteht. Am häufigsten wird eine Anämie durch einen Eisenmangel verursacht. Da Ihr Körper seine Eisenspeicher immer bevorzugt für das wachsende Baby entleert und Sie benachteiligt werden, brauchen Sie sich aber um Ihr Kind noch lange keine Sorgen zu machen. Nur eine anhaltende schwere Eisenmangelanämie beeinflusst die Entwicklung der Plazenta und das Wachstum des Kindes negativ. Auch bei seltenen, vererbbaren Blutanomalien kann die Anämie für Sie beide zum Problem werden. Deshalb wird bei den Vorsorgeuntersuchungen das Blutbild überprüft (Seite 110).

Eine Anämie tritt häufiger auf bei Frauen mit chronischen Krankheiten oder einem Folsäuremangel, zum Beispiel nach langjähriger Einnahme einer Antibabypille.

Eisenmangel erkennen
Bei folgenden Symptomen sollten Sie unbedingt eine Überprüfung Ihres Hb-Werts ansprechen:
- bei starker Müdigkeit und Erschöpfung,
- bei sehr blasser Haut und hellen Schleimhäuten,
- bei einer auffälligen Abwehrschwäche gegen Erkrankungen,
- bei Schwindel und Kurzatmigkeit,
- beim Auftreten von schwarzen Punkten vor den Augen.

Blutungen

Etwa jede vierte Frau erlebt in der Schwangerschaft unwillkürlich auftretende Blutungen. Sie können sich als leichter Blutfleck in der Unterwäsche oder als Schmierblutung bemerkbar machen. Es können aber auch schwere lebensbedrohliche Blutungen auftreten, die einen sofortigen Transport in eine Klinik notwendig machen.

Falls in den ersten zwölf Wochen der Schwangerschaft eine Blutung auftritt, muss dies nicht unbedingt zu einer Fehlgeburt führen. Erst wenn Schmerzen und Krämpfe im Unterbauch dazukommen, deutet sich eine drohende Fehlgeburt an. Ausnahme ist ein sogenannter verhaltener Abort, bei dem die Frucht abgestorben ist und über längere Zeit noch in der Gebärmutter zurückgehalten wird. Dabei treten außer einer leichten Schmierblutung keinerlei Beschwerden auf. Aber wie gesagt: Dabei handelt dies passiert sehr selten. Machen Sie sich daher nicht verrückt, wenn zu Beginn Ihrer Schwangerschaft eine leichte Blutung vorkommt.

Um festzustellen, ob Ihre Schwangerschaft noch intakt ist und es dem Kind gut geht, sollten Sie sich aber auf jeden Fall untersuchen lassen. Eine gynäkologische Untersuchung mit Ultraschall und, wenn nötig, eine Bestimmung des Hormonspiegels folgen dann zur weiteren Abklärung bei Ihrer Ärztin.

Wenn die Blutung stärker ist, wird Ihnen vielleicht empfohlen für einige Tage in der Klinik zu bleiben. Sie sollten sich, auch wenn Sie wieder zu Hause sind, körperlich schonen. Eventuell wird Ihre Ärztin Sie für einige Tage krankschreiben, ansonsten können Sie außer abzuwarten nicht viel tun. Weder Bettruhe noch medikamentöse Behandlung helfen wirklich. Wir erleben aber erfreulicherweise

Wichtig: Auf eisenhaltige Nahrungsmittel achten!

In Ihrer Ernährung ist Melasse, rotes Fleisch, Fisch und viel Vitamin C wichtig. Nehmen Sie Eisenpräparate zusammen mit Wasser, besser noch mit Vitamin-C-haltigen Säften (ohne Kalzium!) idealerweise eine Stunde vor den Mahlzeiten ein. Wenn Sie Magen-Darm-Beschwerden bekommen, schlucken Sie die Tabletten lieber zum Essen, trinken aber weder Milch, Schwarztee noch Kaffee dazu. Erschrecken Sie nicht, wenn der Stuhlgang schwarz wird. Das kommt vom Eisen und ist unbedenklich. Falls Sie das Präparat nicht vertragen, obwohl Sie es schon zum Essen nehmen, besprechen Sie dies mit Ihrer Ärztin oder Ihrer Hebamme. Oft hilft es, die Dosis zu verringern oder auf Tropfen oder Dragees mit sehr niedrigem Eisengehalt auszuweichen (zum Beispiel Floradix®), die in der Regel gut vertragen werden.

häufig, dass kein Grund für die Blutung gefunden wird und die Schwangerschaft ohne weitere Probleme glücklich bis zum Ende verläuft. Alle Blutungen zu einem späteren Zeitpunkt als der zwölften Schwangerschaftswoche bedürfen einer raschen Klärung. Sollten sie in der Nacht auftreten, suchen Sie bitte sofort eine Klinik auf. Die Ursachen können natürlich auch hier Kontaktblutungen nach einer vaginalen Untersuchung oder Geschlechtsverkehr sein, was lästig, aber harmlos ist. Es gibt aber Ursachen, die für Sie beide gefährlich sein können. In seltenen Fällen ist es möglich, dass die Plazenta durch Ablösung kleinerer oder größerer Gewebebereiche Komplikationen entwickelt oder so tief gelagert ist, dass sie direkt vor dem Muttermund liegt. Die Wahrscheinlichkeit, dass Sie so etwas erleben müssen, ist zwar gering, aber schnelles Handeln ist dann für Sie und Ihr Baby entscheidend.

Fehlgeburt

Leider endet manche Schwangerschaft mit einer Fehlgeburt. Etwa jede fünfte Schwangere macht diese traurige Erfahrung in den ersten zwölf Wochen der Schwangerschaft. Ein Grund dafür kann sein, dass sich das Baby nicht richtig entwickelt. Bei etwa der Hälfte aller Fehlgeburten im ersten Trimester liegen chromosomale Veränderungen vor. Weitere Ursachen reichen von genetischen und immunologischen Faktoren über Fehlbildungen an der Gebärmutter, Infektionen und negative Umwelteinflüsse (Alkohol, Nikotin, Koffein) bis hin zu starken Belastungen im beruflich-privaten Bereich. Falls Sie diese Erfahrung mehrmals hintereinander machen müssen, sind weitergehende Untersuchungen und Behandlungen empfehlenswert.

Nach einer Fehlgeburt überprüft die Ärztin mithilfe einer Ultraschalluntersuchung, ob die Gebärmutterhöhle vollständig leer ist. Falls dies der Fall ist, was eher seltener und meist nur in frühen Schwangerschaftswochen vorkommt, kann eventuell abgewartet werden. Dann werden Sie noch einige Tage leichte Blutungen haben und sich hoffentlich etwas Zeit nehmen können für Ihre Enttäuschung und Ihre Trauer.

Wenn in der Gebärmutterhöhle aber noch Reste der Schwangerschaft festgestellt werden, ist die Chance, dass diese von selbst abgehen, relativ gering. Besteht zudem weiterhin eine stärkere Blutung, folgt relativ zügig eine Abortkürettage (Ausschabung). Dies ist ein kurzer operativer Eingriff, bei dem in Vollnarkose der Gebärmutterhals vorsichtig aufgeweitet und

---

Typische Blutungen in dieser Zeit

Harmlose Blutungen können in der Schwangerschaft immer wieder auftreten. Anfangs ist häufig die sogenannte Einnistungsblutung die Ursache: Sie tritt auf, wenn sich die befruchtete Eizelle in die Gebärmutterwand einnistet. Also zehn Tage nach der Zeugung. Manche Frauen bekommen in der vierten und achten Woche eine leichte periodenartige Blutung, also zu dem Zeitpunkt, an dem sie normalerweise ihre normale Regelblutung hätten.

Eine leichte Blutung kann auch nach Geschlechtsverkehr oder vaginalen Untersuchungen vorkommen. Sie wird durch eine sogenannte ektopische Veränderung am äußeren Muttermund hervorgerufen. Bei dieser Veränderung wächst das gut durchblutete Gewebe, das den Kanal des Gebärmutterhalses auskleidet, etwas nach außen auf den äußeren Muttermund und fängt bei Kontakt leicht an zu bluten.

mit einer Kürette (das ist eine Art stumpfer Metalllöffel) die Gebärmutterhöhle vollständig entleert wird. Danach werden Sie einige Tage leichte Blutungen haben, die rasch abklingen.

Manchmal ist Abwarten möglich
Manche Frauen möchten gerne abwarten, ob die letzten Reste nicht von selbst abgestoßen werden, und wünschen einen Eingriff möglichst zu vermeiden. Dies ist leider selten die Praxis und wird von den behandelnden Ärzten eher abgelehnt, da Komplikationen wie etwa eine Gebärmutterentzündung befürchtet werden. Neuere Studien zeigen aber, dass es vor allem in einer früheren Schwangerschaftswoche durchaus möglich ist, zunächst einmal abzuwarten. Sprechen Sie Ihre behandelnde Ärztin ruhig darauf an.

Der Verlust einer bereits gespürten und durchträumten Schwangerschaft kann ein einschneidendes Lebensereignis sein und Gefühle wie Hoffnungslosigkeit, Ärger und Schuld auslösen. Oft wünschen Frauen und Paare, dass die Ursache für die Fehlgeburt gefunden wird. Dies ist aber leider nur selten möglich. Nehmen Sie sich allein oder zusammen Zeit für Ihre Trauer um die verlorene Schwangerschaft. Auch Ihr Partner leidet wahrscheinlich. Schuldgefühle tauchen in dieser Zeit bei vielen auf. Vielleicht nützt es Ihnen, zu erfahren, dass diese völlig unbegründet sind.

Wenn Sie ausreichend emotionale Unterstützung erhalten, können Sie hoffentlich langsam wieder Vertrauen in Ihren Körper und seine Fähigkeiten zurückgewinnen. Frühere Empfehlungen, nach einer Fehlgeburt zunächst einige Zeit zu verhüten, bevor eine nächste Schwangerschaft geplant wurde, gelten inzwischen als veraltet. Studienergebnisse zeigen, dass der Kinderwunsch am schnellsten in Erfüllung geht, wenn Paare sich bei der Zeugung keinen Einschränkungen und Regeln unterwerfen müssen.

Frühgeburtsbestrebungen

Die Gebärmutter zieht sich im gesamten Verlauf der Schwangerschaft immer wieder zusammen. Dies geht in den meisten Fällen relativ unbemerkt vonstatten. Um die 28. Woche herum erzählen uns aber viele Frauen, dass sie das Üben der Gebärmutter bis zu zweimal pro Stunde spüren. Dabei wird der Bauch hart und fest wie eine Kugel. Dieser Zustand kann bis zu einer Minute anhalten. Diese Braxton-Hicks-Kontraktionen, benannt nach einem englischen Arzt, der sie 1870 zum ersten Mal beschrieb, bewirken keine Öffnung des Muttermundes. Eher scheinen sie eine Vorbereitung der Gebärmutter auf die kommende Geburt zu sein.

Falls Sie aber ein schmerzhaftes Ziehen im Unterbauch oder im unteren Rücken spüren, legen Sie Ihre Hand auf die Gebärmutter und fühlen Sie, ob diese gleichzeitig mit dem Ziehen hart wird. Als erste Maßnahme können Sie prüfen, ob das Ziehen abklingt, wenn Sie sich hinlegen und ein Glas Wasser trinken. Informieren Sie nach dieser Beobachtung Ihre Ärztin oder Ihre Hebamme. Fahren Sie sofort in eine Klinik, wenn sich die Abstände zwischen diesem Ziehen verkürzen. Wählen Sie auf jeden Fall eine Klinik mit einer Frühgeborenenabteilung, wenn der Verdacht auf vorzeitige Wehentätigkeit und Frühgeburtsbestrebungen besteht und Sie Ihr Kind weniger als 36 Wochen in sich tragen.

Fünf Prozent der Babys kommen vor der 37. Schwangerschaftswoche zur Welt. Manchmal, aber nicht immer, lassen sich Gründe dafür finden, wie eine Infektion mit hohem Fieber, ein frühgeborenes Kind in einer vorhergegangenen Schwangerschaft, eine Gebärmutterinfektion, ein Zuviel an Fruchtwasser oder eine Mehrlingsschwangerschaft.

Wenn die Geburtswehen tatsächlich eingesetzt haben, kann sie nichts mehr richtig bremsen. Nur wenn die Wehen noch nicht so stark

sind, können Liegen, wehenhemmende Medikamente sowie Medikamente, die die Lungenreife des Babys fördern, den Geburtsprozess zumindest so lange aufhalten, bis die größten Risiken für das Baby abgewendet wurden.
Bei kleinen Anzeichen von Frühgeburtsbestrebungen, wie dem Weicherwerden des Gebärmutterhalses vor der 28. Schwangerschaftswoche, kann auch eine häusliche Betreuung Abhilfe schaffen. Wichtig ist in diesem Fall, dass Sie Ihr Leben wirklich umstellen. Sie werden arbeitsunfähig geschrieben oder erhalten bei anhaltender Frühgeburtsgefahr sogar ein Beschäftigungsverbot. Ein Beschäftigungsverbot wird ausgesprochen (§ 3 Abs. 1 MuSchG), wenn das Leben oder die Gesundheit von Mutter oder Kind durch eine weitere Beschäftigung gefährdet sein könnte. In dieser Zeit wird (§ 11 MuSchG) das Mutterschaftsgeld gezahlt. Ihr Körper braucht jetzt alle Kraft für die Schwangerschaft und das Baby. Ruhen Sie viel und vermeiden Sie alle Arten von körperlichen

Hebammentipp

Medizinische Notfälle
Bei allen Schwangeren können unerwartet schwere akute Komplikationen auftreten. Diese sind jedoch sehr selten. Besondere Beachtung erhalten bei uns Anrufe von Schwangeren, die über plötzliche Veränderungen oder Ängste berichten. Es ist sehr schwer, mögliche Gefahren telefonisch abzuschätzen. Ein umgehender Hausbesuch durch die Hebamme oder die Bitte, sofort in die Praxis zu kommen oder in die Klinik zu fahren, ist bei uns daher die Regel. Erfahrungen zeigen, dass insbesondere folgende Symptome auf schwere akute Komplikationen hinweisen, die einer sofortigen Untersuchung bedürfen:

- vaginale Blutungen,
- eine dauerhaft fest gespannte Gebärmutter,
- plötzliche Schmerzen im Bauchraum,
- Krämpfe,
- keine Herztöne oder Bewegungen des Kindes.

Zu den sich oft nicht deutlich ankündigenden schweren Komplikationen zählt die seltene vorzeitige Plazentalösung, die zu einer schnellen Unterversorgung des Kindes und zu Blutungen in Uterus oder Fruchtwasser führt. Obwohl die Auslöser noch weitgehend unklar sind, gelten erhöhter Blutdruck und Schlag-Druck-Einwirkung als Risiko.

Die vorzeitige Plazentalösung ist jedoch oft nicht vorhersehbar und kann plötzlich auftreten. Als Anzeichen gelten stärkere Blässe, leichter schockähnlicher Zustand und Ängste der Schwangeren sowie Schmerzen im Bauchraum. In den meisten Fällen kann der Prozess leider nicht frühzeitig erkannt werden. Bei einem Verdacht auf vorzeitige Plazentalösung muss die Schwangere sofort auf schnellstem Weg in eine Klinik zur Ultraschalluntersuchung und weiteren Überwachung gebracht werden.

und seelischen Belastungen. Wenn schon Kinder im Haushalt sind, kann eine Haushaltshilfe, die Einkaufen, Putzen, Waschen, Kochen und die Kinderbetreuung übernimmt, eine große Erleichterung sein. Sie kann von Ihrer Ärztin oder Ihrer Hebamme verordnet werden. Mit der Verordnung, die von Ihnen bei Ihrer Krankenkasse eingereicht und dort bewilligt werden muss, werden die Kosten für eine Haushaltshilfe übernommen. Erkundigen Sie sich gegebenenfalls nach Adressen von Familienpflegestellen.

Wenn Sie längere Zeit liegen müssen, kann Ihnen Ihre Hebamme bei Hausbesuchen Entspannungsübungen, Massagen und Geburtsvorbereitungsübungen zeigen.

Hoher Blutdruck

Hoher Blutdruck, auch Hypertonie genannt, kann schon vor der Schwangerschaft bestehen. Manchmal kann Bluthochdruck aber auch durch eine Schwangerschaft ausgelöst werden. Das ist der Fall, wenn Ihr normaler Blutdruck im Verlauf der Schwangerschaft deutlich ansteigt. Dieses Phänomen wird als schwangerschaftsinduzierter Bluthochdruck bezeichnet. Diese Veränderung erleben acht Prozent der Schwangeren meist kurz vor dem errechneten Geburtstermin. Wenn überhaupt Beschwerden auftreten, bestehen sie meist in Kopfschmerzen und Übelkeit. Der leicht erhöhte Blutdruck allein ist kein ganz großes Problem für Sie und Ihr Baby. Erst wenn noch weitere Krankheitszeichen dazukommen, wie starke Wassereinlagerungen, Eiweiß im Urin und Veränderungen, die im Blut nachweisbar sind, müssen Sie in der Klinik intensiv betreut und überwacht werden.

Ihr Blutdruck gilt als erhöht, wenn er mehrmals hintereinander über 140/90 mmHg liegt. Allerdings ist hier die Festlegung von Grenzwerten nicht eindeutig, da sich im Verlauf der Schwangerschaft der Blutdruck typischerweise verändert. So kommt es im ersten Schwangerschaftsdrittel zu einem leichten Abfall, bis zum Geburtstermin zu einem Wiederanstieg der Blutdruckwerte. Größere Aufmerksamkeit sollte auch schon ein relativer Blutdruckanstieg erhalten. Ein üblicher Blutdruckwert ist zum Beispiel 120/80 mmHg (Seite 115). Wenn der zweite Wert zwischen 90 und 99 liegt, wird von einem leichten Bluthochdruck und bei einem zweiten Wert von über 110 mmHg von einem schweren Bluthochdruck gesprochen. Falls Sie einen bislang eher niedrigen Blutdruck hatten, ist der Anstieg von 15 mmHg beim zweiten Wert und mehr als 30 mmHg beim ersten Wert in Ihrer Schwangerschaft schon ein Grund für weitere Untersuchungen. Eine leichte Erhöhung und ein Schwanken des Blutdrucks sind dagegen häufig. Wenn der systolische Wert etwas nach oben geht, ist das nicht so problematisch wie ein Anstieg des diastolischen Wertes.

Sollten bei Ihnen erhöhte Blutdruckwerte festgestellt werden, gönnen Sie sich auf jeden Fall mehr Ruhe. Dazu gehört, dass Sie sich krankschreiben lassen und möglichst jede Aufregung vermeiden. Trinken Sie nach Bedarf und versuchen Sie, sich eiweißreich zu ernähren (Seite 46). Besorgen Sie sich ein Blutdruckmessgerät. Bei einer anhaltenden deutlichen Erhöhung vor allem des diastolischen Wertes ist es üblich, mit einem blutdrucksenkenden Medikament eingestellt zu werden. Vorher ist es aber notwendig, eine Ultraschall- und Doppleruntersuchung durchführen zu lassen, um zu kontrollieren, ob Ihr Baby gut gewachsen ist und ein normales Flussmuster in Ihren und seinen Blutgefäßen besteht. Sollte dies nicht der Fall sein und bereits ein erhöhter Gefäßwiderstand gemessen werden, könnte das die Ursache für den Blutdruckanstieg sein, eine Absenkung mit Tabletten kann dann für Ihr Kind schnell gefährlich werden. In diesem Fall oder wenn sich der Bluthochdruck nicht therapieren lässt und Sie sich zunehmend unwohl fühlen, ist eine Krankenhauseinweisung unumgänglich. Falls inzwischen der Geburtstermin erreicht ist oder nahe bevorsteht, wird anstelle einer aufwendigen Therapie oft die Geburt künstlich eingeleitet (Seite 201).

HELLP-Syndrom

Dies ist eine sehr ernste Erkrankungsvariante der Präeklampsie (siehe rechts), die bei zirka 1 von 200 Geburten auftritt. Die Abkürzung HELLP steht für den Zerfall der roten Blutkörperchen (H: haemolytic anaemia), die Erhöhung der Leberenzymaktivität (EL: elevated liver enzymes) und eine verringerte Anzahl von Blutplättchen, den Thrombozyten (LP: low platelet account). Manchmal treten diese Veränderungen schon vor Wassereinlagerungen und hohem Blutdruck auf, die ansonsten erste Symptome darstellen. Vier bis zwölf Prozent der Schwangeren, die unter einer schweren Form der Präeklampsie leiden, können HELLP entwickeln. Sie brauchen ärztliche Hilfe.

Präeklampsie

Dabei handelt es sich um eine Erkrankung, die nur in der Schwangerschaft auftreten kann. Anzeichen sind hoher Blutdruck, Eiweiß im Urin und Wassereinlagerungen in Beinen und Füßen. Drei bis fünf Prozent aller Schwangeren entwickeln diese Symptome und müssen behandelt werden. Davon sind 85 Prozent erste Schwangerschaften. Als weitere Risikogruppen, die daher genau beobachtet werden, gelten Schwangere über 40 und unter 20 Jahren sowie Frauen mit Vorerkrankungen wie Diabetes und Nierenleiden. Auch Schwangere mit Mehrlingen gelten als gefährdet.

Mögliche Symptome
Erwähnen Sie es bei den Vorsorgeuntersuchungen auf jeden Fall, wenn diese Erkrankung bei Ihrer Mutter oder Schwester aufgetreten ist, damit eine familiäre Neigung ausgeschlossen werden kann. Bei einer leichten Erkrankungsform können Sie sich durchaus wohlfühlen und kaum einschränkende Symptome bemerken. Sie wird dann lediglich bei den Vorsorgeuntersuchungen durch Auffälligkeiten bei Blutdruck und Urin erkannt. Bei einer stärkeren Erkrankungsform können Sie folgende Symptome wahrnehmen: stärkere Kopfschmerzen, Augenflimmern oder Sehprobleme, Übelkeit und Erbrechen, plötzliche Wassereinlagerungen an Gesicht, Händen oder Füßen, Druckempfindlichkeit auf der rechten Seite unterhalb des Rippenbogens und Schwierigkeiten beim Wasserlassen. Falls Sie irgendeines dieser Symptome bei sich bemerken, müssen Sie noch am selben Tag Kontakt mit Ihrem Arzt oder einer Klinik aufnehmen und sich untersuchen lassen.

Bei Verdacht auf HELLP: Sofort zum Arzt!

Sie sollten unverzüglich eine ärztliche Praxis oder Klinik aufsuchen, wenn Sie einen Druckschmerz im Oberbauch, Appetitlosigkeit, Übelkeit, Erbrechen und ein allgemeines Krankheitsgefühl vor allem im letzten Schwangerschaftsdrittel verspüren. Wichtig ist eine rasche Überprüfung von Blutbild und Leberwerten. Wenn die Erkrankung bestätigt wird, muss schnell gehandelt werden, weil sie sich rasch verschlimmert und dies für Sie und Ihr Baby Lebensgefahr bedeuten kann. In so einem Fall kommt Ihr Baby praktisch immer mit sofortigem Kaiserschnitt zur Welt, und Sie müssen auch danach häufig noch intensivmedizinisch betreut werden.

Behandlungsformen
Die beste Therapie besteht in einer raschen Geburt. Wenn Sie am Ende der Schwangerschaft angekommen sind oder 34 Wochen davon hinter sich gebracht haben, wird oft zu einer Geburtseinleitung geraten (Seite 198), um das Auftreten größerer Probleme zu verhindern. Unbehandelt kann die Präeklampsie zur Eklampsie führen, die letztendlich zum Koma führt.

Bei Schwangeren in einer früheren Schwangerschaftswoche mit Anzeichen einer Präeklampsie folgt eine intensive stationäre Überwachung und Behandlung, am besten in einer größeren Klinik mit Kinderabteilung. Mit Bettruhe und verschiedenen Medikamenten zur Blutdrucksenkung, wird versucht Zeit zu gewinnen, um das Baby noch wachsen und etwas reifen zu lassen.

Es ist irritierend, wenn Sie sich eigentlich wohlfühlen, aber hören müssen, dass Sie und Ihr Baby in Gefahr sind, Medikamente und Krankenhausaufenthalt oder eine rasche Geburtseinleitung notwendig sind. Das ist nicht leicht zu verarbeiten. Lassen Sie sich alles genau erklären und erzählen Sie auch Ihrem Baby davon, damit plötzlich notwendige Eingriffe für Sie beide leichter zu verkraften sind.

Niemand weiß genau, woher diese Erkrankung kommt. In einigen Studien wurde untersucht, ob es wirksame vorbeugende Maßnahmen gibt. Aber es gibt bisher keine überzeugenden Erkenntnisse. Die niedrig dosierte Gabe von Acetylsalicylsäure (zum Beispiel Aspirin®) kann bei manchen Frauen vorbeugend wirken – aber dafür besteht noch weiterer Forschungsbedarf. Wir empfehlen allen Frauen von Beginn der Schwangerschaft an regelmäßige Gymnastik und Bewegung an der frischen Luft, gesunde Ernährung und viel Flüssigkeitsaufnahme. Besprechen Sie mit Ihrer Frauenärztin oder Ihrem Betriebsarzt, ob bei einem eindeutig erhöhten Risiko für die Entwicklung einer Präeklampsie ein frühzeitiges Beschäftigungsverbot sinnvoll ist.

Quer- oder Schräglage

Babys, die sich am errechneten Termin in einer Quer- oder Schräglage ins Becken gelegt haben, können nicht vaginal geboren werden und müssen immer mithilfe eines Kaiserschnitts zur Welt kommen. Wenn es plötzlich zu einem Blasensprung kommt, muss der Kaiserschnitt sehr schnell erfolgen (Seite 208). Dies ist eine gefährliche Situation für das Kind, weil sich seine Schulter im Becken einklemmen kann. Das soll möglichst vermieden werden, weil es häufig weitere Probleme nach sich zieht. Zum Glück entscheiden sich nur 0,8 Prozent der Babys für solche Positionen.

Schilddrüsenerkrankungen

Häufig werden bei Schwangeren Schilddrüsenerkrankungen diagnostiziert. Falls in der Familie solche Erkrankungen schon einmal aufgetreten waren, ist es sinnvoll, zu Beginn der Schwangerschaft die Schilddrüsenfunktionswerte untersuchen zu lassen. Denn sowohl eine Überfunktion als auch eine Unterfunktion der Schilddrüse können zu Erkrankungen beim Baby führen und natürlich auch der Mutter erhebliche Probleme bereiten.

Bei einer bestehenden Schilddrüsenüberfunktion sollte während der Schwangerschaft die Medikation so niedrig wie therapeutisch möglich erfolgen, da der Wirkstoff über die Plazenta zum Kind gelangt und bei bis zu 25 Prozent aller Neugeborenen eine vorübergehende Schilddrüsenunterfunktion bewirkt.

Bei einer mütterlichen Unterfunktion hingegen muss die Medikamenteneinnahme oft in der Dosis erhöht werden. Es ist seit längerem bekannt, dass eine unbehandelte Schilddrüsenunterfunktion in der Schwangerschaft die geistige Entwicklung des Kindes nachhaltig beeinträchtigen kann. Deshalb sollte sie möglichst frühzeitig erkannt und behandelt werden. Häufigere Blutentnahmen in der Schwangerschaft und Wochenbettzeit sind notwendig.

Schwangerschaftsdiabetes

Schwangerschaftsdiabetes tritt in der Regel im zweiten oder dritten Trimester auf und verschwindet nach der Geburt meist wieder. Ungefähr drei bis fünf Prozent aller Schwangeren sind davon betroffen – mit steigender Tendenz. Bei Nichtbehandlung können zahlreiche Probleme für Mutter und Kind auftreten. So erhält Ihr Baby schon im Mutterleib eine zu hohe Zuckerversorgung und reagiert darauf mit einer gesteigerten Insulinproduktion. Dabei kann es richtiggehend gemästet werden und unter Umständen ein enormes Geburtsgewicht erreichen. Nach der Geburt haben diese Babys oft Blutzuckerabfälle und müssen in den ersten 48 Stunden häufige Blutabnahmen über sich ergehen lassen.

Symptome wie starkes Durstgefühl, häufiges Wasserlassen, Harnwegsinfekte, übermäßige Gewichtszunahme, starke Müdigkeit und Hautjucken, ein entsprechend der Schwangerschaftswoche zu groß gewachsenes Kind sowie Zucker im Urin können auf die Erkrankung hindeuten. Auch treten Präeklampsie (Seite 148) und Schwangerschaftsbluthochdruck (Seite 147) häufiger auf.

Erkennen, ob Diabetes vorliegt

Bei jeder Vorsorgeuntersuchung wird der Urin auf Spuren von Zucker (Glukose) untersucht. Aber auch, wenn sich kein Zucker nachweisen lässt, kann das Vorliegen eines Schwangerschaftsdiabetes nicht hundertprozentig ausgeschlossen werden. Da dieser relativ häufig auftritt und erhebliche Risiken für Mutter und Kind mit sich bringt, gilt für alle Schwangeren die Empfehlung, in der 24. bis 28. Schwangerschaftswoche einen Zuckerbelastungstest (oraler Glukosetoleranztest – oGTT) durchführen zu lassen. Falls bei Ihnen ein bekanntes erhöhtes Risiko vorliegt, kann der Test bereits zwischen der 12. bis 16. Schwangerschaftswoche stattfinden.

Glukosetoleranztest – so geht das

Zum Ausschluss eines schwangerschaftsbedingten Diabetes wird zunächst ein Suchtest durchgeführt. Dabei brauchen Sie nicht nüchtern zu sein und bekommen in der Praxis ein süßes Getränk (50 mg Glukose in 200 ml Wasser). Nach genau einer Stunde erfolgt dann die Blutabnahme, dabei sollte der gemessene Glukosewert unter 140 mg/dl liegen. Ist der Wert erhöht oder liegt ein Risiko für das Auftreten eines Schwangerschaftsdiabetes vor, wird ein umfangreicherer Zuckerbelastungstest durchgeführt. Dazu kommen Sie nüchtern in die Praxis und trinken nach einer Blutabnahme eine 75-mg-Glukoselösung. Nach einer und nach zwei Stunden erfolgen weitere Blutabnahmen, dazwischen sollen Sie sich körperlich nicht belasten. Am besten nehmen Sie sich etwas zu lesen mit und legen im Wartezimmer die Beine hoch. In Ihrer Tasche sollte auch etwas zu trinken und eine Kleinigkeit zu essen sein, damit Sie sich nach Testende für den Heimweg stärken können. In den Tagen vor dem Test sollten Sie möglichst kohlenhydratreich (Reis, Nudeln, Kartoffeln) essen, um Ihre Bauchspeicheldrüse zu reizen. Vor der ersten Blutabnahme, dem Nüchternwert, sollten Sie acht Stunden nicht gegessen haben.

Normalwerte beim 75-mg-oGTT:
1. Blutabnahme nüchtern < 90 mg/dl
2. Blutabnahme nach 1 h < 180 mg/dl
3. Blutabnahme nach 2 h < 155 mg/dl

Ist nur ein Wert erhöht, spricht man von einer eingeschränkten Glukosetoleranz, bei zwei oder drei erhöhten Werten liegt ein Schwangerschaftsdiabetes vor. Ziel ist es nun, eine gute Einstellung des Blutzuckers für den Rest

der Schwangerschaft zu erreichen. Meist erfolgt die Überweisung in eine Diabetesschwerpunktpraxis. Bei den meisten Schwangeren reicht eine Umstellung auf eine bedarfsgerechte Ernährung mit möglichst vielen komplexen Kohlenhydraten aus.
Außerdem ist gemäßigter Ausdauersport wie Walking und Schwimmen hilfreich, die Blutzuckerwerte im gesunden Bereich zu halten. Nach der Geburt normalisieren sich die Blutzuckerwerte glücklicherweise meist schnell, dennoch behalten Sie eine höhere Wahrscheinlichkeit, in einer nächsten Schwangerschaft oder im Alter erneut Diabetes zu entwickeln. Sorgen Sie vorbeugend für ausreichend Bewegung, regelmäßig Sport und keine zu kohlenhydratreiche Ernährung.

Tiefe Venenthrombosen

Wenn ein Blutgerinnsel eine tiefe Vene vollständig oder teilweise verschließt, spricht man von einer tiefen Venenthrombose. Sie kommt zu 98 Prozent in Ober- oder Unterschenkel vor und ist mit der Gefahr einer Lungenembolie verbunden.
Während Schwangerschaft und Wochenbett besteht vor allem bei Krampfadern oder nach einem Kaiserschnitt ein insgesamt fünf- bis sechsfach höheres Risiko, eine Thrombose zu entwickeln. Symptome sind plötzlich auftretende stärkere und anhaltende Schmerzen und eine gespannte, druckempfindliche, manchmal rote Stelle im Ober- oder Unterschenkel oder der Leistengegend. Der geschwollene Bereich fühlt sich warm an.
Sprechen Sie daher sofort Ihre Ärztin darauf an, wenn Sie diese Symptome an sich entdecken. Bei Verdacht auf diese Komplikation muss sofort eine Doppler-Sonographie (Seite 125) durchgeführt werden. Die sofortige Behandlung mit blutverdünnenden und weiteren Medikamenten findet in der Regel in einer Klinik statt.

INFEKTIONEN IN DER SCHWANGERSCHAFT

Gonorrhö

Gonorrhö wird durch Gonokokken übertragen und ist ebenso wie Syphilis meldepflichtig. Die Übertragung erfolgt durch (ungeschützten) Sexualkontakt. Die Infektion verläuft oft ohne Symptome, kann aber auch nach einer Inkubationszeit von zwei bis sieben Tagen einen eitrigen Ausfluss an Schleimhäuten und Bindehaut verursachen. Das Risiko für einen vorzeitigen Blasensprung mit Abort oder Frühgeburt erhöht sich. Die Übertragung auf das Kind erfolgt während der Geburt und kann zu Schäden im Augenbereich bis hin zur Erblindung führen, wenn nicht rechtzeitig antibiotisch behandelt wird.
Die Neugeborenen-Gonorrhö ist in Deutschland durch gezielte Schwangerenvorsorge und Prophylaxe unter der Geburt selten geworden. Da die Kinder nach einer möglichen Ansteckung erblinden können, werden heute immer noch nach jeder Geburt die Augenprophylaxe nach Credé oder Antibiotikatropfen angeboten. Sie können dies ablehnen, wenn Sie sicher sind, dass sich Ihr Kind nicht mit Gonokokken infizieren konnte.

Herpes genitalis

Dabei handelt es sich um eine sehr weit verbreitete sexuell übertragbare Virusinfektion, die meist mit ihrem bläschenartigen Ausschlag ein typisches, gut erkennbares Krankheitsbild abgibt und somit leicht festgestellt werden kann. Nach einer Infektion bleiben die Viren ein Leben lang im Körper des Menschen und können bei Krankheit und extremem Stress immer wieder mit Bläschen auftreten. Während die Herpesinfektion für die Früh- oder Spätschwangerschaft kein nennenswertes Risiko darstellt, ist das Ansteckungsrisiko für das Neugeborene erheblich. Tritt eine frische

Herpes-genitalis-Infektion vor der Geburt im Genitalbereich auf, sollte diese sofort mit antiviraler Creme und Tabletten behandelt werden. Ist diese Behandlung mindestens drei Tage durchgeführt worden und kein bläschenartiger Ausschlag mehr zu erkennen, spricht nichts gegen eine normale Spontangeburt. Ist hingegen eine frische Herpesinfektion bis zum Wehenbeginn nicht ausreichend behandelt, muss ein Kaiserschnitt erfolgen. Verhindert werden soll dabei eine Übertragung auf das Baby, die auftreten kann, wenn es zum Beispiel bei der Geburt mit dem hochinfektiösen Bläscheninhalt in Berührung kommt, da eine Infektion mit Herpesviren beim Baby eine lebensbedrohliche Erkrankung wie eine Hirnhautentzündung auslösen kann.

Falls die Bläschen zum ersten Mal auftreten, liegt die Ansteckungswahrscheinlichkeit für Ihr Baby bei 30 bis 50 Prozent. Bei einem wiederholten Herpes-genitalis-Ausbruch beträgt die Wahrscheinlichkeit einer Übertragung auf Ihr Kind vier bis fünf Prozent. Da aber eine Infektion mit Herpesviren beim Baby eine lebensbedrohliche Erkrankung wie die Hirnhautentzündung auslösen kann, sollten Sie sich in dieser Situation immer für einen Kaiserschnitt entscheiden.

Hepatitis

Erkrankungen mit Hepatitisviren gehören weltweit zu den häufigsten Infektionen. Während eine vorgeburtliche Gefahr für das Baby durch Hepatitis A nur zum Ende der Schwangerschaft angenommen wird, besteht bei anderen Hepatitis-Typen eine Gefährdung auch im zweiten und dritten Trimester der Schwangerschaft. Das Risiko kindlicher Erkrankung bei einer Infektion der Mutter liegt bei zirka 10 Prozent im zweiten Trimester, aber bei bis zu 80 Prozent nahe der Geburt. Deswegen wird bei allen Schwangeren das Blut routinemäßig auf Hepatitis-Antigene untersucht (Seite 112). Besonders gefährlich ist das in Europa häufig vorkommende Hepatitisvirus vom Typ B, das meist über das Blut (Bluttransfusion, unzureichend gereinigte Nadel beim Drogenkonsum oder Tattoo-Farbeintrag) sowie beim Geschlechtsverkehr übertragen wird. Früher erworbene mütterliche Antikörper reduzieren das Ansteckungsrisiko des Kindes.

Gesunde Schwangerschaft und Geburt trotz HIV

Seit 1987 ist in den Mutterschafts-Richtlinien die Möglichkeit einer Blutabnahme zur HIV-Antikörper-Bestimmung in der Frühschwangerschaft gegeben. Der Test darf nur mit Ihrer Zustimmung durchgeführt werden. Wir glauben, dass es gute Gründe gibt, ihn wahrzunehmen: Bei über 50 Prozent der HIV-positiven Frauen erfolgte die Erstdiagnose in der Schwangerschaft. Es gibt bislang keine Hinweise, dass eine Schwangerschaft die Prognose der HIV-Infektion verschlechtert. Und es gibt viele Hinweise, dass eine optimale Betreuung HIV-positiver Frauen durch Schwangerschaft, Geburt und Wochenbett von entscheidender Bedeutung für Mutter und Kind ist. Der Nachweis einer Infektion führt – wenn möglich – zur Anbindung an Zentren, die Erfahrung in der Betreuung HIV-positiver Schwangerer haben, zu einem speziellen Vorsorgeplan und zur Dauereinnahme von Medikamenten. Die Geburt sollte auf jeden Fall als geplanter Kaiserschnitt stattfinden. Mit diesem Programm konnte die Übertragungsrate auf das Kind über die Jahre erfolgreich auf unter zwei Prozent gesenkt werden.

HIV – AIDS

AIDS ist das Vollbild der Erkrankung nach einer Infektion mit dem Human Immunodeficiency Virus (HIV). Sie ist von einer allgemeinen Immunschwäche, Infektionen und bösartigen Tumoren gekennzeichnet. Die Ansteckung erfolgt überwiegend durch ungeschützten Sexualkontakt und bei Blutübertragung. Der Erreger ist mit dem sogenannten ELISA-Test in der Regel vier bis sieben Wochen nach der Ansteckung nachweisbar. Die Erkrankung folgt einem phasenweisen Verlauf. Zwischen der Ansteckung bis zur Entwicklung einer Immunschwäche können viele Jahre liegen.

Eine HIV-Infektion der Mutter überträgt sich ohne medikamentöse vorbeugende Behandlung in der Schwangerschaft in 20 bis 50 Prozent der Fälle auf das Kind – dieses Risiko kann aber erheblich gesenkt werden (siehe Kasten). Vor der Geburt kann das Virus wahrscheinlich durch die Plazentaschranke auf den Fetus übergehen. Bei der Geburt besteht das höchste Übertragungsrisiko durch mütterliches Genitalsekret und Blut. Nach der Geburt kann eine Übertragung durch die Muttermilch erfolgen. In Schwangerschaften HIV-positiver Frauen scheint es etwas häufiger zu vorzeitigen Wehen und einer Mangelentwicklung des Kindes sowie zu diversen Hauterscheinungen und Genitalinfektionen zu kommen. Bei den Zahlen sind sich bislang durchgeführte Studien allerdings nicht einig.

Listeriose

Diese Erkrankung wird durch ein Stäbchenbakterium hervorgerufen, das in Tieren lebt. Nur für Schwangere und Neugeborene bedeutet diese Infektion eine wirkliche Gefahr, da Fehl- und Totgeburten sowie schwere Hirnhautentzündung und Blutvergiftung beim Kind hervorgerufen werden können. Bei Schwangeren gelten Blasen- und Nierenbeckenentzündungen sowie grippeähnliche Symptome als Hinweise auf eine Infektion. Der Erreger kann durch infizierte Rohmilchprodukte (Seite 44), unzureichend gewaschenen Salat oder nicht durcherhitztes Fleisch aufgenommen werden. Bei einem Verdacht auf Listeriose ist nur ein Erregernachweis aussagekräftig. Wenn eine Infektion vorliegt, kann sie mit Antibiotika gut behandelt werden.

Lues (Syphilis)

Syphilis wird durch das Bakterium Treponema pallidum ausgelöst. Die Übertragung erfolgt insbesondere über (ungeschützten) Sexualkontakt. Die Infektion kann unerkannt vorhanden sein. Die Übertragung auf das Kind erfolgt entweder bei ungeschütztem Geschlechtsverkehr direkt oder nach dem fünften Schwangerschaftsmonat über die Plazenta. Die Gefahr einer Infektion des Kindes ist besonders groß bei einer hohen Keimbesiedelung im zweiten Stadium der Erkrankung. Die Infektion kann Schädigungen an Haut, Skelett und dem zentralen Nervensystem verursachen und führt oft zu einer Fehl- oder Totgeburt. Die Kinder können aber auch ganz normal um den Termin herum geboren werden und zunächst ganz gesund erscheinen. Zwischen der zweiten und zwölften Lebenswoche – manchmal sogar später – treten dann die ersten Symptome einer angeborenen Syphilis auf. Eine antibiotische Therapie wird dann umgehend eingeleitet.

Zum Ausschluss dieser Infektion wird bei der ersten Vorsorgeuntersuchung routinemäßig der TPHA-Test durchgeführt. Bei positivem Befund ist eine Behandlung mit Antibiotika in der Schwangerschaft möglich.

Röteln (Rubella)

Erreger der Röteln ist ein Virus, das fast ausschließlich über die Luft übertragen wird. Eintrittspforten sind die Schleimhäute des

Nasen-Rachen-Raumes. Die Inkubationszeit beträgt 16 bis 18 Tage. Die Krankheit beginnt plötzlich mit Fieber, vergrößerten Lymphknoten und einem kleinfleckigen Ausschlag (Exanthem). Eine akute Infektion kann besonders im ersten Trimester zur Rötelnembryopathie, dem Gregg-Syndrom, führen. Hierzu zählen insbesondere Schäden an der Augenlinse, am Innenohr, Herzfehler und Mikrozephalie. Aber auch andere Schädigungen und Untergewicht sind möglich. Die Wahrscheinlichkeit einer Schädigung des Kindes nimmt mit den Schwangerschaftswochen ab: von 50 Prozent in den ersten Schwangerschaftswochen bis 10 Prozent in der 16. Schwangerschaftswoche. Später liegt sie deutlich unter 5 Prozent. Auch das Risiko einer schweren Schädigung wird im Verlauf der Schwangerschaft entsprechend geringer. Rötelninfektionen hinterlassen eine lang anhaltende Immunität. Bei der ersten Blutuntersuchung in der Schwangerschaft wird die Rötelnimmunität überprüft, wenn Sie nicht mit Ihrem Impfausweis einen ausreichenden Impfschutz nachweisen können. Ohne sicheren Immunitätsnachweis müssen sich Schwangere von möglicherweise Infizierten unbedingt fernhalten. Dies gilt besonders im Umgang mit Kindern und kann nach geltendem Mutterschutzgesetz zu einem Beschäftigungsverbot führen, wenn Sie in Einrichtungen mit Kindern arbeiten.

Streptokokken der Gruppe B

Streptokokken besiedeln bei rund einem Viertel aller Schwangeren meist ohne Symptome Mund, Vagina, Darm oder Harnröhre. In der Regel sind die Erreger für erwachsene Menschen ungefährlich, wobei bei schwangeren Frauen manchmal Harnwegsinfekte und Entzündungen der Eihäute mit B-Streptokokken aufgetreten sind. Auch nach der Geburt wurden durch diesen Erreger verursachte Gebärmutterentzündungen festgestellt. Eine Infektion des Babys kann bereits in der Gebärmutter erfolgen. Dann kommen die Babys schon infiziert auf diese Welt und zeigen Krankheitszeichen wie Atemstörungen, Trinkschwäche und extreme Blässe in den ersten 24 Lebensstunden. Bei Frühgeborenen liegt das Ansteckungsrisiko besonders hoch. Aber nur rund zwei Prozent der reifen Neugeborenen stecken sich an. Die vorgeburtliche Übertragung von Streptokokken der Gruppe B ist eine der häufigsten Ursachen der sogenannten Neugeborenen-Sepsis, die in vielen Fällen (20 bis 60 Prozent) den Tod des Babys verursacht. Überlebende Babys erkranken an Lungen- und Hirnhautentzündungen und behalten oft bleibende Schäden im Nervensystem zurück.

Ein Abstrich aus Vagina und Enddarm wird in der 35. bis 37. Schwangerschaftswoche empfohlen, um eine eventuelle Infektion für das Baby zu verhindern. Behandlungen in der Schwangerschaft sind zwecklos, da die Erre-

Infektionen vorbeugen

> Um einer unbemerkten Streptokokken-Infektion vorzubeugen, können entsprechend den Empfehlungen der Deutschen Gesellschaft für Perinatale Medizin und der Deutschen Gesellschaft für Gynäkologie und Geburtshilfe zwischen der 35. und 37. Schwangerschaftswoche Vaginalabstriche vorgenommen werden. Bei Nachweis von Streptokokken der Gruppe B sollte während der Geburt eine Therapie mit einem Antibiotikum erfolgen. Diese Untersuchung kann sinnvoll sein, ist aber bislang noch eine Wahlleistung, da die gesetzlichen Krankenkassen die Kosten dafür nicht übernehmen.

ger während der Geburt wieder vorhanden sein können. Eine routinemäßig durchgeführte Antibiotikatherapie während der Geburt kann bis zu 90 Prozent der Infektionsfälle für Babys verhindern und sollte unbedingt erfolgen.

Toxoplasmose

Toxoplasmose wird durch einen Erreger hervorgerufen, für den Katzen die wichtigsten Wirtstiere sind. Die Übertragung auf den Menschen findet vor allem durch den Verzehr von ungenügend erhitztem Fleisch (Seite 44) statt. Der Erreger oder seine Wachstumsvorstufen können aber auch direkt über Kontakt mit Katzenkot aufgenommen werden. Das Katzenklo sollte daher auf keinen Fall von Ihnen selbst gereinigt werden, wenn Sie keine ausreichende Immunität besitzen.

Typisch für diese Infektion sind geschwollene Lymphknoten, Fieber und Kopfschmerzen. Diese allgemeinen Zeichen werden aber selten richtig eingeordnet. In Deutschland haben bereits 26 bis 54 Prozent aller Schwangeren die Infektion durchlebt und besitzen daher eine Immunität, die auch das Baby im Bauch schützt. Für Schwangere, die keine Antikörper im Blut haben, besteht die Möglichkeit einer Erstinfektion im Verlauf der Schwangerschaft. Ein Übergang des Erregers auf das Baby im ersten Trimester ist selten (zirka 17 Prozent) und führt in der Regel zu einem spontanen Abort. Je später die Infektion während der Schwangerschaft auftritt, desto größer ist die Wahrscheinlichkeit einer Erkrankung des Kindes, wobei das Risiko bleibender Schäden sinkt. Kinder können dann unter einigen typischen Folgen der Infektion leiden (unter anderem auch unter geistiger Zurückgebliebenheit). Durch die Infektion erworbene Sehstörungen treten oft erst nach fünf bis zehn Jahren auf. Besteht ein begründeter Verdacht auf eine Erkrankung an Toxoplasmose, sollten Sie sich von einer Ärztin beraten lassen. Dann folgen Laboruntersuchungen und gegebenenfalls eine antibiotische Behandlung. Vor der Geburt kann durch eine Amniozentese (Seite 137), nach der Geburt durch eine Blutprobe aus der Nabelschnur überprüft werden, ob das Kind sich infiziert hat.

Zytomegalie

Diese Infektion mit Herpesviren ist die häufigste virusbedingte Ursache von kindlichen Erkrankungen mit Spätschäden. Weltweit werden 0,3 bis 2,3 Prozent, in Deutschland 0,2 bis 0,3 Prozent aller Neugeborenen im Bauch der Mutter infiziert. Die Übertragung des Zytomegalievirus erfolgt durch Schmier-, Speichel- oder Tröpfcheninfektion, also auch durch sexuelle Begegnungen oder engen körperlichen Kontakt.

In fast der Hälfte der Fälle geht die Erstinfektion von der Mutter auf das Kind über. Etwa 30 Prozent dieser Babys kommen mit Krankheitsanzeichen auf die Welt, bei weiteren werden Spätfolgen festgestellt. Es handelt sich also um eine von Schwangeren sehr ernst zu nehmende, wenn auch seltene Infektion. Aufgrund der Vieldeutigkeit der Infektionsverläufe bei Schwangeren kann die Erkrankung nur durch eine Blutuntersuchung zweifelsfrei erwiesen werden. Bei positiven Virusbefunden im fetalen Blut und Fruchtwasser hat sich Ihr Kind infiziert. Ein Impfstoff ist derzeit nicht vorhanden. Eine neue Therapieform zur Erstbehandlung der Zytomegalie während der Schwangerschaft ist die Verabreichung von Hyperimmunglobulinen. Diese spezifischen Antikörper sind gegen Bestandteile der Virushülle gerichtet, binden freie Zytomegalieviren und verhindern auf diese Weise die Ausbreitung der Krankheit im Körper. Hyperimmunglobuline wirken gezielter auf die Viren und schonender auf den Körper, sind aber noch nicht für die Regelbehandlung während der Schwangerschaft zugelassen.

Schwangerschaft von A bis Z

Abort Fehlgeburt. Verlust eines Babys, das weniger als 500 Gramm wiegt und nicht lebensfähig ist, also vor der 24. Schwangerschaftswoche geboren wird.

Abruptio Vorzeitige Ablösung der Plazenta von der Gebärmutterwand.

Alpha-Feto-Protein (AFP) Eiweiß, das das Ungeborene in Magen-Darm-Trakt und Leber bildet. Es ist im mütterlichen Blut nachweisbar und wird zur vorgeburtlichen Diagnose verwendet (Seite 139).

Amniozentese Verfahren der vorgeburtlichen Diagnostik. Dabei wird etwas Fruchtwasser aus der Fruchtblase entnommen und auf Krankheiten, genetische und chromosomale Veränderungen untersucht.

Ante partum, antepartal Vor der Geburt.

Antepartale Hämorrhagie Blutung in der Schwangerschaft. Sollte immer ärztlich abgeklärt werden, da sie ein Anzeichen für schwere Komplikationen sein kann.

Anti-D-Prophylaxe Prophylaktische Injektion von Antikörpern, die Rhesus-negativen Frauen in der Schwangerschaft nach Eingriffen beziehungsweise nach der Geburt gegeben wird, wenn die Möglichkeit besteht, dass mütterliches und kindliches Blut miteinander in Kontakt gekommen sind.

Beckenendlage Auch Steißlage genannt, beschreibt die Lage des Babys im Becken, wenn es sich mit dem Po oder mit Po und Füßen nach unten ins Becken gesetzt hat.

Braxton-Hicks-Kontraktionen Um die 30. Schwangerschaftswoche beginnende Kontraktionen, die weder den Muttermund öffnen noch den Gebärmutterhals verkürzen. Benannt nach einem englischen Arzt.

Chorionzottenbiopsie Methode der vorgeburtlichen Diagnostik. Dabei wird aus den kindlichen Anteilen der späteren Plazenta, den Chorionzotten, Gewebe entnommen und auf genetische und chromosomale Veränderungen hin untersucht.

Doppler-Ultraschall Ultraschallmethode zur Blutflussmessung.

Ektopische Schwangerschaft Eine sich außerhalb der Gebärmutter entwickelnde Schwangerschaft.

Embryo Bezeichnung für das Baby von der Zeugung bis zum Ende der zwölften Woche. In dieser Zeit bilden sich alle wichtigen Organe.

Fertilität Fruchtbarkeit.

Fetale Nackentransparenz Auch Nackenfaltenmessung genannt. Dabei wird eine Gewebeflüssigkeitsansammlung unter der Nackenhaut des Babys mittels Ultraschall gemessen. Daraus ergeben sich Hinweise auf eine mögliche Chromosomenveränderung.

Fetus Bezeichnung des Babys von der 13. Schwangerschaftswoche an bis zur Geburt.

Fundus Oberster Punkt der Gebärmutter. Erreicht seinen höchsten Stand um die 36. Schwangerschaftswoche. Wird bei jeder Vorsorgeuntersuchung gemessen und in den Mutterpass eingetragen.

Gravidität Schwangerschaft.

Hämoglobin (Hb) Sauerstoff transportierender Bestandteil der roten Blutkörperchen.

HELLP Die Abkürzung HELLP steht für den Zerfall der roten Blutkörperchen (H: haemolytic anaemia), die Erhöhung der Leberenzymaktivität (EL: elevated liver enzymes) und eine geringe Anzahl an Blutplättchen (LP: low platelet account).

Humanes Choriongonadotropin Hormon, mit dessen Hilfe Blut- und Urintests eine Schwangerschaft nachweisen können.

ICSI Intrazytoplasmatische Spermieninjektion, eine Methode der künstlichen Befruchtung. Dabei wird die Samenzelle, das Spermium des Mannes, direkt in das Zytoplasma (Ooplasma) einer Eizelle eingespritzt.

IVF Die In-vitro-Fertilisation – lateinisch für »Befruchtung im Glas« – eine Methode zur künstlichen Befruchtung.

Kardiotokograph (CTG) Ein mit Ultraschallwellen arbeitendes Überwachungsgerät, das gleichzeitig kindliche Herztöne und Wehentätigkeit aufzeichnet.

Linea negra Dunkle Mittellinie auf dem Bauch, die in der zweiten Schwangerschaftshälfte entsteht und nach der Geburt langsam verblasst.

Ödem Wassereinlagerung im Gewebe.

Perinatal-Versorgung Medizinische Versorgung von Mutter und Baby von der 24. Schwangerschaftswoche (heute vielleicht eher die 22. Woche) bis sieben Tage nach der Geburt.

Plazenta praevia Mutterkuchen, der über oder in der Nähe des inneren Muttermundes sitzt.

Präeklampsie Schwangerschaftskomplikation, selten vor der 20. Woche, bei der Bluthochdruck, Eiweiß im Urin und in vielen Fällen auch Wassereinlagerungen im Gewebe zu finden sind.

Pränataldiagnostik Vorgeburtliche Diagnostik mit verschiedenen Verfahren, um nach Veränderungen der Chromosomen und des Erbguts zu forschen.

Schädellage (SL) Baby liegt mit dem Köpfchen nach unten im Becken.

Sonographie Ultraschall.

SSW Schwangerschaftswoche.

Streptokokken der Gruppe B Ein Bakterium, das verschiedene Infektionskrankheiten auslösen kann. Gilt als Hauptverursacher einer bakteriellen »Blutvergiftung«, Lungenentzündung und Hirnhautentzündung bei Neugeborenen und des Kindbettfiebers.

SIH Durch die Schwangerschaft ausgelöster Bluthochdruck.

Totgeburt Geburt eines Babys nach der 24. Schwangerschaftswoche beziehungsweise mit einem Gewicht über 500 Gramm, das keine Lebenszeichen zeigt.

Trimester Schwangerschaftsdrittel, Einteilung in drei Teile; das erste Trimester umfasst die ersten zwölf Schwangerschaftswochen, das zweite den Zeitraum von der 13. bis 28. Woche und das dritte die zwölf Wochen bis zur Geburt.

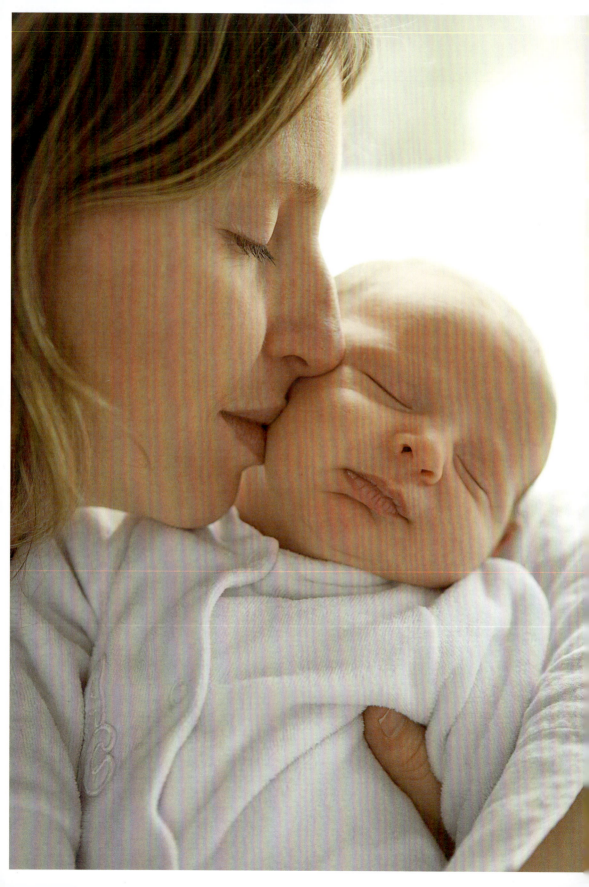

KAPITEL 2

DIE GEBURT

*Geburten vollziehen sich bei uns fern vom alltäglichen Leben.
Die meisten wissen nicht, wie man mit Wehen umgeht.
In vielen anderen Kulturen sind junge Mädchen selbstverständlich
bei Geburten dabei – und lernen so, was unterstützt und
was hindert.*

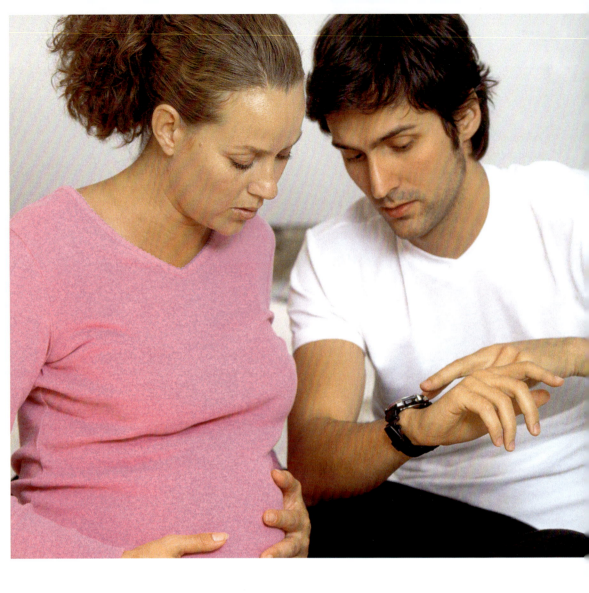

Ihr Baby macht sich auf den Weg

DIE GEBURT BEGINNT

Die Geburt Ihres Babys wird ein einzigartiges Erlebnis für Sie und auch für Ihre Begleiter sein. Auch wenn Sie bestimmte Vorstellungen und Wünsche haben, kann niemand den Verlauf einer Geburt vorhersehen. Bleiben Sie daher flexibel!
Besonders für Erstgebärende ist die Geburt eine Reise ins Unbekannte. Es kann Ihnen helfen, bereits im Vorfeld so viele Informationen wie möglich zu sammeln. Auf jeden Fall aber ist es gut, wenn Sie Ihren Partner, eine Verwandte oder Freundin zur Seite haben, die Sie auf dieser Reise begleiten.
Wenn Sie sich eingehend mit dem Thema beschäftigt haben, entsteht im Laufe der Zeit wahrscheinlich ein inneres Bild davon, wie Sie sich die Geburt Ihres Kindes wünschen. Es ist aber wichtig, dass Sie diese Vorstellung auch

loslassen können, wenn die Situation und die medizinische Vernunft es erfordern.

Einige Schwangere wollen beispielsweise auf gar keinen Fall die Unterstützung von schmerzerleichternden Medikamenten in Anspruch nehmen. Andere können sich keine Kaiserschnittgeburt vorstellen. Falls so eine Situation doch notgedrungen eintritt, ist die Enttäuschung groß, und Sie haben vielleicht sogar das Gefühl, »versagt« zu haben.

Auch wenn Sie noch so gut auf die Geburt vorbereitet sind, den »richtigen« Geburtsort ausgesucht haben und eine hilfreiche Person Sie begleitet, liegt der Ablauf einer Geburt nicht in Ihrer Hand. Wir haben beide auch persönlich erfahren müssen, dass es ganz anders kommen kann, als wir es uns ausgemalt hatten. Die geplante zweite Hausgeburt endete in einer großen Universitätsklinik, und die geplante Geburt im Geburtshaus wurde ganz plötzlich zum eiligen Kaiserschnitt mehrere Wochen vor dem Geburtstermin – immerhin am eigenen Kreißsaalarbeitsplatz. Vielleicht liegt es daran, dass wir Mütter manchmal bereits bei der Geburt etwas über Flexibilität und das Loslassen von vorgefassten Bildern und Plänen lernen müssen.

Sie sind nicht allein

Beim großen Abenteuer Geburt werden Ihnen außer Ihrer Begleitperson auch professionelle Helfer zur Seite stehen: Als Erstes eine Hebamme, die in Deutschland zu jeder Geburt hinzugezogen werden muss. Sie wird Sie mit all ihren Fähigkeiten und ihrem Wissen begleiten und Sie bei Wehenarbeit und Geburt unterstützen. Sie hilft Ihnen beim Atmen, wenn Sie Schwierigkeiten damit haben. Sie schlägt Ihnen verschiedene förderliche Geburtspositionen vor. Sie berät Sie, wenn Sie Hilfe bei der Schmerzbewältigung wünschen.

In der zweiten Phase der Geburt, der Austreibungsphase (Seite 187), wird sie die ganze Zeit bei Ihnen bleiben und Sie dabei unterstützen, Ihr Baby so sanft, wie es eben möglich ist, auf die Welt zu schieben. Nachdem Ihr Baby geboren ist, betreut die Hebamme die Geburt der Plazenta (Seite 194) und hilft Ihnen beim ersten Anlegen an die Brust (Seite 196).

Bei einer komplikationslosen Geburt ist sie es, die sich um alles kümmert. Falls Sie oder Ihr Baby aber weitergehende Unterstützung benötigen, wird sie einen Arzt oder Kinderarzt hinzuziehen. In vielen Kliniken kann es aber auch die Regel sein, dass zu jeder Geburt automatisch eine Ärztin gerufen wird.

Die ersten Anzeichen

In den Tagen und Wochen vor der Geburt Ihres Babys sendet Ihr Körper Signale aus, die darauf hindeuten, dass die Geburt sich gut vorbereitet. Vor allem beim ersten Baby können diese Signale bereits Wochen vor Beginn der Geburtswehen spürbar sein. Beim zweiten und weiteren Kind treten diese Veränderungen häufig erst ein paar Tage vor der Geburt oder gleichzeitig mit Wehenbeginn auf.

Beim ersten Baby schiebt sich Köpfchen oder Po zwei bis vier Wochen vor der Geburt tiefer ins Becken. Dieser Vorgang wird von sogenannten Senkwehen begleitet. Einige Frauen spüren kurze, 30 bis 40 Sekunden lange Kontraktionen, andere bemerken, dass das Sodbrennen aufhört und sie wieder größere Mahlzeiten zu sich nehmen können.

Hormonell bedingt werden die Gelenke und Bänder im Becken weicher und der Beckenboden entspannt sich. Dadurch entsteht ein Raum, in den sich Ihr Baby hineinschiebt. Es hat damit eine wunderbare Startposition gefunden. Beim Laufen und Spazieren kann Sie allerdings etwas stören, weil das Köpfchen Ihres Babys einen unangenehmen Druck nach unten auslöst. Wahrscheinlich müssen Sie auch wieder häufiger zur Toilette, weil Harnblase und Enddarm durch diese Position noch weniger Platz im Bauchraum haben. Und auch Rückenschmerzen gehören leider zu den typischen Begleitern in dieser letzten Phase der Schwangerschaft.

Ab der 36. bis 38. Schwangerschaftswoche verändern sich Lage und Festigkeit des Gebärmutterhalses (Zervix). Während der Schwangerschaft war er ein drei bis vier Zentimeter langer Zapfen aus festem Gewebe, der sich nach hinten in Richtung Kreuzbein neigte. In Vorbereitung auf die Geburt lockert sich das Gewebe auf und der Gebärmutterhals verkürzt sich mehr und mehr. Die Gebärmutter richtet sich auf, und der Hals schiebt sich nach vorn. Bei einer vaginalen Untersuchung kann der Gebärmutterhals nun leichter getastet werden. Er fühlt sich flacher und weicher an. Mit dem Verkürzen des Gebärmutterhalses öffnen sich zunächst der äußere und später auch der innere Muttermund.

Möglicherweise entdecken Sie einen Schleimpfropf in Ihrem Schlüpfer. Er sieht aus wie ein Pfropf aus Hühnereiweiß, der mit etwas Blut vermischt ist. Obwohl dies ein Zeichen dafür ist, dass der Muttermund sich langsam öffnet, heißt das nicht, dass die Geburt sofort losgeht. Einige Frauen erledigen all diese »Vorarbeiten« nach und nach und haben schon eine Menge geschafft, wenn die richtige Wehenarbeit beginnt. Andere warten damit bis zum Geburtsbeginn und dann geht alles auf einmal. Beim Warten auf die Wehen sollten Sie das rechte Maß zwischen fördernder Aktivität – wie etwa Spazierengehen oder Treppensteigen – und notwendiger Erholung nicht aus den Augen verlieren. Sie könnten sonst völlig erschöpft sein, wenn es wirklich losgeht.

Versuchen Sie, sich in den letzten Tagen so gut es geht zu erholen, da Spannung und Müdigkeit den Geburtsbeginn bremsen und verzögern können. Sie sollten sich daher beim Ausdruck Ihrer Gefühle nicht zurückhalten. Es hilft Ihnen wirklich, wenn Sie mit Ihrem Partner oder einer Freundin über Ihre Ängste sprechen. Wenn Ihnen eher nach Weinen als nach Lachen zumute ist, lassen Sie auch das zu. So können Sie Ihre Spannungen abbauen. Wenn Sie zu wenig Schlaf bekommen und sich erschöpft fühlen, weil Sie keine bequeme Lage mehr finden, kann Ihnen vielleicht ein wohlriechendes Bad helfen. Das beruhigt und entspannt und lässt Sie leichter einschlafen.

Wann geht es los?

Die Frage, wann die Geburt tatsächlich beginnt, bewegt jede Frau. Es gibt drei verschiedene Möglichkeiten, die individuell natürlich variieren können:

- Wenn um den Geburtstermin herum eine hellrote, regelstarke Blutung – die sogenannte Zeichnungsblutung – auftritt, kann dies ein Hinweis dafür sein, dass der Muttermund sich öffnet. Der Muttermund

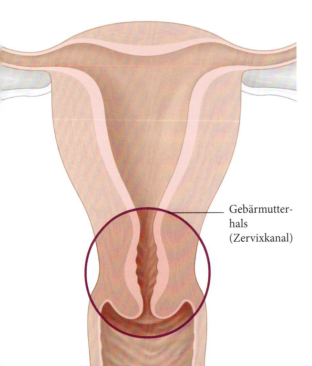

Der Gebärmutterhals lockert sich vor der Geburt und wird kürzer.

Gebärmutterhals (Zervixkanal)

ist gegen Ende der Schwangerschaft stark durchblutet. Die Kontraktionen der Gebärmutter üben einen kräftigen Druck auf das Gewebe aus, und die kleinen Gefäße darin können aufreißen und bluten. Auf diese Weise kündigt sich bei zehn Prozent der Frauen der Geburtsbeginn an. Wenn bei Ihnen diese Blutung auftritt, sollten Sie aber rasch Ihren Geburtsort aufsuchen. Dort kann geklärt werden, ob es sich tatsächlich um die Zeichnungsblutung handelt.

- Wenn die Fruchtblase reißt oder platzt, wissen Sie, dass es losgeht. Reißen bedeutet, dass die Fruchtblase an irgendeinem Punkt in der Gebärmutter ein kleines Leck hat und das Fruchtwasser eher tröpfelnd aus Ihnen herausläuft. Platzen bedeutet dagegen, dass die Fruchtblase vor dem vorangehenden Teil des Babys (Kopf oder Po) einreißt und das Fruchtwasser dann schwallartig aus Ihnen herausplätschert.
- Die meisten Geburten (etwa 70 bis 80 Prozent) beginnen mit regelmäßigen Wehen, die in immer kürzeren Abständen aufeinanderfolgen. Eine echte Wehe dauert 45 bis 60 Sekunden und ist so kräftig, dass sie Ihre ganze Konzentration benötigt und Ihre Atmung sich dabei unwillkürlich verändert.

Der vorzeitige Blasensprung

Die Fruchtblase platzt in den meisten Fällen zu irgendeinem Zeitpunkt während der Geburt. Aber bei 10 bis 15 Prozent der Frauen springt sie, bevor die Geburtswehen eingesetzt haben. Dies wird als vorzeitiger Blasensprung bezeichnet. Einige der von uns betreuten Schwangeren haben dabei ein ploppendes Geräusch wahrgenommen. Das Platzen der Fruchtblase bewirkt bei den meisten Frauen innerhalb von 24 Stunden die Ausschüttung von Prostaglandinen, die die Wehentätigkeit anregen und die Geburt einleiten. Wenn Sie einen Blasensprung haben, wissen Sie: Jetzt beginnt die Geburt meines Kindes. Schreiben Sie sich die Uhrzeit des Blasensprungs und die Farbe des Fruchtwassers auf, weil Hebamme oder Arzt Sie danach fragen werden.

Fruchtwasser ist normalerweise zum errechneten Geburtstermin klar oder leicht milchig. Es hat einen ganz dezent süßlichen Geruch oder riecht gar nicht. Es wird immer wieder nachproduziert, so dass Ihr Baby nicht im Trockenen liegt. Daher hört es bis zur Geburt auch nicht auf zu tropfen.

Der hohe Blasensprung

Bei einem sogenannten hohen Blasensprung reißt die Fruchtblase an irgendeiner Stelle leicht ein und Fruchtwasser tröpfelt nach und nach in Ihren Slip. Diese Art von Blasensprung ist nicht immer leicht zu unterscheiden von dem deutlich vermehrten, wässrigen Ausfluss am Ende der Schwangerschaft oder dem häufiger möglichen unwillkürlichen Urinabgang, wenn das Baby auf die Blase drückt.

Blasensprung? Jetzt ist Hygiene wichtig!

Da die Fruchtblase Ihr Baby vor Bakterien und anderen Erregern schützt, sind bei einem vorzeitigen Blasensprung einige Hygienemaßnahmen wichtig:

- Stecken Sie nichts in Ihre Vagina, wie zum Beispiel Tampons oder Watte!

- Untersuchen Sie sich nicht selbst vaginal.

- Baden Sie nicht! Um die Wehentätigkeit anzuregen, stellen Sie sich lieber unter die warme Dusche.

Fruchtwasser und Käseschmiere

Es geht klares Fruchtwasser ab, möglicherweise versetzt mit kleinen Flöckchen Käseschmiere, die Ihr Baby etwa ab der 39. Woche ins Fruchtwasser abgibt. Hebamme oder Ärztin haben bei der letzten Vorsorgeuntersuchung geprüft, wie tief das Köpfchen ins Becken eingetreten ist und ob Ihr Baby wie ein »Ei im Eierbecher« den Ausgang nach unten abdichtet. Wenn das Köpfchen Ihres Babys fest im Becken sitzt, können Sie weiter herumlaufen. Bei dieser Variante des Blasensprungs ist es normal, dass bei Bewegungen, besonders beim Aufstehen aus einer sitzenden oder liegenden Position, ein kleiner Schwall Fruchtwasser abgeht. Informieren Sie auch hier die Hebamme oder Ihren Geburtsort. Aber seien Sie geduldig, weil die Geburt erst weitergeht, wenn tatsächlich Wehen einsetzen. Wenn Sie keine Hausgeburt planen, können Sie den Weg in Klinik oder Geburtshaus mit Ihrem eigenen Auto oder mit einem Taxi zurücklegen.

Der schwallartige Blasensprung

Es gehen große Mengen an Fruchtwasser ab, und Sie wissen von der letzten vaginalen Untersuchung, dass der Kopf Ihres Babys noch frei beweglich über dem Becken liegt. Begeben Sie sich – egal wo Sie sind – sofort in die Horizontale. Falls Sie allein sind, krabbeln Sie notfalls auf allen vieren zum Telefon und informieren Ihre Hebamme. Sie wird bei einem Hausbesuch überprüfen, ob durch den Blasensprung das Köpfchen ins Becken gerutscht ist und wie die Herztöne des Babys klingen. Wenn alles in Ordnung ist, können Sie wieder unbesorgt herumlaufen.

Wenn Sie in der Klinik gebären wollen, rufen Sie sofort einen Krankentransport. Am besten ist es natürlich, wenn Sie in so einer Situation nicht allein sind und jemand anderes für Sie Hilfe organisieren kann. Sie müssen auf jeden Fall liegend in der Seitenlage in die Klinik befördert werden. Dort angekommen, werden die Herztöne Ihres Kindes kontrolliert und der Höhenstand des Babys im Becken untersucht. Diese Sicherheitsmaßnahmen müssen Sie befolgen, weil das geringe Risiko besteht, dass die Nabelschnur durch den Fruchtwasserab-

Hebammentipp

Wenn Sie unsicher sind, ob die Fruchtblase wirklich gesprungen ist, gibt es einige Tricks, um Gewissheit zu erlangen.

- Legen Sie eine große Binde in Ihren Schlüpfer und prüfen Sie nach ein bis zwei Stunden, ob die Binde durchtränkt ist. Eine große Binde, die ganz feucht ist, nimmt etwa 50 Milliliter auf. Dies spricht eher für einen Blasensprung als für Urinabgang oder Ausfluss. Prüfen Sie die Farbe der Flüssigkeit: klar für Fruchtwasser, gelblich für Urin. Riechen Sie an der Binde: Urin hat in dieser Menge immer einen Geruch, während Fruchtwasser entweder gar nicht oder leicht süßlich riecht. Wenn weiterhin Unsicherheit besteht, lassen Sie die Ursache lieber durch Ihre Hebamme, Ärztin oder in der Klinik abklären.

- Besorgen Sie sich in der Apotheke rotes Lackmuspapier oder bitten Sie Ihre Hebamme um einige Streifen. Fruchtwasser verfärbt den Streifen blau. Wenn Sie weiterhin unsicher sind, legen Sie einige Streifen in eine Slipeinlage oder Binde und laufen damit eine Stunde lang herum. Wenn der Streifen deutlich blau wird, sollten Sie die Klinik oder Ihre Hebamme informieren.

gang vor oder neben das Köpfchen des Kindes gespült wird. Dabei kann die Nabelschnur zwischen Köpfchen und Beckenknochen eingequetscht werden. Der Blutfluss durch die Nabelschnur wird beeinträchtigt oder sogar unterbrochen. Die Gefahr einer ernsten Sauerstoffunterversorgung Ihres Babys entsteht.

Grünes Fruchtwasser

Wenn grünliches bis dunkelgrünes Fruchtwasser abgeht, weist dies auf einen früheren oder aktuellen Sauerstoffmangel des Babys hin. Wenn das der Fall ist, sorgt das Rettungssystem im Körper Ihres Babys dafür, dass die wichtigen Organe wie das Gehirn weiterhin optimal versorgt werden. Die momentan nicht lebensnotwendigen Organe werden auf Sparflamme geschaltet. Dazu gehört auch der Darm. Durch einen kurzfristigen Sauerstoffmangel werden Darmbewegungen ausgelöst, die den ersten Stuhlgang des Babys, das »Kindspech«, ins Fruchtwasser drücken. Sie sollten nun auf dem schnellsten Weg die Herztöne Ihres Babys kontrollieren lassen, um sicherzugehen, dass Ihr Baby nicht in Gefahr ist. Wir haben diese Ausgangssituation recht oft erlebt, ohne dass das Baby wirkliche Probleme im weiteren Geburtsverlauf hatte. Vielleicht halten sich manche der kleinen Menschen nur zu lang an ihrer Nabelschnur fest?! Oft kann keine Ursache gefunden werden. Aber grünes Fruchtwasser bedeutet immer, dass eine häufigere Überwachung der Herztöne Ihres Babys angebracht ist. Nach der Geburt des Köpfchens werden aus dem Mund- und Nasenraum aller Schleim und das Fruchtwasser abgesaugt. Damit wird verhindert, dass die Lungenbläschen mit Kindspech verstopfen und Atemnot auslösen. Wenn Sie eine Hausgeburt oder eine Geburt in einer außerklinischen Einrichtung ohne Ärzte geplant haben, wird Ihre Hebamme Sie beim Abgang von grünem Fruchtwasser in eine Klinik verlegen.

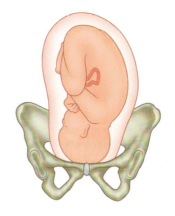

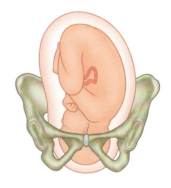

Oben: Das Köpfchen ist noch nicht ins Becken eingetreten. Unten: Das Köpfchen sitzt fest im Becken.

Wenn keine Wehen einsetzen

Wenn nach all diesen Varianten des vorzeitigen Blasensprungs die Wehen nach einer gewissen Zeit nicht von allein einsetzen, wird die Geburt künstlich eingeleitet. Damit wird verhindert, dass Sie oder Ihr Baby eine Infektion entwickeln. Die Zeitspanne, die vor dem Einsatz medizinischer Maßnahmen abgewartet wird, beträgt in der Regel 12 bis 18 Stunden. Wenn Sie eine Haus- oder Geburtshausgeburt geplant haben, sind Sie in einer Klinik wahrscheinlich besser aufgehoben, wenn nach 24 Stunden keine Wehen eingesetzt haben.
Bei einem vorzeitigen Blasensprung wird Ihr Blut regelmäßig (alle sechs bis acht Stunden) auf Anzeichen einer Infektion untersucht, die Temperatur gemessen und ab einem bestimmten Zeitpunkt vorbeugend mit einer Antibiotikatherapie begonnen.

DIE WEHEN SETZEN EIN

Der Grund für das Einsetzen der Wehen ist immer noch unklar und konnte bisher nicht entschlüsselt werden. Die am weitesten verbreitete Theorie ist, dass die Babys Substanzen produzieren, die eine Veränderung der Schwangerschaftshormone zur Folge haben. Ausgelöst wird dieser Prozess vermutlich, wenn ein Baby von der alternden Plazenta nicht mehr so optimal versorgt wird wie in den langen Monaten davor. Eine andere Theorie geht davon aus, dass der weibliche Körper zum Ende der Schwangerschaft auf wehenauslösende Hormone sensibler reagiert als sonst. Unsere Arbeitserfahrungen in anderen Kulturen haben uns zudem gelehrt, den Geburtsbeginn nicht allein als biochemischen Prozess zu sehen, sondern als einen Ablauf von vielen ineinandergreifenden Wirkungsmechanismen zu verstehen. In Indien zum Beispiel besteht überhaupt kein Zweifel daran, dass

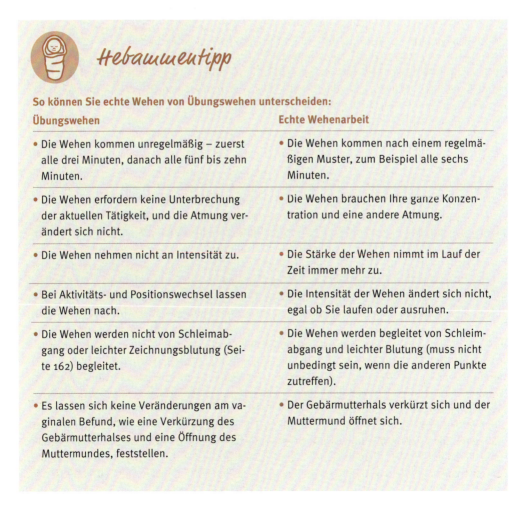

Hebammentipp

So können Sie echte Wehen von Übungswehen unterscheiden:

Übungswehen	Echte Wehenarbeit
Die Wehen kommen unregelmäßig – zuerst alle drei Minuten, danach alle fünf bis zehn Minuten.	Die Wehen kommen nach einem regelmäßigen Muster, zum Beispiel alle sechs Minuten.
Die Wehen erfordern keine Unterbrechung der aktuellen Tätigkeit, und die Atmung verändert sich nicht.	Die Wehen brauchen Ihre ganze Konzentration und eine andere Atmung.
Die Wehen nehmen nicht an Intensität zu.	Die Stärke der Wehen nimmt im Lauf der Zeit immer mehr zu.
Bei Aktivitäts- und Positionswechsel lassen die Wehen nach.	Die Intensität der Wehen ändert sich nicht, egal ob Sie laufen oder ausruhen.
Die Wehen werden nicht von Schleimabgang oder leichter Zeichnungsblutung (Seite 162) begleitet.	Die Wehen werden begleitet von Schleimabgang und leichter Blutung (muss nicht unbedingt sein, wenn die anderen Punkte zutreffen).
Es lassen sich keine Veränderungen am vaginalen Befund, wie eine Verkürzung des Gebärmutterhalses und eine Öffnung des Muttermundes, feststellen.	Der Gebärmutterhals verkürzt sich und der Muttermund öffnet sich.

jeder Mensch sich seinen richtigen Geburtszeitpunkt bei einer bestimmten Planetenkonstellation aussucht und damit einen Lebensweg beschreitet, der in seinen Lebensbahnen vorbestimmt ist.

Aber all diese Ursachenforschung zum Geburtsbeginn und die Diskussionen in der Fachwelt helfen Ihnen nicht bei der Beantwortung der allzu verständlichen Frage: »Woran erkenne ich, dass es losgeht?«

Wie fühlen sich Wehen an?

Wehen machen den Bauch hart, eng oder fest. Dieses Härterwerden der Gebärmutter kann von außen getastet werden. Häufig wird es begleitet von einem Ziehen und auch Dehnen nach unten, besonders wenn die Wehen den Gebärmutterhals verkürzen oder den Muttermund öffnen. Wieder andere vergleichen Wehen mit Menstruationsschmerzen, die stärker werden, wenn die Geburt weiter voranschreitet. Viele Frauen spüren Rückenschmerzen und ein Ziehen in der Leistengegend. Ursache sind die großen Haltebänder der Gebärmutter, die bei jeder Wehe unter Zug geraten und deren »Aufhängungen« in die Kreuzbein- und Leistengegend führen.

Aber egal wie unterschiedlich jede Schwangere ihre Wehen erlebt: Alle haben ein ähnliches Muster. Wehen sind mit ihrem Beginn als eine Spannung zu spüren, die langsam ansteigt, einen Höhepunkt hat und dann langsam wieder nachlässt. Oft hören wir die Aussage »Die nächste Wehe kommt«, und sehen, wie die Frau eine für sie angenehme Position einnimmt, bevor sie die Wehe mit ihrer ganzen Konzentration beatmen muss. Anfang und Nachlassen sind eindeutig zu spüren, und es gibt immer eine kurze Pause zum Verschnaufen, bevor die nächste Wehe beginnt. Diese Tatsache sollten Sie sich bewusst als Mantra für anstrengende Phasen merken: »Es gibt immer eine Pause.«

Was passiert bei einer Wehe?

Ihre Gebärmutter ist am Ende der Schwangerschaft der größte Muskel in Ihrem Körper. Bei den Geburtswehen ziehen sich die Muskelfasern zusammen und werden dabei dicker und härter. Wenn die Kontraktion nachlässt, gehen die Fasern fast zurück in ihren entspannten Ausgangszustand. Aber eben nur nahezu, denn die Fasern bleiben ein bisschen kürzer als vorher und ziehen so den Gebärmutterhals hoch und öffnen den Muttermund. Mit jeder Ihrer Wehen schaffen Sie es also, dass das Gewebe ein wenig weiter und lockerer wird, das Ihr Baby so viele Wochen gehalten hat. Meistens, aber nicht immer, beginnen die Wehen als leichter Zug und Schmerz in längeren Abständen, um dann im späteren Verlauf länger, stärker und immer häufiger zu kommen – zum Beispiel alle zwei Minuten.

Wie intensiv sind Wehen?

Die Wehen können mit leichten Kontraktionen, die 30 bis 45 Sekunden anhalten, alle 15 bis 20 Minuten beginnen. Das ist ein Wehenbeginn im »Ersten Gang«, wie wir es angelehnt an die Autotechnik bezeichnen. Während dieser Wehen können Sie meist noch laufen, sich unterhalten oder sogar noch arbeiten.

Der »Zweite Gang« sind dann Kontraktionen über 45 bis 55 Sekunden, die alle acht bis zehn Minuten kommen und schon viel von Ihrer Konzentration benötigen. Bei einem »Dritten Gang« treten die Kontraktionen über 55 bis 65 Sekunden alle fünf Minuten auf und erfordern eine deutlich veränderte Atmung. Die Wehen fordern Ihre ganze Aufmerksamkeit, und Sie werden nebenher meist nichts anderes mehr tun können.

Der Start aus dem »Vierten Gang« ist recht anstrengend. Die Kontraktionen kommen alle zwei bis drei Minuten über 60 bis 70 Sekunden. Sie sollten in diesem Fall rasch Ihren Geburtsort aufsuchen.

Wie alles in der Geburtshilfe können auch diese Muster variieren. Eine große Offenheit in der Beobachtung ist daher wichtigstes Gebot. Einige typische Varianten können sein:
- Ihre Wehen kommen und gehen. Sie waren sich gerade sicher, dass die Geburt begonnen hat, und schon sind die Wehen für Stunden völlig weg.
- Sie haben viele leichtere Kontraktionen, die Sie nicht zur Ruhe kommen lassen, aber den Muttermund nicht öffnen.
- Mitten in der Nacht werden Sie von häufig aufeinanderfolgenden, starken Wehen geweckt und haben die Anfangsphase mit Ihren leichten Wehen verschlafen. (Das passiert sehr selten!)
- Sie haben bereits Wehen im Dritten Gang, lassen sich in die Klinik fahren, und beim Betreten des Kreißsaals haben Sie scheinbar in den Ersten Gang geschaltet.

Die Wehen veratmen

Jede und jeder von uns verändert die Atmung entsprechend seines Tuns. Wenn wir als Ungeübte einen Wettlauf mit unserem davongelaufenen Hund absolvieren, wird unsere Atmung ein anderes Muster brauchen als bei der Zeitungslektüre am Frühstückstisch. Wehen sind die Arbeit des großen Gebärmuttermuskels. Und dafür braucht Ihr Körper viel Sauerstoff! Deswegen gilt:
- Halten Sie während einer Wehe nie die Luft an – auch bei einer sehr intensiven nicht.
- Atmen Sie durch die Nase ein und durch den Mund aus, sonst kann der Mund zu trocken werden.
- Finden Sie Töne beim Ausatmen. Sagen Sie zum Beispiel »Aaaaaaa« oder »Ooooooo«. Öffnen Sie Ihren Mund dabei weit. Dadurch lösen sich Verkrampfungen, und Sie können besser entspannen.
- Begrüßen und verabschieden Sie jede Wehe mit einem Atemzug tief in den Bauch, um den vermehrten Sauerstoffbedarf zu decken. Dieser Rahmen für eine Wehe kann Ihnen dabei helfen, das Ende der Arbeit und den Anfang der Pause und Entspannungszeit zu markieren.

Zum Wehentest in die Badewanne!

Haben die Wehen eingesetzt? So können Sie sich Klarheit verschaffen, wenn Sie unsicher sind:

- Baden Sie für 15 bis 20 Minuten bei 38 bis 39 Grad und beobachten Sie, ob die Wehen zunehmen oder ganz nachlassen. Wenn ein genügend hoher Wehenhormonspiegel in Ihrem Blut ist, wird der Kreislauf im warmen Wasser angeregt, die Wehen nehmen zu und Sie wissen, dass es losgeht. Falls Ihre Kontraktionen im warmen Wasser aber nachlassen sollten, ist noch kein ausreichend hoher Hormonspiegel erreicht, und Sie müssen noch ein wenig warten.

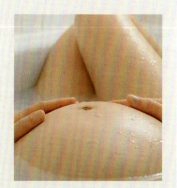

WANN MUSS ICH LOS?

Wenn Sie sich wohlfühlen, Ihre Wehen gut auszuhalten sind und Sie die Bewegungen Ihres Babys wahrnehmen, müssen Sie noch nicht sofort an Ihren Geburtsort fahren. Oft ist es besser, wenn Sie die Anfangszeit, die oft viele Stunden dauert, in vertrauter Umgebung verbringen können.

Sie können sich zunächst telefonisch mit Ihrer Hebamme in Verbindung setzen. Wenn Sie unsicher sind, bitten Sie sie zu kommen. Oder Sie fahren mit Ihrem Partner zu einer Untersuchung in die Klinik. Wenn festgestellt wird, dass der Muttermund sich erst wenig geöffnet hat und die Geburt noch nicht sehr weit fortgeschritten ist, können Sie meist wieder nach Hause fahren.

In der Klinik sind Hebammen rund um die Uhr im Schichtdienst eingesetzt, und es kommt alle acht bis zwölf Stunden eine neue Kollegin. Sie wird Ihre Fragen gerne beantworten und für Sie da sein, auch wenn es sich um einen Fehlalarm handelt. Insbesondere wenn Sie sich Sorgen machen oder Angst haben, ist es wichtig, dass ein Profi mit Ihnen gemeinsam überprüft, ob alles normal abläuft.

Aber natürlich sollten auch noch andere Faktoren eine Rolle bei der Entscheidung spielen, wann es Zeit ist zum Losfahren:

- Wie lange dauert die Fahrt zum Geburtsort zu dieser Tageszeit?
- Wie fühle ich mich bei der Vorstellung, den Weg allein mit dem Auto zu fahren? Lassen Sie sich fahren oder nehmen Sie ein Taxi.
- Wenn schon Kinder zu Hause sind: Wo kann ich meine Wehen besser beatmen und loslassen, unter Beobachtung der Rasselbande oder in der Klinik?

Vor dem Losfahren können Sie noch einige nützliche Utensilien in Ihre Geburtstasche packen. Denken Sie an:

- Ihren Fotoapparat
- alle Medikamente, die Sie immer nehmen müssen
- Ihren MP3-Player bzw. iPod oder eine Auswahl an CDs, die Sie gern hören
- die Telefonnummern aller Menschen, die Sie nach der Geburt informieren wollen
- Ihr Mobiltelefon (wenn es Ihnen wichtig ist) oder Münzen für das Telefon in der Klinik, denn Mobiltelefone sind manchmal nur außerhalb des Gebäudes erlaubt
- Getränke und kleine Snacks für sich und Ihre Begleiter

Hebammentipp

Das Einüben bestimmter Atemtechniken, nur um mit den Wehen besser umgehen zu können, ist passé. Sie müssen sich nicht intensiver um Techniken oder Anleitungen zur Wehenatmung kümmern, da alle Regeln besonders bei langen Geburten zu anstrengend und erschöpfend sind.

Die vor gar nicht allzu langer Zeit noch weit verbreiteten Atem- und Hechelkurse sind in Untersuchungen als ineffektiv bewertet worden. Sie haben – wie etwa die Lamaze-Methode – für so manche Verwirrung in der Praxis gesorgt, da für jede Phase der Geburt eine andere Atmung eintrainiert wurde und diese von den Frauen dogmatisch mit Stoppuhr und Protokoll eingehalten werden sollte. Uns hatte es schon vor Jahren nachdenklich gestimmt, dass fast alle diese Atemtechniken für Frauen während der Geburt hauptsächlich von männlichen Geburtshelfern propagiert wurden.

Wann sollten Sie sich langsam auf den Weg machen?

- Wenn Sie bereits über eine Stunde lang effektive Wehen verspüren, die alle fünf bis sechs Minuten wiederkehren. Wehen sind effektiv, wenn sie eine Öffnung des Muttermundes bewirken. Dazu müssen sie in der Regel 50 bis 60 Sekunden anhalten und eine ziemliche Intensität aufweisen.

- Die Wehen haben eine solche Stärke erreicht, dass Sie beim Reden innehalten müssen und sich Ihre Atmung unwillkürlich verändert.

- Wenn die Fruchtblase auf dem Höhepunkt einer Wehe platzt, sollten Sie sich unverzüglich auf den Weg machen.

- Wenn Sie bereits ein Kind vaginal geboren haben, denken Sie daran, dass eine zweite Geburt im Durchschnitt nur die Hälfte der Zeit Ihrer ersten Geburt benötigt. Rufen Sie die Betreuungsperson für Ihr Kind oder Ihre Kinder frühzeitig an, um beruhigt losfahren zu können.

- Fahren Sie immer in die Klinik, wenn Ihnen danach ist.

AM GEBURTSORT

Wenn Sie an Ihrem Geburtsort angekommen sind, kann es sein, dass die bisher kräftigen und regelmäßigen Wehen deutlich nachlassen oder erst einmal ganz verschwinden. Die Ursache für diese typische Reaktion Ihres Körpers kann die neue Situation sein: Sie müssen erst einmal Fragen beantworten, vielleicht Urin abgeben und untersucht werden. Wir beobachten dieses Phänomen bei jeder dritten Schwangeren und wissen, dass die Wehen in der Regel nach einem Spaziergang oder dem Sicheinfinden am Geburtsort, dem Sichzuhausefühlen wieder regelmäßig kommen. Falls sie nicht wieder beginnen, was auch vorkommen kann, hat dieser »Probelauf« Ihnen vielleicht schon die Sicherheit vermittelt, dass Sie nicht allein gelassen werden, wenn es tatsächlich losgeht. Sie dürfen dann beruhigt noch einmal nach Hause fahren.

Aufnahme

Die Aufnahmeprozeduren sind in Kliniken, Praxen und Geburtshäusern nicht überall gleich. Aber immer wird eine Hebamme Ihre erste Ansprechpartnerin sein.

Bei heftigen Wehen, einer regelstarken Blutung oder grünem Fruchtwasser wird die Hebamme Sie sofort in den Kreißsaal führen. Dort wird sie eine CTG-Kontrolle zur Überprüfung der Herztöne Ihres Babys vornehmen. Wenn Ihre Wehen aber noch nicht so stark sind und nicht viele Schwangere im Kreißsaal auf die Hebamme warten, wird sie mit Ihnen über Ihre Wünsche und Vorstellungen zur Geburt sprechen, bevor sie mit den Aufnahmeuntersuchungen beginnt.

Während Sie am CTG liegen oder sitzen, werden Temperatur, Puls und Blutdruck gemessen. Anschließend wird bei einer vaginalen Untersuchung Weite und Beschaffenheit des Muttermundes ertastet, um zu beurteilen, in welcher Höhe und wie sich das Köpfchen des Babys im Becken befindet. Wenn Ihr Muttermund etwas geöffnet ist, kann anhand der Schädelknochen des Babys gefühlt werden, wie es sich ins Becken gelegt hat.

Anders als bei uns Erwachsenen sind die Schädelknochen beim Baby noch nicht zusammen-

gewachsen. Das hat unter anderem den wundervollen Effekt, dass sich die Schädelnähte bei der Geburt übereinanderschieben können, wenn der Platz für das Baby beziehungsweise das Köpfchen im Becken sehr eng ist.
Wenn Sie so weit mit der Geburt des Babys fortgeschritten sind, dass ein Spaziergang auf dem Gelände des Geburtsortes nicht mehr guten Gewissens empfohlen werden kann, wird Ihr Begleiter oder Ihre Begleiterin gebeten, Sie bei der Verwaltungsabteilung der Klinik anzumelden.
In vielen Kliniken ist es auch bei normalen, komplikationslosen Geburten immer noch Routine, eine Verweilkanüle in eine Ihrer Armvenen (möglichst nicht in die Armbeuge) zu legen. Eventuell notwendige Medikamente können während oder nach der Geburt dann schnell verabreicht werden. Eine gut liegende Kanüle schränkt Ihre Bewegungsfreiheit

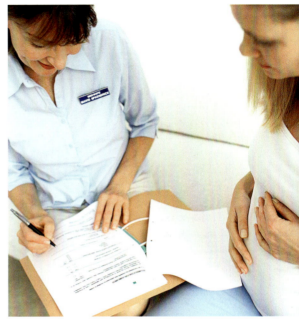

Äußern Sie beim Aufnahmegespräch am Geburtsort ruhig Ihre Wünsche.

Mehr Zeit für Betreuung bei der Hausgeburt

Da Sie bei einer Hausgeburt die einzige zu betreuende Schwangere für Ihre Hebamme sind, wird sie weniger technische Hilfsmittel einsetzen, um über Ihr Befinden und das Ihres Babys informiert zu sein. Viele der Überwachungsgeräte mit ihren Dokumentationsmöglichkeiten sind vor allem notwendig, weil in den meisten Krankenhäusern die Betreuung einer Gebärenden durch eine Hebamme im Verhältnis eins zu eins nicht möglich ist. Stattdessen müssen sich Hebammen in Kliniken oft gleichzeitig um mehrere Frauen und Aufgaben kümmern und wechseln nach einer Arbeitsschicht.

nicht ein und schmerzt auch nicht. Die in den meisten Kliniken früher zum Aufnahmeritual gehörenden Einläufe zur Darmentleerung und die Rasur der Schamhaare auch im Dammbereich sind abgeschafft.
Ein Einlauf mit warmem Wasser kann für Sie selbst vielleicht angenehm sein, wenn Sie sich verstopft fühlen. Nötig ist er nicht: Er bringt ansonsten keinerlei Vorteile. Es ist durchaus üblich, dass Köpfchen oder Po des Babys so stark auf den Enddarm drücken, dass Stuhlgang unkontrolliert herausgedrückt wird. Dieser ist von den Hebammen allerdings in fester Form leicht zu entfernen. Seien Sie unbesorgt: Alle Beteiligten werden während der Geburt auf Sie und Ihr Baby achten. Niemand wird anderen körperlichen Ausscheidungen in dieser einmaligen Situation irgendwelche Aufmerksamkeit schenken!

Der Hebammenkreißsaal

Gibt es für Frauen, die sich eine natürliche Geburt wünschen, ohne auf die Möglichkeiten der modernen Geburtshilfe verzichten zu wollen, eine Alternative zur klassischen Klinikgeburt?
Ja, die gibt es: den Hebammenkreißsaal! Er ermöglicht Frauen eine selbstbestimmte Geburt in einer ruhigen und entspannten Atmosphäre. Er bietet aber alle Möglichkeiten einer gut ausgestatteten Klinik, wenn dies medizinisch notwendig sein sollte.

Was unterscheidet den Hebammenkreißsaal von herkömmlichen Kreißsälen?
Bei diesem Modell steht die kontinuierliche Betreuung der Schwangeren durch ein festes Hebammenteam im Fokus. Eine Frau, die sich für eine Geburt im Hebammenkreißsaal entscheidet, lernt ihr Hebammenteam bereits während der Schwangerschaft und während der Schwangerenbetreuung gut kennen und kann so schon früh ein vertrauensvolles Verhältnis aufbauen. Und das ist eine wichtige Voraussetzung für ein positives Geburtserleben.

Was geschieht, wenn unter der Geburt plötzlich Probleme auftreten?
Da der Hebammenkreißsaal in die Klinikorganisiation eingebunden ist, kann bei Komplikationen schnell eine Fachärztin hinzugerufen werden.

Kann jede Frau im Hebammenkreißsaal gebären?
Möglich und empfehlenswert ist dieser Geburtsort für alle gesunden Schwangeren.

Welche Vorteile hat die Geburt im Hebammenkreißsaal?
Zum einen hilft das vertraute Umfeld der werdenden Mutter und ihrer Familie, dem Ereignis Geburt mit weniger Angst zu begegnen. Einen weiteren Vorteil sehen viele Frauen darin, dass ihnen diese Betreuung in einem Krankenhaus angeboten wird.
Und es scheint zu stimmen: Neuere Studien kommen zu dem Ergebnis, dass das subjektive Wohlbefinden von Frauen, die im Hebammenkreißsaal geboren haben, höher ist als von Frauen, die die Geburt ihrer Kinder in herkömmlichen Kreißsälen erlebten. Dieser Eindruck wird durch die niedrigeren Raten

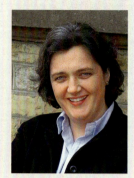

Prof. Dr. P. H. Friederike zu Sayn-Wittgenstein ist Professorin für Pflege- und Hebammenwissenschaft an der Hochschule Osnabrück.

medizinischer Eingriffe nur bestätigt.

Kann der Hebammenkreißsaal die herkömmlichen Strukturen ersetzen?
Das denke ich nicht. Schwangerschaft und Geburt können so unterschiedlich verlaufen, dass es viele Wahlmöglichkeiten geben sollte. Bei bekannten Risiken ist der Hebammenkreißsaal vielleicht nicht der Geburtsort der Wahl. Hier ist die Unterbringung in einem Perinatalzentrum unter Umständen sicherer.
Mit dem Fokus auf einen natürlichen Geburtsverlauf ist der Hebammenkreißsaal aber eine Bereicherung des Versorgungsangebotes für schwangere Frauen und ihre Familien in der Klinik.

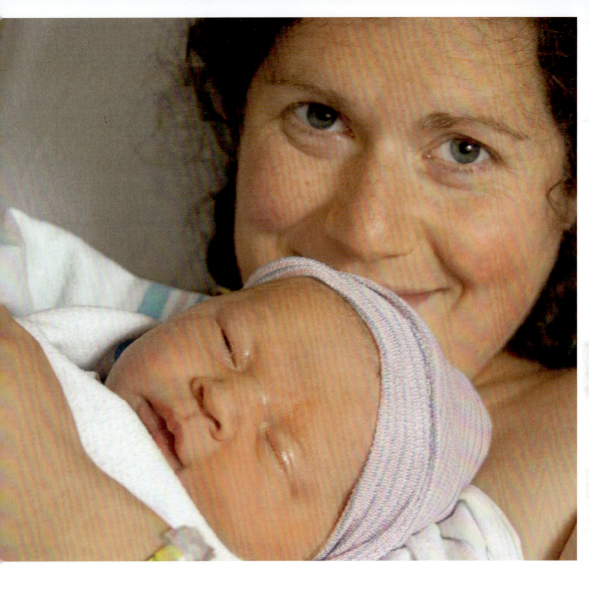

Vaginale Geburten

DIE ERÖFFNUNGSPHASE

Die Eröffnungsphase ist die erste und längste Phase der Geburt. In dieser Zeit wird der Gebärmutterhals mithilfe von Wehen flacher und wandert nach vorn. Der Muttermund öffnet sich so weit, dass das Köpfchen beziehungsweise der Po Ihres Babys durch die Gebärmutter in den Geburtskanal geschoben werden kann. Durch eine vaginale Untersuchung wird festgestellt, wie weit der Muttermund sich geöffnet hat. Ist von einem vollständig eröffneten Muttermund die Rede, ist damit eine Öffnung von zehn Zentimetern gemeint. Wie lange es bis dahin dauert, ist individuell sehr unterschiedlich. Durchschnittlich erfordern erste Babys 14 und zweite Kinder immer noch 8 Stunden Wehenarbeit. 90 Prozent dieser Zeiten werden der Eröffnungsphase zugerechnet. Das sind aber nur Durchschnittswerte.

Lange Eröffnungsphase

Es gibt Geburtsverläufe, bei denen diese erste Phase sehr langsam voranschreitet. Ein Grund kann sein, dass Ihr Baby sich noch nicht in die optimale Lage begeben hat. Die beste Position erreichen Babys, wenn sie ihr Köpfchen beugen, sodass das Kinn Richtung Brust geneigt ist. Muttermund und Geburtskanal müssen sich dann nicht so weit aufdehnen, da der Kopfumfang geringer ist als bei »erhobenem Haupt«. Diese Haltung macht immerhin zwei bis drei Zentimeter Unterschied!

Um sich dem Beckenraum anzupassen, sollte Ihr Baby sich zu Ihrer Seite schauend ins Becken legen, weil der Beckeneingangsraum queroval ist. Wenn die Geburt weiter voranschreitet und Ihr Baby tiefer in Richtung Beckenmitte geschoben wird, ist eine Drehung des Köpfchens hilfreich, bei der Ihr Baby dann in Richtung Rücken schaut. Weil Ihre Beckenmitte eine eher runde Form hat, passt sich das Baby mit einer Schraubbewegung optimal dem vorgegebenen Platz an.

Den Wehen auf die Sprünge helfen

Vielleicht sind Ihre Wehen noch nicht stark genug, um den Muttermund zu öffnen. In diesem Fall wird Ihnen Ihre Hebamme einige bewährte Methoden anbieten, um die Wehen anzukurbeln. Als »alter Trick« wird zu einem Einlauf und warmen Bad geraten. Das Anregen der Darmperistaltik bewirkt eine äußere Massage der Gebärmutter. Das warme Wasser danach lässt die Hormone rascher zirkulieren. Die Wehen können sich dadurch verstärken. Darüber hinaus können persönlich auf Sie zugeschnittene homöopathische Medikamente, Massagen oder auch Akupunktur die Wehen stärker und effektiver werden lassen. Wenn diese Methoden nicht fruchten, stellt der sogenannte Wehentropf eine weitere Möglichkeit dar, die Wehen über eine Infusion in Ihrer Vene mit synthetisch hergestellten Wehenhormonen zu fördern. Diese intravenöse Medikamentengabe kann nur unter ärztlicher Aufsicht erfolgen und wird daher wahrscheinlich eher in Kliniken oder bei Praxisgeburten zum Einsatz kommen.

Manchmal ist auch das Gewebe des Gebärmutterhalses noch sehr fest und der Muttermund kaum geöffnet. Wenn dieser Befund zu Geburtsbeginn auf Sie zutrifft, stellen Sie sich darauf ein, dass Ihr Baby etwas längere Zeit brauchen wird, um das Gewebe mit seinem Köpfchen aufzudehnen. Unterstützen können Sie es, indem Sie sich viel aufrecht halten, immer wieder die Position wechseln oder breitbeinig auf einem Stuhl oder der Toilette sitzen. Sie können mit einer Entspannungsübung (Seite 86) immer wieder versuchen, Ihren Stress und Ihre Anspannung abzubauen und alle Ängste loszulassen.

Hebammentipp

Versuchen Sie, Ihre Position häufig zu verändern, viel zu gehen, zu stehen oder breitbeinig auf einem Stuhl oder der Toilette zu sitzen, wenn Sie müde sind. Auch das Kreisen des Beckens wie beim Bauchtanz ist hilfreich, um Ihrem Baby den »richtigen« Weg zu zeigen.

Es kann sein, dass Ihre Hebamme Sie nach einer vaginalen Untersuchung bittet, eine gewisse Zeit lang eine bestimmte Position einzunehmen. Dies ist vor allem der Fall, wenn das Köpfchen nicht ganz optimal liegt. Die Seitenlage und der Vierfüßlerstand gelten in diesen Situationen als besonders förderlich für den Geburtsfortschritt.

Frühe Wehen

Die Verkürzung des Gebärmutterhalses sowie die beginnende Eröffnung des Muttermundes wird für Sie die Arbeit einiger Stunden sein. In der ersten Zeit, in der sich Ihr Muttermund bis auf drei Zentimeter öffnet, können Sie die Wehenarbeit deutlich spüren. Sie müssen sich konzentrieren und betont ausatmen, um Spannung abgeben zu können. Diese Zeit erleben die meisten Schwangeren als gut erträgliche Phase. Manche können sogar ein wenig schlafen, wenn sie erschöpft sind. Die Wehen sind zwischen 30 und 50 Sekunden lang und kommen alle 8 bis 15 Minuten. Sie nehmen langsam an Intensität und Frequenz zu. Abhängig von der Tageszeit und Ihrer persönlichen Verfassung in diesem Moment kann in der Nacht Ruhe und Entspannung hilfreich sein. Wenn dies aber für Sie nicht stimmt, wählen Sie Aktivitäten, die Sie nicht zu sehr erschöpfen, da das anstrengendste Stück Arbeit noch kommen wird.

Sind die Wehen effektiv?

Lassen Sie sich bei der Einschätzung zum Erfolg der Wehen nicht durch die Häufigkeit, sondern durch die Stärke leiten. Sind Ihre Wehen lang und stark, wird deutlich mehr Öffnung des Muttermundes erreicht als bei sehr häufig kommenden, leichten Wehen. Achten Sie darauf, ob Sie beim Reden innehalten und Ihre Position verändern müssen, um mit der Wehe zurechtzukommen. Beginnen Sie bei einer Wehe zu schwitzen oder leicht zu zittern? Wenn diese Anzeichen fehlen, ist der Erfolg der Wehen wahrscheinlich kleiner, als Sie es sich wünschen. Bei einem ersten Baby ist es natürlich schwer, die Wehen richtig einzuschätzen, weil Sie keinen Vergleich haben.

Die Beschwerden in dieser Zeit entsprechen meist denen der Übungswehen: Rückenschmerzen, Krämpfe in den Beinen und den Hüften, Druck nach unten ins Becken, Ausfluss und leichte Blutung, vermehrtes Wasserlassen und fast durchfallartiger Stuhlgang gehören dazu. Auch Übelkeit und Erbrechen können auftreten. Hebammen werden all diese Beschwerden, die Sie so unangenehm und störend finden, als Zeichen deuten, dass die Geburt gut vorangeht. Also wundern Sie sich nicht, wenn Sie sogar für Schalen voll Erbrochenem gelobt werden.

Wie Sie die Geburtsarbeit in dieser Phase unterstützen können

In dieser Anfangszeit werden Sie eine Menge Zeit haben, um eine Atmung zu finden, die Ihnen beim Verarbeiten der Wehen hilft. Vielleicht passt eine dieser Anregungen für Sie:

- Versuchen Sie, durch die Nase ein- und durch den Mund auszuatmen!
- Begrüßen Sie jede Wehe mit einem kurzen Einatmen und einem langen Ausatmen. Verabschieden Sie sie auf die gleiche Weise!
- Lassen Sie Ihre Schultern bei jedem Ausatmen nach unten sinken. Versuchen Sie, Kiefer und Mund locker zu lassen und auf das Geräusch Ihres Atems zu hören!
- Denken Sie an das Wort »Entspannung« und ziehen Sie das Wort so auseinander, dass beim relativ kurzen Einatmen das »Ent« und beim langen Ausatmen ein gedehntes »Spaaaaannnuuuung« in Ihrem Kopf klingt! Sprechen Sie dies bei einem Atemzug laut mit! Sie wissen dann, wie es sich anhören muss.

Positive Einstellung

Sie werden auch merken, dass Ihre Einstellung einen großen Einfluss darauf hat, wie gut Sie mit den Wehen umgehen können. Je positiver Sie die Wehen annehmen können, desto erträglicher werden diese. Versuchen Sie, daran auch bei anstrengenden Wehen zu denken. Vielleicht kann einer der folgenden Sätze Ihnen dabei als Mantra dienen:

- Starke Wehen sind gute Wehen, sie erledigen eine Menge Arbeit!
- Jede Wehe öffnet den Muttermund ein wenig und gibt Raum für mein Baby!
- Es wird nur eine feste Zahl von Wehen geben, nun erledige ich gerade eine davon!
- Ich muss immer nur mit einer Wehe klarkommen, im Moment mit dieser!
- Jede Wehe, die ich zu Ende gebracht habe, bringt mich näher zu meinem Baby!

Die richtige Haltung
Sie können den Geburtsprozess auch durch verschiedene Positionen fördern:
- Halten Sie Ihr Becken weit und geöffnet. Das geht am besten, wenn Sie breitbeinig auf einem Stuhl, dem Schoß Ihres Partners, einer Toilettenbrille oder einem großen Gymnastikball sitzen. Laufen Sie umher. Lassen Sie Ihr Becken um das Köpfchen Ihres Babys kreisen. Hören Sie eine Ihnen angenehme Musik und tanzen Sie, um sich zu lockern. Es ist noch nie ein Baby zur Welt gekommen, solange die Mutter mit überkreuzten Beinen auf einem Stuhl saß!
- Suchen Sie eine Position, in der Sie nach vorn gelehnt stehen oder sitzen können. Die Gebärmutter richtet sich dann bei jeder Wehe nach oben und vorn auf. Das hilft bei der Arbeit. Sie können sich vornüber an eine Wand lehnen, an einer Arbeitsfläche abstützen oder sich rittlings auf einen Stuhl setzen. Polstern Sie die Lehne mit einem Kissen. Auch das Knien vor einem Bett oder Sofa mit vornübergelehntem Oberkörper kann unterstützen.
- Versuchen Sie, so lange wie möglich aufrecht zu stehen, weil die Schwerkraft das Absenken des Babys und damit das Öffnen des Muttermundes unterstützt. Halten Sie sich an den Schultern Ihres Begleiters oder Ihrer Begleiterin fest. Lassen Sie sich durch deren Halten ein bisschen helfen. Knien Sie sich in der Badewanne hin. Sitzen Sie aufrecht auf einem Gymnastikball. Und vor allem: Wechseln Sie so häufig wie möglich Ihre Position, damit die Muskeln immer wieder entspannen können!

Was kann die Begleitperson tun?
Das Wichtigste für Sie ist, einfach da zu sein. Hören Sie zu, loben Sie Ihre Partnerin, erfüllen Sie all ihre Bitten. Übermitteln Sie ihre Bedürfnisse an Hebammen und Ärzte, wenn die Wehenarbeit so anstrengend ist, dass die Gebärende mit niemandem mehr reden mag. Niemand möchte bei einer Geburt nur hilflos herumstehen. Aber gerade dieses Gefühl ist für viele Begleiter bestimmend. Es ist schwer auszuhalten, wenn man über Stunden zuschauen muss, wie ein geliebter Mensch Schmerzen hat – und ein Ende nicht wirklich abzusehen ist! Daher kann es für Sie sinnvoll sein, sich

Geburt ist harte Arbeit – also: Essen nicht vergessen!

Essen Sie auch bei Ihrer Wehenarbeit leichte Snacks, die gut zu verdauen sind. Zum Beispiel Toast mit Honig, Bananen, Früchteriegel und Suppen. Die Geburt eines Babys ist harte Arbeit. Ihr Körper braucht dazu eine Menge Energie. Studien haben gezeigt, dass die Erhaltung eines guten Energieniveaus den Geburtsfortschritt fördert. Die vor nicht allzu langer Zeit noch vertretene Regel, dass Schwangere während der Geburt nicht essen dürfen, ist passé. Achten Sie auf jeden Fall auch darauf, während der Wehen ausreichend zu trinken, das heißt in etwa ein Glas Wasser jede Stunde.

mit Frauen auszutauschen, die bereits Kinder geboren haben. Sie erzählen immer wieder, dass die pure Anwesenheit einer vertrauten Person das Wichtigste in dieser Zeit war.

Einfach nur da sein

Die Hälfte aller schwangeren Frauen wollen während der Geburt gar nicht angefasst werden. All die tollen Massagen und Akupressuren, die sie im Geburtsvorbereitungskurs gelernt haben, sind nun nicht das Richtige.
Andere aber brauchen die ganze Zeit jemanden, der sie hält, ihnen den Rücken massiert, gegen ihr Kreuzbein drückt, in der Wehenpause Getränke und den »bitte ganz kalten« Waschlappen zur Erfrischung besorgt. Helfen kann Ihnen, wenn Sie sich an eigene Schmerzerfahrungen erinnern. Was hat Ihnen in dieser Situation gut getan? Könnte irgendetwas davon auch für die Geburtssituation passen? Denken auch Sie daran, Ihre Kräfte zu erhalten und gut einzuteilen. Essen und trinken Sie zwischendurch. Nehmen Sie keine verkrampften Massagepositionen ein! Schließlich wollen Sie auch noch für das Baby einsatzbereit sein.
Wichtig: Falls Sie Raucher sind, müssen Sie nach der Zigarette vor der Klinik an ein Pfefferminzbonbon oder einen Kaugummi denken, da Schwangere während der Wehen extrem geruchsempfindlich sind.

Sprechen Sie mit dem Baby

Sie können während der Wehenarbeit, vielleicht während einer Wehenpause, die »Aufgabe« übernehmen, sich innerlich mit dem Baby zu verbinden und ihm auch laut Mut zuzusprechen, wenn es schwierige Phasen geben sollte. Erinnern Sie Ihre Partnerin immer wieder daran, nach jeder Wehe einen ganz tiefen Atemzug in den Bauch zum Baby zu schicken. Eine Frau in den Wehen ist in der Regel so sehr mit sich selbst und dem Ertragen des Wehenschmerzes beschäftigt, dass sie zwischendurch sogar vergessen kann, worum es eigentlich geht. Wenn sie dann durch Ihre Worte und Ansprache an das Baby daran erinnert wird, gibt ihr das zusätzlich Kraft und Motivation für die anstrengende Wehenarbeit.

Hebammentipp

Manche Frauen fühlen die Wehen vor allem als Schmerz im unteren Rücken. Dadurch kann der Eindruck entstehen, dass die Wehen überhaupt nicht nachlassen.

- Baden Sie in einer warmen Badewanne oder legen Sie sich eine in ein Tuch gewickelte warme Wärmflasche auf den schmerzenden Bereich!
- Lassen Sie sich einen warmen Wasserstrahl über den Rücken laufen, während Sie auf einem Gymnastikball in der Dusche sitzen.
- Bewegen Sie auf allen vieren Becken und Rückgrat auf und ab. Machen Sie »Katzenbuckel« und »Hängematte« (Seite 84).
- Auch Krabbeln auf allen vieren kann helfen.
- Knien Sie sich vor einen mit vielen Kissen gepolsterten Stuhl. Dehnen Sie Arme und Schultern nach oben und legen Sie sie auf dem Kissen ab! Das »zieht« Sie etwas in die Länge.
- Bitten Sie Ihren Partner oder Ihre Hebamme, mit dem Handballen in großen kreisförmigen Bewegungen gegen Ihr Kreuzbein zu drücken.

So können Sie als Begleitperson helfen!

- Kalte Füße sind eine echte Wehenbremse, daher ist es sehr wichtig, auf warme Füße zu achten. Massieren Sie Ihrer Partnerin die Füße oder bieten Sie ihr ein warmes Fußbad an. Angewärmte Handtücher sind angenehm, wenn sie aus der Dusche oder Badewanne kommt, ebenso wie eine helfende Hand beim Ein- und Aussteigen. Eine Wärmflasche auf dem schmerzenden Rücken und eine Massage können angenehm sein, wenn sie Berührungen zulässt.

- Bieten Sie ihr Getränke und leichte Snacks an, damit sie genug Kraft für die Wehenarbeit hat!

- Bringen Sie Kissen, Decken, einen Gymnastikball oder suchen Sie nach der richtigen Musik, wenn Sie glauben, dass Sie Ihrer Partnerin damit helfen!

- Schlagen Sie ihr immer wieder Positions- und Ortswechsel vor: vom Spaziergang auf dem Flur bis in die Badewanne und von dort zurück auf einen Stuhl im Kreißsaal!

- Erinnern Sie sie mindestens alle zwei Stunden daran, Wasser zu lassen! Eine volle Harnblase hindert das Baby daran, tiefer ins Becken zu rutschen.

- Erinnern Sie sie ans hörbare Ausatmen und daran, den Kiefer bei den Wehen locker zu lassen. Versuchen Sie aber bitte nicht, mit einer Schwangeren bei der Wehenarbeit zu atmen! Ihr körperlicher Zustand ist ein vollkommen anderer. Wir erlebten Situationen, in denen Begleiter ohnmächtig wurden, als sie versuchten, mit ihren Partnerinnen gemeinsam Wehen zu veratmen.

- Beobachten Sie, ob sie sich beim Atmen in der Wehe anspannt. Sind die Schultern hochgezogen? Die Knie zusammengedrückt? Die Gesichtszüge schmerzverzerrt? Wenn dem so ist, legen Sie Ihre Hand auf die angespannte Stelle. Erinnern Sie sie daran, sich zu entspannen.

- Loben Sie sie, so oft es geht! Eine Geburt ist harte Arbeit. Lob hilft beim Durchhalten.

AKTIVE WEHEN

Die nächste Stufe der Eröffnungsphase ist erreicht, wenn der Muttermund drei bis vier Zentimeter geöffnet ist. Die Wehen werden stärker und dauern 50 bis 65 Sekunden. Die Abstände dazwischen verkürzen sich auf drei bis vier Minuten. Das Gute daran ist, dass es nun wahrscheinlich schneller vorangeht. Beim ersten Baby öffnet sich der Muttermund im Durchschnitt einen Zentimeter pro Stunde. Bei weiteren Geburten geht es deutlich schneller. Aber halten Sie sich bitte nie an diesen Lehrbuchangaben fest: Sie können die Arbeit auch in ganz anderen Zeitmustern bewältigen. Wie lang es dauert, hängt vor allem von der Intensität ab, mit der Köpfchen oder Po auf das Gewebe drücken. Eine alte Hebammenweisheit besagt aber: Vier Zentimeter entsprechen mehr als der Hälfte der Geburtsarbeit.

Wenn die Wehen immer häufiger und stärker aufeinanderfolgen, wird Ihre ganze Konzentration nach innen gehen, um zwischendurch entspannen zu können. Versuchen Sie, herumzulaufen und Ihre Positionen so oft wie möglich zu wechseln, um Muskelverspannungen vorzubeugen. Sie werden bewusster und tiefer atmen, schwitzen, mit Übelkeit kämpfen und einen deutlich schnelleren Herzschlag haben. Vergessen Sie nicht, in dieser Phase viel zu trinken, um nicht auszutrocknen. Die meisten Schwangeren mögen jetzt sehr kalte Getränke oder lutschen Eiswürfel aus Fruchtsaft oder sie trinken Traubenzuckerlösung in Wasser. Schmerzen und Müdigkeit nehmen weiter zu. Soweit noch nicht geschehen, platzt jetzt vielleicht die Fruchtblase. »Der Sturm wird immer schlimmer«, hören wir von unseren Schwangeren oft nach einem Blasensprung. Wenn das Köpfchen Ihres Babys nicht mehr vom Fruchtwasser abgepolstert ist, drücken die festen Schädelknochen auf den Muttermund. Das bewirkt zwar häufig eine raschere Öffnung, verursacht aber auch größere Schmerzen.

Gespräche mit Begleitpersonen, Hebammen und Ärzten werden möglicherweise als zu anstrengend empfunden. Andererseits möchten Sie aber genau wissen, wie weit Sie sind und wie lange es noch dauern wird. Vielleicht haben Sie auch das Gefühl, dass die Arbeit und die Schmerzen niemals enden werden. In dieser Situation bestürmen Sie Ihre Hebamme möglicherweise mit Fragen, wie weit der Muttermund bereits geöffnet ist und wann Ihr Kind endlich geboren wird. Das kann aber niemand wirklich voraussagen! Stattdessen wird Ihre Hebamme Sie in Ihrer Arbeit bestärken und Ihnen dabei helfen, wieder an Ihre Kraft zu glauben. Seien Sie daher nicht empört über die Antwort: »Es wird nicht mehr sehr lange dauern. Es geht ja schon gut voran!« Versuchen Sie, sich damit zu motivieren, dass besonders kräftige Wehen den Muttermund rascher öffnen, und nutzen Sie jede Wehenpause, um so gut es geht zu entspannen.

Wie Sie die Geburtsarbeit in dieser Phase unterstützen können

Alles was bei der Verarbeitung der Anfangswehen gut tut, hilft selbstverständlich auch während dieser Phase. Noch wichtiger wird nun die Begleitperson. Vielleicht kann sie Sie dazu ermuntern, eine positive Einstellung zur Wehenarbeit zu finden (Seite 175). Geben Sie Ihren Gefühlen Ausdruck, wenn Ihnen danach ist. Stöhnen Sie ruhig laut. Sie sollten es möglichst vermeiden, allein zu sein. Laufen Sie herum, so viel es geht, und fragen Sie Ihre Hebamme nach dem Geburtsfortschritt.

Atemunterstützung

Da die Wehen nun länger dauern, kann es hilfreich sein, ein anderes Atemmuster zu versuchen, um mit den Wehen klarzukommen:
- Machen Sie zu Beginn jeder Wehe zwei bis drei Atemzüge: »Ent« und »Spaaaannuuuung« (Seite 175).
- Versuchen Sie, auf dem Höhepunkt der Wehe häufiger und flacher zu atmen und vielleicht sogar durch den Mund ein- und auszuatmen. Beim Abklingen der Wehe können Sie dann wieder durch die Nase ein- und durch den Mund ausatmen.
- Atmen Sie am Ende jeder Wehe bewusst tief in den Bauch zu Ihrem Kind, damit es gut mit Sauerstoff versorgt wird.
- Lassen Sie ebenfalls ganz bewusst alle Spannungen los, um sich in der Pause wirklich erholen zu können.

In einer warmen Badewanne zu liegen oder auf einem Gymnastikball zu sitzen kann jetzt angenehm sein. Ansonsten können Sie durch häufige Positionswechsel und eine aufrechte Haltung den weiteren Fortschritt der Geburt am besten unterstützen.

Was kann die Begleitperson tun?

Sie können Ihrer Partnerin die Arbeit nicht abnehmen. Aber es wird ihr helfen, wenn Sie voll und ganz für sie da sind.

- Helfen Sie ihr dabei, zwischen den Wehen die Position zu verändern. Achten Sie darauf, dass sie in aufrechter Position immer die ganze Fußsohle auf den Boden stellt und nicht nur mit den Zehen antippt. Wenn sie auf einem Stuhl oder Gymnastikball den Boden nicht ganz erreicht, legen Sie Bücher oder Kissen unter die Füße, damit sie den Kontakt zum Boden spürt.
- Wenn für sie lautes Tönen beim Ausatmen hilfreich ist, loben Sie sie dafür und helfen Sie ihr bei eher tiefen, offenen Lauten. Hohe Töne gehen mit ihrer Energie in den Kopf, tiefe Töne in den Bauch, wo sie hingehören. Ein tiefes »Aaaaah« oder »Jaaaaa« ist besser als ein hohes »Iiiiih« oder »Neinneinnein«.
- Versuchen Sie, sie in den Wehenpausen in einen entspannten Zustand zu begleiten. Machen Sie Witze, bei denen sie lachen muss, oder beschreiben Sie schöne gemeinsame Reisen und Erlebnisse.
- Achten Sie darauf, dass sie kein Hohlkreuz macht. Stützen Sie den Rücken mit Kissen oder Ihrer warmen Hand.
- Loben Sie sie und sagen Sie ihr, wie tapfer sie ist. Das motiviert. Drücken Sie sie in den Wehenpausen und halten Sie ihre Hand während einer Wehe.

DIE ÜBERGANGSPHASE

Die Übergangsphase dauert meist ein bis zwei Stunden. Sie werden sie wahrscheinlich als turbulente und fordernde Zeit erleben. Während dieser Zeit öffnet sich Ihr Muttermund von acht auf zehn Zentimeter.

Die Wehen werden nun sehr heftig, kommen in Abständen von zwei bis drei Minuten und dauern jeweils 60 bis 90 Sekunden. Das heißt, dass Sie keine großen Erholungspausen mehr zwischen den Wehen haben und beim Ende einer Kontraktion sehr konzentriert von aller Spannung loslassen müssen. Ihr Baby wird tiefer ins Becken geschoben. Sie können starken Druck im unteren Rücken und auf den Darm spüren. Es kann das Gefühl aufkommen, dringend auf die Toilette zu müssen, um den letzten Stuhlgang zu entleeren. Auf dem Höhepunkt einer Wehe wollen Sie Ihr Baby jetzt schon nach unten schieben.

Manchmal öffnet sich der Muttermund nicht ganz gleichmäßig. Dann kann meist vorn in Richtung Schambein eine Muttermundlippe stehen bleiben. Auch wenn Ihr Körper Ihnen signalisiert, Ihr Baby nun herauszudrücken, wird die Hebamme Sie bitten, damit noch zu warten. Wenn Sie gegen einen noch nicht geöffneten und möglicherweise noch relativ festen Muttermund oder eine Muttermundslippe drücken, kann das Gewebe an- und zuschwellen. Damit würde die Geburt verzögert. Wenn Ihre aktive Wehenphase rasch zum Erfolg geführt hat, kann es Ihnen jetzt so vorkommen, als würde sich alles verlangsamen. Sie fühlen sich überwältigt von der Intensität des Schmerzes. Alles was vorher bei der Verarbeitung der Wehen geholfen hat, werden Sie nun wahrscheinlich als nicht mehr geeignet empfinden. Viele Schwangere fühlen sich schwach, die Beine zittern vor Anstrengung, und ihnen ist übel. Jede Berührung ist jetzt unangenehm, und viele Frauen schimpfen, jammern und schreien.

Typische Forderungen in dieser Phase sind: »Ich will sofort ein Schmerzmittel!«, »Ich will nach Hause!«, »Ich kann nicht mehr, tut was!« »Ich will sterben!«, »Mama!«, »Holt mir das Kind heraus!« Haben Sie keine Hemmungen, diese teils sehr heftigen Gefühle lautstark zu äußern. Sie erleichtern Ihnen den Umgang mit dieser Grenzerfahrung.

Halten Sie sich immer vor Augen, dass das Ende in Sicht ist und Sie auf dem besten Weg sind, Ihr Baby bald im Arm zu halten.

Wie Sie die Geburtsarbeit in dieser Phase unterstützen können

Versuchen Sie, die Geburtsposition auch weiterhin oft zu verändern. Schimpfen Sie, wenn Ihnen danach ist! Manchen Frauen hilft ein warmes Bad. Versuchen Sie es, wenn Sie denken, es könnte helfen. Wenn Ihre Hebamme Sie auffordert noch nicht zu drücken, obwohl Ihr Körper es will, probieren Sie die Knie-Ellbogen-Position: Gehen Sie auf alle viere, legen Sie Hände und Ellbogen auf den Boden und schieben Sie den Po nach oben. Diese Position kann den Druck nach unten deutlich vermindern. Damit wird das Gewebe des Muttermundes leichter weich und kann sich öffnen. Da die Wehen in der Übergangsphase meist etwas unregelmäßig verlaufen, ist vielleicht eine andere Atmung erforderlich.

Oft kommen jetzt Kamelhöckerwehen. Das sind Wehen mit einem normalen Anstieg und Höhepunkt. Aber dann, wenn Sie denken, dass die Wehe nachlässt und Sie kurz verschnaufen können, kommen ein erneuter Anstieg und ein weiterer Höhepunkt. Erst dann verebbt sie langsam. Manche Wehen beginnen sofort mit einem Wehengipfel, der Ihnen fast den Atem raubt. Sie sollten dann versuchen, die Spannung rasch wegzupusten. Stellen Sie sich eine Kerze vor, die Sie ausblasen wollen. Vielleicht hilft Ihnen auch ein gehauchtes »Hahahaha« vor dem Einatmen über besonders starke Gipfel oder überfallartige Wehen hinweg.

Was kann die Begleitperson tun?

Die Übergangsphase wird auch für Sie recht anstrengend sein. Sie werden vielleicht angeschrien. Ihre Hände oder Arme werden so gedrückt, dass Sie blaue Flecken bekommen. Auch wenn die Kreuzbeinmassage eben noch die größte Hilfe der Welt war – nun werden Sie weggeschubst, weil jede Berührung verkehrt ist. Nehmen Sie es nicht persönlich, wenn Ihre Angebote zurückgewiesen werden. Denken Sie daran: Das Ende ist in Sicht, und Sie sind die größte Hilfe in dieser Phase, in der menschliche Zuwendung oft das Einzige ist, was noch angeboten werden kann.

Bringen Sie ihr zur Erfrischung kühle Getränke, Eiswürfel oder einen kalten Waschlappen. Loben Sie sie für jede Wehe oder jeden Positionswechsel. Sagen Sie ihr immer wieder, dass es nach dieser fordernden Übergangsphase – also sehr bald – ein Ende der Schmerzen und Anstrengung gibt.

Wenn Ihre Partnerin oder Freundin sehr nach innen gekehrt ist, ist es Ihre Aufgabe, den Kontakt zur Hebamme zu halten. Seien Sie Mittler von Informationen. Sie können Ihrer Partnerin in einer Wehenpause davon berichten. Versuchen Sie den Raum dafür zu schaffen, dass Hebammen und Ärzte warten, solange Ihre Partnerin gerade eine Wehe hat und nicht sprechen mag.

In einer Wehenpause kann eine Rückenmassage entspannen. Einfach ausprobieren.

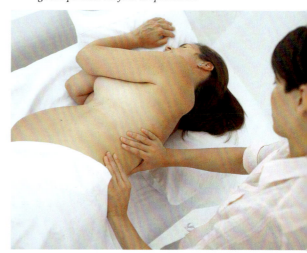

Die Geburtspositionen

Brust-Knie-Position
Wenn Ihr Baby besonders groß ist oder Sie unter starken Rückenschmerzen leiden, kann diese Position Ihnen vielleicht helfen. Knien Sie sich auf den Boden und betten Sie Ihren Oberkörper auf einen Stapel Kissen. Versuchen Sie, leicht mit dem Becken hin und her zu wippen. So kann Ihr Rücken entspannen, und Sie helfen gleichzeitig Ihrem Baby, den richtigen Weg durchs Becken zu finden.

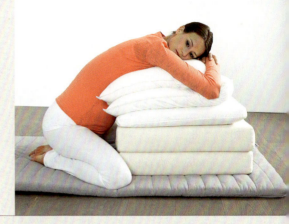

Gestützte Hocke
Die Hocke ist die weltweit am meisten verbreitete Gebärposition. Lassen Sie sich dabei von Ihrem Partner halten und stützen. Wenn Sie hocken, kann Ihr Baby leichter durchs Becken rutschen. Der Beckenboden dehnt sich einfacher und die Schwerkraft unterstützt ebenfalls. Auf die Dauer kann diese Position allerdings anstrengend werden.

Liegen auf dem Rücken
Das Liegen auf dem Rücken war seit jeher die üblichste Position in den Kliniken. Medizinische Interventionen können so am einfachsten durchgeführt werden. Andererseits kann die Schwerkraft hier nicht mithelfen, und Rückenschmerzen werden eventuell sogar verschlimmert. Bei einer Leitungsanästhesie (Seite 202) kann diese Position trotzdem manchmal die richtige sein.

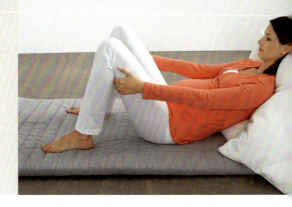

Sitzen

Wenn Sie schon sehr erschöpft sind oder Ihr Baby permanent am CTG überwacht werden muss, ist Sitzen für Sie vielleicht die richtige Position. Setzen Sie sich so aufrecht wie möglich und lassen Sie die Knie auseinandersinken. Unterstützen Sie Ihren Rücken mit vielen Kissen. Häufig wird diese Stellung auf Kreißbetten eingenommen.

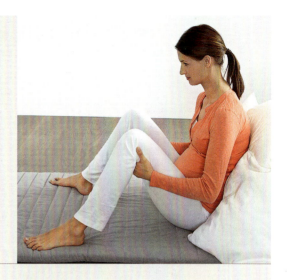

Auf der Seite liegen

Wenn Sie eine PDA bekommen haben oder bereits etwas müde sind, können Sie sich auf die Seite legen. Diese Position macht die Wehen effektiver, kann aber auch den Weg Ihres Babys durch das Becken verlangsamen, wenn es allzu schnell auf die Welt drängt. Wenn das abgespreizte Bein müde wird, bitten Sie Ihren Partner es zu halten und zu stützen.

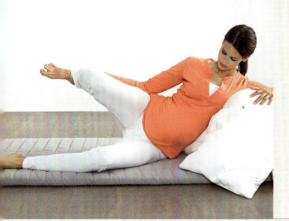

Unterstütztes Knien

Wenn Ihr Baby mit dem Gesicht nach hinten liegt, kann diese Position ihm vielleicht beim Drehen helfen. Knien Sie sich auf das Kreißbett und lassen Sie sich von Ihrem Partner und Ihrer Hebamme stützen. Halten Sie sich an ihren Schultern fest, wenn Sie sich vorbeugen.

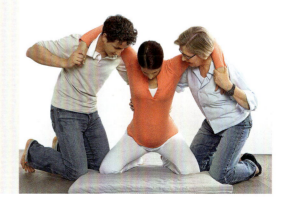

UMGANG MIT DEM SCHMERZ

In unserem Leben wird der Schmerz in der Regel als Signal für eine Störung im Organismus erlebt. Dies ist beim Geburtsschmerz natürlich nicht der Fall. Er ist aus einer entwicklungsgeschichtlichen Sicht eher ein Signal, das der werdenden Mutter anzeigte, dass sie nun einen geschützten Raum aufsuchen sollte. Dort konnte sie ausprobieren, welche Position die Geburt am besten unterstützte. Die Wehenarbeit und der Geburtsschmerz sorgen für eine hohe Ausschüttung von Endorphinen und Oxytocin und bereiten die Frau psychisch auf die Trennung von ihrem Baby vor. Nach der normalen Geburt ist die Frau mit so vielen glücklich machenden Hormonen ausgestattet, dass die Ankunft des Babys mit einem unbeschreiblichen Glücksgefühl verbunden ist. So haben die Hormone einen hohen Anteil an dem störungsfreien Aufbau einer Bindung. Heute weiß die Wissenschaft, dass die Geburt längerfristig besser verarbeitet werden kann, wenn der Schmerz während der Geburt nicht vollständig genommen wird.

Körperliche Auslöser für Wehenschmerz

Die Geburt eines Babys ist mit großer Anstrengung verbunden. Die Hauptarbeit wird von der Muskulatur der Gebärmutter erledigt. Es sind aber hauptsächlich die umgebenden Muskeln, Bänder und Nerven, die die Schmerzen verursachen. Das ganze Gewebe im Beckenraum muss sich dehnen, nachgeben und öffnen. Die Mutterbänder, die die Gebärmutter halten, können bei jeder Kontraktion unter Zug geraten und einen Schmerz im Kreuzbein, in den Leisten, Schamlippen und in den Oberschenkeln auslösen. Wenn der Muttermund sich dehnt und öffnet, kann das als ziehender, reißender Schmerz tief in Ihrem Inneren empfunden werden. Wenn sich die Beckenbodenmuskulatur auseinanderzieht, spüren viele Frauen einen brennenden, schneidend scharfen Schmerz. Und auch Ihr Baby kann die Ursache für Schmerzen sein, wenn es beim Tiefertreten das Schambein und später das Kreuzbein passiert.

Nur für sehr wenige Frauen ist die Geburt lediglich etwas unangenehm. Wie die Geburtsarbeit für Sie sein wird, ist nicht voraus-

Die Ursachen für den Wehenschmerz

Harte Arbeit erfordert eine angemessene Sauerstoff- und Energiezufuhr, damit die beanspruchte Muskulatur schmerzfrei arbeiten kann. Wenn diese Versorgung nicht gesichert ist, wird Milchsäure produziert und angesammelt, die das Schmerzempfinden verstärkt. Der Schmerz kann Ihrem Körper signalisieren, dass Sie zusätzlich Sauerstoff und Energie benötigen. Ihre Atmung wird sich daher unwillkürlich verändern. Das hilft, Ihre Muskulatur zu entspannen und die Gebärmutter bei ihrer Arbeit besser mit Sauerstoff zu versorgen.

Wenn Sie zusätzlich Angst verspüren oder in Panik geraten, kann das Ihr Schmerzempfinden verstärken: Die Angst führt zu Stress und Anspannung, die wiederum das Schmerzempfinden steigern und Ihre Angst noch vergrößern. Setzen Sie sich daher schon in der Schwangerschaft mit dem auseinander, was bei der Geburt auf Sie zukommt. Wenn Sie wissen, was passieren wird, und wenn Ihnen klarer ist, was Sie erwarten und entscheiden dürfen, bekommen Sie Ihre Angst in den Griff. Die Schmerzen sind dann besser zu ertragen.

zusehen. Klar ist, dass die Schmerztoleranz individuell sehr unterschiedlich ist. Wir begleiten Frauen, die mit viel Bewegung und ruhigen, tiefen Atemzügen durch die Geburt kamen. Wir haben aber ebenso Frauen betreut, die mehr Unterstützung, auch in Form von Anästhesien und Medikamenten, benötigten. Wenn Sie ein Schmerzmittel verlangen, sind Sie wirklich nicht allein auf dieser Welt. Das gilt insbesondere für erste Babys.

Der Umgang mit Schmerzen ist übrigens auch von kulturellen Zusammenhängen bestimmt. In den USA bekommen 85 Prozent aller Frauen zur Geburt eine Epi- oder Periduralanästhesie (Seite 202). In Deutschland sind es im Durchschnitt rund 27 Prozent, wobei dies von Klinik zu Klinik recht unterschiedlich sein kann.

Psychische Faktoren

Übrigens wird Ihre Schmerzwahrnehmung auch von psychischen Faktoren stark beeinflusst. Persönliche Erlebnisse spielen dabei eine große Rolle. Ihre eigene Schmerzerfahrung in früheren Lebensphasen kann Sie einholen und ängstlich und dadurch schmerzempfindlicher machen. Vielleicht haben Sie in Ihrem Leben schon traumatische Situationen erlebt. Während der Geburt können sogenannte »flashbacks« auftreten. Das heißt, dass Sie das Ereignis, ausgelöst durch starke Schmerzen, eine Untersuchung oder das Gefühl, ausgeliefert zu sein, in einem unwillkürlich ablaufenden inneren Film noch einmal durchleben. Nehmen Sie sich schon während der Schwangerschaft Zeit, um über Ihre Schmerzerfahrungen nachzudenken. Sie fühlen sich dann besser vorbereitet und die Intensität der Wehen kann Sie nicht völlig überrumpeln.

Natürliche Schmerzbewältigung

Auch während der Geburt können Sie den Wehenschmerz erträglicher machen. Es gibt Methoden, die sich seit Jahrtausenden bewährt haben. Den meisten Frauen in unserem Kulturkreis helfen folgende Dinge:

- Achten Sie auf Ihre Atmung. Sie hilft Ihnen, die Muskeln optimal mit Sauerstoff zu versorgen und die Schmerzen durchzustehen.
- Bewegen Sie sich viel und wechseln Sie immer wieder Ihre Position. Für jede Geburtsphase gibt es unterstützende Haltungen (Seite 182), die Ihrem Kind dabei helfen, seinen Weg tiefer ins Becken zu finden.
- Bitten Sie Ihre Hebamme oder Ihre Begleitperson um eine entspannende Massage. Dadurch lösen sich verkrampfte Muskeln, und der Sauerstoff kann besser zirkulieren. Während einer Wehe kann eine Massage schmerzlindernd wirken, und in einer Wehenpause bessert sie Ihre Laune und kann die Entspannung fördern.
- Entspannungstechniken, die Sie in der Schwangerschaft erlernt haben, können Ihnen dabei helfen, Spannungszustände zu beseitigen, die den Geburtsfortschritt behindern. Ein weiches Gewebe und eine entspannte Muskulatur können sich viel leichter öffnen und dehnen.
- Warmes Wasser eignet sich als Fußbad, Dusche oder Vollbad gut zur Schmerzlinderung. Der Körper entspannt im Wasser am besten bei 36 bis 37 Grad.
- Akupunktur kann eine gute bis zufriedenstellende Schmerzlinderung, aber keine Schmerzfreiheit bieten. Die Nadeln bleiben 15 bis 20 Minuten stecken. Das schränkt die Bewegungsmöglichkeit etwas ein, kann aber gleichzeitig mit einer CTG-Kontrolle durchgeführt werden.
- Homöopathie wird von vielen schwangeren Frauen als sehr hilfreich empfunden und kann bei spezifischen Beschwerden von erfahrenen Behandlern eingesetzt werden. Sie bewirkt in wenigen Fällen eine zufriedenstellende Schmerzlinderung, aber keine vollständige Schmerzfreiheit.

Medikamentöse Schmerzerleichterung

Wenn Sie mit den Schmerzen nicht mehr zurechtkommen, können Ihnen schmerzerleichternde Medikamente zur Verfügung gestellt werden. Erkundigen Sie sich in der Schwangerschaft, welche Möglichkeiten an Ihrem Geburtsort angeboten werden. Fragen Sie nach den Vor- und Nachteilen der verschiedenen Methoden. Erkundigen Sie sich auch, zu welchem Zeitpunkt diese Hilfsmittel eingesetzt werden können. Einige Medikamente müssen rund zwei Stunden vor der Geburt verabreicht werden, damit Ihr Körper das Medikament noch ausreichend abbauen kann. Ihr Baby soll nach der Geburt durch das Medikament keine Schwierigkeiten bei der Umstellung auf das Leben außerhalb Ihres Bauches bekommen. Dies gilt vor allem für opiathaltige Medikamente, die als Nebenwirkung auch Ihre Bewusstseinslage beeinflussen können. Fast alle heute eingesetzten Medikamente werden aber als sicher für Sie und Ihr Baby eingestuft. In vielen Fällen sind sie eine Erleichterung und Hilfe während der Geburt.

GEHT ES DEM BABY GUT?

Auch Ihr Baby hat bei seiner Geburt keinen leichten Weg vor sich. Auch wenn es sich um einen völlig natürlichen Vorgang handelt, ist das kleine Menschlein im engen Geburtskanal doch einer großen Belastung ausgesetzt. Um seinen Zustand beurteilen zu können, werden die Herztöne während und nach einer Wehe genau beobachtet. Dazu gibt es verschiedene Möglichkeiten: Bei außerklinischen Geburten wird hauptsächlich ein Holzhörrohr oder ein Dopton zur Kontrolle der Herztöne eingesetzt. Diese Methoden schränken Ihre Bewegungsfreiheit nur minimal und für kurze Zeit ein. Während der Eröffnungsphase erfolgen die Kontrollen alle 15 bis 30 Minuten und in der Austreibungsphase alle 5 Minuten beziehungsweise nach jeder Wehe.

CTG-Kontrolle

Insbesondere in Kliniken wird meist ein CTG eingesetzt, das die Herztöne und Wehen auf Papier aufzeichnet. Dieses Gerät kann alle zwei Stunden für 30 Minuten oder kontinuierlich bis zur Geburt angelegt sein. Ihre Bewegungsfreiheit wird dadurch leicht eingeschränkt. Häufig ist es üblich, in der Eröffnungsphase immer wieder CTG-Pausen einzulegen. In der Austreibungsphase werden die kindlichen Herztöne meist permanent kontrolliert.
Sollte die Aufzeichnung durch die Bauchdecke schwierig sein – was zum Beispiel bei starkem Übergewicht oder auch bei Zwillingen der Fall sein kann –, können die Herztöne direkt über das Köpfchen des Kindes abgeleitet werden. Dabei wird durch Vagina und Muttermund eine Kopfschwartenelektrode oberflächlich in die Kopfhaut Ihres Babys gedreht. Diese Vorgehensweise ist allerdings nur bei geöffneter Fruchtblase möglich.
Falls Ihr Baby Stressanzeichen zeigt oder die Herztöne nicht in Ordnung sind, werden bei geöffnetem Muttermund und geplatzter Fruchtblase einige Tropfen Blut aus der Kopfhaut Ihres Babys entnommen. Bei dieser sogenannten Mikroblutuntersuchung wird der Säure-Basen-Status im Blut überprüft. Der pH-Wert gibt Aufschluss über die Sauerstoffversorgung Ihres Babys. Das Ergebnis zeigt, wie lange noch Zeit bleibt, bevor Ihrem Baby besser mit Unterstützung oder sogar mit einem Kaiserschnitt auf die Welt geholfen werden sollte.

CTG-Auswertung

Die normale Herzfrequenz Ihres Babys liegt zwischen 110 und 150 Schlägen pro Minute. Wenn die Herztöne Ihres Babys sich durch die Wehen verändern, kann dies darauf hindeuten, dass das Baby unter Stress gerät. Dann muss rasch reagiert werden.

Ein Absinken der Herzfrequenz kann zum Beispiel eine gestörte Sauerstoffversorgung oder Nabelschnureinengung Ihres Babys zur Ursache haben, während kurzzeitige Erhöhungen der Herztöne eher auf Bewegungen und normale Anpassung an äußere und innere Belastungen schließen lassen. Nur wenn die Herzfrequenz mehr als zehn Minuten über 150 Schläge pro Minute liegt, wird genauer überprüft, ob Ihre Temperatur vielleicht erhöht ist oder eine Infektion vorliegt.

DIE AUSTREIBUNGSPHASE

Wenn der Muttermund vollständig eröffnet ist, kann Ihr Baby nach unten in den Geburtskanal geschoben werden. Es sind zwar nur ein paar Zentimeter, die Ihr Baby dann noch aufdehnen muss. Aber das kann bis zu drei Stunden dauern. Und manchmal auch nur wenige Minuten.

Der Weg führt erst einmal nach hinten in Richtung Kreuzbein. Kurz vor dem Beckenboden geht der Weg nach vorn zum Schambein, wo sich Ihr Baby im Idealfall mit seinem Hinterkopf abstemmt. Dann wird es zwischen den Schamlippen von außen sichtbar. Wenn Damm und Schamlippen ausreichend gedehnt sind, kann es herausrutschen.

Manche Frauen erleben die Austreibungsphase als energiereiche, positive Zeit, weil es endlich nicht mehr darum geht, auszuhalten und zu entspannen. Andere Schwangere finden die Botschaften ihres Körpers verwirrend und besorgniserregend. Fall Sie zu den Letzteren gehören, brauchen Sie jemanden, der Ihnen dabei hilft, immer wieder die Position zu wechseln und Ihr Baby sanft herauszuschieben.

Die Wehen in der Austreibungsphase verändern sich. In der Eröffnungsphase hat der Muttermund sich langsam geöffnet. Gleichzeitig ist der obere Teil des Gebärmuttermuskels bei jeder Wehe dicker geworden. Diese Muskelmasse steht nun zum Herausschieben Ihres Babys zur Verfügung. Viele Schwangere spüren auf dem Höhepunkt der Wehe einen Druck nach unten, halten kurz die Luft an und drücken etwas mit oder machen grunzende Geräusche. Der Körper sendet so überwältigende, eindeutige Signale, dass die Frauen fast reflexartig reagieren müssen. Bei den Schwangeren, die eher verwirrt auf den Druck reagieren, hilft es, wenn sie dieser Empfindung einige Wehen lang in verschiedenen Positionen nachspüren.

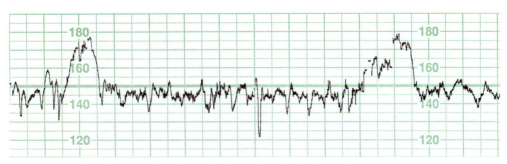

Am Ausschlag der Herztonkurve lässt sich ablesen, ob es dem Baby gut geht.

Mit jeder Wehe wird Ihr Baby tiefer in den Geburtskanal geschoben. Manchmal können Sie dieses Tiefertreten deutlich fühlen. Dann merken Sie auch, dass Ihr Baby nach der Wehe wieder etwas zurück nach oben rutscht. Das »Drei Schritte vor und zwei Schritte zurück« ist aber trotzdem mit einem Fortschritt verbunden. Es erlaubt Ihrem Gewebe in Vagina und Beckenboden, langsam weiter zu werden und Ihrem Baby den benötigten Platz zu geben. Auch in dieser Phase muss Ihr Baby noch eine Schraubbewegung mit seinem Köpfchen machen. Der eher runde Raum der Beckenmitte wird zu einem längsovalen Raum am Beckenboden, und so dreht es sein Köpfchen, wenn es optimal mitarbeitet, mit dem Gesicht in Richtung Kreuzbein.

Je tiefer Ihr Baby tritt, desto stärker wird der Druck in Richtung After. Immer wieder hören wir den entsetzten Ausruf: »Hilfe, das kommt ja hinten raus!« Dieser Eindruck entsteht, weil Ihr Baby nur noch in die Kreuzbeingegend geschoben werden kann, dabei auf den Enddarm drückt und den Schließmuskel mitdehnt.

Manchmal kann Ihr Baby auf dem Höhepunkt einer Wehe schon mit seinem Köpfchen zwischen den Schamlippen sichtbar werden. Wenn es dann seinen Stemmpunkt am Schambein gefunden hat, bleibt das Köpfchen stehen. Vielleicht wollen Sie es jetzt mit Ihren Fingern berühren. Das kann Ihnen zwischen den schmerzhaften Wehen schon ein erstes tiefes Glücksgefühl geben und vor allem einen ordentlichen Schub an Kraft.

In relativ kurzer Zeit dehnt sich Ihr durchschnittlich fünf Zentimeter dickes Gewebe am Damm auf weniger als einen Zentimeter. Das können Sie als brennenden Druckschmerz spüren. Um den Damm zu schonen, wird Ihre Hebamme Sie trotzdem bitten, Ihr Baby langsam herauszuatmen.

Sobald das Köpfchen geboren ist, dreht es sich, damit auch die Schultern durch die verschiedenen Beckenräume geschraubt werden können. Zuerst kommt unter dem Schambein die Schulter ans Licht. Danach rutscht etwas langsamer die hintere Schulter über Ihren Damm. Zum Schluss erscheint der Rest Ihres Babys mit einem Schwall Fruchtwasser. Wenn Sie möchten, legt Ihnen die Hebamme Ihr Baby auf den Bauch, oder Ihr Baby wird in ein warmes Tuch gewickelt und zwischen Ihre Beine gelegt, damit Sie es selbst aufnehmen und begrüßen können.

Wie Sie die Geburt in dieser Phase unterstützen können

Wenn möglich, sollten Sie versuchen, Ihr Kind in einer aufrechten Position auf die Welt zu schieben. Damit können Sie die Schmerzen verringern und die Arbeit verkürzen. Zudem sinkt die Wahrscheinlichkeit, dass die Herztöne Ihres Babys sich verschlechtern. Dammschnitte, Saugglocken- und Zangengeburten sind seltener (Seite 206).

Achten Sie auf Ihre Position
Je nach Ausstattung des Kreißsaals können Sie auf einem Gebärhocker oder in einer Gebär-

---

Schutzmaßnahmen für den Damm

Viele Hebammen massieren das Dammgewebe, wenn das Köpfchen des Babys zwischen den Schamlippen stecken bleibt, um damit das Gewebe zu dehnen. Wenn Ihnen das unangenehm ist oder wehtut, sagen Sie es unbedingt. Auch weiche Tücher, die mit warmem Wasser, eventuell Kaffee getränkt sind, können für Sie angenehm sein und das Gewebe entspannen.

badewanne, umgeben von warmem Wasser, in einer aufrechten Position sitzen und mitschieben. Wenn Sie sich in einem üblichen Geburtszimmer auf dem Kreißbett befinden, heißt das nicht, dass Sie wie noch unsere Mütter Ihr Kind auf dem Rücken liegend gebären müssen. Mit hochgestelltem Kopfteil und Kissen zum Polstern bieten sich darauf und daneben diverse Möglichkeiten, Ihre Position selbst zu wählen. Falls Sie nicht ganz von selbst eine gute Geburtsposition einnehmen, wird die Hebamme Ihnen dabei helfen, eine zu finden:

- Im Stehen unterstützt Sie die Schwerkraft. Halten Sie sich an Ihrem Partner, einem Seil oder der Sprossenwand fest.
- Setzen Sie sich mit angewinkelten und auseinandergespreizten Beinen halb aufrecht hin. Eventuell kann Ihr Partner sich hinter Sie setzen und Ihren Rücken unterstützen.
- Nehmen Sie die Brust-Knie-Lage (Seite 182) ein. Wenn es bequemer für Sie ist, lehnen Sie den Oberkörper und die Arme über das hochgestellte Kopfteil des Bettes.
- Legen Sie sich auf die linke Seite. Ihr Partner oder die Hebamme können Ihnen helfen das rechte Bein zu halten.

Es kann sein, dass Arzt oder Hebamme Sie bitten, eine bestimmte Lage einzunehmen, eventuell sogar die Rückenlage. Dann sind vielleicht die Herztöne Ihres Babys nicht in Ordnung und weitere Maßnahmen notwendig. Vielleicht tritt in dieser Phase kein rechter Geburtsfortschritt auf. Das kann daran liegen, dass Ihr Baby sich mit seinem Köpfchen noch ein bisschen drehen und den Beckenräumen anpassen muss.

Der Pressdrang

Wenn Sie keinen Pressdrang verspüren, lassen Sie sich ruhig Zeit. Ihr Körper wird in der Regel von allein wahrnehmen, wann es so weit ist. Ein zu frühes Drücken kann Sie stark

Achten Sie auf die Signale Ihres Körpers

- In Untersuchungen wurde beobachtet, dass Schwangere, denen keine Atemmuster und aktives Pressen vorgeschlagen wurden, von allein auf dem Höhepunkt einer Wehe drei bis vier Sekunden die Luft anhielten. Danach pusteten sie in kurzen Atemzügen abwechselnd mit leichtem Schieben das Baby nach unten. Ganz so, wie ihr Körper es ihnen vorgab.

- Eine andere Studie zeigt, dass angeleitetes Pressen die Blutzufuhr zur Gebärmutter reduziert und damit auch die Sauerstoffversorgung des Babys minimiert. Die Folgen sind Stressanzeichen bei den Herztönen der Babys und später nach der Geburt niedrigere Apgarwerte.

erschöpfen und wird den Geburtsprozess nicht beschleunigen.

Vor nicht allzu langer Zeit wurden die Schwangeren während der Austreibungsphase durch Hebammen zu bestimmten Atemmustern mit Anhalten der Luft und starkem Schieben des Babys angeleitet. »Pressen, Pressen, Pressen!«, schallte es im Befehlston durch den Kreißsaal. Es wurde argumentiert, dass mit dieser aktiven Vorgehensweise die auch für Babys anstrengende Zeit verkürzt werden sollte. Studien widerlegen allerdings die Wirksamkeit dieser Routine und deuten dabei sogar auf Risiken.

Vertrauen Sie Ihren medizinischen Helfern

Wie auch immer der persönliche Stil Ihrer Hebamme ist, konzentrieren Sie sich auf ihre Stimme und Zeichen. Dies gilt vor allem für

Situationen, in denen das Kind sehr schnell kommt oder der Kopf fast geboren ist und Sie weiterhin starken Pressdrang haben. Um Rissverletzungen an Vagina, Damm und Schamlippen zu vermeiden, hilft Ihnen die Hebamme dabei, ab einem bestimmten Moment nicht mehr aktiv zu schieben.

Was kann die Begleitperson tun?

Der Endspurt beginnt. Denken Sie auch jetzt an Nahrung und Getränke für ihr Wohlbefinden und ihre Kraft:

- Helfen und motivieren Sie zu Positionswechseln, bieten Sie kalte oder warme Tücher an.
- Kochen Sie ihren Lieblingskräutertee und fügen Sie einen Löffel Traubenzucker dazu.
- Versorgen Sie sie mit Kissen.
- Stützen und halten Sie sie in all ihren Positionen. In dieser Phase mögen viele Frauen es besonders, wenn sie an Schultern und Händen gehalten werden.
- Suchen Sie die Babykleidung zusammen und legen Sie diese unter eine Wärmelampe, wenn Mutter und Kind nach der Geburt nach Hause gehen wollen.
- Bereiten Sie sich und die Umgebung auf die Ankunft des Babys vor.

DIE GEBURT

Wenn Ihr Baby geboren ist, ist die große körperliche Erleichterung im ersten Augenblick oft das bestimmende Gefühl. Viele Frauen zittern, schreien oder weinen. Bei der ersten Berührung Ihres Babys können Sie seine etwas glitschige, feuchte Haut fühlen. Erschrecken Sie nicht: Die Haut von Babys hat oft noch eine gräuliche oder blaue Farbe. Sie wird aber sehr schell rosig werden, wenn die kleinen Menschen anfangen zu atmen. Ihre Hebamme wird das Baby auf Ihrem Körper warm zudecken, damit es nicht auskühlt. Sie wird allen Schleim aus Nase und Mund beseitigen, damit das Atmen leichter fällt. Manche Babys schreien lautstark bei ihrer Geburt, andere aber liegen ganz ruhig, schauen umher, so als wollten sie die für sie neue Welt entdecken.

Wenn Sie sehr erschöpft sind oder stark zittern, kann es sein, dass Sie Hilfe beim Halten Ihres Babys brauchen. Bitten Sie dann Ihren Partner oder die Hebamme um Unterstützung. Oft erleben wir aber auch richtiggehend euphorische Frauen, die am liebsten mit ihrem Baby umhertanzen wollen. Manche begnügen sich damit, voller Faszination die zarte Haut ihres Babys zu streicheln und in die riesengroßen dunklen Augen zu blicken. Manche Paare weinen und lachen zur gleichen Zeit. Viele Männer wundern sich nachher über ihre heftigen Gefühle bei der Geburt des Babys. Einige Frauen verspüren nur noch den Wunsch, endlich zu schlafen, und sind daher erst einmal gar nicht so sehr an ihrem Baby interessiert.

Geburt aus Beckenendlage

Der Anteil von Babys, die am errechneten Termin in einer Beckenendlage liegen, liegt bei etwa drei Prozent. Zu den Beckenendlagen gehören Babys, die nur ihren Po oder Po und Füße oder ihre Knie zuerst ins Becken begeben haben. Informations- und Beratungsgespräche über die Vor- und Nachteile von vaginalen Geburten und Kaiserschnittgeburten können Ihnen helfen, den für Sie richtigen Weg zu finden. Vielleicht möchten Sie sich die Möglichkeit offenhalten, Ihr Baby auf vaginalem Weg zur Welt zu bringen. Dann sollten Sie sich nach speziell ausgerichteten Kliniken erkundigen. Es gibt Einrichtungen, die eine hohe Geburtenrate und damit mehr Erfahrung bei der Geburt von Babys aus Beckenendlage haben. Dieses Wissen ist nicht mehr überall vorhanden, da in den letzten 35 Jahren die Babys in dieser Lage meistens mithilfe eines Kaiserschnitts zur Welt gebracht wurden und werden. Auch in Kliniken, in denen bei Beckenendlagen vaginale Geburten möglich sind, ist die Sicherheit Ihres Kindes das oberste Gebot. Oft wird danach entschieden, ob die Wehen kräftig sind und der Geburtsprozess gut vorangeht. Eine vaginale Geburt aus Beckenendlage ist dann in den meisten Fällen möglich. Falls aber der Geburtsfortschritt langsam und problematisch erscheint, wird ein Kaiserschnitt notwendig. In den letzten Jahren haben sich einzelne Kliniken auf vaginale Beckenendlagengeburten spezialisiert. Die Geburtshelfer arbeiten mit verschiedenen Gebärpositionen, die als besonders förderlich gelten.

Wir haben in Deutschland Geburten in aufrechten oder hockenden Positionen erlebt und in England Geburten im Vierfüßlerstand. Dabei hat das eigene Gewicht des Babys mitgeholfen, den Körper zu entwickeln. Wenn Sie sich für Ihr Baby also eine natürliche Geburt wünschen, dürfen Sie dies ruhig äußern.

DIE NACHGEBURTSPHASE

In der dritten Phase der Geburt wird die Nabelschnur durchtrennt und die Plazenta geboren. Erst dann ist die Geburt beendet – und das Wochenbett (Seite 222) beginnt.

Wann genau die Verbindung zwischen Mutter und Kind gekappt werden soll, ist umstritten. Die einen befürworten das sofortige Abnabeln des Babys. Ist ein Baby erst abgenabelt, kann die Hebamme schneller in ihrer Routine voranschreiten, denn nur ein abgenabeltes Baby kann gewogen und vermessen, untersucht und angekleidet werden. Die anderen befürworten ein spätes Abnabeln, am besten erst zu einem Zeitpunkt, wenn die Gefäße in der Nabelschnur aufgehört haben zu pulsieren. Damit kann die Durchtrennung der Nabelschnur um 15 bis 25 Minuten hinausgezögert werden. Das ermöglicht es den Müttern, die Verbindung zwischen sich und dem Baby ein letztes Mal zu fühlen und zu betrachten. Außerdem kann das Baby seine eigene Atmung etwas entspannter aufnehmen, da weiterhin die zusätzliche Sauerstoffversorgung durch die pulsierende Nabelschnur besteht. Es ist schwer einzuschätzen, wie wichtig diese Tatsache ist, zumal Studienergebnisse bisher keine klaren Auskünfte bieten können. Fest steht bislang nur, dass Hämoglobin- und Bilirubinwerte (Seite 318) bei sofortigem Abnabeln erst einmal niedriger sind, aber nach sechs Wochen wieder denen spät abgenabelter Babys entsprechen. Erkennbare positive oder negative Auswirkungen konnten allerdings nicht festgestellt werden.

Ein frühes Abnabeln wird aus medizinischen Gründen bei Rhesus-negativen Frauen empfohlen, die Probleme mit der Antikörperbildung haben. Selbstverständlich müssen auch Babys, die ihre Nabelschnur eng um den Hals gelegt haben oder denen es nach der Geburt nicht gut geht, sofort abgenabelt werden.

Falls Sie oder Ihre Begleitperson die Nabelschnur gern selbst durchtrennen wollen, sagen Sie dies Ihrer betreuenden Hebamme frühzeitig. Die Nabelschnur wird an zwei Stellen mit Klemmen unterbrochen und dazwischen durchtrennt. Schneiden Sie beherzt, weil die Nabelschnur aus recht festem Gewebe besteht.

Ein unvergesslicher Augenblick: Das eigenhändige Durchtrennen der Nabelschnur.

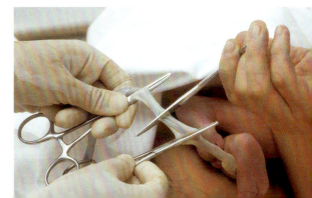

Die Geburt aus der Schädellage

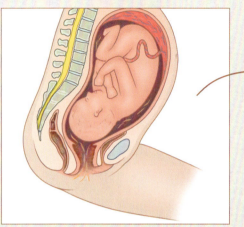

Der Muttermund öffnet sich und das Baby befindet sich in der Startposition.

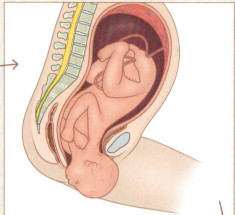

Das Baby stemmt sich mit dem Hinterhaupt am Schambein ab.

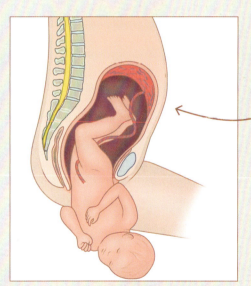

Nach der Geburt von Kopf und Schultern rutscht der Körper heraus.

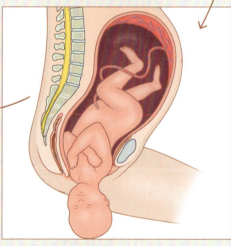

Die Schultern drehen sich in den längsovalen Beckenausgangsraum.

Die Geburt aus der Steißlage

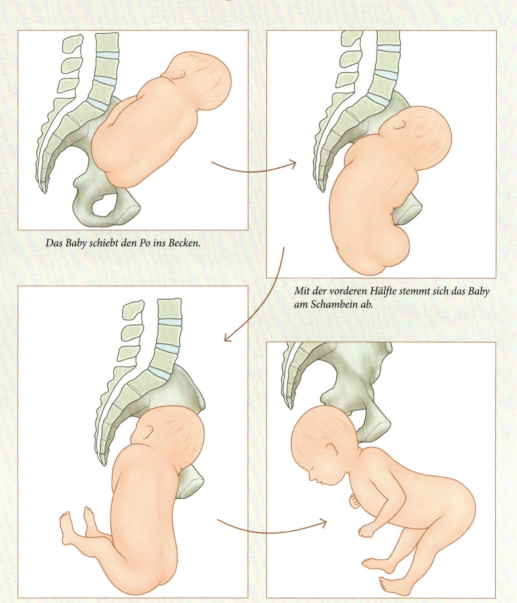

Das Baby schiebt den Po ins Becken.

Mit der vorderen Hälfte stemmt sich das Baby am Schambein ab.

Der Rücken dreht sich nach vorn und die Beinchen fallen heraus.

Der Stemmpunkt am Nacken hilft beim Austritt des Köpfchens.

Die Geburt der Plazenta

Sobald Ihr Baby geboren ist, arbeitet die Gebärmutter mit Kontraktionen kräftig weiter, um die Plazenta und die Eihäute zur Welt zu bringen. Die Plazenta kommt in der Regel 10 bis 30 Minuten nach der Geburt Ihres Babys. In manchen Fällen wartet man aber bis zu eineinhalb Stunden auf die Lösung.

Unterstützen können Sie die Ablösung, wenn Sie Ihre Brustwarzen massieren oder Ihr Baby zum Stillen anlegen und an die Entleerung Ihrer Harnblase denken. Bei diesen Aktionen wird die Freigabe von Oxytocin angeregt, einem Hormon, das die Gebärmutter zu weiteren Kontraktionen veranlasst. Bei einer unvollständigen oder festsitzenden Plazenta oder bei starken Blutungen wird die Plazenta unter Narkose gelöst und eventuell in der Gebärmutter verbliebene Reste entfernt (Seite 213).

Im Normalfall löst sich aufgrund der großen Volumenverringerung in der Gebärmutterhöhle die wenig flexible Plazenta von allein von der Gebärmutterwand und wird mit einem Schwaps Blut geboren. Die Blutung, die bei der Ablösung der Plazenta entsteht, ist oft die einzige größere Menge Blut bei einer Geburt. Wichtig ist, dass sich die Gebärmutter in den Minuten danach weiter zusammenzieht, damit die Wundfläche kleiner wird und der Blutverlust sich in Grenzen hält.

Die Ablösung erleben die meisten Frauen nicht unbedingt als weitere schmerzhafte Arbeit, da die Nachgeburt viel kleiner als ein Baby ist. Viele Frauen und Paare sind von ihrem Baby so sehr fasziniert, dass sie die Geburt der Plazenta kaum wahrnehmen. Wenn sie durch Abtasten die Lösung der Plazenta feststellt, wird Ihre Hebamme Sie bitten, bei der nächsten Nachwehe noch einmal kräftig mitzudrücken – dann ist es geschafft.

Bitten Sie Ihre Hebamme, dass sie Ihnen die Plazenta zeigt. Die zum Kind gerichtete Seite ist weich und von Blutgefäßen durchzogen, und die Seite, die zu Ihrer Gebärmutter gerichtet war, ist dunkelrot und sieht aus wie ein Stück rohe Leber. Dieses so wichtige Organ hat Ihr Baby die ganzen Monate mit allem, was es brauchte, versorgt.

Erst wenn die Hebamme gründlich geprüft hat, ob sie vollständig ist, wird die Plazenta »entsorgt«. Falls Sie sie mit nach Hause nehmen wollen, um sie unter einen Baum einzugraben, den Sie für Ihr Kind pflanzen, müssen sie das Ihrer Hebamme sagen. Sie bekommen Sie dann in einer Plastiktüte ausgehändigt. Sie können sie ja erst einmal ins Gefrierfach legen, wenn Sie nicht gleich wissen, was Sie damit machen wollen.

Das Abnabeln macht Ihr Baby zum Selbstversorger

Ihr Baby war in der Gebärmutter durch die Nabelschnur auch ohne Atmung optimal mit Sauerstoff versorgt. Spätestens nach dem Durchtrennen der Nabelschnur wird Ihr Baby seine Sauerstoffversorgung selbst übernehmen müssen und zu atmen beginnen. Das ist mit großen Umstellungsprozessen in Kreislauf, Lungen und auch dem Herzen verbunden. Beim ersten Atemzug füllen sich die Lungen mit Luft und die Lungenbläschen entfalten sich. Die Öffnung im Herzen, die die Umleitung des Blutes von den Lungen bewirkte, schließt sich kurz nach der Geburt. Nach Aufnahme der eigenen Sauerstoffversorgung erschlafft die Nabelschnur, die nun nicht mehr gebraucht wird. Der Blutfluss zwischen Baby und Plazenta wird unterbrochen. So kann es kein Blut verlieren, wenn sich die Plazenta löst.

Wassergeburt: sanfter Übergang in die Welt

Warmes Wasser ist sehr effektiv bei der Schmerzerleichterung. Es hilft Ihnen dabei, zu entspannen und den Wehenschmerz besser zu bewältigen. Viele Frauen haben das Gefühl, dass die Geburtsarbeit leichter vorangeht. Nicht zuletzt, weil sie sich im Wasser einfacher bewegen können. Studien zeigten, dass der Blutdruck nach dem Eintauchen ins warme Wasser sinkt, dass sich der Muttermund rascher öffnet, dass das Baby schneller und tiefer ins Becken tritt und ein deutlich verringerter Bedarf an Schmerzmitteln besteht. Zudem werden seltener Dammschnitte ausgeführt, der Blutverlust beim Ablösen der Plazenta ist geringer, und die Babys haben durchschnittlich bessere Apgar-Werte (Seite 304). Bei all diesen Vorzügen ist es nur zu verständlich, dass Wassergeburten sich in den letzten 20 Jahren steigender Beliebtheit erfreuen. Die in der Anfangszeit herrschenden Vorbehalte konnten durch Studien widerlegt werden. Wenn Sie gewisse Hygieneregeln einhalten, besteht kein erhöhtes Infektionsrisiko – zumal wenn Sie zu Hause in Ihrer eigenen Wanne liegen. Bei der Geburt Ihres Babys wird es vom Fruchtwasser ins ähnlich warme Badewasser geboren. Ein Tauchreflex verhindert das Einatmen von Wasser. So wird Ihr Baby seinen ersten Atemzug erst tun, wenn Sie es aus dem Wasser gehoben und warm zugedeckt haben. An den Geburtsorten gelten unterschiedliche Regeln zu Wassergeburten. In den meisten Fällen ist aber nichts gegen eine Geburt im Wasser einzuwenden, wenn folgende Kriterien erfüllt sind:

- Ihr Baby ist mindestens 37 Schwangerschaftswochen alt und liegt mit dem Kopf nach unten im Becken.

- Die Herzfrequenz und der Herzrhythmus Ihres Babys sind unauffällig.

- Ein Blasensprung liegt nicht länger als 24 Stunden zurück, und es ging klares Fruchtwasser ab.

- Es besteht keine Zwillingsschwangerschaft.

- Sie haben bislang keine Periduralanästhesie (PDA) erhalten.

- Die Herztöne Ihres Babys können auch in der Wanne überprüft werden. Beim Auftreten von Komplikationen werden Sie aber gebeten, die Wanne zu verlassen. Wirklich einplanen können Sie eine Wassergeburt daher nicht. Wir haben auch schon Frauen erlebt, die sich ganz fest für die Badewanne entschieden hatten, dann aber davon nichts mehr wissen wollten und eine Landgeburt vorzogen.

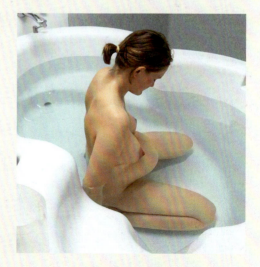

Nun haben Sie es geschafft! Sie sind Mutter und Vater! Sie sind Eltern! Das kann mit heftigen Gefühlen, Erleichterung, Stolz oder zittriger Aufgeregtheit verbunden sein. Als Folge der einsetzenden Erschöpfung ist Ihnen vielleicht kalt. Oder Sie sind nach all der harten Arbeit sehr durstig und hungrig. Gönnen Sie sich eine kurze Pause, um zu begreifen, was gerade passiert ist.

Medizinische Versorgung

Wenn Ihre Geburt von einer Hebamme geleitet wurde, werden Sie nun von ihr untersucht. Sie übernimmt auch die weitere Versorgung. Rissverletzungen oder einen Dammschnitt (Seite 205) wird sie zu Hause oder im Geburtshaus selbst nähen. Eventuell zieht sie auch eine Ärztin hinzu, mit der sie zusammenarbeitet.
In einer Klinik ist es eine Ärztin, die die Untersuchung und die Versorgung von Verletzungen durchführt. Für die Naht werden Ihre Beine in Beinhalter gelegt, und Sie erhalten mit einer Spritze eine örtliche Betäubung. Wenn das Nähen dennoch wehtut, drängen Sie darauf, dass etwas nachgespritzt wird. Die Fäden, die dabei verwendet werden, sind selbstauflösend. Sie müssen also nicht wieder entfernt werden. Danach bleiben Sie noch etwa zwei Stunden im Kreißsaal, die Hebamme wird auf die Blutung und Ihre Gebärmutter achten und Ihren Kreislauf überwachen. Sie können etwas essen und trinken und sich mit Hilfe waschen oder duschen, bevor Sie zusammen mit Ihrem Baby in ein Zimmer auf die Wöchnerinnenstation verlegt werden. Nach einer ambulanten oder außerklinischen Geburt gehen die Mütter mit ihren Babys meist nach vier Stunden nach Hause. Wenn Sie Ihr Baby daheim zur Welt gebracht haben, wird Ihre Hebamme noch mindestens zwei Stunden bei Ihnen bleiben, für Sie sorgen und Ihnen beim Frischmachen helfen, bevor auch sie nach Hause geht.

Guter Start in die Stillzeit: Anlegen gleich nach der Geburt!

Bitten Sie Ihre medizinischen Helfer, Ihnen und Ihrem Baby Zeit zu lassen für ein erstes Kennenlernen. Ihr Baby hat sich schon recht lange auf das Saugen vorbereitet. Es ist also nicht verwunderlich, dass es sich bereits kurz nach der Geburt auf die Suche nach der Brustwarze macht. Sie erkennen dies an den leichten Krabbelbewegungen, die es auf Ihrem Bauch macht, um die Brustwarze zu erreichen. Der Tastsinn und auch das Sehen helfen ihm, die Nahrungsquelle zu finden. Dieses erste Suchen ist ein wichtiger Schritt auf dem Weg zu einer glücklichen Stillbeziehung (Seite 260) und sollte möglichst nicht unterbrochen werden.

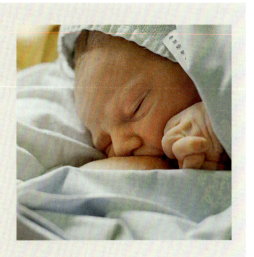

Was ist zu tun bei einer Sturzgeburt?

Es ist sehr unwahrscheinlich, dass Ihr Baby plötzlich und nicht am vorgesehenen Geburtsort zur Welt kommt. Selbst bei einem raschen Wehenbeginn werden Sie in fast allen Fällen Hilfe holen können. Obwohl also nur eine sehr geringe Möglichkeit besteht, dass Sie eine Sturzgeburt erleben, sollten Sie Folgendes beachten:

- Versuchen Sie, ruhig zu bleiben. Wenn Sie bereits einen Pressdrang spüren, ist es besser, daheim zu bleiben, als in ein Taxi oder in Ihr eigenes Auto zu steigen.

- Rufen Sie Ihre Hebamme oder den Rettungsdienst.

- Decken Sie den Platz für die Geburt mit einer großen Mülltüte ab, die Sie mit Handtüchern oder Betttüchern polstern. Ihr Bett oder der Fußboden sind wahrscheinlich die am besten geeignetsten Plätze. Ihr Partner sollte sich mit Wasser und Seife die Hände sofort gut waschen.

- Versuchen Sie, gleichmäßig zu atmen und erst dann mitzudrücken, wenn Sie das Köpfchen Ihres Babys zwischen den Schamlippen tasten können. Ihr Partner oder Sie selbst können vorsichtig eine Hand auf das Köpfchen legen, damit es nicht zu schnell herauskommt.

- Nach der Geburt des Köpfchens spüren Sie in sich hinein, ob die Wehe noch da ist und Sie weiter schieben können. Falls Sie keinen Wehendruck mehr wahrnehmen, atmen Sie gleichmäßig und möglichst ruhig in den Bauch und ruhen ein wenig aus. Bei der nächsten Wehe schieben Sie dann mit Ihrer ganzen Kraft Ihr Baby heraus. Ihr Partner darf auf keinen Fall am Köpfchen ziehen. Ihr Körper schafft die Arbeit allein. Fordern Sie als Partner nur auf, stark zu drücken, wenn die Schultern des Babys nicht rasch nach der Drehung des Köpfchens geboren werden.

- Sobald das Baby geboren ist, legen Sie es auf Ihre Brust. Achten Sie darauf, dass die Beinchen höher als der Kopf liegen, damit es allen Schleim und auch das Fruchtwasser aus Nase und Mund loswerden kann.

- Decken Sie es warm zu. Es darf nicht auskühlen, da seine Sauerstoffversorgung dadurch vermindert wird.

- Wenn Ihr Baby schreit, ist es gesund und alles in Ordnung.

- Wenn Ihr Baby nicht atmen sollte, reiben Sie seinen Rücken und helfen ihm so seinen Kreislauf in Gang zu bekommen.

- Die Nabelschnur lassen Sie einfach so, wie sie ist, bis Hilfe eingetroffen ist. Durchtrennen Sie sie keinesfalls!

- Wenn Sie erneut einen Pressdrang verspüren, drücken Sie Ihre Plazenta hinaus. Lassen Sie sie einfach liegen und ziehen Sie auf keinen Fall an der Nabelschnur.

- Warten Sie, bis Hilfe eingetroffen ist.

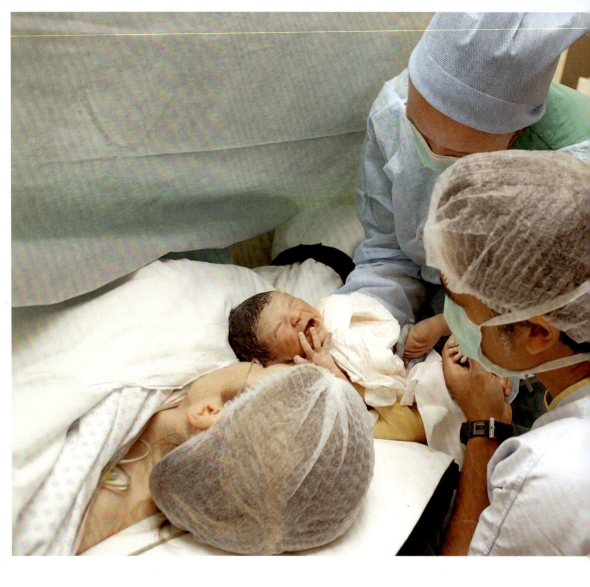

Unterstützte Geburten

Leider verlaufen nicht alle Geburten so, wie wir es uns wünschen. Glücklicherweise gibt es heute viele Möglichkeiten, Sie bei der Geburt zu unterstützen, wenn es Ihnen beiden nicht gut geht oder es irgendwo »hakt«. Auch wenn alle medizinischen Begleiter Ihren Wunsch auf eine möglichst natürliche Geburt unterstützen, gibt es immer wieder Situationen, in denen ein »Umschalten« unbedingt notwendig ist, damit Sie und Ihr Baby die Geburt sicher überstehen.

GEBURTSEINLEITUNG

Theoretisch dauert eine Schwangerschaft 280 Tage oder etwas länger (Seite 19). Die Praxis zeigt, dass die meisten Schwangeren ihr Baby zwischen der 37. und 42. Schwangerschaftswoche zur Welt bringen. Bei jeder fünften Schwangeren werden die Wehen medikamentös ausgelöst. Für eine eingeleitete Geburt sollte es aber immer gute Gründe geben, da sich

statistisch ein erhöhtes Risiko für Komplikationen nachweisen lässt: So werden Geburten nach dem Einsatz von wehenbeeinflussenden Medikamenten häufiger mit vaginal-operativen Methoden beendet. Sie dauern länger, und die Kaiserschnittrate steigt. In folgenden Fällen sollte eine Einleitung dennoch erfolgen:
- bei ernsthaften gesundheitlichen Problemen
- wenn bei Ihrem Baby eine deutliche Wachstumsverzögerung festgestellt wird
- bei auffälligem CTG
- bei abnehmenden Kindsbewegungen
- bei Mehrlingen
- bei insulinpflichtigem Schwangerschaftsdiabetes über Termin
- bei einem vorzeitigen Blasensprung ohne Einsetzen der Wehentätigkeit nach 8, 12, 24 oder 48 Stunden (abhängig von der Vorgehensweise Ihres Geburtsortes)
- bei Terminüberschreitung (auch hier wieder abhängig vom Geburtsort nach 7, 10, 12 oder 13 Tagen) oder Übertragung (ab 14 Tage über dem Termin)

Besonders kontrovers wird in Fachkreisen der Zeitpunkt der Geburtseinleitung bei Terminüberschreitung und Übertragung diskutiert. Hintergrund geltender Empfehlungen ist, dass das Risiko, ein totes Baby zur Welt zu bringen, geringfügig, aber konstant steigt, je länger es im Bauch ist. Während die kindliche Sterblichkeit um den Termin herum insgesamt bei 0,2 Prozent liegt, steigt sie bis zum Ende der 41. Woche auf 0,3 Prozent und bis zum Ende der 43. Woche auf 0,4 Prozent.
Um abzuklären, ob Ihr Baby gefährdet ist, werden ab dem Termin häufiger CTG-Kontrollen durchgeführt. Mit Ultraschall kann Ihre Ärztin überprüfen, ob noch genügend Fruchtwasser vorhanden ist. Möglicherweise wird mit dem Dopplerultraschall auch der Blutfluss Ihres Kindes gemessen. In manchen Kliniken wird noch vor der Geburtseinleitung ein sogenannter Wehenbelastungstest oder Stresstest durchgeführt. Dabei werden unter CTG-Kontrolle mit einer wehenfördernden Infusion für eine kurze Zeit Kontraktionen erzeugt und dabei die Herztöne des Babys beobachtet. Dieser Test gilt aber als veraltet.

Wir treffen sowohl Schwangere, die glücklich mit der Einleitung sind, als auch Schwangere, die ein besseres Gefühl bei einem natürlichen Wehenbeginn hätten. Besprechen Sie mögliche Vorgehensweisen und lassen Sie sich an Ihrem Geburtsort alles genau erklären. Bedenken Sie bei Ihrem Wunsch, Ihr Baby bald im Arm zu halten, dass die Chance, dass es tatsächlich losgeht, mit jedem Tag steigt. Bei einer vaginalen Untersuchung wird der Reifezustand von Gebärmutterhals und Muttermund (wie weich, kurz und offen) bestimmt und davon abhängig eine passende Methode zur Geburtseinleitung ausgewählt.

Jeder Tag über dem Termin bringt Sie näher zum Kind!

Wenn Sie Ihr Baby schon sehnsüchtig erwarten, beruhigt es Sie vielleicht zu wissen, dass mit jedem Tag über den Termin die statistische Wahrscheinlichkeit steigt, dass Ihr Baby bald geboren wird:

- 58 Prozent der Babys sind bis zum Ende der 40. Woche geboren.
- 74 Prozent kommen bis zum Ende der 41. Woche zur Welt.
- 82 Prozent machen sich bis zum Ende der 42. Woche auf den Weg.

Natürliche Geburtseinleitung

Wenn Sie Ihr Kind außerhalb einer Klinik zur Welt bringen wollen, wird Ihre Hebamme Ihnen zunächst einige sanfte Methoden anbieten, die möglicherweise dazu beitragen, Wehen auszulösen und die Geburt einzuleiten. Folgende Möglichkeiten stehen zu diesem Zweck zur Verfügung:

- Vor der Einführung von Medikamenten war die Eipollösung weit verbreitet. Ihre Effektivität ist nachgewiesen, wenn sie um die 40. Schwangerschaftswoche herum ausgeführt wird. Diese Methode kann nur eingesetzt werden, wenn der Muttermund bereits leicht geöffnet ist. Eine Ärztin oder eine Hebamme geht dann mit einem Finger in den Muttermund. Mit einer drehenden Bewegung massiert sie langsam den inneren Muttermund und löst dabei vorsichtig die Eihäute. Die Wahrscheinlichkeit eines spontanen Wehenbeginns innerhalb von 48 Stunden wird mit diesem Eingriff deutlich erhöht. Häufig tritt nach der Eipollösung eine leichte vaginale Blutung auf, die aber ungefährlich ist.
- Mittlerweile haben auch Studien nachgewiesen, dass dreimaliges Stimulieren der Brustwarzen für 15 Minuten die Wahrscheinlichkeit von spontanen Wehen innerhalb von 72 Stunden deutlich erhöht.
- Wenn Sie Lust verspüren, mit Ihrem Partner Sex zu haben, wäre jetzt ein guter Zeitpunkt dafür. Im Sperma befindet sich Prostaglandin, ein Gewebshormon, dass dazu beiträgt, den Muttermund zu öffnen, wenn Ihr Körper geburtsbereit ist.
- Viele Schwangere können durch speziell für sie ausgewählte homöopathische Mittel gut unterstützt werden. Es gibt aber kein für alle Schwangeren gleichermaßen wirksames Mittel. Das schematische Verabreichen von Pulsatilla oder Caulophyllum, mit der Vorstellung, dass es generell helfe, ist eine fragwürdige Praxis, zu der wir nicht raten können.
- Zwar ist wissenschaftlich noch nicht erwiesen, ob mithilfe von Akupressur die Geburt wirksam eingeleitet werden kann. Unsere Erfahrungen sind jedoch sehr positiv. Schwangere berichteten uns nach einer Behandlung sehr häufig von einem raschen Wehenbeginn. Aber auch hier gilt: Suchen Sie einen erfahrenen Therapeuten, der Sie nach einem individuellen Konzept und nicht nach einem starren Schema behandelt.
- Mit Fußreflexzonenmassagen haben wir gute Erfahrungen gemacht. Notwendig ist eine starke Stimulation der Bereiche Gebärmutter und Eierstock, stärkende Griffe im Hypophysenbereich sowie beruhigende Haltegriffe zur psychischen Entspannung im Wirbelsäulen- und Leberbereich. Sie erkennen bereits an dieser Aufzählung: Fußreflexzonenmassage vor der Geburt sollte nur durch ausgebildete Personen erfolgen.
- Aromalampen, die diverse Düfte verbreiten, Aromaöle in Badewasser oder als Zusatz in Massageöl sind seit längerem sehr beliebt und werden gerne von Hebammen in nahezu jedem Kreißsaal angewandt. Nelke und Zimt sollen dabei wehenanregend, Lavendel und Rose entspannend wirken. So angenehm oder wohltuend mancher Duft auch sein mag, so hilfreich er erscheint, die Aromatherapie arbeitet mit ätherischen Ölen, die – davon geht die Fachwelt aus – plazentagängig sind. Da die Aus- und Nebenwirkungen solcher Öle auf die Babys im Grunde unzureichend erforscht sind, empfehlen wir Zurückhaltung. Besonders von einer intensiveren Anwendung raten wir sogar ab.
- Auch ein wehenförderndes Bad kann Wunder wirken. Genießen Sie das warme Wasser etwa 20 Minuten bei 35 bis 37 Grad. Lassen Sie die Seele baumeln und entspannen Sie.

Medikamentöse Geburtseinleitung

Wenn die sanften Methoden nicht geholfen haben, stehen unter ärztlicher Betreuung weitere Möglichkeiten zur Verfügung.
- Bei noch unreifem Muttermund wird der Einsatz von Prostaglandinvaginalgel oder -vaginaltabletten empfohlen. Dadurch wird das »Primen« begünstigt, das heißt, der Gebärmutterhals wird weicher, kürzer, flacher und löst dadurch Kontraktionen aus. Diese Methode ist mit CTG-Kontrollen verbunden und kann über mehrere Tage zweimal täglich durchgeführt werden.
- Möglich ist auch der Einsatz eines Wehencocktails. Versuchen Sie bitte auf keinen Fall, sich diesen Cocktail selbst zu mischen, da seine Gabe nur unter CTG-Kontrollen erfolgen darf.
- Im klinischen Alltag bewährt hat sich der Einsatz von Oxytocin, das meist in Form eines Wehentropfs verabreicht wird. Die Wirksamkeit ist allerdings nur bei reifem Muttermund gegeben. Solange der Tropf läuft, werden die kindlichen Herztöne mit dem CTG kontrolliert.
- Die Fruchtblase wird wegen des erhöhten Infektionsrisikos nur noch in seltenen Fällen vorzeitig geöffnet. Unter anderem bei einem weiteren Kind, wenn der Muttermund bereits etwas geöffnet ist.
- Falls bei Ihnen ein unreifer Muttermundbefund festgestellt wird, stellen Sie sich insbesondere bei einem ersten Baby auf eine längere Geburtsdauer ein. Die Medikamentengabe muss dann häufiger wiederholt werden, damit wirksame Wehen einsetzen. Versuchen Sie, sich immer wieder zu entspannen, bis die Geburtswehen einsetzen. Das kann bis zu drei Tage dauern, in denen Sie gut für sich sorgen sollten. Halten Sie den Tag-Nacht-Rhythmus so weit es geht ein, essen und trinken Sie ausreichend und gehen Sie zwischendurch viel spazieren.

METHODEN ZUR SCHMERZLINDERUNG

Durch die Gabe von Medikamenten zur Schmerzerleichterung soll die Angst-Spannungs-Schmerz-Spirale durchbrochen werden, in die manche Frauen während der Geburt geraten. Besonders bei sehr langwierigen Geburtsverläufen wünschen sich viele Frauen, dass die Schmerzen wirksam beseitigt werden.

Krampflösende Mittel

Wenn Sie dies wünschen, können bereits in der frühen Eröffnungsphase (Seite 173) Spasmolytika wie Buscopan® als Zäpfchen, Spritze oder Infusion eingesetzt werden. Durch eine entkrampfende Wirkung können die Muttermundseröffnung und die damit verbundenen Schmerzen etwas erleichtert werden. Wegen ihrer nebenwirkungsarmen und milden Wirkungsweise ist der Einsatz von Spasmolytika während der Geburt immer noch recht verbreitet.

Schmerzlindernde Medikamente

Analgetika (Schmerzmittel) werden meist in der Eröffnungsphase eingesetzt, wenn die Frauen den Wehenschmerz als sehr unangenehm empfinden. Bevorzugt kommen dabei opioidhaltige Medikamente zum Einsatz, die auf das zentrale Nervensystem wirken. Das sind synthetisch hergestellte morphiumähnliche Stoffe. Sie dämpfen oder verändern das Schmerzempfinden im Gehirn. Wird der Wirkstoff mit einer wirksamen schmerzausschaltenden Komponente kombiniert, können die Frauen besser entspannen und der Muttermund öffnet sich leichter.

Nach intramuskulärer Gabe dauert es meist eine Stunde, bis die Wirkung voll eingetreten ist. Alle opioidhaltigen Schmerzmittel, wie Pethidin (Dolantin®), Mepazinol (Meptid®) oder Nalbuphin (Nalpain®) haben eins gemeinsam: Sie können effektvoll Schmerzen während der

Opioidhaltige Schmerzmittel

Argumente für einen Einsatz	Argumente gegen einen Einsatz
• Bei einer sehr lang andauernden und schwierigen Geburt kann die Wirkung des Medikaments Ihnen vielleicht etwas Ruhe verschaffen.	• Ihnen kann schlecht werden, und Sie müssen sich vielleicht sogar übergeben.
• Wenn Sie sehr ängstlich sind, können Sie vielleicht entspannen. Das kann beim Öffnen des Muttermundes hilfreich sein.	• Möglicherweise widerstrebt Ihnen die veränderte Wahrnehmung und das Gefühl des Abgeschnittenseins vom Geburtsgeschehen, das die Medikamente hervorrufen.
• Sie können sich von Ihrem Schmerzempfinden besser distanzieren.	• Ihr Baby kann durch die Wirkung der Medikamente in den ersten Tagen nach der Geburt etwas schläfrig sein oder braucht atemunterstützende Maßnahmen nach der Geburt.

Geburt lindern, wirken aber auch atemdepressiv. Während dies für die Mutter keine besondere Rolle spielt, ist es für das Baby von großer Bedeutung, wenn das Mittel weniger als zwei bis vier Stunden vor der Geburt verabreicht wurde. Es besteht die Gefahr, dass das Mittel den Atemantrieb Ihres Babys hemmt, sodass es nach der Geburt Hilfe benötigt. Aus diesem Grund sind opioidhaltige Schmerzmittel in die Kritik geraten und werden in der Geburtshilfe in Deutschland nicht mehr überall eingesetzt.

Der Pudendusblock

Der Pudendusblock, eine örtliche Betäubung des Beckenbodens, wird manchmal eingesetzt, wenn die Geburt mithilfe einer Saugglocke oder Zange beendet werden soll. Dabei spritzt die Kreißsaalärztin kurz vor der Geburt des Babys durch die Vagina ein Betäubungsmittel in die Gegend der Sitzbeinhöcker und blockiert damit den Nervus pudendus. Der Damm, der untere Teil der Vagina und die Schamlippen werden dadurch betäubt. Wehenschmerz und Pressdrang bleiben aber unbeeinflusst.

Die Periduralanästhesie

Die Periduralanästhesie – PDA –, auch Epiduralanästhesie – EDA – genannt, ist die am häufigsten durchgeführte regionale Betäubung während der Geburt. Durch die Betäubung werden Bauch und Becken vorübergehend schmerz- und empfindungslos. Es handelt sich dabei um eine komplikationsarme, effektive Methode zur Geburtsschmerzausschaltung, die von Narkoseärzten, gelegentlich auch von Geburtshelfern durchgeführt wird.

Bei der PDA wird zunächst die Haut im unteren Rückenbereich örtlich betäubt. An dieser Stelle wird zwischen zwei Lendenwirbeln in die im Wirbelkanal gelegene äußere Hülle des Rückenmarks eine Hohlnadel eingeführt, durch die ein dünner Schlauch vorgeschoben wird. Durch diesen Katheter wird das Betäubungsmittel eingespritzt und wirkt an den dort befindlichen Nervenwurzeln betäubend. Der Zeitpunkt für diese Anästhesie hängt davon ab, wie weit die Geburt fortgeschritten ist und wie Sie sich fühlen. Meistens wird abgewartet, bis der Muttermund sich drei Zentimeter geöffnet hat, um sicherzugehen, dass die Geburt nicht mehr zum Stoppen kommt. Auch kurz vor der Austreibungsphase wird eine PDA nicht mehr gerne gelegt, weil der Geburtsverlauf sich dadurch stark verzögern kann. Wenn Sie sich für eine PDA entscheiden, müssen Sie bedenken, dass bis zur Schmerzfreiheit 30 bis 50 Minuten vergehen.

Das praktische Vorgehen

Zur Vorbereitung erhalten Sie eine Venenverweilkanüle, es erfolgt eine Blutabnahme und Ihr Blutdruck wird gemessen. Häufig wird ein wehenhemmender Tropf gelegt. Durch die Betäubung sackt das Blut in die untere Köperhälfte, und Ihr Blutdruck kann abfallen.
Zum Legen der PDA müssen Sie mit nach vorn gekrümmtem Rücken für einige Minuten möglichst bewegungslos sitzen oder liegen. Sagen Sie immer an, wenn eine Wehe kommt, damit der Anästhesist dann eine kleine Pause beim Legen der Betäubung machen kann. Die Wirkung tritt nach 15 bis 20 Minuten ein und hält etwa zwei bis drei Stunden, manchmal auch kürzer, an. Bei Bedarf kann durch den Katheter nachbetäubt werden.
In einigen Kliniken wird eine Methode der PDA angeboten, bei der Sie selbst mit dem Bedienen einer Pumpe die Dosierung des Betäubungsmittels bestimmen.

Vor- und Nachteile einer PDA

Die Vorteile dieser Anästhesie liegen darin, dass Sie bei vollem Bewusstsein sind und Ihr Baby dadurch keine Probleme bekommt. Bei den heute angewandten Methoden können Sie sogar herumlaufen. Auch ein Kaiserschnitt kann mit dieser Anästhesie durchgeführt werden. Vor allem Frauen, die bereits sehr erschöpft sind, empfinden es als wunderbar, auszuruhen und vielleicht sogar etwas zu schlafen. Die schmerzbedingte Muskelanspannung im Geburtskanal löst sich, was besonders bei Geburtsstillstand die richtige Lösung sein kann. Für eine Geburt bei Präeklampsie (Seite 148) ist eine PDA auch wegen der blutdrucksenkenden Wirkung empfehlenswert. Andererseits wirkt die PDA manchmal auf beiden Seiten nicht gleich stark betäubend, so dass die Wehen vielleicht noch zu spüren sind. Auch ist die Toleranz gegenüber wieder auftretendem Wehenschmerz gleich null, wenn die Wirkung der PDA nachlässt. Das kann das ungute Gefühl erzeugen, von der Anästhesie abhängig zu sein. Die absolute Taubheit im Unterbauch wird manchmal als unangenehm empfunden und negativ verarbeitet. Zusätzlich kann sich die Dauer der Geburt verlängern.

Wann keine PDA möglich ist

Die PDA kann unter anderem nicht gelegt werden, wenn Sie einen extrem niedrigen Blutdruck haben, die Gerinnungsfaktoren im Blut vom Normalbefund abweichen oder Sie allergisch auf Lokalbetäubungsmittel sind.

Mögliche Nebenwirkungen

Als Nebenwirkungen sind Entzündungen oder Blutergüsse an der Einstichstelle möglich. Und in drei bis fünf Prozent der Fälle auch stärkere Kopfschmerzen, die nach der Geburt anhalten und ein Hinweis auf eine sogenannte Liquorpunktion sein können. Dabei wird versehentlich beim Legen der PDA eine tiefere Schicht, der Liquorraum, angepikst, es kommt dort zu einem Druckabfall und dadurch zu Kopfschmerzen, die eine Spezialbehandlung erfordern. Manche Frauen leiden nach der Geburt unter der Unfähigkeit, Urin zu lassen, bis die Wirkung der PDA abgeklungen ist. In einem Gespräch mit dem Narkosearzt werden Sie all Ihre Fragen stellen können und über Risiken und Nebenwirkungen aufgeklärt werden.

Spinalanästhesie

Bei einer Spinalanästhesie wird entsprechend in den Spinalraum eine Einmaldosis gespritzt und kein Verweilschlauch zum eventuellen Nachspritzen gelegt. Zu dieser Form der Anästhesie wird manchmal bei Kaiserschnittgeburten, beim »Endspurt« einer Geburt, wenn eine Anästhesie keine lange Wirkzeit mehr braucht und zur Schmerzausschaltung nach der Geburt (zum Beispiel einer manuellen Plazentalösung) geraten. Sie wirkt rascher schmerzausschaltend als die PDA. Als Komplikation tritt bei dieser Anästhesie deutlich häufiger starker Kopfschmerz auf, und es gibt ein höheres Verletzungsrisiko der Nervenfa-

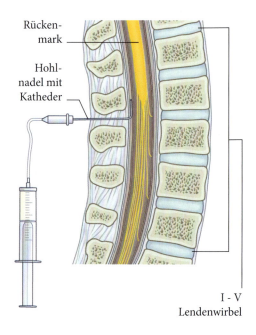

Das Betäubungsmittel wird durch eine Hohlnadel in den Periduralraum gespritzt.

Rückenmark

Hohlnadel mit Katheder

I - V Lendenwirbel

sern als bei der PDA. Eine weitere Variante der regionalen Anästhesien ist die Kombination einer Spinal- mit einer Epi- oder Periduralanästhesie. Dabei wird durch die Hohlnadel im Periduralraum eine Spinalnadel vorgeschoben und eine Spinalanästhesie durchgeführt. Im Anschluss wird ein Periduralkatheter in den Periduralraum eingelegt. Durch den liegenden Katheter ist eine individuelle Dosierung der Medikamente sowie eine effektive Schmerztherapie nach einem Kaiserschnitt möglich.

Vollnarkose

Vollnarkosen beziehungsweise richtige Intubationsnarkosen werden in der Geburtshilfe nur in Notfallsituationen empfohlen, in denen keine Zeit zum Legen einer Leitungsanästhesie bleibt. Diese können auftreten, wenn es Ihnen oder Ihrem Baby plötzlich und unvorherge-

Erhöht eine PDA das Risiko für Komplikationen?

In Studien wurde festgestellt, dass sich bei einer PDA die Wahrscheinlichkeit für vaginaloperative Geburten und Kaiserschnittgeburten erhöht. Diese Zahlen sind jedoch mit Vorsicht zu genießen. Schließlich wird eine PDA insbesondere auch dann eingesetzt, wenn bei einer Geburt Probleme auftreten. Welche Frau fragt schon bei einer raschen, komplikationslosen Geburt nach einer PDA?

hen schlecht geht. Das passiert aber zum Glück nicht allzu häufig! Falls Sie aber Angst vor einem bewussten, wenn auch schmerzfreien Erleben eines geplanten Kaiserschnitts haben sollten, sprechen Sie das bitte in Ihrer Klinik an. Es kann dann für Sie der bessere Weg sein, eine Intubationsnarkose zu erhalten.

DAMMVERLETZUNGEN

Dammschnitt (Episiotomie)

Der Damm ist der äußere Bereich zwischen Vagina und Anus. Die dort liegenden Muskeln müssen sich mitsamt dem darüberliegenden Gewebe und der Haut bei der Geburt am stärksten dehnen. Sie denken wahrscheinlich, dass sich niemand allen Ernstes damit beschäftigen will, in dieser Körperregion herumzuschneiden. Aber vor nicht allzu vielen Jahren war es in Deutschland üblich, bei 90 Prozent aller Geburten einen Dammschnitt durchzuführen. Begründet wurde diese Vorgehensweise damit, dass die Beckenbodenmuskulatur dadurch entlastet würde und so einer Harninkontinenz vorgebeugt werden könnte. Zusätzlich dachte man, dass durch einen Schnitt der Druck auf das kindliche Köpfchen verringert werden könnte. Wie so viele langjährig durchgeführte geburtshilfliche Praktiken wurde auch diese Maßnahme durch wissenschaftliche Untersuchungen in Frage gestellt.
Aus medizinischer Sicht notwendig ist ein Dammschnitt in folgenden Situationen:
- zur Abkürzung der Austreibungsphase bei einem Baby mit Verdacht auf eine Sauerstoffunterversorgung
- bei Frühgeburten, um langen Druck auf das Köpfchen zu vermeiden
- bei vaginal-operativen Geburten mithilfe von Saugglocke oder Zange
- bei vaginalen Beckenendlagengeburten, wenn die Geburt stagniert
- bei extrem straffem Gewebe
- bei einem großen Kind mit der Gefahr einer Schulterdystokie

Es gibt zwei Schnittrichtungen. Der mediane Dammschnitt wird von der hinteren Mitte des Scheidenausgangs in Richtung Afterschließmuskel durchgeführt. Er verheilt mit deutlich weniger Beschwerden und hat einen geringeren Blutverlust als der mediolaterale Dammschnitt, der von der hinteren Mitte des Scheidenausgangs seitlich, weg vom Afterschließmuskel, geschnitten wird. Der mediolaterale Dammschnitt ist immer etwas größer und verletzt tiefer liegendes Gewebe – braucht daher immer länger Zeit um zu heilen. Er wird bei Geburten gewählt, bei denen besonders viel Platz benötigt wird, wie bei Beckenendlagengeburten oder Zangengeburten. Durch den Schnitt soll ein Weiterreißen in den Afterschließmuskel möglichst verhindert werden.
Auch wenn Sie es nicht glauben können, es ist so: Ein Dammschnitt wird, wenn er kurz vor dem Durchtritt des Köpfchens ausgeführt wird, nicht wehtun, vielleicht merken Sie sogar gar nicht, dass geschnitten wurde. Durch

Links: Dammriss
Rechts: Mediolateraler Dammschnitt

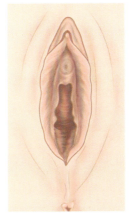 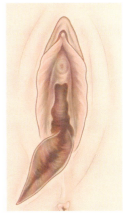

den starken Druck auf das Gewebe wird der Dammbereich wie betäubt sein. Falls früher geschnitten werden muss, zum Beispiel bei einer Saugglockengeburt, wird der Schnittbereich örtlich betäubt.

Dammriss

Ein Riss ist in der Regel kleiner als ein Schnitt und entspricht dem zusätzlichen Platz, den Ihr Baby braucht. Das Gewebe reißt entlang der Nerven- und Blutbahnen, die dadurch eher geschont werden. Eine Studie konnte zeigen, dass nach Rissverletzungen bei der Geburt die Beckenbodenmuskulatur deutlich elastischer bleibt als nach Dammschnitten. Sprechen Sie mit den Betreuern an Ihrem Geburtsort über deren Vorgehensweisen bei diesem Thema. Äußern Sie dabei ruhig Ihre Wünsche.

Nach der Geburt werden alle Geburtsverletzungen mithilfe einer lokalen Betäubung rasch genäht. Das Nahtmaterial, das heute verwendet wird, löst sich von allein auf und muss nicht gezogen werden. Sie können Ihren Damm ab der 36. Schwangerschaftswoche mit einer regelmäßigen Massage vorbereiten (Seite 100). Während der Austreibungsphase können Sie das langsame Aufdehnen des Gewebes durch eine aufrechte Haltung unterstützen. Wenn Sie Ihr Baby vorsichtig herausschieben, statt forciert zu pressen, schonen Sie Ihren Dammbereich und die gesamten Beckenbodenmuskeln am meisten (Seite 239).

VAGINAL-OPERATIVE GEBURTEN

Keine Schwangere wünscht sich diese Art von Geburt für ihr Baby. Aber in manchen Fällen wird eine Unterstützung durch Saugglocke oder Zange notwendig sein. Die Eingriffe können erst unternommen werden, wenn das Baby durch den vollständig geöffneten Muttermund bis zur Beckenmitte oder tiefer gelangt ist. Die Gründe für eine unterstützte Geburtsbeendigung durch Saugglocke oder Zange können beispielsweise sein:

- Das Baby zeigt starke Stressanzeichen, von denen es sich immer langsamer erholt.
- Die Mikroblutuntersuchung ergibt einen kritisch abfallenden pH-Wert.
- Das Baby hat sich in einer ungünstigen Einstellung in den Geburtskanal gelegt und kommt allein nicht weiter nach unten.
- Sie oder das Baby sind total erschöpft.
- Sie sind durch Medikamente oder Anästhesien nicht mehr in der Lage, wahrzunehmen, wohin Sie das Baby schieben müssen.
- Sie haben eine Erkrankung, bei der starkes Pressen ärztlich nicht empfohlen wird.

Saugglockengeburt

Welches der beiden Instrumente verwendet wird, hängt von der behandelnden Ärztin und Ihrer Erfahrung ab. Eine Saugglocke ist ein Apparat, der mithilfe einer Pumpe Unterdruck erzeugt. Mit dem Apparat verbunden ist ein Schlauch, an dessen Ende eine Metall- oder Kunststoffglocke sitzt. Die Glocke wird an den führenden Kopfteil, also meist ans Hinter-

Reißen statt schneiden

Viele Studien kamen zum Ergebnis, dass Dammschnitte nur bei zwingender medizinischer Indikation durchgeführt werden sollten. In allen anderen Fällen ist ein Reißen dem Schneiden vorzuziehen, da ein Schnitt größere Verletzungen, stärkere Schmerzen und häufigere Komplikationen bei der Heilung sowie Harninkontinenz verursachen kann.

haupt, des Babys gelegt, und es wird langsam ein Unterdruck aufgebaut, sodass sie sich dort festsaugt. Bei der nächsten Wehe zieht die Ärztin so lange, bis zuerst das Köpfchen und dann der Körper geboren sind. Sie unterstützen den Vorgang, indem Sie kräftig mitschieben.

Nach der Geburt des Babys werden Sie auf seinem Köpfchen eine Schwellung entdecken, die aussieht wie ein kleiner Hut. Sie ist durch den Unterdruck der Glocke entstanden. Diese Schwellung wird in der Regel innerhalb von zwei bis vier Tagen verschwinden. Falls diese Beule jedoch etwas größer ausfällt und eine Blutung unter der Haut eingetreten ist, kann die Heilung bis zu sechs Wochen dauern, und Ihr Baby kann eine stärkere Neugeborenengelbsucht Seite 318) entwickeln.

Zangengeburt

Eine Geburtszange hat eine gewisse Ähnlichkeit mit einem Salatbesteck. Die beiden Löffel werden einzeln in Ihre Vagina eingeführt und legen sich rechts und links neben das Köpfchen des Babys. Es sieht so aus, als würden Sie Ihre beiden Hände von oben seitlich in Richtung der Wangen des Babys legen. Während Sie selbst mitschieben, wird das Köpfchen des Babys vorsichtig nach draußen gezogen. Auch bei diesem Eingriff können leichte Spuren, in der Regel Abschürfungen an der Seite des Köpfchens oder den Wangen, zu sehen sein, die aber rasch wieder verheilen.

Bei beiden vaginal-operativen Eingriffen ist es wichtig, dass Ihre Harnblase entleert ist. Damit ist genügend Platz für das Tiefertreten des Köpfchens vorhanden, und die Harnblase kann nicht verletzt werden. Falls Sie kein Gefühl mehr dafür haben, ob Sie Wasser lassen können oder nicht, wird die Blase mit einem dünnen Katheter entleert. Meist wird für den Eingriff das Kreißbett umgebaut. Es werden Beinhalter angebracht, in die Sie Ihre Beine legen. Dabei sitzen oder liegen Sie halb auf-

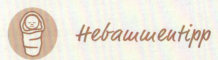

Hebammentipp

Die Wahrscheinlichkeit für eine unterstützte Geburtsbeendigung können Sie verringern, diese ist aber natürlich nie ganz auszuschließen. Wir empfehlen:

- Schärfen Sie Ihrer Begleitperson ein, Sie immer wieder zu Positionswechseln zu motivieren.
- Versuchen Sie, in der Austreibungsphase viel in aufrechten Positionen zu bleiben.
- Nutzen Sie den Wehentropf zur Unterstützung, falls Ihre Wehen in der Austreibungsphase deutlich nachlassen oder verschwinden.
- Warten Sie, falls Sie eine PDA haben, mit aktivem Schieben und Pressen, bis das Köpfchen zwischen den Schamlippen sichtbar wird.

recht, um den Eingriff unterstützen zu können. Bei diesem Geburtsverlauf ist in der Regel ein Dammschnitt nötig (Seite 205). Da das Köpfchen noch nicht tief genug steht, um den Dammbereich durch die Dehnung gefühllos zu machen, wird der Bereich örtlich betäubt.

In manchen Fällen, wenn der Muttermund zwar geöffnet ist, Ihr Baby aber noch nicht sehr tief im Becken steckt oder eine schwierige Position eingenommen hat, kann es vorkommen, dass der Eingriff im Operationssaal durchgeführt wird. Sie werden dann wie zu einem Kaiserschnitt vorbereitet. Falls die vaginale Operation mit Saugglocke oder Zange fehlschlägt, kann sofort auf einen Kaiserschnitt umgeschaltet werden, um Ihnen zu helfen.

KAISERSCHNITT

Jede dritte Schwangere in Deutschland bringt mittlerweile ihr Baby mit einem Kaiserschnitt zur Welt. Der Eingriff wird vor allem deshalb so häufig vorgenommen, weil er bei vielen Gefährdungssituationen einer abwartenden, beobachtenden Haltung vorgezogen wird. Das passiert nicht zuletzt, weil juristische Auseinandersetzungen nach komplizierten Geburtsverläufen immer mehr zunehmen. Dabei steht die Frage, warum als präventive Maßnahme kein Kaiserschnitt durchgeführt wurde, fast immer auf der Tagesordnung.

Auch Eltern entscheiden sich in schwierigen Situationen nahezu immer für diesen Eingriff. Aufschlussreich ist, dass bei der Entscheidung für einen Kaiserschnitt das Versicherungsverhältnis der Frau weltweit eine maßgebliche Rolle spielt. Zahlen aus England, den USA, Australien und Brasilien zeigen, dass Privatpatientinnen eine erheblich höhere Kaiserschnittfrequenz aufweisen als Kassenpatientinnen. So scheinen nicht alle Entscheidungen auf medizinischen Fakten zu beruhen.

Eine weitere Rolle spielt möglicherweise, dass sich mittlerweile der Umgang mit dem Eingriff erheblich verändert hat und er insgesamt

Gründe für einen geplanten Kaiserschnitt

Wenn einer der folgenden Befunde auf Sie zutrifft, kann eine vaginale Geburt ein zum Teil großes Risiko für Sie und Ihr Baby bedeuten. Sie sollten beziehungsweise müssen sich daher für einen geplanten Kaiserschnitt entscheiden, wenn:

- der Mutterkuchen vor oder nahe dem inneren Muttermund sitzt (eine sogenannte Plazenta praevia),
- das Baby in einer gebärunfähigen Lage – zum Beispiel quer – liegt,
- eine Infektion von Eihäuten, Plazenta und Baby, eine frische Herpes-genitalis-Infektion oder HIV vorliegt,
- bei früheren Operationen ein größerer Schnitt durch die Wand der Gebärmutter, etwa nach Myomentfernungen, erfolgt ist,
- wenn Sie krank sind, zum Beispiel an bestimmten Herzerkrankungen oder einer Präeklampsie leiden oder plötzlich ein lebensbedrohlicher Zustand eintritt wie beim HELLP-Syndrom,
- es sich um Zwillinge handelt, bei denen sich das unten liegende Baby in eine gebärunfähige Lage gedreht hat,
- es mehr als zwei Babys sind,
- Ihr Baby bestimmte Fehlbildungen hat.
- Heute nicht mehr als zwingend eingestufte, aber empfohlene Indikationen sind Beckenendlage bei Erstgebärenden und extrem früh geborene Babys.

Diese Gründe liegen bei weniger als jedem zehnten Kaiserschnitt vor.

weniger aufwendig ist. Zu dieser Entwicklung trug auch die durch den israelischen Arzt Misgav Ladach 1995 eingeführte, oft als »sanft« bezeichnete Kaiserschnittmethode bei, die das Konzept der nachoperativen Behandlung mit verändert hat. Der Ausdruck »sanft« führt aber in die Irre, denn auch bei dieser Technik wird vorher intaktes Gewebe verletzt – mit allen möglichen Folgen, wie Infektionen, Nachblutungen und Verwachsungen.

Die früher über mehrere Tage üblichen Infusionstherapien sind nicht mehr notwendig. Sie dürfen schon am ersten Tag des Kaiserschnittes essen und trinken und können mit Ihrem Baby gemeinsam im Zimmer untergebracht werden. So ist der Beziehungsaufbau zu Ihrem Baby nicht mehr durch lange Trennungszeiten unterbrochen.

Unterschieden wird zwischen einem geplanten, primären Kaiserschnitt und einem sekundären, meist ungeplanten Kaiserschnitt, der durchgeführt wird, wenn es bei einer Geburt Probleme gibt.

Der ungeplante Kaiserschnitt

Manchmal wird ein Kaiserschnitt notwendig, weil es bei der Geburt Probleme gibt. Für diese Entscheidung kann es mehrere Gründe geben. Hauptursachen für einen sekundären Kaiserschnitt sind:

- Starke Blutungen, die durch eine vorzeitige Ablösung der Plazenta oder einen Riss in der Gebärmutterwand verursacht werden.
- Sauerstoffunterversorgung des Kindes.
- Verzögerter Geburtsverlauf und Geburtsstillstand.
- Missverhältnis zwischen dem Köpfchen des Babys (zu groß) und dem mütterlichen Becken.
- Nabelschnurvorfall.
- Geburtsunmögliche Einstellung des Köpfchens (bestimmte Gesichtslage, hoher Gradstand).
- Infektion des Kindes, der Plazenta, Eihöhle und Eihäute (Amnioninfektionssyndrom).

So läuft ein geplanter Kaiserschnitt ab
Die Vorbereitungen

Die Kreißsaalärztin spricht mit Ihnen den Ablauf durch und klärt Sie über mögliche Risiken auf. In vielen Kliniken besteht die Möglichkeit, dass Ihr Partner oder eine andere Bezugsperson Sie in den OP begleitet, wenn Sie das gerne möchten. Es besteht jedoch kein Rechtsanspruch. Deshalb klären Sie dies vorher mit den beteiligten Ärztinnen und Ärzten. Im Operationssaal wird Ihre Begleitperson am Kopfende bleiben und mit Ihnen gemeinsam das Baby begrüßen dürfen.

Sie müssen dann die OP-Einwilligung unterschreiben. Ihre Hebamme oder Ärztin untersucht Sie noch einmal vaginal und führt eventuell eine weitere Ultraschallkontrolle durch, zum Beispiel bei einem Kind in Querlage. Manche Kinder schaffen es, sich noch am OP-Tag in Schädellage zu drehen.

Eine Narkoseärztin bespricht mit Ihnen die verschiedenen Möglichkeiten der Anästhesie. Sie werden eine Aufklärungsschrift zur Anästhesie, PDA, Spinalanästhesie, einer Kombination der beiden oder aber Vollnarkose unterschreiben müssen. Fragen Sie unbedingt, wenn Ihnen etwas unklar sein sollte.

Es wird Blut abgenommen und ins Labor geschickt. Sie werden gebeten, Ihren Schmuck abzulegen, sich auszuziehen und in ein Klinikhemd zu schlüpfen. Nagellack sollte entfernt werden, Kontaktlinsen und eventuelle Zahnprothesen herausgenommen und sicher verstaut werden. Sie bekommen in Ihre Armvene einen Zugang mit Verweilkanüle. Abhängig von der Narkoseform kann jetzt schon eine Infusion angehängt werden. Ihre Schamhaare werden über dem Schambein rasiert oder kurz geschnitten. Sie bekommen in einigen Kliniken Kompressionsstrümpfe angezogen, die

Sie nach der Operation bis zur Entlassung aus der Klinik tragen müssen. Das ist aber nicht mehr überall üblich. Dann wird mit dem CTG kontrolliert, ob es Ihrem Baby gut geht.
Wundern Sie sich nicht: Es wird voll werden im OP! Und alle haben eine Kopfbedeckung und Mundschutz um, auch Ihr Partner. Zur Crew gehören: eine Geburtshelferin mit einem, manchmal zwei Assistenten; eine Anästhesistin mit mindestens einem Pfleger oder einer Schwester; zwei OP-Schwestern und natürlich Ihre Hebamme. Wenn nötig, wird auch noch eine Kinderärztin mit Kinderkrankenschwester anwesend sein.

Die Narkose
Meist steht in einem Nebenraum schon der OP-Tisch, auf den Sie von Ihrem Bett umsteigen. Dort werden Sie an Überwachungsmonitore angeschlossen. Ihre Begleitperson darf sich an Ihren Kopf setzen. Bei einer Leitungsanästhesie (Seite 202) wird mit Eiswürfeln oder Kanülen getestet, ob die Betäubung gut wirkt. Wenn Sie eine Vollnarkose (Seite 204) bekommen, wird diese nun vorbereitet. Sobald Sie nichts mehr spüren, bekommen Sie einen Blasenkatheter gelegt, damit Ihre Harnblase leer ist und bei der Operation nicht verletzt werden kann. Ihr Körper wird mit sterilen Tüchern abgedeckt, und Sie können bei der Operation Ihren Bauch nicht sehen. Es bleibt nur ein kleiner Bereich für die Operierenden frei.

Die Operation
Dann beginnt die Operation. Ihr Geburtshelfer wird einen etwa 15 Zentimeter langen Schnitt kurz über dem Schambein legen, alle darunterliegenden Gewebeschichten und die Harnblase zur Seite schieben oder durchtrennen, bis die Gebärmutter erreicht ist. Dort wird ein weiterer Schnitt, meistens quer am unteren Teil der Gebärmutter, gesetzt und mit den Fingern nach rechts und links erweitert.

Es kommt Fruchtwasser aus der Öffnung und die Operateurin greift nun mit ihren Händen in Ihre Gebärmutter, um den Teil des Kindes zu fassen, der im Becken am tiefsten liegt. Bei Beckenendlage wird das Kind auch durch den Bauchschnitt zuerst mit dem Po geboren, bei Schädellage zuerst mit dem Kopf. Dann wird der restliche Körper des Babys herausgehoben, es wird gleich abgenabelt und der Hebamme übergeben, die es in ein warmes Tuch hüllt.

Das Baby ist da!
Wenn es Ihrem Baby gut geht, sind Sie natürlich die nächste Person, die Ihr Baby begrüßen und küssen darf. Ihr Partner kann das Baby zur ersten Untersuchung begleiten. Sie müssen noch ein bisschen aushalten, bis die Plazenta durch den Bauchschnitt entfernt wurde und die Operationswunde wieder schichtweise zugenäht ist. Falls Sie keine Wehen vor der Geburt hatten, wird vorher Ihr Muttermund von innen etwas aufgedehnt, damit der Wochenfluss abfließen kann. Inzwischen schließt Ihr Partner schon die so wichtige erste Bekanntschaft mit Ihrem Kind. Ermuntern Sie ihn dazu, sich jetzt gemütlich hinzusetzen oder hinzulegen, den Oberkörper frei zu machen und das Kind Haut an Haut an sich zu legen. Mit Tüchern umhüllt wird es sich so warm und geborgen fühlen.
Der Kaiserschnitt dauert insgesamt 30 bis 40 Minuten. Danach werden Sie noch für mindestens zwei Stunden in einem Aufwachraum oder in kleineren Krankenhäusern im Kreißsaal überwacht. Dabei kontrolliert die Hebamme oder eine Schwester Blutdruck und Puls, Ihr Schmerzempfinden, die Größe der Gebärmutter und die Menge Ihrer Blutung und Harnausscheidung. Wenn Schmerzen kommen, was meist noch eine Weile dauert, kann über den PDA-Katheter das Betäubungsmittel nachgespritzt werden. Wenn es Ihnen gut geht, können Sie dann in Ihr Zimmer auf

der Wöchnerinnenstation gebracht werden, auf der Sie in der Regel noch drei bis fünf Tage bleiben.

Notfallkaiserschnitt

Bei einem Notfallkaiserschnitt, der durchgeführt wird, wenn Sie oder Ihr Baby in akuter Lebensgefahr sind (etwa 1,5 Prozent aller Geburten), wird immer eine Intubationsnarkose gewählt, wenn noch keine Leitungsanästhesie liegt. Sie ist die am schnellsten zu verabreichende Narkose. Auch wenn der sonstige Ablauf der Operation ähnlich wie bei einem geplanten Kaiserschnitt ist, bedeutet doch die Entscheidung zu einem Notfallkaiserschnitt, dass vom Alarm bis zur Geburt des Babys jede Minute zählt. Das Personal um Sie herum wird sich sehr mit den Vorbereitungen beeilen, Ihre Begleitperson wird aus dem Raum geschickt, und alles um Sie herum ist voller Spannung. So haben Sie sich den Geburtsverlauf wahrlich nicht gewünscht, aber vertrauen Sie auf die Fähigkeiten Ihrer medizinischen Betreuer – bei einer solchen Entscheidung sollten Sie das Bild eines schönen Geburtsprozesses loslassen zugunsten einer sicheren und gesunden Geburt für Sie und Ihr Baby.

Wunschkaiserschnitt

Als Wunschkaiserschnitt wird eine Schnittentbindung bezeichnet, die ohne medizinische Veranlassung auf Wunsch der Frau durchgeführt wird. Diese Vorgehensweise ist aus der Celebrityszene hinreichend bekannt. Es gibt Supermodels, die sich für einen Kaiserschnitt entschieden haben, weil die kleine Zehe gebrochen war. Und Fußballergattinnen, bei denen die Operation zwischen zwei wichtige Fußballspiele gelegt werden musste.

Aber auch für ganz normale Frauen ist der Wunschkaiserschnitt ein Thema, mit dem sie sich auseinandersetzen. Manche Frauen, die ihr erstes Kind bekommen, wünschen sich einen Kaiserschnitt, weil sie Angst vor den Schmerzen haben und für sich und das Baby unkalkulierbare Risiken befürchten. Schwangere, die bereits eine traumatische Geburt, wie einen Notfallkaiserschnitt, erlebt haben, wollen häufig auf »Nummer sicher« gehen und verlangen ebenfalls nach einem Kaiserschnitt. Viele Frauen sehen durch eine Geburt ihre sexuelle Attraktivität in Gefahr, befürchten zum Beispiel eine anhaltende Vergrößerung ihrer Vagina. Als weitere Gründe werden Angst vor Beckenbodenschäden und Inkontinenz, Dammverletzungen und die Angst vor einer möglichen Schädigung des Kindes genannt.

Wichtig ist unseres Erachtens der Respekt vor Schwangeren, die einen solchen Wunsch äußern, da sich dahinter in der Regel tiefe persönliche Ängste verbergen. Manche Schwangere sagen: »Ich wünsche einen Kaiserschnitt!«, wenn sie meinen: »Ich habe so viel Angst vor Schmerzen!« oder »Ich weiß nicht, ob ich das schaffe!«. So fühlen sich viele Schwangere zu irgendeiner Zeit in der Schwangerschaft.

Der Wunsch nach einem Kaiserschnitt kommt auch Bedürfnissen der Geburtskliniken entgegen. Bei dünner Personaldecke ist eine kurze, geplante Geburt tagsüber an einem Wochentag einer natürlichen Geburt vorzuziehen, die nachts oder am Wochenende möglich ist.

Dem Wunsch nach einem Kaiserschnitt durch die Schwangere ist nach Auffassung des zuständigen Ärzteverbandes aus rechtlicher Sicht zu folgen. Jedoch muss die Schwangere umfassend über die Risiken für sich und für ihr Kind bei beiden Geburtswegen aufgeklärt werden. Ohne gewichtige medizinische Gründe werden die Vorteile jedoch durch die Nachteile und die Risiken infrage gestellt. In einer veröffentlichten deutschen Studie gaben 86 Prozent aller Frauen nach einem Kaiserschnitt an, dass sie seine Folgen unterschätzt hatten. Es ist also wichtig vor einer anstehenden Entscheidung, die möglichen Folgen zu kennen.

Risiken und mögliche Folgen

Auch wenn wir heute nach einem Kaiserschnitt eine so geringe Müttersterblichkeit wie noch nie haben, ist es wichtig zu wissen, dass folgende Komplikationen deutlich häufiger auftreten als nach einer vaginalen Geburt:
- Plötzliche starke Blutungen sind möglich.
- Harnblase und Harnleiter können verletzt werden.
- Das Thromboserisiko erhöht sich.
- Das Infektionsrisiko steigt.

Wenn Sie sich mehrere Kinder wünschen, sollten Sie bedenken, dass ein Kaiserschnitt auch Einfluss auf nachfolgende Schwangerschaften hat. Folgende Risiken bestehen:
- erhöhte Unfruchtbarkeit
- erneuter Kaiserschnitt
- Fehlgeburten
- Eileiterschwangerschaften
- Störungen der Plazenta

Entfernung der Gebärmutter

In den Vereinigten Staaten musste nach 0,5 bis 0,8 Prozent der Kaiserschnitte die Gebärmutter komplett entfernt werden. Zehnmal höher ist die Gefahr bei einem weiteren Kaiserschnitt. Bei der dritten Schnittgeburt liegt die Wahrscheinlichkeit bereits bei fast 3 Prozent. Ein solcher Eingriff verhindert nicht nur die Möglichkeit weiterer Schwangerschaften, sondern führt zudem zu weiteren gesundheitlichen Risiken und langfristigen Belastungen.

Gewebeverwachsungen

Nach Kaiserschnitten kommt es zu deutlich mehr Verwachsungen im Gewebe um die Gebärmutter. Wiederholte Kaiserschnitte erhöhen dieses Risiko erheblich. Verwachsungen oder Verklebungen bilden sich zwischen Organen oder Geweben, die normalerweise nicht miteinander verbunden sind. Solange sie keine Beschwerden bereiten, bedürfen sie keiner Behandlung. Aber leider führen sie auch zu Symptomen, die mit ständigen oder wiederkehrenden Schmerzen verbunden und manchmal derart belastend werden können, dass die Lebensqualität der Betroffenen sehr eingeschränkt wird.

Gebärmutterriss

Das durch den Schnitt erzeugte Narbengewebe in der Gebärmutter scheint in der folgenden Schwangerschaft die Stabilität des Gewebes zu verringern. Die Wahrscheinlichkeit, dass die Gebärmutterwand bei weiteren Schwangerschaften und Geburten reißt, erhöht sich.

Mögliche Spätfolgen

Im Jahr 2011 erschien eine Studie, die ein höheres Risiko für postnatale Depression nach Kaiserschnittgeburten ermittelte.
Dazu kommt, dass noch nicht untersucht ist, ob ein Kaiserschnitt Auswirkungen auf die späteren Lebensjahre einer Frau hat. Was bedeuten die Folgen eines nicht medizinisch notwendigen Kaiserschnitts für Gebärmutteroperationen nach 20 oder 30 Jahren? Was bedeutet es für das spätere Leben, das Glücksgefühl nach einer vaginalen Geburt nie erlebt zu haben? Viele Frauen beschreiben den Stolz, die Geburtsarbeit aus eigener Kraft geschafft zu haben und ihr Baby im Arm zu halten, als einen Höhepunkt ihres Lebens.

Mögliche Folgen für das Baby

Babys kommen nach Schnittentbindung mit viel größerer Wahrscheinlichkeit nach ihrer Geburt in eine Kinderklinik. Da nicht jedes Krankenhaus mit einer geburtshilflichen Abteilung auch über eine Neugeborenenintensivstation verfügt, treten durch eine Verlegung des Babys öfter Trennungen zwischen Mutter und Kind auf.
Schnittentbindungen können zu Anpassungsproblemen des Kindes an das Leben außerhalb

des mütterlichen Bauches führen. Im Vordergrund steht dabei ein mangelhafter Impuls zur Atmung. Auch das in den Lungen verbliebene Fruchtwasser, das bei vaginaler Geburt herausgedrückt wird, kann zu Komplikationen führen. Dabei erhöht sich das Risiko von Kindern, deren Mütter bereits einen oder mehrere Kaiserschnitte vor dieser Geburt durchlebt haben. Auch das Risiko, als Spätfolge Asthma zu entwickeln, scheint für Kinder nach Kaiserschnittgeburten erhöht.

Aus den deutschen Geburtsstatistiken der letzten Jahre lässt sich ablesen, dass die Annahme, ein Kaiserschnitt sei für das Kind die sicherere Variante, unzutreffend ist. Das Risiko von reif geborenen Kindern, bei oder nach der Geburt zu sterben, ist in Deutschland äußerst gering. Sowohl vaginale Geburt als auch Kaiserschnitt sind in dieser Hinsicht sichere Verfahren.

Zwillingsgeburten und Kaiserschnitt

Noch bis Anfang 2011 galt allgemein, dass Kaiserschnitte bei einer Geburt von Zwillingen die Risiken für die Kinder vermindern würden. Bereits 2009 musste festgestellt werden, dass möglicherweise keine unterschiedlichen Risiken bei den verschiedenen Geburtswegen feststellbar wären. Durch umfangreiche Auswertungen von Zwillingsgeburten wurde inzwischen jedoch deutlich, dass es in Bezug auf das Überleben der Zwillinge keine Unterschiede zwischen den Entbindungsarten gibt und bei Zwillingen nach Kaiserschnitt eine höhere Wahrscheinlichkeit für Komplikationen beziehungsweise nachgeburtliche Gesundheitsprobleme besteht.

Stillen nach einem Kaiserschnitt

Nach einem Kaiserschnitt erfolgt der Milcheinschuss oft später als nach einer vaginalen Geburt, und auch die Milchmenge fällt erst einmal geringer aus. Dies führt neben der Tatsache, dass das Bonding durch frühe Trennungen aufgrund von Narkosen oder medizinischen Interventionen erschwert ist, leider häufiger zu Stillproblemen. Mithilfe einer guten Hebamme können diese aber meist überwunden werden.

Was Sie selbst tun können

- Lassen Sie nur einen Kaiserschnitt durchführen, wenn er medizinisch notwendig ist.
- Lassen Sie soweit möglich anstelle einer Vollnarkose eine Leitungsanästhesie vornehmen. Damit können Sie die erste Begegnung mit Ihrem Baby mit direktem Hautkontakt und frühem Stillbeginn und vor allem bei vollem Bewusstsein erleben.
- Suchen Sie fortlaufende Betreuung durch eine Hebamme vor, beim und kurz nach dem Kaiserschnitt. Solche Betreuung führt nachweislich zu weniger Komplikationen nach einer Kaiserschnittgeburt. Sorgen Sie für Beratung und Betreuung beim Umgang mit dem Kind und dem Stillen.
- Informieren Sie sich so genau wie möglich bereits in der Zeit vor der Geburt über die Abläufe, die Chancen und vor allem die Risiken und Nebenwirkungen von Kaiserschnitten. Geringes Wissen kann zu verunsichernden Überraschungen bei und nach dem Kaiserschnitt führen.
- Kaiserschnitte in der 39. und 40. Schwangerschaftswoche führen zu deutlich weniger Atemproblemen beim Baby als solche in der 37. oder 38. Woche. Sprechen Sie mit Ärztin und Hebamme über den Termin und die Unsicherheiten bei der genauen Bestimmung Ihrer persönlichen Schwangerschaftswoche.

MANUELLE PLAZENTALÖSUNG

Wenn die Plazenta sich nach der Geburt des Babys verzögert, nur teilweise oder gar nicht löst, kann es zu einer verstärkten Blutung kommen. Verursacht wird sie von einer relativ

Auswirkungen sexueller Gewalt

Es ist bekannt, dass bei einigen Frauen das intensive körperliche Erlebnis einer Schwangerschaft oder Geburt Erinnerungen an das vergangene Trauma sexueller Gewalt zurückbringt. Wir möchten betroffene Frauen ermutigen, Unterstützung in Anspruch zu nehmen, wenn es ihnen schwerfällt, die Schwangerschaft zu genießen, oder sie Angst vor der Geburt haben.

großen Wundfläche in der Gebärmutter, die so lange stark bluten kann, bis die Plazenta geboren ist. Dieses Problem taucht bei etwa zwei Prozent aller Geburten auf.

Die Hebamme wird immer wieder überprüfen, ob die Plazenta sich inzwischen gelöst hat. Sie selbst merken das, wenn es im Unterbauch zieht oder drückt oder plötzlich eine Wehe kommt. Wenn Sie keine starke Blutung haben, wird die Hebamme nach 30 bis 60 Minuten versuchen, die Plazenta mit gleichmäßigem Zug an der Nabelschnur und Druck auf die Gebärmutter zu gewinnen. Dazu werden Sie über eine Infusion ein Wehenmittel bekommen. Bevor die Plazenta manuell gelöst werden muss, können Ihre Hebamme oder die Geburtshelfer zunächst noch einige »Tricks« versuchen. Das geht natürlich nur, wenn die Blutung sich in Grenzen hält. Weitere unterstützende Maßnahmen können bis dahin sein:
- Stimulation der Brustwarzen oder Anlegen des Babys, um Wehen anzuregen
- Entleeren der Harnblase
- Massage des oberen Teils der Gebärmutter
- Akupunktur
- aufrechte Haltungen wie Stehen
- Injektion einer Kochsalzlösung mit einem Wehenhormon in die Nabelschnurvene
- Unterstützung durch einen Wehentropf

Falls die Plazenta sich dennoch nicht von selbst löst oder eine starke Blutung auftritt, muss die Plazenta manuell gelöst werden. Dazu tastet die Geburtshelferin mit der Hand nach den Resten oder der anhaftenden Plazenta. Dieser Eingriff findet, wenn es schnell gehen muss, in einem OP unter Vollnarkose statt. Wenn die Blutung nicht so stark ist, kann auch eine Leitungsanästhesie gelegt werden. Danach helfen Wehenmittel, die Gebärmutter in einem guten Kontraktionszustand zu halten. Damit nach dem Eingriff keine Infektionen auftreten, werden meist vorbeugend Antibiotika gegeben.

STARKE BLUTUNGEN

Glücklicherweise haben nur sehr wenige Frauen nach der Geburt des Babys und der vollständigen Plazenta das Problem einer starken Blutung. Falls sie kurz nach der Geburt doch auftritt, wird zuerst nach Verletzungen geforscht, die gegebenenfalls versorgt werden müssen. Dann wird kontrolliert, ob die Gebärmutter gut kontrahiert ist. Manchmal treten starke Blutungen aufgrund bestehender gesundheitlicher Probleme auf. Aber in den meisten Fällen liegt es daran, dass die Gebärmutter sich nicht gut zusammenzieht.

Eine plötzliche, starke Blutung ist immer ein medizinischer Notfall. Aber sowohl das Kreißsaalteam als auch die Hausgeburtshebamme sind darauf gut vorbereitet und wissen genau, was zu tun ist. Sie werden intensiv überwacht und müssen eine Reihe von Sofortmaßnahmen über sich ergehen lassen. Meistens hört die Blutung dann auf. In extrem seltenen Situationen kann ein operativer Eingriff notwendig werden.

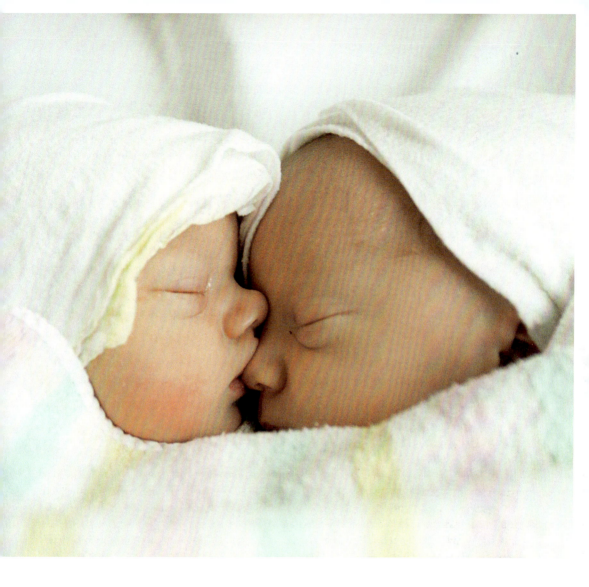

Besondere Geburten

PERINATALZENTREN

Zur bestmöglichen Betreuung von Müttern und ihren Babys sind in Deutschland Kliniken definiert, die besondere Unterstützungsmöglichkeiten bereithalten.

- Level-1-Zentren werden von anerkannten Neugeborenenmedizinern und ärztlichen Geburtshelfern geleitet. In ihnen sind Geburtsstation, Operationssaal und Neugeborenenintensivstation mit mindestens sechs Plätzen miteinander verbunden. Sie verfügen über ständige Arztbereitschaft und einen Neugeborenen-Notarzt für die umliegenden Krankenhäuser ohne Spezialabteilungen. Level-1-Zentren sind für Schwangerschaften vorgesehen, bei denen das Risiko für die Babys als sehr hoch eingeschätzt wird, wie dies etwa bei Drillingsschwangerschaften der Fall ist.

- Level-2-Zentren müssen bei sonst ähnlicher Ausstattung nur vier Intensivpflegeplätze für Neugeborene bereithalten. Hier werden Schwangerschaften mit hohem Risiko für das Baby betreut, wie es bei Zwillingsschwangerschaften oder bei schwangerschaftsbedingten Erkrankungen der Mutter gegeben sein kann.
- Perinatale Schwerpunkte sollen flächendeckend Unterstützungsmöglichkeiten bieten, um plötzliche kindliche Notfälle aus dem Normalbetrieb der Geburtsabteilung für eine begrenzte Zeit zu versorgen. Sie werden von Kinderärzten geleitet und haben Beatmungsplätze, aber keine spezielle Intensivstation für Neugeborene.
- In normalen Geburtskliniken können laut Empfehlung schwangere Mütter ohne Besonderheiten bei zeitgerechten Geburten betreut werden. Dies sind immerhin 90 Prozent aller Geburten.

MEHRLINGE

Mehrere Kinder bis zum Termin auszutragen bedeutet eine große Belastung für den Körper. Eine gute Unterstützung durch Partner, Familie und wenn möglich eine Haushaltshilfe ist in dieser Zeit daher besonders wichtig. Vor allem das zusätzliche Gewicht und der enorme Leibesumfang können viele Beschwerden zur Folge haben: Schlaflosigkeit, Krampfadern, Sodbrennen und Ödeme können unangenehme Begleiter sein.

Entlastung organisieren

Eine Arbeitsunfähigkeitsbescheinigung oder ein Beschäftigungsverbot spätestens ab der 28. Schwangerschaftswoche kann Sie entlasten. Auch unterstützende, entspannende Methoden wie Yoga, Atemarbeit, Entspannungstechniken und Akupunktur haben vielen Frauen geholfen. Wenn dies nicht Ihre ersten Kinder sein sollten, brauchen Sie jemanden, der Ihnen im Haushalt zur Hand geht. Sprechen Sie mit Ihrer Ärztin, ob sie Ihnen eine Haushaltshilfe verordnen kann. Eine Hebamme kann Hausbesuche bei Ihnen machen und Ihnen verschiedene entlastende Entspannungs- und Atemübungen beibringen.

Risiko Frühgeburt

Im Durchschnitt dauert eine Zwillingsschwangerschaft 37 Wochen. Drillinge und Vierlinge haben eine deutliche Tendenz, vor der 34. Schwangerschaftswoche zur Welt kommen zu wollen. Das Risiko einer Frühgeburt ist bei jeder Mehrlingsschwangerschaft gegeben. Wir haben aber schon recht viele gesunde und kräftige Zwillinge nach vaginalen Geburten in der Klinik danach zu Hause besuchen dürfen. Dennoch kommen ungefähr 7 Prozent der Zwillinge und 15 Prozent der Drillinge vor der 30. Schwangerschaftswoche zur Welt. Diese Babys sollten nur in Kliniken mit Frühgeborenenintensivstationen geboren werden, um anstrengende Transporte und eine Trennung von der Mutter zu vermeiden. Diese Babys müssen über Wochen in der Kinderklinik bleiben, bis sie nach Hause entlassen werden können. Auch die Rate von Mangelgeburten, Totgeburten und Erkrankungen der Mütter, wie zum Beispiel Präeklampsie (Seite 148), ist bei Mehrlingen erhöht. Ob es Mutter und Kindern gut geht, wird daher mit häufigeren Vorsorgeuntersuchungen kontrolliert.

Soll die Geburt eingeleitet werden?

Wenn in der Schwangerschaft ein besonderes Risiko für die Kinder auftaucht, wird frühestens ab der 32. Schwangerschaftswoche zu einer Geburtseinleitung oder zu einem Kaiserschnitt geraten. Sonst wird ab der 37. Schwangerschaftswoche, wenn die Gefahr einer Frühgeburt vorbei ist, ein Gespräch darüber stattfinden, ob die Geburt eingeleitet werden soll. Mehr als zwei Babys werden in Deutschland immer mithilfe eines Kaiserschnitts geboren, während bei gut entwickelten Zwillingen, die nach der 33. Woche geboren werden, die Möglichkeit einer vaginalen Geburt besteht. Immer vorausgesetzt, der erste Zwilling hat sich mit dem Köpfchen nach unten ins Becken gelegt. Auch wenn der zweite Zwilling nicht in Schädellage liegt, zeigen Studien, dass bei vaginalen Geburten kein Anstieg von Problemen festzustellen ist.

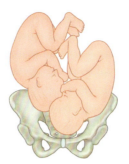
Beide Kinder in Schädellage.

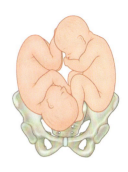
Schädel- und Beckenendlage.

Wie Zwillinge geboren werden

Während der Geburt werden beide Babys mittels CTG überwacht. Oft wird eine Periduralanästhesie empfohlen, damit ein eventuell für die vaginale Geburt ungünstig liegender zweiter Zwilling schnell in eine gute Position manövriert werden kann. Das kann vorkommen, wenn der zweite Zwilling sich nach der Geburt des ersten nicht mit seinem Köpfchen nach unten einstellt. Bei einer gut liegenden Schmerzausschaltung können die Geburtshelfer dann mit der Hand in die Gebärmutterhöhle greifen, um dem Baby auf die Welt zu helfen, ohne dass Sie bei diesem Vorgang Schmerzen verspüren.

Zwischen den Geburten der Kinder gibt es oft eine Verschnaufpause von 20 bis 30 Minuten. So haben Sie die Zeit, Ihr erstes Baby gemeinsam mit Ihrem Partner ein wenig zu bewundern, bevor Sie Ihr nächstes Baby begrüßen dürfen. Manchmal machen die beiden die Geburt auch etwas komplizierter, indem der erste Zwilling vaginal geboren wird und der zweite Zwilling so stecken bleibt, dass ein Kaiserschnitt erforderlich wird. Aber das kommt zum Glück nicht häufig vor.

Besonderheiten bei der Nachgeburtsphase

Da die Gebärmutter von zwei oder mehr Babys sehr gedehnt ist, kann sie Schwierigkeiten

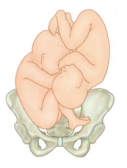
Beckenendlage und Schädellage.

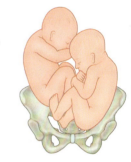
Beide Zwillinge in Beckenendlage.

haben, sich genügend rasch zurückzubilden. Daher kann es zu verstärkten Blutungen kommen. Aus diesem Grund wird die Nachgeburtsphase nach Mehrlingsgeburten immer medikamentös mithilfe eines Wehentropfs geleitet, um zu vermeiden, dass die Mutter viel Blut verliert und dadurch geschwächt wird. Mit zwei oder mehr wundervollen kleinen Menschen, für die Sie ab nun sorgen dürfen, werden Sie viel Kraft brauchen.

FRÜHGEBORENE BABYS

Manche Babys haben es einfach eiliger! Als frühgeborene Babys bezeichnet man alle Babys, die vor der vollendeten 37. Schwangerschaftswoche geboren werden. Frühgeborene sind meist unterdurchschnittlich klein und untergewichtig. Ihre Atmung klingt angestrengt und beschleunigt. Sie haben ein schwaches Stimmchen, eine gerötete und geschwollene Haut, ausgeprägte Lanugobehaarung (so bezeichnet man den Haarflaum, der Babys bedeckt), verminderte Muskelspannung und fehlende Ohrknorpel. Außerdem erreichen die Nägel die Finger- und Zehenkuppen noch nicht. Bei Jungen sind die Hoden noch nicht in den Hodensack gewandert, während bei Mädchen die Schamlippen weit offen stehen. Trotz aller vorsorgenden Bemühungen werden nach wie vor fünf Prozent aller Babys vor der 37. Schwangerschaftswoche geboren.

Jeder Tag zählt

Der früheste Zeitpunkt, ab dem ein kleiner Mensch mit sehr viel Hilfe überleben konnte, war bisher die 22. Schwangerschaftswoche. Das Überleben dieses Babys grenzte an ein Wunder. Die besseren Chancen beginnen ab der 25. Schwangerschaftswoche mit etwa 32 Prozent. In diesen recht frühen Stadien bedeutet jeder weitere Tag in der Gebärmutter eine Erhöhung der Überlebenschance von zwei Prozent. Ab der 30. Woche überleben 90 Prozent der Kinder und ab der 32. Woche sogar 96 Prozent.

Die medizinische Versorgung

Je früher ein Baby zur Welt kommt, desto wichtiger ist eine geburtshilfliche Klinik mit einer angegliederten Kinderklinik, die eine Frühgeborenenintensivstation besitzt, um seine Chancen für ein gesundes Leben zu erhöhen. Das sind häufig die großen Kliniken, die Perinatalzentren sind. Wenn bei Ihnen eine Frühgeburt droht, sollten Sie gleich das nächstliegende Zentrum ansteuern, um sich und Ihrem Baby alle weiteren Transporte zu ersparen. In der geburtshilflichen Klinik wird man versuchen, die Geburt noch etwas aufzuhalten, um eine lungenreifefördernde Behandlung für Ihr Baby abzuschließen. Dazu bekommen Sie im Abstand von 24 Stunden zweimal ein Glukokortikoid gespritzt, damit die Lungenbläschen Ihres Babys schneller reifen.

Anzeichen für eine Frühgeburt

Eine Frühgeburt kündigt sich mit vorzeitigen Wehen und einer Verkürzung des Gebärmutterhalses an, die Sie manchmal deutlich, manchmal kaum merken. Sie müssen sofort in ein Perinatalzentrum, wenn vor der 33. Schwangerschaftswoche die Fruchtblase platzt, eine Blutung eintritt oder Sie Wehen entwickeln, die den Muttermund öffnen.

Die Zeit nach der sehr frühen Geburt eines Babys wird immer extrem fordernd für alle Beteiligten sein. Denken Sie daran, dass Ihr Kind jetzt besonders viel Zuwendung in Form von Hautkontakt und tröstenden Worten benötigt (siehe Känguru-Methode Seite 249). Holen Sie sich von Familie, Freunden und Fachpersonal so viel Hilfe, wie es nur geht, um diese Phase gut zu überstehen.

DIE GEBURT EINES TOTEN BABYS

Der Tod eines Babys ist wohl das Traurigste, das wir erleben können. Es ist schwer zu akzeptieren, schockiert uns und lässt uns hoffnungslos zurück. Wenn feststeht, dass das Baby gestorben ist, haben die Mütter die schwere Aufgabe vor sich, das Baby zu gebären, mit dem Wissen, dass es nicht leben wird.

Wir wissen inzwischen vieles, was es zu beachten gilt, damit Sie auf lange Sicht mit dem Verlust Ihres Babys leben können. Wenn Sie selbst auch eher das Gefühl haben, am liebsten nicht dabei sein zu wollen oder sich betäuben lassen möchten, sollten Sie dem nicht nachgeben, denn es wird Ihnen nicht helfen. In solch einer

Situation ist es wichtig, sich selbst bewusst zu sein, auch wenn es noch so wehtut.

Schauen Sie sich Ihr totes Baby an. Es wird in Wirklichkeit nie so schrecklich aussehen wie in unseren Fantasien und Träumen, die uns verfolgen können, wenn wir es nicht angesehen haben. Auch wenn Ihr Baby krank war oder eine Fehlbildung hat, bitten Sie die Hebamme, es Ihnen zu zeigen. Schauen Sie sich das Schöne an Ihrem Baby an. Seine kräftigen Haare oder das hübsche Gesicht und die zarten, kleinen Hände. Lassen Sie von der Hebamme ein Foto machen und sich vielleicht eine kleine Haarsträhne abschneiden oder einen Fußabdruck nehmen. Diese Zeugnisse von dem, was Sie erlebt haben, werden Ihnen später beim Verarbeiten dieses Teils Ihrer Lebensgeschichte wichtig sein und helfen. Wenn Sie sich Ihr Baby noch nicht gleich anschauen können, wird es möglich sein, es noch in den nächsten Tagen in der Pathologieabteilung der Klinik oder dem Beerdigungsinstitut zu sehen. Alle Menschen, die ein Baby verlieren, und alle, die sie dabei begleiten, sind zuerst einmal geschockt. Oft ist es ein langer und mühsamer Weg, das Geschehene anzunehmen und sich selbst zu verzeihen. Viele Eltern betrachten den Verlust eines Babys wie einen großen Misserfolg, den man nicht zeigen sollte. Denken Sie nicht so! Der Tod Ihres Babys ist Ihre persönliche Erfahrung und ein ganz besonders wichtiger Teil Ihrer Lebens- und Familiengeschichte. Auch wenn Sie diese Erfahrung lieber nicht gemacht hätten, wird sie in ihrer Intensität Ihr zukünftiges Leben beeinflussen. Sprechen Sie über Ihre Gedanken und Gefühle oder schreiben Sie alles auf, was Sie bewegt. Wenn Sie schon Kinder haben, schließen Sie diese nicht aus vom Abschiednehmen und Trauern. Sagen Sie ihnen nur, dass sie nicht schuld sind am Tod des Babys. Akzeptieren Sie, dass Väter anders trauern, dass ihre Trauer vielleicht weniger intensiv erscheint. Männer haben oft nicht gelernt, mit ihren Gefühlen nach außen zu treten.

Nach der Geburt des Babys können Sie gleich nach Hause gehen oder noch einige Tage in der Klinik bleiben. Wahrscheinlich werden Sie Tabletten bekommen, die die Milchbildung unterdrücken oder abschwächen. Sie haben einen Anspruch auf Wochenbettbetreuung durch eine Hebamme.

Wenn Sie wieder am normalen Leben teilnehmen wollen, ist es gut, anfangs nicht allein unterwegs zu sein, damit Ihre Begleitperson auf alle Fragen antworten und alle Menschen informieren kann, die von Ihrem Baby wussten. Viele Menschen werden befangen sein und nicht wissen, wie sie auf Sie zugehen können.

Die Möglichkeit von Tod in Verbindung mit Geburt wird oft wie ein Tabuthema behandelt, vielleicht, weil es hier nur noch sehr selten vorkommt und daher der Umgang damit in unserer Gesellschaft weitgehend unbekannt ist. Suchen Sie sich ein Netz von Unterstützung, das Ihnen hilft, Sie zu tragen. Dazu können Familienmitglieder, Freunde und auch professionelle Helfer wie Hebammen, Ärzte, Sozialarbeiter, Therapeuten und Seelsorger gehören. 86 Prozent der toten Babys und dadurch späteren Totgeburten werden festgestellt, bevor Geburtswehen beginnen. Die restlichen der totgeborenen Babys sterben während der Geburt. Dafür ist in den meisten Fällen eine plötzliche Sauerstoffunterversorgung durch vorzeitige Plazentalösungen oder durch Nabelschnurkomplikationen die Ursache.

Wenn die Ursache für den Tod eines Babys unklar ist, kann mit Einwilligung der Eltern eine Obduktion des Babys vorgenommen werden. Diese Einwilligung kann innerhalb von zwölf Stunden (gerechnet wird in der Zeit von 6 bis 18 Uhr) widerrufen werden. Auch eine feingewebliche Untersuchung der Plazenta kann eventuell Aufschluss über die Todesursache geben.

Geburt von A bis Z

Analgetika Medikamente, die zur Aufhebung der Schmerzempfindlichkeit eingesetzt werden.

Beckenboden Muskulatur, die den Abschluss des kleinen Beckens bildet. Diese Muskulatur wird in der Schwangerschaft weicher und durch die Geburt gedehnt. Die deutlich verminderte Spannung muss nach der Geburt durch Rückbildungsgymnastik wieder aufgebaut werden.

Bilirubin Gallenfarbstoff, der vor allem beim Abbau des roten Blutfarbstoffs (Hämoglobin) entsteht. In hohen Konzentrationen Auslöser für die Neugeborenengelbsucht.

Dammschnitt (Episiotomie) Durchtrennung des Dammgewebes. Dadurch soll die Geburt beschleunigt beziehungsweise erleichtert werden.

Dopton Kleines Hand-Ultraschallgerät, mit dessen Hilfe Hebammen die kindlichen Herztöne kontrollieren können. Kommt vor allem bei außerklinischen Geburten zum Einsatz.

Epiduralraum Die im Wirbelkanal gelegene äußere Hülle des Rückenmarks.

Fontanelle Lücken im knöchernen Schädel des Babys. Sie ermöglichen, dass sich die Schädelknochen während der Geburt übereinanderschieben und der Kopfumfang sich dadurch verkleinert.

Forceps Geburtszange. Instrument, mit dessen Hilfe Geburten beschleunigt beendet werden können.

Gebärmutterhals (Zervix) Unterer Teil der Gebärmutter, der in die Vagina hineinragt.

Geburtseinleitung Medikamentöse Einleitung der Geburt vor dem natürlichen Wehenbeginn.

Geburtskanal Der Weg, den das Baby während der Geburt nimmt: Dazu gerechnet werden das knöcherne Becken und der untere Teil der Gebärmutter mit Gebärmutterhals, Vagina und Beckenbodenmuskulatur.

Harn- und Stuhlinkontinenz Unfähigkeit, Harn oder Stuhl zu halten.

Intubationsnarkose Inhalationsnarkose, bei der das Narkosegas über einen Schlauch verabreicht wird – auch Vollnarkose genannt.

Kontraktion Anderes Wort für Wehen. Wörtliche Bedeutung: Zusammenziehung.

Leitungsanästhesie Schmerzausschaltung, bei der ein Nerv betäubt wird. Häufigste Form ist die PDA.

Mekonium Auch Kindspech. Erster, dunkelgrüner Stuhl von Babys.

Mikroblutuntersuchung MBU, Blutentnahme aus der Kopfhaut des Babys während der Geburt zur pH-Messung, um Erkenntnisse über seine Sauerstoffversorgung zu gewinnen.

Muttermund Öffnung des Gebärmutterhalses, der sich in der Eröffnungsphase der Geburt durch Wehen schmerzhaft aufdehnt.

Nachgeburt Besteht aus Plazenta, Eihäuten und Nabelschnur und wird nach der Geburt des Babys ausgestoßen. Erst dann ist die Geburt beendet und das Wochenbett beginnt.

Oligohydramnion Verminderung der Fruchtwassermenge.

Oxytocin Ein Hormon, das im Gehirn gebildet wird. Es löst Wehen aus und spielt bei der Rückbildung der Gebärmutter sowie bei der Milchbildung eine wichtige Rolle.

Periduralanästhesie PDA, auch Epiduralanästhesie genannt, ist eine Leitungsanästhesie, in der ein Lokalbetäubungsmittel in den Periduralraum gespritzt wird, um den unteren Beckenbereich schmerzunempfindlich zu machen.

Perinatalmedizin Ein Teilgebiet der Medizin, das sich mit Mutter und Kind während und nach der Geburt beschäftigt.

pH-Wert Maß für die Konzentration von Wasserstoffionen in wässriger Lösung. Damit wird nach der Geburt des Babys bestimmt, ob es während der Geburt ausreichend mit Sauerstoff versorgt worden ist, indem Blut aus der Nabelschnur entnommen wird.

Plazenta accreta Bezeichnet in der Geburtshilfe eine Störung im Bereich der Haftfläche, bei der die Plazenta mit der Gebärmutterschleimhaut oder der Gebärmuttermuskulatur verwachsen ist. Dadurch löst sich die Plazenta nach der Geburt des Kindes nicht, und es kann zu erheblichen Blutungen kommen.

Polyhydramnion Eine übermäßige Fruchtwassermenge von über 1,5 bis 2 Litern.

Präventiv Aus dem Lateinischen für »zuvorkommend, verhütend« bezeichnet man vorbeugende Maßnahmen, um ein unerwünschtes Ereignis oder eine unerwünschte Entwicklung zu vermeiden.

Primärer Kaiserschnitt Ein geplanter Kaiserschnitt, vor Einsetzen der Wehen.

Pudendusblock Eine Leitungsanästhesie, die den Beckenboden, den Dammbereich, die Schamlippen und das untere Vaginaldrittel ohne negative Beeinflussung von Wehenschmerz und Pressdrang betäubt.

Sectio caesarea Auch Kaiserschnitt. Das Baby wird mittels eines operativen Eingriffs entbunden. Dabei werden Bauchraum und Gebärmutter geöffnet.

Sekundärer Kaiserschnitt Entscheidung zur Schnittentbindung nach Einsetzen der Geburt aufgrund von Komplikationen.

Spasmolytika Krampflösende Medikamente.

Spinalanästhesie Leitungsanästhesie, in der ein Lokalbetäubungsmittel in den Spinalraum gespritzt wird und in der Geburtshilfe zur gewünschten Betäubung des unteren Beckenbereichs führt.

Thrombose Blutpfropfbildung in Arterien oder Venen.

Vakuumextraktion (VE) Geburt mithilfe einer Saugglocke.

Wunschkaiserschnitt Kaiserschnitt, der ohne medizinischen Grund durchgeführt wird.

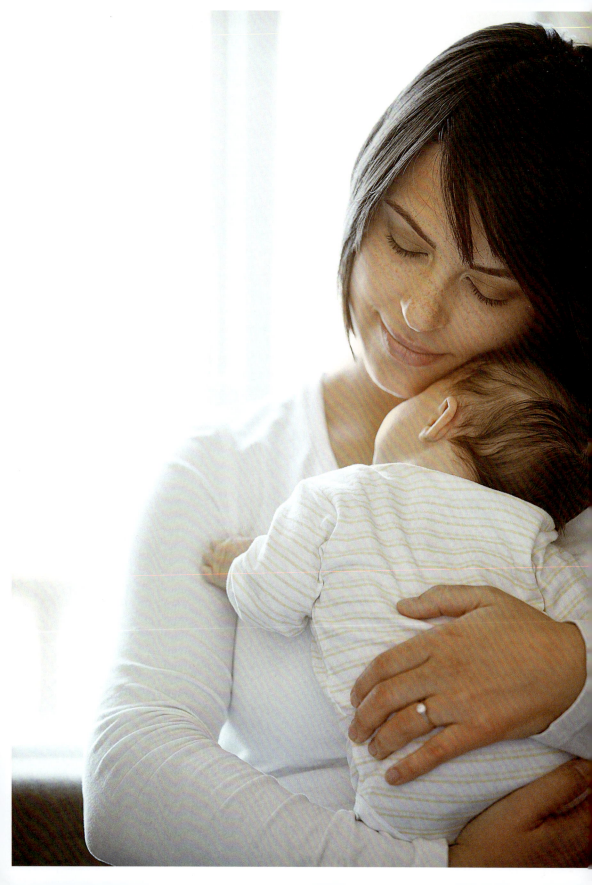

KAPITEL 3

WOCHENBETT & STILLEN

*Herzlichen Glückwunsch, Sie haben es geschafft!
Der kleine Mensch in Ihren Armen übertrifft mit Sicherheit
alle Ihre Vorstellungen. Nach der anstrengenden Geburt können
Sie sich nun auf die »Flitterwochen« mit Ihrem Baby freuen.*

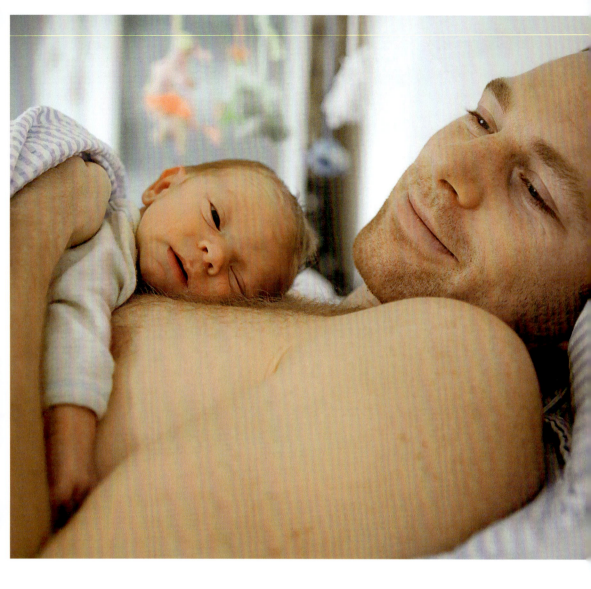

»Flitterwochen« mit dem Baby

Genießen Sie Ihr Wochenbett von Herzen. Diese Zeit gehört nur Ihnen und Ihrer neuen Familie. Sie werden merken, dass auch Ihr Körper für diese Pause dankbar ist.

Die Zeit des Wochenbetts wird ein ganz außergewöhnlicher Abschnitt in Ihrem Leben sein. Wir Hebammen nennen diese Zeit daher oft »Flitterwochen« mit dem Baby. Lernen Sie Ihr Kind langsam kennen. Versuchen Sie, seine Körpersprache zu verstehen, verlieben Sie sich in seine unverwechselbaren Eigenheiten. Schließlich werden Sie von nun an Ihr Leben mit diesem kleinen Menschen teilen. Die erste Zeit mit Ihrem Baby ist wie der Beginn einer Liebesbeziehung: gleichermaßen schön, aufwühlend und berührend.

Erschrecken Sie also nicht, wenn Ihre Gefühlslage auch widersprüchlich ist. Freude und Stolz können gepaart sein mit Sorge, Angst und einem manchmal erdrückenden Gefühl von Verantwortung. Die besondere Atmosphäre, die Ihr Baby mitbringt, lässt Sie in einem Augenblick fast euphorisch und voller Glück und im nächsten vollkommen am Boden zerstört und traurig sein. Vielleicht dauert es auch ein Weilchen, bis Sie sich in Ihr Baby verlieben, weil Sie von einer anstrengenden Geburt noch vollkommen erschöpft sind. All dies ist überhaupt nicht ungewöhnlich. Sie haben etwas Großes geleistet und brauchen nun Ruhe, Zeit und viel Unterstützung, um sich, Ihrem Partner und dem Baby einen guten Start ins Familienleben zu ermöglichen.

Die nächsten sechs bis acht Wochen gehören daher nur Ihnen und Ihrer kleinen Familie. In dieser Zeit können Sie sich erholen, erste Bande zu Ihrem Kind knüpfen und beginnen, den Alltag mit Kind zu organisieren. Damit Sie wirklich ungestört sind, ist es auch gesetzlich geregelt, dass Sie die ersten acht Wochen nach der Geburt nicht beschäftigt werden dürfen. Bei sehr kleinen Frühgeborenen, die weniger als 2500 Gramm wiegen, und bei Mehrlingen verlängert sich diese Frist auf zwölf Wochen. Das Einhalten einer gewissen Schonzeit ist auch aus medizinischer Sicht sinnvoll.

Gönnen Sie sich diese Pause, schließlich hat Ihr Körper in den letzten Monaten hart gearbeitet. Er braucht nun Erholung, um allmählich in seine alte Form zurückzufinden.

Bis sich alle Veränderungen durch Schwangerschaft und Geburt zurückgebildet haben, wird es allerdings noch ein wenig dauern. Eine alte Hebammenweisheit sagt: »So lange wie die Schwangerschaft dauert auch die Rückbildung!« Lassen Sie sich daher Zeit und erwarten Sie nicht gleich zu viel. Dass die körperliche Umstellung nicht von heute auf morgen geht, können Sie auch daran erkennen, dass Sie frühestens sechs bis acht Wochen nach der Geburt die erste Regelblutung bekommen. Bei 10 bis 15 Prozent aller stillenden Frauen kann es sogar vorkommen, dass sich ihr Zyklus nach einem halben Jahr noch nicht wieder eingestellt hat.

Denken Sie schon während der Schwangerschaft daran, ein möglichst ruhiges Wochenbett vorzubereiten. Besonders bei einer ambulanten Geburt brauchen Sie Hilfe im Haushalt.

KULTUR UND GESCHICHTE DES WOCHENBETTS

In der Zeit des Wochenbetts vollzieht sich eine der größten Veränderungen im Leben einer Frau und eines Paares. Nicht nur die körperlichen Umstellungen nach neun Monaten Schwangerschaft und das Geburtserlebnis müssen verarbeitet werden. Das neugeborene Kind muss in die bestehende Zweierbeziehung oder Familie integriert werden. Die Paar- bzw. Familienbeziehungen zueinander ändern sich, weil einer der beiden Partner vorübergehend aus dem Arbeitsleben aussteigt oder beide Elternteile ihre Arbeitstätigkeiten reduzieren, um die Versorgung ihres Babys zu gewährleisten. Auf der psychischen Ebene vollzieht sich nach der Geburt des ersten Babys ein einschneidender Rollenwechsel: Tochter und Sohn sind selbst Mutter und Vater geworden und damit konfrontiert, ihre Verantwortung als Eltern anzunehmen. Die Gründung einer Familie, aber auch der Zuwachs in eine bereits bestehende Familie, ist von weitreichender Bedeutung. Die Betreuung während Schwangerschaft und Geburt ist ausgerichtet auf medizinische Faktoren. Psychosoziale Entwicklungen hingegen werden nicht genügend berücksichtigt. Ein allzu starkes Betonen von Risikofaktoren in der Schwangerschaft kann zu Verunsicherung und mangelnder Übernahme von Eigenverantwortung in der Elternrolle führen. In der Wochenbettzeit fühlen sich Eltern in der Folge überfordert und weitgehend sich selbst überlassen.

In den vergangenen Jahrzehnten hat das »Wochenbett« in unserer Gesellschaft allmählich an Beachtung verloren, der Hauptblick in der Betreuung ist auf Schwangerschaft und Geburt ausgerichtet. Dies hat mehrere Ursachen. Zum einen sind mit der allgemeinen Verbesserung der Lebensumstände Komplikationen im Wochenbett eher zu einer Seltenheit geworden, und eine länger dauernde medizinische Überwachung des Wochenbettverlaufs in der Klinik wird als nicht mehr notwendig betrachtet. Um die Kosten im Gesundheitswesen zu verringern, wurde die Finanzierung des Wochenbettaufenthaltes für die Klinik im Verlauf der letzten Jahre bei unkompliziertem Verlauf von zehn auf sechs und nun auf zwei bis drei Tage verkürzt. Nach einer Kaiserschnittgeburt blieben die Mütter mit ihren Babys in unserer Ausbildungszeit, Anfang der 80er Jahre, noch zwei Wochen in der Klinik. Heute sind es vier bis fünf Tage.

Wir unterstützen aufgrund unserer langen Erfahrung in der Betreuung nach der Geburt eines Babys die Forderungen unseres Hebammenverbandes für eine Wochenbettkultur, die für Mutter und Kind und im weiteren Sinne für die gesamte neue Familie einen Rahmen schafft. Einen Rahmen, der umfassende und fachliche Unterstützung bietet, damit sich innerhalb der jungen Familien gesunde Bindungsstrukturen entwickeln und die Familie in guter Begleitung in die neue Lebenssituation hineinwächst.

Die Geschichte des Wochenbetts

Wie auch die Geburt fand die Zeit des Wochenbett bis weit ins 20. Jahrhundert hinein überwiegend im eigenen Haus oder der eigenen Wohnung statt. Traditionell war Hilfe durch verwandte Frauen und Nachbarinnen für die Versorgung der neuen Mutter und deren Familie üblich. Eine Hebamme kam ein- bis zweimal täglich, um die Wöchnerin und das Baby zu untersuchen und mit Rat und Tat zur Seite zu stehen. Für die Zeit des Wochenbetts herrschte eine Vielzahl von regional unterschiedlichen Ritualen, Bräuchen und Verboten, die der Wöchnerin in einem Zeitraum von meist 40 bis 41 Tagen Schutz und eine Sonderstellung sicherten. Sie hatte für eine bestimmte Zeit im Bett zu liegen, wurde zum Beispiel mit der »Wochensuppe«, die ihr eine Nachbarin brachte, versorgt und durfte das Haus meist erst nach Ablauf dieser Zeit wieder verlassen. Sie war von ihren normalen Arbeitsaufgaben eine Zeit lang befreit und hatte so gute Chancen, gestärkt und gesund aus dieser Zeit herauszukommen.

Ab Ende des 19. Jahrhunderts zogen viele Menschen im Zuge der Industrialisierung in die Städte, alte Familienstrukturen und die damit verbundene traditionelle nachbarschaftliche Hilfe existierten dort so nicht weiter. Bis nach dem Zweiten Weltkrieg gingen Schwangere zur Geburt und während des Wochenbett nur bei großen Problemen in ein Krankenhaus, weil dort die Kosten für die Hilfe am höchsten waren. Auch Ärzte und Hebammen mussten für Hausgeburten bezahlt werden, waren aber günstiger als die Klinikhonorare. Durch die Verbreitung von Krankenversicherungen und deren Übernahme von Geburtskosten und anschließender zehntägiger Betreuung, wurden ab 1953 schon 50 Prozent der Babys in Krankenhäusern geboren. Aufgrund mutmaßlicher Hygienevorteile erfolgte die Unterbringung von Wöchnerinnen und Babys getrennt. Die Babys durften von den nächsten Verwandten nur durch eine Scheibe bewundert werden und wurden alle vier Stunden für 30 Minuten zum Stillen zur Mutter gebracht. Vor und nach dem Stillen wurde das Baby gewogen. Wenn es nicht die vorgeschriebene Menge zu sich genommen hatte, wurde oft mit künstlicher Nahrung zugefüttert. Ein Abweichen von diesen starren Regeln war kaum möglich. Die Eltern konnten den Umgang mit ihrem Baby erst nach der Entlassung aus der Klinik lernen.

In den 70er- und 80er-Jahren des 20. Jahrhunderts wollten die Mütter diese Trennung nicht mehr, und so setzte nach und nach ein Wandel in der Organisation der Wochenstationen ein. Heute können Mütter ihre Babys den ganzen Tag bei sich haben, dürfen mit ihnen zusammen im Bett schlafen und sie immer dann anlegen, wenn diese hungrig sind. Den Alltag mit Baby können junge Mütter so schon in der Klinik üben.

Rollenmodelle – und Mythen

Die typischen Bilder, die in Illustrierten und der Fernsehwerbung zu sehen sind, zeigen eine Supermama, einen Superpapa und ein perfektes Baby. Supermama in der Werbung sieht gepflegt aus, hat frisch gewaschenes Haar und einen zur Kleidung passenden Lippenstift. Die Geburt hat keine Spuren hinterlassen. Sie passt in ihre alte, modische Kleidung. Keine nassen Ränder von überlaufenden Brüsten sind auf der perfekt gebügelten Bluse zu entdecken und sie schmeißt sich sogar mit Wucht aufs Sofa. Sie wartet mit einem Gourmetmahl auf ihren Liebsten, der mit einer gehobenen Mittelklassekarosse gut gelaunt von der Arbeit kommt. Er ist sofort als Superpapa auszumachen, da er Blumen mitbringt, sich eine gebügelte Schürze umbindet und die letzten Vorbereitungen fürs Abendessen unterstützt. Während des ganzen Spots liegt das Baby in sauberen Windeln, fröhlich glucksend an einer Stelle. Die übliche Abendschreistunde und Bauchweh scheint es nicht zu kennen und ist anscheinend sofort in der Lage, sich dem Leben der Eltern problemlos anzupassen.

Aber nun zur Realität! 15 bis 20 Prozent der Paare sind getrennt oder geschieden, wenn das Kind vier Jahre alt wird. Am häufigsten werden folgende Gründe genannt: Veränderungen in der Beziehung, zu wenig Anteilnahme des Vaters, zu viel Streit und Auseinandersetzung, Enttäuschung und Eifersucht des Vaters, weil sich die Mutter seiner Meinung nach zu sehr ums Kind kümmert.

Die Elternrolle ist wohl doch nicht so leicht einzunehmen, wie die Werbung suggeriert. Es bedarf vielmehr einer großen Offenheit untereinander und vieler neuer Lernprozesse.

Viele Frauen leiden unter der niedrigen sozialen Bewertung, nach der Geburt mit der Rolle »nur Mutter« zu leben. Männer können sich eine Elternzeit oft nicht vorstellen, weil sie mit Karrierebrüchen rechnen. Planen Sie mit eingeschränkten Finanzen, wenn einer von Ihnen zu Hause bleibt. Sprechen Sie über die angestrebte Verteilung der Rollen nach der Geburt des Kindes und bewahren Sie sich die Offenheit, die Modelle wieder zu verändern, wenn alles nicht so klappt, wie Sie sich es vorgestellt haben. Was Sie dabei lernen werden, ist Flexibilität. Das wird für Ihre Beziehung und Ihr weiteres Leben ein großer Gewinn sein.

Hebammen sind für Sie da!

Organisieren Sie, auch wenn Sie die ersten Tage in der Klinik bleiben sollten, für die Frühwochenbettzeit zu Hause neben einer Unterstützung im Haushalt auch eine Hebamme für Betreuung, Beratung und fachkompetente Hilfe. Nach einer außerklinischen Geburt können Mutter und Baby üblicherweise etwa vier Stunden nach der Geburt nach Hause gehen. Hebammenbetreuung und Unterstützung für den Haushalt durch kompetente Haushaltshilfen gehören zum Betreuungskonzept.

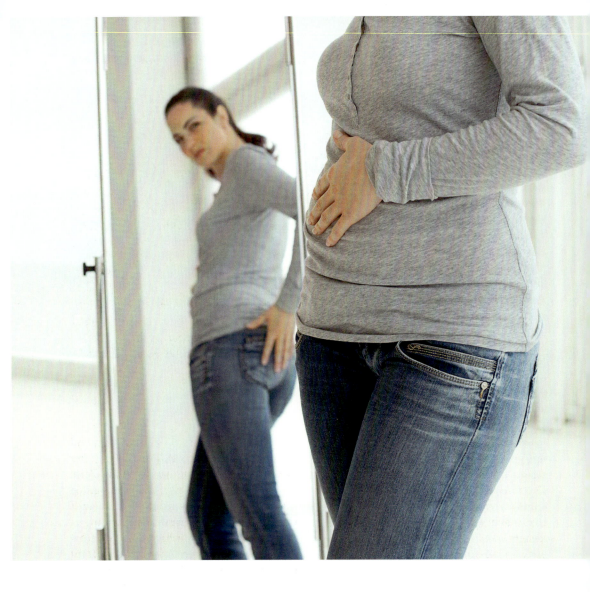

Körperliche und seelische Veränderungen

Bei den Arbeitsaufenthalten in anderen Ländern dieser Welt hatten wir immer wieder die Chance zu erleben, wie anders als in unserer Kultur der Start in das Familie-Sein aussehen kann. In vielen sogenannten Entwicklungsländern gilt nach der Geburt für Mutter und Kind eine Schutzzeit von 40 Tagen. Verwandte Frauen übernehmen für diesen Zeitraum die Versorgung der Familie und unterstützen die junge Mutter im Umgang mit dem Neugeborenen. Erst am 41. Tag verlassen die Wöchnerinnen zum ersten Mal das Haus und stellen ihr Baby der Öffentlichkeit vor. Danach gehen sie wieder an ihre Aufgaben. Wenn sie in der Landwirtschaft arbeiten, werden sie bis zum Ende der Stillzeit weiterhin entlastet.

Bei uns sieht die Realität oft ganz anders aus. Die meisten Frauen verlassen ausgerechnet am zweiten bis dritten Tag die Klinik. Die körperliche und seelische Umstellung befindet sich da gerade auf dem Höhepunkt. Das bedeutet für die Frauen: Brüste, die sich fremd anfühlen, Geburtsverletzungen, die noch nicht verheilt sind, eine Tränenflut hinter den Augen, die nur darauf wartet, dass die Dämme brechen. Das geschieht meist dann, wenn Familie und Freunde einfallen, um das neue Familienmitglied zu bestaunen. Denn eigentlich wollen Sie nur schlafen, weil das in den letzten Tagen in der Klinik nicht geklappt hat. Die Bettnachbarin hatte quietschlebendige Zwillinge, die sich in recht lauten Lebensäußerungen mit Ihrem Baby abgewechselt haben. Und dann meckern auch noch die Gäste, weil sie den wunderbaren Namen, den Sie für Ihr Baby ausgesucht haben, nicht toll finden.

Wir haben die Erfahrung gemacht, dass all die Tipps, die wir in der Schwangerschaft zur Vorbereitung des Wochenbetts geben, interessiert und höflich angehört und für gut befunden werden, beim ersten Baby aber in den seltensten Fällen Anwendung finden. Viele Eltern setzen sie erst bei weiteren Kindern um – und ärgern sich, dass sie noch nicht früher so weit waren! Also tun Sie sich selbst und Ihrer kleinen Familie den Gefallen und lassen Sie die erste gemeinsame Zeit gemächlich angehen. Sie werden sehen, dass Sie fürs Erste genügend damit zu tun haben, sich an die neue Situation zu gewöhnen.

BESCHWERDEN UND BEGLEITERSCHEINUNGEN

Manche Frauen werden von den körperlichen Nachwirkungen der Geburt regelrecht in einen Schockzustand versetzt: Nachwehen, starke Blutungen, ein eventuell schmerzender Damm, geschwollene Schamlippen und steinharte Brüste, und das alles nach einer mit den Anstrengungen eines Marathons vergleichbaren Geburt. Auch wenn der Bauch jetzt wieder deutlich kleiner ist, sind Muskeln und Haut doch noch sehr weich und locker, und es kann der Eindruck entstehen, dass dieses Gewebe nie wieder straff und fest werden wird. Stimmungsschwankungen, die auch vom plötzlichen Absinken der Schwangerschaftshormone verursacht werden, sind bei vielen Frauen an der Tagesordnung. Dazu kommt die extreme Müdigkeit bei einem immer hungrigen Baby, das Tag und Nacht nicht unterscheidet und permanent trinken möchte. Suchen Sie sich außer einer Hebamme auch noch andere Menschen, mit denen Sie über alles reden können. Besonders gut geeignet sind Frauen und Paare, die Ihnen vielleicht schon vorgelebt haben, dass man diesen Zustand glücklich überleben kann.

Nachwehen

Nach der Geburt Ihres Kindes werden Sie immer wieder ziehende Schmerzen im Unterleib spüren, die sich ähnlich anfühlen wie Regelschmerzen. Hauptverursacher für diese Nachwehen ist das Hormon Oxytocin, das

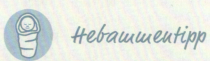

Hebammentipp

Viele Frauen fühlen sich erst einmal noch nicht so wohl in ihrem Körper. Das ist völlig normal. Schließlich haben Sie sich in den letzten Monaten gut an Ihre runden Formen gewöhnt. Es ist daher nicht verwunderlich, wenn der leere Bauch und die neue Situation sich körperlich und auch seelisch fremd anfühlen. Unser Rat: Ruhen Sie sich so oft und viel wie möglich aus – auch tagsüber – und lassen Sie Ihrem Körper viel Zeit für seine Regeneration.

freigesetzt wird, wenn Sie Ihr Kind an die Brust legen und stillen. Seine wehenfördernde Wirkung hilft der Gebärmutter dabei, sich zurückzubilden. Die Wundfläche der abgelösten Plazenta wird kleiner und führt dazu, dass die Blutung allmählich versiegt. Frauen, die mehrere Kinder geboren haben, berichten, dass die Nachwehen von Kind zu Kind spürbarer und schmerzhafter geworden seien.

Bei stillenden Frauen geht die Rückbildung rasch vonstatten, weil Oxytocin dann vermehrt ausgeschüttet wird. Eine Woche nach der Geburt hat die Gebärmutter sich bereits auf halbe Höhe zwischen Nabel und Schambein zurückgezogen. Nach Ende der zweiten Woche ist sie von außen oft überhaupt nicht mehr zu tasten. Die Rückbildung bei Mehrlingen, besonders großen Kindern oder nach einem Kaiserschnitt kann etwas länger dauern. Es ist auf jeden Fall eine enorme Leistung, in einer so kurzen Zeit von einer Größe, die Baby, Fruchtwasser und Plazenta umfasst, wieder zu einem faustgroßen Organ zu schrumpfen. Auch wenn die Gebärmutter etwas größer bleibt als vor der Schwangerschaft: Wenn Ihre Bauchmuskeln wieder fest sind, wird das für niemanden mehr zu sehen sein. Die Unterbauchschmerzen, die durch die Nachwehen entstehen, sollten von Tag zu Tag nachlassen. Meistens sind sie nach drei Tagen kaum noch spürbar und nach einer Woche verschwunden. Wenn die Schmerzen Ihr Wohlbefinden sehr beeinträchtigen, können Sie bis zu viermal täglich 500 Milligramm Paracetamol einnehmen. Der Wirkstoff geht zwar in geringen Konzentrationen in die Muttermilch über, soll aber für die Babys nicht schädlich sein.

Wochenfluss

Nach der Geburt werden Sie einen Ausfluss haben, der aus Blut, Schleim und Geweberesten besteht. Der Wochenfluss, auch Lochien genannt, begleitet das Abheilen von Plazentahaftstelle und Gebärmutterinnenwand. In den ersten zwei bis drei Tagen wird er Beimengungen von Schleim und Blutgerinnseln ent-

Hebammentipp

- Denken Sie daran, regelmäßig alle drei bis vier Stunden Ihre Blase zu entleeren; eine volle Blase schiebt die Gebärmutter hoch und verschlimmert die Nachwehen.

- Legen Sie sich in den ersten Tagen nach der Geburt öfter auf den Bauch. Am besten zweimal täglich für 30 Minuten. Wenn Ihre Brüste empfindlich sind, können Sie ein Kissen unterlegen.

- Versuchen Sie, die ersten sechs bis acht Tage wirklich auszuruhen. Das heißt tatsächlich, dass Sie überwiegend im Bett liegen und möglichst nichts anderes tun, als sich selbst und Ihr Baby zu pflegen.

- Wahrscheinlich tut Ihnen Wärme gut, zum Beispiel in Form einer Wärmflasche am Kreuzbein oder eines Schals, den Sie um den Bauch wickeln. Bitte die Wärmflasche nicht auf den schmerzenden Bauch legen, da sonst die Blutung stärker werden kann. Auch eine warme Dusche oder ein Vollbad bei 37 Grad für 15 Minuten (nicht nach Kaiserschnitt!) kann helfen.

- Atmen Sie bewusst tief in den Bauch.

- Vielleicht hilft Ihnen ein feuchtwarmer Bauchwickel mit Kamillentee. Lassen Sie ihn auf 37 Grad abkühlen, legen Sie ihn für 20 Minuten auf den Unterbauch und wickeln Sie sich in ein großes Badetuch.

halten, also hellrot sein. Danach verringert sich die Menge, und die Farbe wechselt von Dunkelrot über Wässrig-Rosa bis zu Bräunlich gegen Ende der ersten Woche. Nach etwa 14 Tagen wird der Wochenfluss entweder weiter rot-bräunlich oder gelblich sein und deutlich nachlassen. Am Ende der dritten Woche wird es ein leichter Ausfluss von weißlicher bis klarer Farbe sein. Zwischen der vierten bis sechsten Woche versiegt der Wochenfluss ganz.

In den ersten Tagen kann manchmal ein geklumptes Blutgerinnsel abgehen. Es sieht aus wie ein Stück frische Leber, ist aber unbedenklich. Auch eine hellrote Blutbeimengung ist in den ersten zwei Wochen normal, besonders wenn Sie sich körperlich angestrengt haben. Nur wenn der Wochenfluss innerhalb der ersten zehn Tage über mehr als zwölf Stunden versiegt, ist das ein Alarmsignal. (Ausnahme: Kaiserschnitt, hier ist die Blutung insgesamt geringer und kann früher aufhören.) Kommen Kopfschmerzen in der Stirngegend hinzu und nimmt Ihr Ausfluss einen üblen Geruch an, sollten Sie sich unbedingt von Ihrer Hebamme oder Ärztin untersuchen lassen. Wahrscheinlich ist ein Lochialstau die Ursache, der auf jeden Fall behandelt werden muss.

Bei einer plötzlichen hellroten Blutung, die nach dem sechsten Wochenbetttag auftritt und die Menge einer Regelblutung übersteigt, ist es wichtig, dass Sie die Ursache dafür in einer Klinik rasch abklären lassen. In sehr seltenen Fällen kann ein unbemerkt in der Gebärmutter verbliebener Plazentarest der Grund für eine so starke Blutung sein.

Extremes Schwitzen

Während des Wochenbetts werden Sie sich manchmal fragen, wo eigentlich die ganze Flüssigkeit herkommt, die Ihr Körper ausschwitzt. Die Depots dafür sind vor allem die Wassereinlagerungen im Gewebe, die Sie in der Schwangerschaft vielleicht manchmal

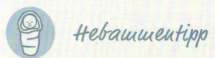

Hebammentipp

- Für den **Wochenfluss** benutzen Sie große, möglichst unparfümierte Binden, die Sie mindestens alle drei bis vier Stunden wechseln. So können Sie sich einigermaßen sauber halten und gleichzeitig die Blutmenge kontrollieren.

- Vergessen Sie nicht, sich vor und nach dem Wechseln der Binden die Hände gründlich zu waschen.

- Für die Entsorgung der Binden eignet sich am besten ein verschließbarer Eimer oder eine verschließbare Plastiktüte.

- Bitte verwenden Sie in den nächsten Wochen keine Tampons! Die Lochien sollen ungehindert abfließen, damit sich vor dem Muttermund keine Erreger sammeln können. Gegen Ende des Wochenbetts ist es sicherlich möglich, wenn es Ihnen wichtig ist, hin und wieder Tampons zu verwenden. Dann aber nie länger als maximal drei Stunden im Körper belassen!

behindert haben (Seite 92). Diese Reserven werden jetzt langsam abgebaut.

Wahrscheinlich werden Sie besonders stark schwitzen, wenn Sie Ihr Baby anlegen, da das Saugen den Stoffwechsel ankurbelt. Denken Sie daran, genügend zu trinken, am besten Wasser. Tragen Sie atmungsaktive Kleidung aus Baumwolle oder Wolle. Falls Sie sich aber über das Ausmaß Ihrer Schwitzattacken Sorgen machen oder sich krank fühlen, kontrollieren Sie, ob Sie Fieber haben. Wenn Sie in diesem Fall unter der Achsel Temperaturen über 37 Grad messen, sollten Sie mit Ihrer Hebamme oder Ihrem Arzt darüber sprechen. Infektionen können so ausgeschlossen werden.

Gewichtsabnahme

Nach der Geburt Ihres Babys werden Sie durchschnittlich fünf Kilo leichter sein als zuvor. Das ist natürlich großartig. Trotzdem kann es sein, dass Ihnen nicht gefällt, was Sie im Spiegel sehen. Sie finden Ihre Brüste vielleicht zu groß, Ihren Magen aufgebläht und die Haut am Bauch zu schlaff. Trösten Sie sich: Erstens geht dieser Zustand ja wieder vorbei, und zweitens soll eine Frau kurz nach der Geburt genau so aussehen. Ihre Brüste bereiten sich auf die Milchproduktion vor, um Ihr Baby zu ernähren. Ihr Magen muss den erhöhten Flüssigkeitsabbau durchleiten. Und was Ihren Bauch betrifft: Sobald die Gebärmutter sich zurückgebildet hat, alle Organe an ihren angestammten Platz gerutscht und die Bauchmuskulatur wieder gekräftigt ist, wird das Gewebe wieder fest und die Haut strafft sich. Nur die Taille kann etwas mehr Umfang haben.

Zu einem späteren Zeitpunkt können Ihnen ausgewählte Gymnastikübungen (Seite 282), der Rückbildungskurs und eine gesunde Ernährung dabei helfen, in Ihre alte Form zurückzufinden. Lassen Sie bis zum Ende der Stillzeit aber bitte die Finger von Schlankheitskuren! Es ist zwar in Ordnung, wenn Sie Ihr Ausgangsgewicht vor der Schwangerschaft langsam wieder erreichen. Sie sollten dann aber unbedingt vermeiden, noch mehr Gewicht zu verlieren. Beim Abbau von Fettzellen können Schadstoffe freigesetzt werden, die über die Muttermilch zu Ihrem Baby gelangen und ihm schaden können.

Nachdem Sie bei der Geburt schon fünf bis sechs Kilo verloren haben, die sich auf Baby, Fruchtwasser, Blut und Flüssigkeit verteilen, reduziert sich Ihr Gewicht langsam weiter. Im frühen Wochenbett bildet sich die Gebärmutter zurück, das Blutvolumen wird geringer, die Wassereinlagerungen werden allmählich ausgeschieden, und Sie verlieren weitere drei bis vier Kilo. Bis zum Ende der Stillzeit kommen noch bis zu zehn Kilo dazu. Verantwortlich dafür sind vor allem der erhöhte Energiebedarf beim Stillen und der damit verbundene Abbau der angelagerten Fettdepots. Es gilt die Regel: Je mehr Sie zugenommen haben, desto länger wird es dauern, bis Sie Ihr Ausgangsgewicht wieder erreicht haben.

Baby-Blues

Wundern Sie sich nicht, wenn Ihnen ein paar Tage nach der Geburt einfach nur noch zum Heulen zumute ist. Der plötzliche Abfall des Hormonspiegels nach der Geburt der Plazenta, die völlig ungewohnte neue Situation, schlaflose Nächte und körperliche Beschwerden produzieren einen Gefühlscocktail, der allgemein als Baby-Blues bekannt ist.

Immerhin die Hälfte aller Frauen leiden daran. Er kann wenige Stunden, aber auch 10 bis 14 Tage andauern und vergeht in den meisten Fällen von allein. Typische Anzeichen für diese empfindlichen Tage sind:
- starke Stimmungsschwankungen
- Weinen und Verletzlichkeit
- Ängstlichkeit und Reizbarkeit bei Kleinigkeiten
- mangelndes Selbstvertrauen
- Vergesslichkeit und Konzentrationsschwäche
- Schlaflosigkeit

Was Sie nun brauchen, ist eine liebevolle Umgebung, die Ihr »Anderssein« in diesen Tagen annimmt und respektiert. Unterdrücken Sie die Tränen nicht! Ihr Leben hat sich von Grund auf verändert! Starke Gefühle sind also erlaubt. Geben Sie sich einfach etwas Zeit, Vertrauen in Ihre mütterlichen Fähigkeiten zu gewinnen. Akzeptieren Sie, dass Unsicherheit und Sorge zu diesem Prozess dazugehören. Wenn Sie allerdings eine schwerwiegende seelische Krise erleben und Ihre Stimmung anhaltend niedergeschlagen und düster ist, ist vielleicht eine behandlungsbedürftige Wochenbettdepression die Ursache (Seite 292).

Schwierigkeiten beim Wasserlassen

Manchmal können in den ersten 24 Stunden nach der Geburt, und in seltenen Fällen auch darüber hinaus, Probleme beim Wasserlassen auftreten. Das kann sich darin äußern, dass Sie entweder überhaupt keinen Harndrang spüren oder aber permanent das Gefühl haben, zur Toilette gehen zu müssen. Oft können Sie dann nur einige Tropfen Urin abgeben.

Nach der Geburt kommt es zu einer erhöhten Harnproduktion, damit das im Gewebe eingelagerte Wasser über die Blase ausgeschieden werden kann. Die Blase füllt sich rascher als sonst. Sie empfinden den Füllungszustand aber unverändert, weil kein Baby mehr drückt oder durch die Geburt Harnröhre und Blase so gequetscht wurden, dass sich alles taub anfühlt. Besonders nach einer langen Austreibungsphase, Saugglockenentbindung oder bei einem sehr großen Kind kann die Harnröhre und der untere Teil der Harnblase tatsächlich beschädigt und geschwollen sein. Im Extremfall können Sie dann vorübergehend kein Wasser lassen. Katheterisieren und Medikamente mit abschwellender Wirkung helfen dabei, diese Zeit zu überstehen.

Sie sollten sich auf jeden Fall melden, wenn Sie Ihre Blase auch sechs Stunden nach der Geburt nicht entleeren konnten. Sonst erhöht sich das Risiko für stärkere Nachblutungen und Harnwegsinfekte. Auch eine Überdehnung der Blase sollte vermieden werden, da dies den Blasenschließmuskel schwächen könnte.

Auch wenn dieser Rat beherzigt wird, leiden manche Frauen auch noch nach der Geburt ihres Babys unter unwillkürlichem Harnabgang (Harninkontinenz), der im Verlauf des Wochenbetts oder auch beim Sex auftreten und hartnäckig anhalten kann. Von dieser Beschwerde werden bis zu 15 Prozent aller Frauen vorübergehend geplagt. Das Problem wird oft verdrängt, als peinlich empfunden und als Geheimnis bewahrt. Sollten Sie betroffen sein, überwinden Sie sich! Fragen Sie Ihre Hebamme nach sanften Beckenbodenübungen, die Sie bereits im Wochenbett durchführen können. Versuchen Sie, nichts Schwereres als Ihr Baby zu tragen, und sprechen Sie bei anhaltenden Beschwerden mit Ihrer Frauenärztin (zum Beispiel bei der empfohlenen Routineuntersuchung sechs bis acht Wochen nach der Geburt).

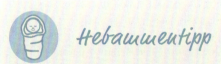

Bei Schwierigkeiten beim Wasserlassen

- Trinken Sie viel und versuchen Sie, alle zwei bis drei Stunden Wasser zu lassen, auch ohne Harndrang zu verspüren.
- Eine Wärmflasche im Rücken oder eine warme Auflage in Blasenhöhe können helfen, diese Region zu entspannen.
- Ein alter Trick: Pusten Sie in einen Flaschenhals und spannen Sie dabei die Bauchdecke etwas an.
- Vielleicht hilft Ihnen ein Tee aus je einem Drittel Zinnkraut, Birkenblättern und Goldrutenkraut. Trinken Sie davon dreimal täglich eine Tasse.
- Halten Sie eine Hand unter plätscherndes warmes Wasser.

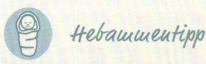 *Hebammentipp*

Das Folgende kann Ihnen helfen, wenn die **Brustdrüsenschwellung** Ihnen in den ersten Tagen starke Beschwerden bereitet:

- Behandeln Sie Ihre Brüste jedes Mal, bevor Sie Ihr Baby stillen, mit feuchter Wärme. Dazu legen Sie für fünf Minuten entweder warme feuchte Umschläge auf die Brüste oder nehmen eine warme Dusche, wobei Sie das warme Wasser minutenlang über Ihre Brüste laufen lassen.

- Legen Sie für fünf Minuten ein warmes Tuch auf Ihre Brust. Versuchen Sie danach, einen dreimal drei Zentimeter breiten Bereich um den Warzenhof durch massierende Bewegungen zu entleeren. Ihrem Baby fällt es dann leichter, anzudocken und zu trinken. Wenn die Brust danach immer noch geschwollen ist, liegt das daran, dass Ihre Brüste momentan stärker durchblutet sind und mehr Gewebeflüssigkeit enthalten.

- Versuchen Sie es mit der »Milchshake-Behandlung«, um die Muskeln zu entspannen: Nehmen Sie dazu Ihre Brust in die Hand und schütteln Sie sie für 30 bis 60 Sekunden. Dies aber bitte sanft. Nach dieser Behandlung werden die Brüste oft deutlich weicher.

- Legen Sie Ihr Baby in verschiedenen Stillpositionen an (Seite 267), damit alle Bereiche der Brust richtig entleert werden.

- Wecken Sie Ihr Baby in dieser Situation ausnahmsweise auf, wenn es länger als drei Stunden schläft und Ihre Brust zu sehr zu spannen beginnt. Das hat den zusätzlichen Vorteil, dass die Milchproduktion vermehrt angeregt wird.

- Kühlen Sie Ihre Brüste nach dem Stillen. Das hilft die eingelagerten Gewebeflüssigkeiten und die Schwellung zu reduzieren. Dazu eignen sich zum Beispiel Quarkwickel: Versehen Sie pro Brust zwei Blätter Küchenrolle mit einem Loch in der Mitte für Ihre Brustwarzen. (Sie können auch zwei dünne Tücher, wie Stoffwindeln, verwenden. Wickeln Sie sie so um Ihre Brust, dass die Brustwarze frei bleibt.) Bestreichen Sie das erste Blatt oder die erste Stofflage mit kühlem Quark (20 % Fett) in Größe der Brust. Legen Sie das zweite Blatt oder Tuch darauf und drücken Sie leicht an. Legen Sie diese Auflage für 20 Minuten auf. Ruhen Sie sich dabei aus und versuchen Sie zu entspannen.

- Eine andere Möglichkeit ist das Kühlen mit Weißkohlblättern: Entfernen Sie die oberen Blätter des im Kühlschrank gelagerten Kohls. Nehmen Sie einige Blätter der zweiten Lage und schneiden Sie die harten Mittelstücke etwas flacher. Rollen Sie diese Blätter mithilfe eines Nudelholzes oder einer Flasche. Bedecken Sie Ihre Brüste mit den so vorbereiteten Blättern. Sparen Sie den Bereich der Brustwarzen dabei aus. Diesen Umschlag können Sie auch in einem BH für längere Zeit tragen. Er hat nur leider den Nachteil, dass beim Warmwerden ein kohltypischer Geruch um Sie herumschwebt …

Brustdrüsenschwellung

Wenn nach der Geburt der Hormonspiegel absinkt, ist das für die Hypophyse das Startsignal. Nun wird das Milchbildungshormon Prolaktin produziert. Die Brustdrüsen werden dadurch stärker durchblutet und beginnen mit der Milchbildung. Das Ergebnis bekommen Sie zwischen dem zweiten und fünften Tag nach der Geburt zu spüren: Die Brustdrüsen schwellen an und Ihre Brüste fühlen sich voll, schwer und warm an. Nur ein Drittel dieser Vergrößerung ist der erhöhten Milchproduktion zuzurechnen. Der Rest entsteht durch die starke Durchblutung.

Viele Frauen stehen an diesem Tag vor dem Spiegel und betrachten die für sie vollkommen fremden Brüste entweder mit Begeisterung – endlich haben sie die Größe, von der sie immer schon geträumt haben – oder mit einer gehörigen Portion Misstrauen. Wie auch immer, die Brüste spannen, und für viele fühlt sich dieser Zustand doch recht unangenehm an. Wenn Sie Ihr Baby oft an die Brust legen und in den 24 bis 48 Stunden der starken Schwellung einen gut sitzenden BH tragen, wird dieses Gefühl aber bald vorbei sein (Seite 104).

Darmträgheit und erster Stuhlgang

Möglicherweise leiden Sie in den ersten Tagen nach der Geburt Ihres Babys unter Verstopfung. Das ist gar nicht so selten: Die veränderte Hormonlage kann eine gewisse Darmträgheit zur Folge haben. Die stark überdehnten Bauchmuskeln erlauben erst langsam wieder zu pressen. Zusätzlich haben der Darm und die anderen Verdauungsorgane, die während der Schwangerschaft erheblich zur Seite und nach oben gedrängt worden waren, ihren alten Platz noch nicht wiedergefunden.

Es ist daher nicht schlimm, wenn Sie die ersten drei bis vier Tage des Wochenbetts keinen Stuhlgang haben. Andererseits sollten Sie aber auch nicht sehr viel länger abwarten, weil eingedickter, harter Stuhl sehr unangenehm ist. Achten Sie daher bereits vom ersten Tag an auf eine ballaststoffreiche Ernährung aus frischem Obst, Gemüse, Vollmilch- und Sauermilchprodukten, Müsli, Vollkornerzeugnissen, Nüssen und Leinsamen. Trinken Sie dazu täglich zwei bis drei Liter Wasser oder ungesüßten Kräutertee (worauf Sie sonst noch achten können, lesen Sie auf Seite 91).

Hartnäckige Verstopfung

Hält die Verstopfung trotz der vorstehenden Maßnahmen hartnäckig an, können Sie es mit abführenden Mitteln wie Flohsamen versuchen. Geben Sie dazu 1 bis 2 Teelöffel ganze oder geschrotete Flohsamen in ein Glas Wasser oder einen Becher Naturjoghurt.

Als weiteres Abführmittel, das in der Stillzeit ohne Probleme eingenommen werden kann, kommt Lactulose (Milchzucker) in Frage. Diese gibt es als Pulver oder Sirup zu kaufen. Sie können je nach Vorliebe eines von beidem verwenden. Lactulose wirkt leicht abführend und bindet erhebliche Mengen Wasser im Darm. Dies regt den Darm dazu an, den Inhalt rascher auszuscheiden. Auch wird der Stuhl weicher.

Wenn Sie diese Abführmittel verwenden, ist es wichtig, auf eine ausreichende Flüssigkeitszufuhr zu achten: Sie sollten mindestens zwei Liter dazu trinken. Nicht selten kann die Einnahme als Nebenwirkung unangenehme Blähungen haben.

Bei zeitlich begrenzter Einnahme unbedenklich ist auch Natriumpicosulfat (zum Beispiel Laxoberal®-Tropfen). Die abführende Wirkung ist dabei stärker: Das Mittel reizt die Darmwand und führt dazu, dass die Darmbewegungen zunehmen und der Stuhl schneller befördert wird. Eine Wirkung tritt meist nach etwa zehn Stunden ein. Wenn Sie allerdings Durchfall oder Bauchkrämpfe bekommen, ist das ein Zeichen dafür, dass die Tropfenzahl für Sie zu hoch war.

Hämorrhoiden

Auch wenn Sie in der Schwangerschaft davon verschont geblieben sind, können nach einer langen, anstrengenden Pressphase Hämorrhoiden entstehen. Hämorrhoiden sind Gefäßpolster, die ringförmig unter der Enddarmschleimhaut am Übergang zum After liegen und bei Erweiterungen wie kleine Krampfadern zu tasten sind.

Wenn Sie zu Bindegewebsschwäche neigen, können sich diese Erweiterungen bilden, wenn gegen Ende der Schwangerschaft die große Gebärmutter auf den Darm drückt. Zusätzlich wird erhöhter Druck im Gefäßsystem des kleinen Beckens als Ursache gesehen. Hämorrhoiden können nach der Geburt mitunter äußerst unangenehm werden und erhebliche Beschwerden wie Schmerzen, Brennen oder Juckreiz verursachen. Harter Stuhlgang verstärkt die Beschwerden und kann zu Blutungen führen.

Zum Glück bilden sich Hämorrhoiden im Wochenbett oft vollständig zurück. Das kann mitunter aber einige Wochen dauern. Mithilfe einiger Hausmittel können Sie versuchen, die Beschwerden zu lindern (Seite 80).

Wenn die Hämorrhoiden Sie quälen, behandeln Sie sich zunächst mit einer hamamelishaltigen Salbe und Zäpfchen. Falls die Beschwerden hartnäckig anhalten, suchen Sie Ihre Frauenärztin auf. Sie wird Ihnen – falls es notwendig ist – eine stärkere Hämorrhoidensalbe, die schmerzlindernd wirkt, verordnen. Viele der verschreibungspflichtigen Präparate gegen Hämorrhoiden sind allerdings für die Stillzeit nicht zugelassen, da sie Wirkstoffe wie örtliche Betäubungsmittel, Cortison oder Heparin in Kombinationen enthalten, die Ihrem Baby möglicherweise schaden könnten.

Falls die Hämorrhoiden Sie trotz dieser Behandlung anhaltend quälen, ohne sich zu bessern, können Sie sie frühestens drei Monate nach der Geburt veröden lassen.

Krampfadern

Viele Frauen, die durch Bindegewebsschwäche oder nach der Geburt mehrerer Kinder schon in der Schwangerschaft mit Krampfadern Probleme hatten, können nun häufig aufatmen. Die große Gebärmutter mit dem Baby drückt nicht länger auf die Beckenvene, und die veränderte hormonelle Lage bewirkt, dass sich die Blutgefäße wieder enger stellen. Auch wenn die Krampfadern nicht mehr ganz verschwinden, lässt die Schwere in den Beinen doch deutlich nach, und die blauen Adern sind kaum mehr zu sehen. Leider ist es aber sehr wahrscheinlich, dass Sie bei einer nächsten Schwangerschaft wieder mit diesem Problem konfrontiert werden. Ein Blutgefäß, das einmal überdehnt worden ist und sich erweitert hat, wird bei neuen Belastungen wieder anschwellen. Das konsequente Tragen von Stützstrümpfen schon ab der Frühschwangerschaft ist dann zu empfehlen. Eventuelle Beschwerden können Sie gut mit Hausmitteln behandeln (Seite 82).

Dammverletzungen

Der gesamte Genitalbereich wird sich unmittelbar nach der Geburt leicht geschwollen, gedehnt und wund anfühlen. Nach einer langen, vielleicht schwierigen Geburt machen Ihnen Rissverletzungen oder Dammschnitte zusätzliche Beschwerden. Wenn nichts genäht werden musste, fühlen sich Vagina und Dammbereich zwei bis drei Tage nach der Geburt wieder vertrauter an. Auch Hautabschürfungen und kleinere Risse in der Nähe der Harnröhre oder an den kleinen Schamlippen heilen in den nächsten drei bis vier Tagen ab. Inzwischen können diese Verletzungen beim Wasserlassen etwas brennen. Sie können Abhilfe schaffen, indem Sie auf der Toilette zugleich mit dem Wasserlassen einen Messbecher (1 Liter) lauwarmes Wasser langsam über Schamlippen und Damm gießen. Zusätzlich können Sie die Heilung unterstützen, indem Sie dem Wasser einen gestrichenen Teelöffel Meersalz oder einen Esslöffel Calendula-Essenz aus der Apotheke zusetzen.

Gerade in den ersten Tagen kann es angenehmer sein, im Stehen, zum Beispiel in der Badewanne oder Dusche, Wasser zu lassen. Halten Sie den Duschkopf auf den Genitalbereich. Das lindert das Brennen. Reinigen Sie den Dammbereich nach dem Stuhlgang immer von vorn nach hinten. Andernfalls könnten Darmbakterien zu den Verletzungen

 Hebammentipp

Dammverletzungen können vor allem in den ersten Tagen recht unangenehm sein. So können Sie die Beschwerden lindern:

- Trinken Sie viel, am besten stilles natriumarmes Mineralwasser. Dadurch wird der Urin verdünnt und brennt an der Nahtstelle nicht so stark. Gleichzeitig versuchen Sie, Ihre Blase regelmäßig zu entleeren.

- Kühlen Sie in den ersten 24 Stunden die Naht alle vier bis sechs Stunden für fünf Minuten. Wichtig ist, dass Sie gleich im Kreißsaal damit anfangen. In der Klinik stehen meistens Coolpacks zur Verfügung. Zu Hause können Sie auch ein wassergefülltes Kondom verwenden, das Sie bereits im Kühlschrank gekühlt haben. Umwickeln Sie das Kondom mit einem Stofftaschentuch oder einem weichen Waschlappen, bevor Sie es auf die Haut auflegen. Die Auflage wirkt betäubend und abschwellend.

- Versuchen Sie für drei Tage, so wenig wie möglich zu sitzen, damit der Dammbereich entlastet wird. Falls Ihnen in der Klinik noch ein Sitzring angeboten wird, benutzen Sie ihn möglichst nicht, auch wenn er Ihnen angenehm erscheint, da damit ein unnötiger Zug auf den Wundbereich erfolgt und die Wundheilung beeinträchtigt wird.

- Tauchen Sie eine Binde oder ein Tuch in eine lauwarme Lösung aus einem Teelöffel Hamamelisextrakt (aus der Apotheke) und 100 Milliliter Wasser und legen Sie sie in den ersten Tagen dreimal täglich für je 20 Minuten auf. Die Auflage wirkt kühlend und verhindert ein Verkleben der Schamhaare.

- Gegen Ende der ersten Woche können Sie damit beginnen, zweimal täglich für zehn Minuten ein Sitzbad zu nehmen. Verwenden Sie dafür einen Schwarztee-Aufguss: Überbrühen Sie zwei gehäufte Esslöffel Tee mit einem Liter kochendem Wasser und lassen Sie den Sud für sieben bis zehn Minuten ziehen. Den gesiebten Tee fügen Sie dem Sitzbad hinzu. Es sind auch Zusätze aus Eichenrinde (Tannolact®), Kamille (Kamillosan®) oder Meersalz möglich.

- Ab dem dritten Tag nach der Geburt können leichte Beckenbodenübungen dazu beitragen, dass das Gewebe besser durchblutet wird und schneller heilt.

oder der Harnröhre gelangen und dort Infektionen hervorrufen.

Schnitte und Risse im Dammbereich werden meist in mehreren Schichten genäht. Dazu wird ein selbstauflösender Faden verwendet, der nicht gezogen werden muss. Nach 10 bis 14 Tagen können Sie meist keine Fäden mehr entdecken. Manchmal löst sich auch ein einzelner Knoten, und das ganze Fädchen liegt in Ihrer Binde. Das ist nicht weiter schlimm und kein Grund zur Beunruhigung. Bis Ihr Körper auch die tiefer liegenden Fäden vollständig abgebaut hat, können aber 40 Tage und mehr vergehen. Möglicherweise spüren Sie nach einer Woche, dass eine Stelle der Naht zwickt oder zieht. Bitten Sie Ihre Hebamme dann, den störenden Faden zu entfernen, oder gehen Sie zu Ihrer Ärztin.

Blutergüsse (Hämatome)

Blutergüsse können nach einem Dammschnitt oder einer Rissverletzung, aber auch im Bereich der Kaiserschnittwunde auftreten. Dabei sammelt sich Blut im Gewebe oder einem Hohlraum und verursacht ab einer bestimmten Größe Beschwerden. Im Wundbeziehungsweise Nahtbereich entsteht eine schmerzhafte Schwellung, die sich anfangs rötlich blau verfärbt und später – wie Sie es bei einem blauen Fleck schon oft erlebt haben – allmählich braun, grün und gelb wird und dann ganz verschwindet. Typisch ist, dass die Schmerzen hier nicht besser, sondern eher schlimmer werden. Auch die Heilung der genähten Verletzung dauert wahrscheinlich länger. Aber mit etwas Unterstützung schafft Ihr Körper es in den meisten Fällen selbst, den Bluterguss aufzulösen. Die Rückbildung eines Blutergusses kann abhängig von seiner Größe 4 bis 14 Tage dauern.

Manchmal kommt es vor, dass ein Hämatom tief in der Vagina entsteht. Die Folge ist ein anhaltendes Druckgefühl. Wenn Sie solche Symptome verspüren, sollten Sie unbedingt mit Ihrer Hebamme darüber sprechen. Ihre Hebamme oder Ihr Arzt wird Sie dann zur weiteren Abklärung vorsichtig untersuchen, und vielleicht folgt dann sogar eine operative Eröffnung und Entleerung des Hämatoms.

Beckenboden

Die Muskeln der Bauchdecke und des Beckenbodens sind durch Schwangerschaft und Geburt gedehnt und weicher geworden. Für die Geburt musste er möglichst entspannt und elastisch sein. Nach der Geburt ist dann diese Muskelschicht manchmal so entspannt, dass es zu unwillkürlichem Harnverlust kommt oder es sich beim Aufstehen so anfühlt, als würde gleich die Gebärmutter herausfallen. In den nächsten Wochen können Sie durch regelmäßige Übungen versuchen, die Beckenbodenmuskulatur wieder zu aktivieren. Fragen Sie Ihre Hebamme nach passenden Übungen oder machen Sie die Rückbildungsgymnastik am Ende des Kapitels (Seite 282).

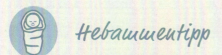

Hebammentipp

- **Blutergüsse** kühlen Sie in den ersten 24 Stunden mit einem in Stoff gewickelten Eiskondom oder einem Coolpack.

- Beherzigen Sie im Falle eines Hämatoms am Damm ganz besonders die Empfehlung, drei Tage möglichst nicht zu sitzen.

- Aus der Pflanzenheilkunde hat sich die Auflage von Wundtüchern mit Arnikaessenz bewährt. In Apotheken auch als Arnica-Wundtuch® erhältlich. Legen Sie die Kompresse zwei bis drei Stunden auf die schmerzende Stelle.

Die Beckenbodenmuskulatur besteht aus drei übereinanderliegenden Schichten. Die innere, tiefe und stärkste Schicht verläuft V-förmig vom Steißbein und Kreuzbein nach vorn zum Schambein. Die in der Mitte liegende, quer verlaufende Schicht verbindet muskulär die Sitzbeinknochen und die unteren Schambeinäste auf beiden Seiten. Und die äußere Muskelschicht bildet eine Acht, die sich um die Schließmuskeln legt. In der oberen Rundung befinden sich die Schließmuskeln von Harnröhre und Vagina und in der unteren Rundung der Afterschließmuskel. Diese sind mit dem Bindegewebe des Beckens verbunden und stützen die Organe des kleinen Beckens und Bauchraums nach unten ab.

Der Beckenboden hat drei Hauptfunktionen:
- Anspannen ist wichtig zur Sicherung der Kontinenz. Dabei unterstützt die Beckenbodenmuskulatur maßgeblich den unteren Teil der Harnröhre, die Schließmuskeln der Harnblase und des Anus.
- Entspannen: Der Beckenboden entspannt sich beim Wasserlassen, beim Stuhlgang, bei der Frau beim Geschlechtsverkehr, beim Mann bei einer Erektion. Beim Orgasmus pulsiert der Beckenboden, das heißt, An- und Entspannung wechseln sich ab.
- Reflektorisch gegenhalten (Zurückhalten) muss der Beckenboden beim Husten, Niesen, Lachen, Hüpfen oder beim Tragen schwerer Lasten, sonst kann es zu unwillkürlichem Harnverlust kommen.

Alle diese Muskeln werden bei der Geburt des Babys zur Seite gedrängt und nach unten aufgedehnt. Dabei entstehen winzige Verletzungen. Normalerweise heilt das Gewebe innerhalb von ein paar Tagen. Riss- oder Schnittverletzungen können den Prozess aber verzögern. Aber auch überdehnungs- und druckbedingte Nervenschädigungen können die Ursache einer Beckenbodenschwäche sein.

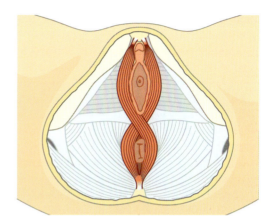

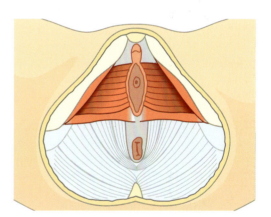

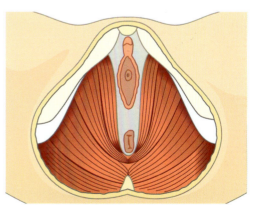

Von oben nach unten: Die äußere, mittlere und innere Schicht des Beckenbodens.

Ab dem dritten Wochenbetttag können Sie Ihren Beckenboden mit ganz leichten Übungen trainieren, vorausgesetzt, dass sich Ihre Beschwerden nicht verschlimmern. Lassen Sie sich von Ihrer Hebamme passende Übungen zeigen (Seite 282).

Hebammentipp

- Sorgen Sie für Entlastung bei Rückenschmerzen! Stillen Sie im Liegen oder in einer unterstützten sitzenden Position. Polstern Sie vor allem den unteren Rücken mit vielen Kissen aus.
- Führen Sie immer Ihr Baby zur Brust und nicht die Brust zum Baby.
- Lassen Sie Ihren Kopf langsam um seine Achse kreisen, um die Spannung aus den Schultern loszuwerden.
- Überprüfen Sie Ihre Haltung, auch wenn Sie stehen. Stellen Sie sich dazu vor, dass wie bei einer Marionette ein Band Ihren Kopf in Richtung Decke zieht. Entspannen Sie Ihre Schultern und ziehen Sie zugleich den Bauch etwas ein. Das verlängert die Wirbelsäule.
- Besuchen Sie einen Rückbildungskurs und bitten Sie um besonders viele Stärkungs- und Aufbauübungen für Rücken- und Bauchmuskeln.
- Falls Ihre Beschwerden trotzdem nicht deutlich besser werden, sprechen Sie mit Ihrer Frauenärztin über die Verordnung einer unterstützenden Krankengymnastik oder suchen Sie einen Orthopäden auf.

Melden Sie sich zu einem Rückbildungskurs in einer Gruppe mit oder ohne Baby an. Empfohlen wird, frühestens sechs bis acht Wochen nach der Geburt damit zu beginnen. Damit die Kosten für 10 Stunden von der gesetzlichen Krankenversicherung übernommen werden, müssen Sie spätestens nach Ablauf von vier Monaten Ihre erste Stunde absolviert haben.

Bauchmuskulatur

Sie können selbst tasten, wie weit die geraden Bauchmuskeln zur Seite rücken mussten, um Platz für das Baby zu machen. Wenn Sie in Rückenlage Ihre Bauchdecke anspannen und Ihren Oberkörper etwas anheben, können Sie über dem Nabel eine Lücke fühlen, die durch das Auseinanderweichen der geraden Bauchmuskeln entstanden ist (Rektusdiastase). Ein ein bis zwei Finger breiter Spalt im Frühwochenbett ist normal und wird von selbst langsam schmaler werden. Wenn die Bauchmuskeln anhaltend auseinanderklaffen, brauchen Sie eine krankengymnastische Behandlung.

Rückenschmerzen

Rückenschmerzen treten nach der Geburt recht häufig auf. Leider handelt es sich dabei oft um eine langwierige Belastung, die manchmal erst nach Monaten verschwindet. Während der Schwangerschaft hat Ihr Rücken das Gewicht Ihres wachsenden Babys getragen und musste zusätzlich die schwächer werdenden Bauchmuskeln ausgleichen. Wenn dann eine anstrengende Geburt den Rücken zusätzlich belastet, ist es verständlich, dass es zu Beschwerden kommt. Die Tipps im Kasten links helfen Ihnen hoffentlich, mit den Beschwerden zurechtzukommen.

Haut und Haare

Die hormonellen Veränderungen können für Ihre Haut anstrengend sein. Sie wird trocken und reagiert empfindlicher auf äußere Einflüsse. Es können Hautunreinheiten auftreten. Die verstärkte Pigmentierung in Gesicht und Genitalbereich lässt ebenso wie die Linea nigra langsam nach. Vermeiden Sie ausgiebige Sonneneinstrahlung oder benutzen Sie eine Sonnencreme mit hohem Lichtschutzfaktor.

Ihre Schwangerschaftsstreifen werden schmaler und verblassen allmählich. Allerdings werden sie nie mehr ganz verschwinden. Nehmen Sie sie also am besten als einen Teil von sich an. Als Erinnerung an die Schwangerschaft und die große Leistung der Geburt, auf die Sie allen Grund haben, stolz zu sein.

Regelmäßige Rückbildungsübungen tragen dazu bei, dass die Streifen schmaler werden. Sie straffen das Bindegewebe und verbessern die Elastizität der oberen Hautschichten. Auch tägliche Bauchmassagen können helfen. Kneten Sie Ihren Bauch zuerst mit einem für Sie angenehm riechenden Öl. Streichen Sie dann in kreisenden Bewegungen (im Uhrzeigersinn) um den Nabel. Bei vielen Frauen kommt es zwei bis drei Monate nach der Geburt zu einem Haarausfall, der teilweise bedrohlich erscheinen kann. Machen Sie sich deswegen aber keine Sorgen. Nach ungefähr sechs Monaten wird sich wieder alles normalisiert haben – auch ohne Behandlung.

Einsetzen der Regelblutung

Nach der Geburt wird es mindestens ein bis zwei Monate dauern, bis Ihre Periode wieder einsetzt. Frühestens drei Wochen nach der Geburt kann zum ersten Mal ein Eisprung stattfinden. Mit einer ersten Regelblutung ist dann nach fünf bis sechs Wochen zu rechnen. Normalerweise setzt die Periode bei Frauen, die nicht stillen, rascher wieder ein als bei stillenden Müttern. Wenn Sie Ihr Baby voll stillen, ist es nicht ungewöhnlich, wenn Sie auch nach acht bis zwölf Monaten noch keine Regelblutung haben. Manche Frauen müssen erst vollständig abgestillt haben, um in eine einen Eisprung ermöglichende Hormonsituation zu gelangen.

Bedenken Sie bitte, dass Sie nie wissen können, wann der erste Eisprung nach der Geburt stattfinden wird. Das Ausbleiben der Menstruation ist kein sicherer Empfängnisschutz und kann mitunter auch der Hinweis auf eine bereits wieder eingetretene Schwangerschaft sein. Wenn Ihnen das nicht passieren soll, besprechen Sie mögliche Verhütungsmethoden (Seite 242), die auch in der Stillzeit verträglich sind, mit Ihrer Ärztin bei der Nachuntersuchung zum Ende des Wochenbetts.

NACHUNTERSUCHUNGEN

Sechs bis acht Wochen nach der Geburt findet die gynäkologische Nachuntersuchung statt. Nehmen Sie diesen Termin auf jeden Fall wahr – auch wenn Sie keine Beschwerden haben. Ganz davon abgesehen, dass noch einmal kontrolliert wird, ob die Rückbildung zufriedenstellend verlaufen ist, ob Ihre Blutwerte (Hämoglobin) in Ordnung und Sie auch sonst körperlich gesund sind, soll dieser Termin auch dazu dienen, Ihnen Hilfestellungen für Ihr Leben mit dem Baby zu geben.

Zunächst wird alles so verlaufen, wie Sie es von den Vorsorgeuntersuchungen während der Schwangerschaft kennen: Blut- und Urinproben werden entnommen, Blutdruck und Gewicht gemessen und alle Ergebnisse im Mutterpass dokumentiert. Dann werden Sie vaginal untersucht, um festzustellen, ob sich alle an der Schwangerschaft und Geburt beteiligten Organe und Gewebe zurückgebildet haben. Dabei wird auch kontrolliert, ob etwaige Dammverletzungen gut verheilt sind. Störende Fäden können entfernt werden. Falls die letzte Krebsfrüherkennungsuntersuchung mehr als ein Jahr zurückliegt, vereinbaren Sie einen Termin dazu. Wenn Sie während der Schwan-

Verhüten während der Stillzeit

Verhütungsmittel	Mögliche Anwendung in der Stillzeit	Empfohlener möglicher Einsatz
Natürliche Familienplanung mit Fruchtbarkeitswahrnehmung: durch Basaltemperaturmessung, Schleimmethode und verschiedene Zykluscomputer	Ungeeignet, da meist noch kein Monatszyklus während des Stillens. Hat keinen Einfluss auf das Stillen.	Am besten nach dem Abstillen oder vorher, wenn die Monatsblutung bereits wieder regelmäßig kommt.
Kondome	Geeignete Barrieremethode, Sicherheit ist abhängig von konsequenter Anwendung. Hat keinen Einfluss auf das Stillen.	Sobald Sex gewünscht wird.
Diaphragma	Geeignete Barrieremethode. Hat keinen Einfluss auf das Stillen.	Durch Veränderung von Gebärmutter und Vagina sichere Anpassung erst nach ca. drei Monaten empfohlen, wenn Rückbildung der Beckenorgane weitgehend abgeschlossen ist.
Portiokappe (FemCap®, Lea Contraceptivum®)	Geeignete Barrieremethode, in Kombination mit Spermiziden allerdings ungeeignet, da der Wirkstoff in die Muttermilch übergeht.	Durch Veränderung von Gebärmutter und Vagina sichere Anpassung erst nach ca. drei Monaten empfohlen. Bei Rissverletzungen am Muttermund allerdings nicht sicher anwendbar.
Hormonimplantat Implanon®	Mögliche Methode; Wirkstoff Gestagen gelangt in die Muttermilch. Hat keinen Einfluss auf die Milchproduktion. Nebenwirkungen auf das Kind bislang nicht bekannt.	Frühestens sechs Wochen nach der Geburt, da Wirkstoff die noch nicht ausgereifte Leber Ihres Babys belasten könnte.
Hormonspirale Mirena®	Mögliche Methode; Wirkstoff Gestagen gelangt in die Muttermilch – beeinflusst die Milchproduktion aber nicht; Nebenwirkungen auf das Kind bislang nicht bekannt.	Frühestens sechs bis acht Wochen nach der Geburt, wenn Rückbildung der Gebärmutter vollständig abgeschlossen ist, da sonst Gefahr besteht, dass sie wieder ausgestoßen wird.
Dreimonatsspritze	Mögliche Methode; allerdings öfter Nebenwirkungen, da Hormon relativ hoch dosiert ist. Wirkstoff Gestagen gelangt in die Muttermilch. Hat keinen Einfluss auf die Milchproduktion. Nebenwirkungen auf das Kind bislang nicht bekannt.	Frühestens sechs Wochen nach der Geburt möglich, da Wirkstoff die noch nicht ausgereifte Leber Ihres Baby belasten kann.

Kupferspirale	Geeignete Methode	Frühestens sechs bis acht Wochen nach der Geburt, wenn Rückbildung der Gebärmutter vollständig abgeschlossen ist, da sonst Gefahr besteht, dass sie wieder abgestoßen wird.
Mini-Pille	Mögliche Methode; Wirkstoff gelangt in die Muttermilch. Hat keinen Einfluss auf die Milchproduktion. Nebenwirkungen aufs Kind sind nicht bekannt.	Frühestens sechs Wochen nach der Geburt. Einnahmeabstände müssen exakt eingehalten werden. Das kann bei unregelmäßigem Schlaf-wach-Rhythmus natürlich schwierig sein.
Sterilisation	Bei abgeschlossener Familienplanung geeignete Methode.	Der Eingriff ist bereits kurz nach der Geburt, auch während eines Kaiserschnitts und natürlich beim Partner jederzeit möglich.

gerschaft keine ausreichende Rötelnimmunität hatten, kann nun die Impfung nachgeholt werden (Seite 11). Allerdings dürfen Sie dann innerhalb der nächsten drei Monate nicht schwanger werden.

Der gynäkologischen Untersuchung voraus geht ein persönliches Gespräch über die Geburt Ihres Babys, den Verlauf des Wochenbettes, Ihren körperlichen und seelischen Zustand, die Form der Ernährung des Babys und über mögliche Formen der Empfängnisverhütung. Es gibt viele sichere Methoden, die Sie auch während der Stillzeit für Ihr Baby gefahrlos anwenden können.

Schreiben Sie sich alle offenen Fragen auf und denken Sie schon mal darüber nach, wie Sie in den nächsten Monaten verhüten möchten. Nutzen Sie diese Gelegenheit, um über Ihr momentanes Lebensgefühl zu sprechen. Gerade, wenn Sie sich alles anders vorgestellt hatten, oft müde und traurig sind und auch nicht mehr essen mögen, kann ein solches Gespräch helfen. Ihre Frauenärztin wird Ihnen zuhören, Sie beraten oder Ihnen entsprechende Unterstützungsmöglichkeiten empfehlen.

Das nächste Kind

Bei Kindern mit einem Alter unter 18 Monaten löst ein neues Geschwisterchen wenig Eifersucht aus, weil sie die Folgen noch nicht vollständig erfassen können.

Wenn die Kinder ungefähr zwei Jahre auseinander sind, kann mit extremen Rivalitäten und Eifersucht gerechnet werden. Ihr erstes Kind begreift dann das Ausmaß der Veränderung bei der Ankunft von einem Geschwisterkind. Es wird sich unsicher fühlen und sich fragen, welchen Platz es noch in der Familie hat. Aber auch wenn dieser Abstand zwischen den Kindern anstrengender sein mag, ist er für Körper und Energiehaushalt der Mutter gesünder.

Mit einem Abstand von drei Jahren wird Eifersucht für die »Großen« kein so dominantes Thema mehr sein. Sie sind oft sogar sehr stolz auf ihr kleines Geschwisterchen.

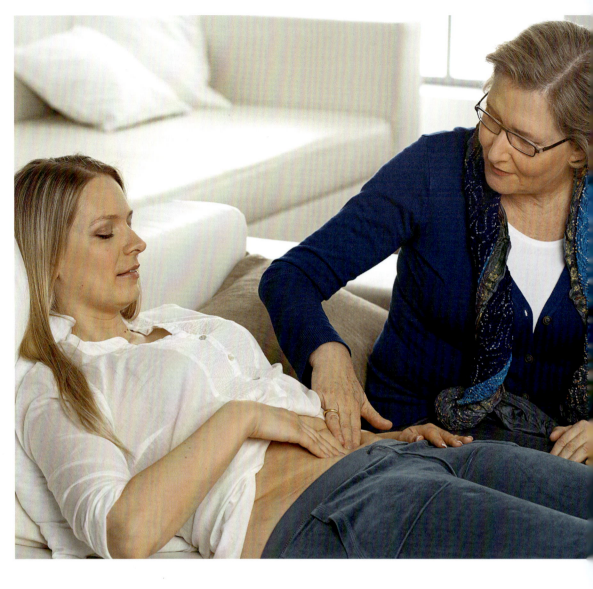

Das Wochenbett

Nach einer Klinikgeburt verbringen die Frauen meist noch zwei bis drei Tage auf der Wochenstation. Glücklicherweise ist es heute in den allermeisten deutschen Kliniken selbstverständlich, dass Mutter und Baby gemeinsam in einem Zimmer untergebracht werden, sogenanntes »Rooming-in« also möglich ist. In einigen Geburtskliniken werden bereits Familienzimmer angeboten, in denen auch Ihr Partner und manchmal sogar ältere Geschwisterkinder bis zur Entlassung übernachten können. So können Sie sich schon von Anfang an als Familie fühlen und Ihr Kind zusammen kennenlernen.

Nach einer komplikationslosen Geburt entscheidet sich fast jede zehnte Frau für eine ambulante Entbindung. Das heißt, sie geht, vier Stunden nachdem ihr Baby geboren worden ist, nach Hause. Die weitere medizinische Betreuung des Wochenbetts übernimmt eine

Hebamme. Um den Haushalt und die übrigen Pflichten sollten sich in dieser Zeit Partner, Familie, Freundinnen oder eigens dafür engagierte Haushaltshilfen kümmern. Denn Sie selbst müssen sich wirklich ausruhen.

Die Vorsorgeuntersuchung U2 zwischen dem dritten bis zehnten Lebenstag findet bei einer ambulanten Geburt in der Regel in der Praxis des Kinderarztes oder auch beim Hausarzt statt. Verständnisvolle Ärzte kommen dazu extra zu Ihnen nach Hause.

Egal wo Sie die erste Zeit Ihres Wochenbetts verbringen, wichtig ist eine ruhige, entspannte Atmosphäre, weil Sie sich nur so ganz auf Ihr Baby und seine Bedürfnisse konzentrieren können. Und – genauso wichtig – ein wenig erholen und zur Ruhe kommen.

WOCHENBETT IN DER KLINIK

Nach der Geburt Ihres Babys werden Sie nach zwei Stunden auf ein Zimmer der Wochenstation begleitet. Erkundigen Sie sich schon in der Schwangerschaft, wie viele Frauen üblicherweise in einem Raum untergebracht werden. In einem Familienzimmer (Zimmer für Sie, Ihr Baby und Ihre Begleitperson) oder in einem Ein- bis Zweibettzimmer werden Sie immer mehr Ruhe finden als bei einer Belegung mit drei bis vier Frauen und Babys. Auch wenn Sie gesetzlich versichert sind, können Sie jederzeit ein Familienzimmer oder Einzelzimmer bekommen, wenn Sie die dafür fällige Zuzahlung von 40 bis 100 Euro pro Tag in Kauf nehmen.

Insbesondere wenn Sie eine schwierige Geburt erlebt haben, am Damm verletzt sind, ein Kaiserschnitt nötig wurde oder Ihr Baby während der Geburt Stress hatte, werden Sie die medizinischen Betreuungsmöglichkeiten in der Klinik zu schätzen wissen. Die tägliche Kontrolle Ihres Zustands und die Überwachung Ihres Babys können Ihnen ein sicheres Gefühl geben und Ihnen dabei helfen, sich in der neuen Situation zurechtzufinden.

Neben der medizinischen Betreuung können Sie auch Beratungs- und Hilfsangebote zum Umgang mit Ihrem Baby in Anspruch nehmen. Lassen Sie sich zeigen, in welchen Positionen (Seite 267) Sie Ihr Baby anlegen können, wie Sie Ihre Brust pflegen und eventuell auch, wie man eine elektrische Milchpumpe bedient. Die Säuglingsschwester oder Ihre Hebamme erklärt Ihnen alle praktischen Handgriffe im Umgang mit Ihrem Baby. Angefangen beim Wickeln und Anziehen bis hin zu Nabelpflege, Temperaturmessen, Baden, Hochnehmen, Halten und Ablegen (Seite 322). Sie bekommen praktische Hinweise zur Gymnastik im Frühwochenbett, zur Ernährung in der Stillzeit und zur Versorgung eventueller Verletzungen. So können Sie mit der Unterstützung von kompetentem Fachpersonal Sicherheit im Umgang mit Ihrem Baby gewinnen.

Andererseits kann es sein, dass der festgelegte Tagesablauf in der Klinik Ihren eigenen Lebensgewohnheiten nicht ganz entspricht. Der leider an vielen Kliniken noch bestehende Routinebeginn um sieben Uhr mit dem Bettenmachen und einer schier endlos erscheinenden Abfolge von fremden Menschen, die den Boden putzen, die Fenster reinigen, Staub wischen, Müll entleeren, Essen bringen und abräumen, fehlende Windeln und Binden auffüllen, kann Ihnen entsetzlich auf die Nerven gehen. Dazu kommen die Krankenschwestern, die Säuglingsschwester, die Physiotherapeutin, eventuell ein Standesbeamter, die Ärztevisite und natürlich auch Ihre Familienangehörigen und Freunde. Dieser Massenansturm ist nach unserer Erfahrung nicht gerade das, was eine Wöchnerin sich unter einem ruhigen, entspannten Tag vorstellt.

Lassen Sie sich davon aber nicht entmutigen! Sprechen Sie mit den Schwestern und Ärzten, wenn Sie von bestimmten Routinemaßnahmen entnervt sind. Im Gegensatz zu den meisten anderen Patienten in einer Klinik sind Sie nicht krank und können Ihr Bett auch selbst machen, wenn Sie dafür länger schlafen dürfen.

Vielleicht haben Sie aber auch das große Glück, eine Klinik in Ihrer Nähe zu haben, die ihre Wochenstation schon umstrukturiert hat.

Sie können sich dann auf eine familienfreundliche, integrative Wochenstation mit Teambetreuung, Büfettsystem und weitestgehendem Verzicht auf Routineabläufe, wie frühes Wecken etcetera, freuen. Diese Stationen sind momentan noch ebenso selten wie beliebt. Es bleibt aber zu hoffen, dass sie bald die Regel sein werden.

WOCHENBETT DAHEIM

Wenn Sie sich für eine ambulante Geburt entscheiden, bedeutet es Ihnen wahrscheinlich sehr viel, diese wichtige erste Station auf dem Weg zur Familie mit allen gemeinsam zu erleben. Der Partner, größere Kinder und alle anderen Familienmitglieder werden Sie unterstützen und das Baby so selbstverständlich mit in die neue Familienstruktur integrieren.

Während viele Frauen bei ersten Babys eine klinische Frühwochenbettzeit wählen, weil sie Angst haben, den neuen Anforderungen mit dem Baby und dem Haushalt nicht gerecht zu werden, entscheiden sich dieselben Frauen beim nächsten Kind für eine ambulante Geburt. Aber auch bei einem ersten Kind können sich ungestört von Krankenhausroutinen ein für Sie stimmiger Tagesablauf und eine größere Sicherheit Ihrem Baby gegenüber entwickeln. Haben Sie keine Angst! Sie sind nicht allein mit Ihren Fragen, auch wenn Sie sich für eine ambulante Geburt entscheiden. Zu dieser Form des Wochenbetts gehören immer eine intensive Hebammenbetreuung und eine Untersuchung beim Kinderarzt.

Bis zum zehnten Tag nach der Geburt Ihres Babys sind tägliche Hebammen-Besuche vorgesehen. Bei Bedarf wird Ihre Hebamme in den ersten Tagen aber auch zweimal kommen. Die Untersuchungsinhalte und Beratungsthemen und auch die praktischen Anleitungen entsprechen denen der Klinik. Der Vorteil

Jede Frau hat Anspruch auf Hebammenhilfe

Auch wenn Sie sich für eine Klinikgeburt entscheiden, können Sie zu Hause die Hilfe einer Hebamme in Anspruch nehmen. Bei einer begründeten Notwendigkeit bezahlen die gesetzlichen Krankenkassen nach den ersten zehn Tagen bis zur achten Woche nach der Geburt weitere 16 Beratungen – telefonisch oder bei Ihnen zu Hause. Bei einer privaten Krankenversicherung ist das Überprüfen Ihres Vertrages sinnvoll, weil es in einigen Fällen Einschränkungen für ambulante Leistungen gibt. Scheuen Sie sich also nicht, von diesem Angebot Gebrauch zu machen. In der ersten Zeit mit Ihrem Baby können Sie alle Unterstützung brauchen! Bemühen Sie sich aber mindestens ab der 18. Schwangerschaftswoche darum, Kontakt zu einer Nachsorgehebamme herzustellen. Schließlich ist es wichtig, die Person zu kennen, die Ihnen in dieser besonderen Zeit zur Seite steht.

Übrigens können Sie Ihre Hebamme auch noch nach Ablauf des Wochenbetts kontaktieren, wenn Stillprobleme auftauchen, die Sie allein nicht lösen können. Die Krankenkassen bezahlen acht weitere Telefonate oder Hausbesuche.

jedoch ist: Sie werden von einer einzigen Person betreut, die in all Ihren Fragen Ihr Ansprechpartner ist. Sie müssen sich nicht auf unterschiedliche Meinungen und Menschen einstellen. Notwendige Untersuchungen können entsprechend der momentanen Bedürfnisse Ihres Tagesablaufs durchgeführt werden. Wenn Ihr Baby gerade schläft, wenn Ihre Hebamme kommt, sind eben Sie die Erste, die untersucht wird und deren Fragen beantwortet werden. Wenn es beim nächsten Mal gerade wach ist und schreit, wird es zuerst darum gehen, ihm zu helfen und es zu beruhigen. Dabei werden wichtige Fragen zu Pflege, Umgang und Ernährung geklärt. Selbst wenn Sie nach einem vormittäglichen Besuch am Abend noch weitere dringende Fragen haben, können Sie diese am Telefon mit der Ihnen vertrauten Betreuungshebamme besprechen. In manchen Fällen können Sie Ihre Hebamme auch nachts erreichen. Sollte das einmal nicht der Fall sein, können Sie sich aber immer noch an Ihre Geburtsklinik wenden. Bei außerklinischen Geburten im Geburtshaus oder einer ärztlichen Praxis und auch nach einer Hausgeburt sind die Hebammen aber meistens permanent erreichbar.

Bei der häuslichen Hebammenbetreuung gehört es mit zu den obersten Zielen, Ihnen keine starren Regeln und Vorgaben zu vermitteln, sondern Sie auf Ihrem persönlichen Weg zu Ihrer neuen Rolle als Mutter zu begleiten.

ABLAUF DES WOCHENBETTS NACH EINEM KAISERSCHNITT

Ein Kaiserschnitt ist eine größere Bauchoperation, bei der viele Gewebeschichten durchtrennt oder gedehnt werden müssen. Es ist daher unvermeidlich, dass Sie nach diesem Eingriff Schmerzen haben. Auch die Narbe und die Nachwehen werden sich anders anfühlen als nach einer vaginalen Geburt. Die Pflege und das Wochenbett unterscheiden sich daher vom normalen Verlauf.

Der wichtigste Unterschied besteht darin, dass Sie am Anfang Hilfe bei der Pflege Ihres Babys benötigen. Sie werden meist noch am gleichen Tag das erste Mal in Begleitung aufstehen. Aus dem Bett herauszukommen erscheint erst einmal als Problem. Aber es geht – am besten, Sie lassen sich zeigen, wie. Achten Sie dabei besonders auf eine langsame und bewusste Atmung und nehmen Sie sich für alle Bewegungen Zeit und Ruhe. Wenn Ihnen schlecht ist, können Sie Infusionen und Medikamente bekommen. In manchen Kliniken gehört die Gabe von Wehenmitteln und Antibiotika zum Standard. Auch eine Spritze in den Oberschenkel zur Thromboseprophylaxe ist bis zur Entlassung aus der Klinik vielerorts üblich. Sie werden am ersten Tag wahrscheinlich ein Schmerzmittel benötigen. Wenn Ihnen ein PDA-Katheter gelegt worden ist, wird es in den ersten 24 Stunden und länger darüber verabreicht. Sie können aber auch ein Schmerzmittel verlangen, das bei kurzfristiger Anwendung auch bei stillenden Frauen als sicher angesehen wird.

Am Tag nach der Operation wird ein eventuell liegender Blasenkatheter entfernt. Falls, was selten geschieht, ein Drainageschlauch neben der Operationswunde gelegt wurde, wird auch dieser meist entfernt. Eine Blutabnahme zur Bestimmung des Hb-Wertes erfolgt. Bei der Visite werden Ihr Bauch und Ihre Gebärmutter vorsichtig abgetastet, der Verband begutachtet und Ihre Blutung kontrolliert. Der Wochenfluss fällt nach einem Kaiserschnitt oft geringer aus, weil während der Operation Blut und Schleimhaut mitentfernt wurden.

Am zweiten Tag können Sie wahrscheinlich schon ein bisschen aufrechter stehen – auch wenn es immer noch wehtut. Wenn Sie nicht in einem Familienzimmer liegen, sorgen Sie tagsüber auf jeden Fall dafür, dass Ihr Partner oder eine Ihnen vertraute Person Sie im Umgang mit dem Baby unterstützt. Um mit Ihrem Baby ausreichend kuscheln und schmusen zu können, brauchen Sie noch Hilfe. Die Seitenlage ist bis zum vierten Tag nach der Operation häufig sehr schmerzhaft. Deshalb sind auch die ersten Anlege- und Stillerfahrungen für Sie beide nur mit Unterstützung möglich. Viele Kissen sind wichtig, damit Sie sich bequem betten können und Ihr Baby auf die richtige Andockhöhe bringen. Eine halb aufgerichtete Stillposition können die meisten Frauen erst am dritten und vierten Tag einnehmen. Vorher ist ein Stillen in Rückenlage üblich.

Ein aufgeblähter Bauch, der nach 36 bis 48 Stunden bei fast allen Frauen auftritt, kann durch Kümmeltee, warme Auflagen auf dem Oberbauch und gute Ernährung behandelt werden. Nach dem ersten Abführen gibt sich das in der Regel. Auch regelmäßige Bewegung hilft bei vielen Beschwerden.

Ab dem vierten Tag nach dem Kaiserschnitt gleicht das Wochenbett dem einer vaginalen Geburt. Nach spätestens vier bis fünf Tagen können Sie nach Hause. Wenn die Narbe gut heilt und die häusliche Versorgung durch Ihren Partner, Verwandte oder eine Haushaltshilfe organisiert ist, können Sie auch schon früher entlassen werden. Ihre Hebamme kann Sie auch dann bis zum zehnten Tag nach der Geburt besuchen und Fäden oder Klammern ziehen beziehungsweise lösen.

ABLAUF DES WOCHENBETTS BEI FRÜHGEBORENEN BABYS

Wenn Ihr Baby es eilig hat und vor der 37. Woche geboren wird, kommt es als Frühgeborenes zur Welt. Meist braucht es dann besondere Pflege. Abhängig von seinem Befinden und seiner Reife wird es bei Ihnen im Zimmer, in einem Wärmebettchen oder in einem Brutkasten in einer Kinderklinik betreut werden. Wenn ein Baby viel früher geboren wurde und noch sehr klein ist, kommt auf die Eltern häufig eine extrem fordernde und anstrengende Zeit zu. Sie müssen mit ansehen, welches Maß an technischer Unterstützung ihr kleines Kind zum Überleben braucht. Es muss beatmet und künstlich ernährt werden. Über Schläuche und Kanülen in Arm, Bein oder Kopf werden Medikamente und Infusionen verabreicht. Manchmal sind die Kinder in ihren Brutkästen unter all den Kabeln, Pflastern, Schläuchen, Überwachungssonden und Decken kaum noch zu finden. Denken Sie aber immer daran: Ihr Baby braucht Sie für sein Überleben jetzt ganz besonders. Die vertrauten Stimmen, Hautkontakt, Liebe und Zuneigung helfen ihm sehr dabei, seinen Zustand zu stabilisieren.

Muttermilch – die beste Nahrung

Die erste Nahrung der ganz kleinen Babys sollte Ihre abgepumpte Muttermilch sein, die anfangs über Sonden, später über Flaschen und ab der 32. bis 34. Woche auch direkt über die Brust gegeben werden kann. In den ersten Tagen und Wochen müssen Sie sechs bis acht Mal täglich beide Brüste für 15 Minuten mit einer elektrischen Milchpumpe stimulieren, um die Produktion anzuregen – so lange, bis Ihr Baby selbst saugen und seinen Bedarf regulieren kann. In Ihrer Milch sind für ein frühgeborenes Baby überlebenswichtige Abwehrstoffe enthalten – es braucht sie dringend. Auch wenn der Nährwert für sehr kleine Babys noch mit Eiweißen, Mineralien und Vitaminen angereichert werden sollte, gibt es für Ihr Baby nichts Besseres als Ihre Muttermilch.

Die Zeit bis zur Entlassung

Die meisten frühgeborenen Babys können nicht vor dem für sie ursprünglich errechneten Geburtstermin aus der Kinderklinik entlassen werden. Das bedeutet, dass ein in der

Das Wochenbett

Gut für Frühchen: Geborgen wie im Kängurubeutel

Wenn Ihr Baby mit seiner Atmung schon etwas stabiler geworden ist, dürfen Sie es direkt auf Ihrer warmen, nackten Haut unter einem Tuch halten. Diese als Kängurutechnik bekannt gewordene Methode gilt als sehr förderlich für seine Entwicklung. Ursprünglich stammt sie aus Kolumbien, wo es permanent an Geld für teure Brutkästen und Überwachungsmaschinen mangelt. Die kleinen Frühgeborenen werden ihren Müttern nackt zwischen die Brüste gelegt. Der vertraute Herzschlag und die Körperwärme der Mutter tragen dazu bei, dass die Kinder sich geborgen und gehalten fühlen. Nachdem Untersuchungen den Erfolg und die guten Überlebensraten von kleinen Babys mit dieser Methode nachweisen konnten, wird sie inzwischen überall auf der ganzen Welt eingesetzt.

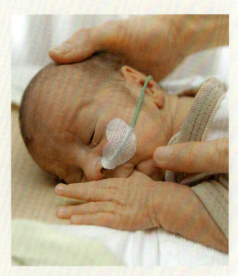

Für Frühgeborene besonders wichtig: viele Streicheleinheiten und Hautkontakt auf dem Bauch von Mama oder Papa.

26. Schwangerschaftswoche geborenes Baby 14 Wochen auf einer Frühgeborenenstation bleiben muss. Dies ist eine sehr belastende Zeit für die ganze Familie. Sie und Ihr Partner sind in die aufreibende und kräftezehrende Betreuung Ihres Babys im Krankenhaus eingebunden. Für Ihre größeren Kinder brauchen Sie, weil sie nicht dabei sein können, eine Beaufsichtigung. Alle machen sich Sorgen, ob sich das Baby auch normal weiterentwickeln kann oder ob es Beeinträchtigungen für sein zukünftiges Leben davontragen wird. Denken Sie daran, dass auch bei einem schwierigen Start zwei Drittel der frühgeborenen Babys sich entweder ganz gesund entwickeln oder nur leichte Probleme zurückbehalten!

ABLAUF DES WOCHENBETTS BEI MEHRLINGEN

Die Zeit des Wochenbetts wird für Sie mit zwei oder drei Kindern eine besonders intensive und mit Sicherheit auch anstrengende Erfahrung sein. Bereiten Sie sich möglichst gelassen auf einen etwas unordentlichen Haushalt und turbulente Tagesabläufe vor. Geben Sie sich ein paar Monate Zeit, bis alles eingespielt ist.
Sie werden eine regelmäßige Unterstützung brauchen, besonders wenn Sie schon Kinder zu Hause haben. Ihre Familie oder auch Freunde können vielleicht ab und zu einmal zur Verfügung stehen, aber keine für Sie verlässliche, regelmäßige Entlastung organisie-

ren. Haushaltshilfen können maximal bis zu einem halben Jahr ärztlich verordnet werden, wenn Sie gesetzlich versichert sind. Bei Ihrem Jugendamt oder auch bei Ihrer gesetzlichen Krankenkasse können Sie danach Unterstützung durch eine Familienpflegerin beantragen. Eine freiberufliche Hebamme wird Sie bei der Pflege der Babys und dem Stillen zu Hause beraten. Bei Babys mit Startschwierigkeiten kann Ihnen eine vom ambulanten Pflegedienst kommende Kinderkrankenschwester zur Seite stehen. Das erste Lebensjahr mit den Kindern wird Ihre ganze Aufmerksamkeit und Kraft benötigen. Sie werden Ihre Babys früher als andere Eltern an feste Essenszeiten und einen überwiegend regelmäßigen Tag- und Nachtrhythmus gewöhnen müssen. Wichtig sind diese Regelmäßigkeiten für Sie und Ihre Babys, damit irgendwann auch planbare Ruhepausen eintreten können. Bis dies meist nach vier bis sechs Monaten wirklich gut funktioniert, ist ein Schlafmangel bei Ihnen vorprogrammiert. Die Ernährung der Babys und ihre Gewichtszunahme werden in den ersten zwei bis drei Monaten ein zentrales Thema sein. Sie können aber selbstverständlich auch Ihre Zwillinge ausschließlich stillen (Seite 271).

Die Pflege ist die Zeit des individuellen intensiven Hautkontakts und Schmusens mit den einzelnen Babys. Gestalten Sie diese Pflegezeit in Ruhe, reden Sie dabei viel mit Ihrem Kind und lassen Sie es spüren, dass nur es allein in dieser Zeit Ihre Zuwendung bekommt. Es fällt ihm so leichter zu lernen, dass Brüderchen oder Schwesterchen auch einmal mit seiner Schmuseeinheit dran ist und man selbst dabei für kurze Zeit abgelegt wird.

Die Babys müssen nicht häufiger als einmal in der Woche gebadet werden. Aber dieses Bad, ebenso wie die anschließende wohltuende Massage, sollte jedes Baby für sich allein bekommen. Ihre anderen Babys oder größeren Kinder können an anderen Tagen baden, damit es für Sie nicht zu viel Stress wird. Gewöhnen Sie Ihre Babys früh an regelmäßige »Lüftungszeiten« am offenen Fenster, auf dem Balkon oder auf der Terrasse. Wenn Sie dann mit dem Kinderwagenhandling zurechtkommen, sind diese regelmäßigen Luftzeiten schon eingeübt, und Sie können dann Besorgungen erledigen oder einfach nur stolz mit Ihren Babys flanieren. Bei ganz unglücklichen Babys mit dem Bedürfnis nach viel Hautkontakt ist eine Tragehilfe praktisch (Seite 342).

Ansonsten verläuft das Wochenbett ähnlich wie zuvor beschrieben. Lediglich für nicht stillende Mütter ist eine Unterstützung der Gebärmutterrückbildung mit Tees, Homöopathika, Akupunktur, physikalischen Maßnahmen oder wehenfördernden Medikamenten häufiger notwendig.

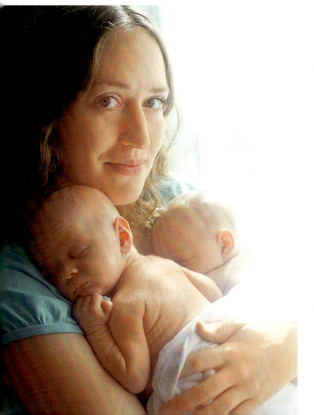

Zwillinge zu versorgen ist für Eltern ein wahrer Kraftakt. Genießen Sie die ruhigen Momente!

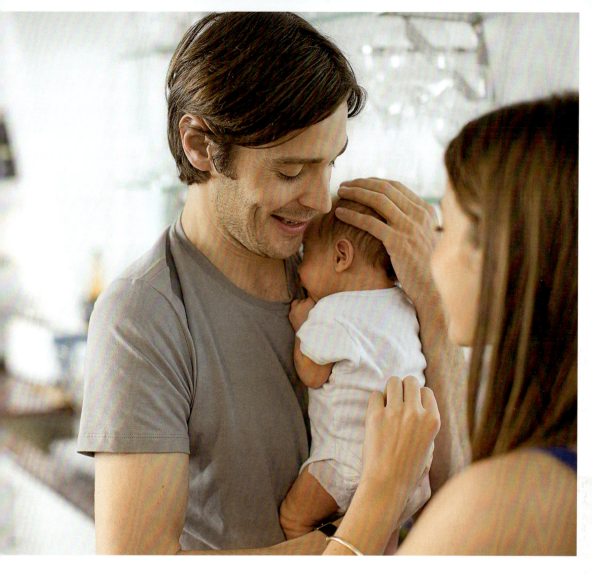

Die erste Zeit als Eltern

EIN NEUER LEBENSABSCHNITT

Zum Beginn eines neuen Lebensabschnitts läuft nicht immer alles nach Plan, und so kann Ihre Elternschaft durchaus mit einer »Gewöhnungsphase« von einem Jahr verbunden sein. Ein Jahr, in dem Sie immer wieder neue Erfahrungen machen und auch immer wieder vor wichtigen Entscheidungen stehen. Vor allem müssen Sie sich daran gewöhnen, andauernd flexibel reagieren zu können. Die Bedürfnisse Ihres Babys dulden oft keinen Aufschub. Bei einem zweiten oder weiteren Baby wird schon einiges vertraut sein. Anderes wie Temperament und Ausdruck Ihres Kindes ist aber wieder völlig neu.

In den ersten Wochen und Monaten wird Ihr gewohnter Alltag durch folgende Gefühle und Situationen bereichert und manchmal auch belastet werden:

- Sofort nach der Geburt werden Sie ein neues Gefühl von Verantwortung spüren. Sie sehen Ihr kleines Baby und begreifen, dass es total auf Sie angewiesen ist und Sie für all seine Bedürfnisse verantwortlich sind.
- Bis ein wenig Routine eingekehrt ist, werden Sie beide das Gefühl haben, nur noch zwischen Windelnwechseln, Stillen, Trösten, Wäschewaschen und Wieder-von-vorn-Beginnen hin und her zu springen. Lassen Sie sich bei allem Zeit, dann werden Sie auch wieder etwas Raum für sich und Ihre Beziehung finden. In der Zwischenzeit versuchen Sie einfach, Ihr momentanes Chaos als Zwischenschritt zu akzeptieren.
- Ihr Lebensstil wird sich automatisch verändern. Vielleicht hatten Sie beide eine Vollzeitbeschäftigung und konnten nach Feierabend ohne vorherige Planung und finanzielle Überlegungen spontan etwas unternehmen. Nun ist da noch ein kleiner Mensch, der in alle Vorhaben einbezogen werden muss.
- Sie werden Ihre Energien neu einteilen. Sich um ein neugeborenes Baby zu kümmern ist extrem fordernd, sowohl körperlich als auch seelisch. Alle Eltern berichten, dass die erste Zeit mit einem Neugeborenen und Säugling mit einem ziemlichen Schlafmangel und großen Anstrengungen verbunden ist. Die meisten Paare fühlen sich monatelang gestresst und streiten viel.
- Sie werden Ihr Leben an das Leben mit dem Baby anpassen. Wie alle Eltern wollen Sie richtig gute Eltern sein und nur das Beste für Ihr Baby. Lassen Sie sich von kleinen Schwierigkeiten und Unzulänglichkeiten in Ihrem Glauben an Ihre elterlichen Fähigkeiten nicht verunsichern. Ihr Baby wird Ihnen viel Freude bringen, auch wenn die Windel mal nicht richtig sitzt. Seien Sie geduldig mit sich selbst. In ein paar Wochen werden Sie sich bereits etwas an die neue Situation gewöhnt haben und sich gar nicht mehr erinnern können, was Sie früher mit Ihrer Zeit angefangen haben.

Ängste und Zweifel

Die Realität des Elternseins wird nicht immer Ihren Erwartungen entsprechen können. Viele beschreiben sie als fordernder, als sie es sich ausgemalt hatten. Dauernd zur Verfügung stehen zu wollen und zu müssen, egal ob es darum geht, Windeln zu wechseln, zu stillen oder zu trösten, und egal wie sie sich gerade fühlen, lässt einige Eltern mit der Sorge zurück, die Kontrolle über ihr Leben zu verlieren. Um diese Kontrolle zu behalten, ist es gut, auf die eigenen Ideen und Gefühle zu vertrauen. Das heißt nicht, dass Zweifel oder Fehler im Umgang mit dem Baby nicht auftreten können. Solche Augenblicke erleben alle Eltern, genauso wie den Wunsch, etwas anders oder besser gemacht zu haben.

Lassen Sie sich davon aber nicht Ihr Selbstvertrauen nehmen. Reden Sie mit anderen. Alle haben diese Zweifel ab und zu. Ein Gespräch mit erfahrenen Eltern kann die eigenen Gedanken oft klarer machen. Manche Hinweise können Ihnen vielleicht bei Problemen weiterhelfen. Wichtig ist, sich bei allem klarzumachen, dass diese Zeit, so anstrengend sie auch ist, in ihrer Intensität auch etwas Einzigartiges hat und vor allem gar nicht so lange dauert, wie Sie denken. Irgendwann schläft Ihr Kind durch und Sie auch wieder. Die Jahre mit einem kleinen Kind – das empfinden viele – vergehen außerordentlich schnell.

Wenn Sie also mal wieder am Rande der Erschöpfung angelangt sind, halten Sie einen Moment inne. Stellen Sie sich vor, Sie seien eine alte Frau oder ein alter Mann und schauen auf Ihr Leben zurück. Vielleicht spüren Sie sie dann, jene Wehmut und Sehnsucht ...? Ja, es ist paradox: Sie durchleben und durchleiden jetzt genau die Jahre, nach denen Sie sich später in Ihrem Leben einmal ganz besonders zurücksehnen werden.

Eine faire Aufgabenverteilung

Sie werden sie am besten überstehen, wenn Sie die Lasten gleichmäßig auf Ihre Schultern verteilen. Vertrauen Sie sich gegenseitig und tauschen Sie sich unbedingt aus, wenn Sie in der Vorgehensweise unterschiedlicher Meinung sind. Ihr Baby wird glücklich sein, dass zwei Menschen sich um es kümmern wollen. Es wird auch lernen können, dass diese beiden manche Dinge etwas verschieden handhaben. Versuchen Sie, sich die Aufgaben in der Pflege und im Umgang mit dem Baby aufzuteilen. Schreiben Sie einfach eine Liste mit all den Dingen, die in Ihrem Haushalt zu erledigen sind, und verteilen Sie die Aufgaben für alle zufriedenstellend. Auch wenn einer von Ihnen zu Hause bleibt und der andere arbeiten geht, ist es sehr wichtig, darüber nachzudenken, wie der Alltag entlastet werden kann. Ein kleiner Mensch benötigt so viel Aufmerksamkeit, dass sich selbst viele zu Hause Gebliebene mit dem Handling aller Aufgaben überfordert fühlen.

JETZT SIND SIE MUTTER!

Das einmalige Erlebnis, Ihr Baby zur Welt gebracht zu haben, wird eines der wichtigsten Ereignisse in Ihrem Leben sein. Sie freuen sich nach der langen Schwangerschaft auf Ihr Baby, dem Sie all Ihre Liebe und Zärtlichkeit geben wollen. Viele Mütter fühlen sich nach einer Geburt mit dem Leben verbunden und meinen einen für sie neuen Sinn im Dasein gefunden zu haben. Die aufregenden Zeiten, die auf Sie zukommen werden, sind für die meisten von Ihnen aber auch mit zwiespältigen Gefühlen verbunden. Fühlen Sie sich daher nicht schuldig oder falsch gepolt, wenn Sie manche der Veränderungen zeitweise furchtbar finden.

Muttersein wird auch immer damit verbunden sein, auf früher selbstverständliche Freiräume und Selbstverwirklichungswünsche zu verzichten. Ihren Partner, der vor der Geburt Ihr aufregender Geliebter war, sehen Sie nun in der Vaterrolle und erinnern sich dabei an Ihre eigenen Eltern. Ihre vorher geliebten Gewohnheiten werden aus der Bahn geraten müssen, um für das Baby Platz zu machen. Da Sie wahrscheinlich diejenige sein werden, die den längsten Teil der Elternzeit mit dem Baby verbringt, werden Ihre sozialen Kontakte momentan unterbrochen. Meistens kommt dann noch die Hauptverantwortung für den Haushalt dazu und die leider so niedrige Bewertung für all diese Aufgaben in unserer Gesellschaft. Genügend Gründe also für Zweifel oder schlechte Laune.

Aber trotz all dieser für Sie so gravierenden Änderungen im Leben wird es bei den meisten von Ihnen (in der Regel drei bis vier Monate nach der Geburt) wieder eine Zeit geben, in der auch Ihre eigenen Bedürfnisse eine Rolle spielen dürfen. Gestalten Sie die Elternzeit so, dass auch Erholungs- und Pflegezeiten für Sie selbst bleiben. »Ein leerer Brunnen kann kein Wasser geben« – dieses Sprichwort trifft auch auf Ihre Situation zu. Vertrauen Sie Ihr Baby Ihrem Partner oder einer Freundin an und lassen Sie sich ein paar Stunden verwöhnen. Unternehmen Sie etwas mit einer Freundin, um Energie zu tanken.

In späteren Zeiten, wenn Ihr Baby schon größer geworden ist, sollten Sie sich auch Zeit mit Ihrem Partner nehmen, um sich in Ihrer Beziehung nicht zu sehr voneinander zu entfernen und Ihr soziales Leben mit Freunden nicht zu vernachlässigen. Machen Sie für sich und Ihr Baby das Beste aus dieser so wichtigen Anfangszeit. Unternehmen Sie Dinge, für die Sie früher nie Zeit hatten. Museen, Zoos und Parks sind immer leerer und angenehmer, wenn Sie diese am Vormittag besuchen.

Lassen Sie sich nicht verunsichern!

Alle anderen wissen genau, wo's langgeht – und quälen Sie mit unerbetenen Ratschlägen? Lassen Sie sich nicht beirren. Sie werden Ihren persönlichen Weg schon finden.

- Es gibt mehr als einen »richtigen« Weg, um mit einem Kind zu leben! Das Einzige, was alle Kinder für ihre gesunde seelische Entwicklung brauchen, sind Eltern, die sie lieben. Ansonsten gibt es recht viele unterschiedliche Bedürfnisse im Zusammenleben. Manchen Eltern ist es wichtig, dass ihr Baby durch einen regelmäßigen Tagesablauf schon früh zu einem Rhythmus findet, zum Beispiel beim Stillen oder Schlafen. Andere Eltern mögen solche Strukturen auch für ihr eigenes Leben nicht und haben sich darauf eingestellt, sich in den ersten drei bis sechs Monaten ausschließlich nach den Bedürfnissen des Babys zu richten.

- Kindererziehung unterliegt immer wieder unterschiedlichen Moden. Das gilt auch fürs Stillen! Unsere Mütter stillten entsprechend der Regeln der 50er- und 60er-Jahre alle vier Stunden jede Brust für 15 Minuten und wogen uns vor und nach dem Stillen. Wenn wir unser Pensum in dieser Zeit nicht absolviert hatten, wurde Kunstmilch zugefüttert, und wir hatten dann wieder genau vier Stunden später unsere Fütterungszeit. In der Zwischenzeit sollten wir viel schlafen. Wenn wir anfangs noch zu unglücklich waren und schrien, gab es die Ratschläge (die unsere Mütter zum Glück nicht befolgten), uns ins Bad zu stellen und die Tür zu schließen, damit die Mütter nicht zu sehr unter dem Weinen leiden mussten. Wir wissen heute, dass mit dieser Vorgehensweise die niedrigen Stillraten in dieser Zeit zu erklären sind. Solche Empfehlungen gibt es zum Glück für unsere Babys nicht mehr. Hören Sie sich also die Tipps der Mütter und Schwiegermütter höflich an. Fassen Sie sie nicht als Kritik an Ihrer Vorgehensweise auf! Bedanken Sie sich dafür, und wenn Sie möchten, können Sie dann erklären, warum diese Methode nicht die richtige für Sie ist.

- Es gibt keinen Grund, Ratschläge zu befolgen, die Sie als falsch empfinden. Um beim obigen Beispiel zu bleiben: Wenn Ihnen jemand rät, dass Sie Ihr Baby nicht nach seinem Hungerbedarf, sondern nach festen Zeiten anlegen sollen, können die meisten Eltern spüren, dass dies für sie und ihr Kind nicht stimmt. Achten Sie also auf Ihre Instinkte und entfernen Sie sich nicht von sich selbst und Ihrem Baby durch irgendwelche, oft überholte Theorien und Regeln. Dasselbe gilt übrigens für Ratschläge aus Büchern und Zeitschriften und manchmal auch von medizinischen Helfern.

- Was anderen Babys hilft, kann für Ihr Baby ganz falsch sein. Hören Sie sich wiederum höflich an, dass das Baby Ihrer besten Freundin am schnellsten einschläft, wenn es eine halbe Stunde im Auto um den Block gefahren wird ... und versuchen Sie herauszufinden, was für Ihr Baby stimmt.

JETZT SIND SIE VATER!

Endlich dürfen Sie Ihr Baby begrüßen und es im Arm halten. Wie fühlen Sie sich jetzt? Viele Väter berichteten uns von ihren starken Gefühlen, die sie erst einmal sortieren müssen. Lassen Sie sich die Zeit und fühlen Sie nach, was Sie so bewegt. Je mehr Sie sich öffnen können und je sensibler Sie sich diesem kleinen Menschen nähern, desto mehr werden Sie die Signale verstehen, die Ihr Kind aussendet.

Was für ein Vater möchten Sie sein?

Woran erinnern Sie sich, wenn Sie an sich und Ihren Vater denken? Was haben Sie mit ihm genießen können, was hat Sie gestört?

Dem alten Mythos, dass Mütter wichtiger als Väter sind, ist längst wissenschaftlich die Basis entzogen. Aber dieser Mythos hält sich hartnäckig in den Köpfen von Eltern und Familien. Einige Väter glauben auch heute noch, sie seien für ihre Kinder nicht so wichtig und schlicht nicht fähig, die Pflege eines Neugeborenen zu übernehmen.

Das stimmt nicht! Sie sind von Anfang an von Bedeutung. Man weiß heute, dass Babys neben der Mutter auch eine Beziehung zum Vater entwickeln, sofern er als Bezugsperson regelmäßig zur Verfügung steht. Dazu müssen Sie nicht unbedingt im gleichen Umfang wie Ihre Partnerin in die Betreuung des Babys einbezogen sein. Erfahrungsgemäß entwickeln Babys selbst bei der »traditionellen« Rollenaufteilung intensive Beziehungen zu Ihnen beiden. Entscheidend ist, wie gut es Ihnen gelingt, die Bedürfnisse Ihres Babys zu erkennen und prompt darauf einzugehen. Um das zu erlernen, brauchen Sie, genau wie Ihre Partnerin, viel Zeit, um eine gewisse Feinfühligkeit zu entwickeln, die es Ihnen ermöglicht, die Signale Ihres Babys zu verstehen.

Heute ist es eine anerkannte Tatsache, dass Sie umso häufiger bei Ihrem Kind sein sollten, je jünger es ist. Denn kleine Kinder erfahren Ihre regelmäßige und verlässliche Zuwendung als Liebe. Das heißt für Ihr Baby: Wer sich um mich kümmert, liebt mich. Abwesenheit ist für Ihr Baby daher gleichbedeutend mit Liebesentzug. Sind die zeitlichen Abstände zu groß, wird das Kind immer wieder dem Gefühl der Verlassenheit ausgesetzt und der Aufbau einer vertrauensvollen Beziehung wird behindert.

Elternzeit und Elterngeld bieten Ihnen beiden die Chance, sich nach der Geburt um das Baby zu kümmern und eine gute Beziehung aufzubauen. Dabei sehen viele Väter zum Glück (aus unserer Sicht) die Elternzeit als gemeinsame Sache und Chance für beide Eltern.

Wenn Sie weiter viel arbeiten müssen, weil einfach nicht immer alles so sein kann, wie Sie es sich wünschen, hilft es Ihnen vielleicht, wenn Sie versuchen, Ihre Arbeitszeit an die Bedürfnisse der neuen Familie anzupassen. Das heißt, dass Sie entweder später zur Arbeit gehen, um die morgendliche Wickel-Schmuse-Runde zu übernehmen, oder eher losgehen und früher zurückkommen, um Ihr Baby mit einem schönen Schlafritual zu Bett zu bringen.

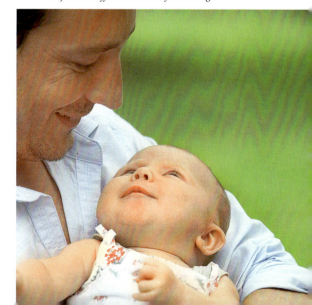

Halten Sie so oft es geht Zwiesprache mit Ihrem Baby. So schaffen Sie eine tiefe Bindung.

LIEBE UND PARTNERSCHAFT

Das bewegte Leben als Eltern eines Babys darf Sie nicht vergessen lassen, dass auch Ihre Beziehung Zeit braucht, genauso wie Ihre emotionalen und körperlichen Bedürfnisse. Wenn einer von Ihnen zu Hause bleibt und der andere arbeiten geht, sind Ihre Tagesabläufe und -inhalte recht unterschiedlich. Sie können dadurch manchmal richtige Barrieren zwischen sich und Ihrem Partner spüren.

Eine ehrliche und offene Kommunikation ist der erste wichtige Schritt, um in dieser veränderten Situation eine starke Beziehung zu halten, die auch in einer wachsenden Familie Bestand haben kann. Es kann Gift für Ihre Beziehung sein, wenn Sie so tun, als ob alles in Ordnung wäre, auch wenn Sie Zweifel und Sorgen haben oder eifersüchtig aufeinander sind. Das Teilen von Glück und Leid ist die wichtigste Voraussetzung, um auf allen Ebenen zueinander stehen zu können und sich gegenseitig zu unterstützen.

Entdecken Sie Ihre Sexualität neu!

In der Zeit nach der Geburt, wenn Sie voll stillen und die Nächte unruhig sind, Schlafmangel und unermüdlicher Einsatz für das Kind Ihren Alltag bestimmen, erscheint oftmals das Thema Sexualität für Sie oder auch für Sie beide weit weg. Wenn es Ihnen genau so geht, befinden Sie sich in guter Gesellschaft. Studien zeigen, dass 60 bis 80 Prozent aller Paare zumindest vorübergehend sexuelle Probleme nach der Geburt haben. Setzen Sie sich also nicht unter Leistungsdruck, dies ist ganz normal. Bleiben Sie aber aufmerksam füreinander, sich nicht nur als sorgende Eltern, sondern auch als Liebespartner zu begreifen, dann werden Sie irgendwann, spätestens wenn die Nächte etwas ruhiger werden, wieder zueinanderfinden.

Sollten Sie aber zu der Minderheit gehören, die die Lust recht bald nach der Geburt wiederentdeckt, so gibt es keine haltbare Theorie, die Ihnen davon abraten kann, Sex zu haben, sobald Sie es beide schön finden. Solange der Wochenfluss noch blutig ist, wird aber die Benutzung von Kondomen empfohlen, damit Keime des Partners nicht in die Plazentawunde gelangen. Die rhythmischen Kontraktionen der Gebärmutter beim Orgasmus und eine Kräftigung der Beckenbodenmuskulatur könnten ein gewünschter positiver Nebeneffekt Ihrer Begegnungen sein.

Erschrecken Sie aber nicht, wenn einigen von Ihnen beim Schmusen und Streicheln kleine Milchfontänen aus den Brüsten spritzen. Vor allen Dingen beim Orgasmus werden Hormone ins Blut ausgeschüttet, die nicht nur dafür sorgen, dass sich die Gebärmuttermuskulatur zusammenzieht, sondern auch dafür, dass die Milchgänge kontrahieren.

Bei vielen Frauen führt die veränderte hormonelle Lage dazu, dass die Vagina sich während der gesamten Stillzeit trocken anfühlt. In diesem Fall kann ein Gleitgel auf Wasserbasis beim Liebesspiel hilfreich sein. Solche Gele können Sie in Apotheken, Drogeriemärkten, Warenhäusern und in Sexshops bekommen.

Neues ausprobieren

Wenn Sie sich beide bereit fühlen, versuchen Sie, Ihr eigenes Tempo herauszufinden. Horchen Sie in sich hinein: Vielleicht haben sich Wünsche und Vorlieben geändert? Machen Ihnen noch immer die gleichen Stellungen Spaß? Sprechen Sie darüber offen mit Ihrem Partner – auch das stärkt die Beziehung. Wenn Sie Angst vor Schmerzen haben, wählen Sie besser Positionen, in denen Sie als Frau die Tiefe des Eindringens kontrollieren können. Dies werden aktivere Stellungen sein, etwa auf Ihrem Partner sitzend oder liegend oder auch hintereinander liegend. Wenn sich etwas unangenehm anfühlt, können Sie leichter die Position ändern.

ÜBERLEBENSHINWEISE FÜR BERUFSTÄTIGE ELTERN

Wenn Ihr Baby geboren ist, wird für Sie in der Welt wirklich alles anders sein als davor. Es ist normal, dass die Realität des Elternseins nicht immer Ihren Vorstellungen und Erwartungen entsprechen wird.

Oft haben frischgebackene Eltern den Anspruch an sich selbst, alles perfekt meistern zu wollen. Seien Sie gnädig mit sich selbst! Ihrem Baby wird ein unaufgeräumtes Zimmer nicht auffallen. Es wird dann glücklich sein, wenn es spürt, dass Sie für es da sind und versuchen, seine Bedürfnisse zu verstehen.

Auch wenn einer von Ihnen zu Hause bleibt und der andere arbeiten geht, ist es sehr wichtig, über Entlastung im Alltagsleben nachzudenken. Ein kleiner Mensch benötigt so viel Aufmerksamkeit, dass sich selbst viele zu Hause Gebliebene mit der Bewältigung aller Aufgaben überfordert fühlen. Wenn möglich, sollte auch Unterstützung von außen, etwa eine Haushaltshilfe, ein Thema sein.

Regelmäßige Partner-Dienste

Auch wenn ein Partner schon bald wieder arbeiten muss, wird Ihr Baby doch sehr von seiner regelmäßigen Aufmerksamkeit profitieren. Das gilt natürlich auch, wenn es Mama ist, die wieder arbeiten geht. Eine Beteiligung des draußen arbeitenden Partners oder der Partnerin könnte so aussehen:

- Versuchen Sie, möglichst regelmäßig wichtige »Rituale« für Ihr Baby mit zu übernehmen. Ein Einschlaflied jeden Abend beim Ins-Bett-Bringen oder eine Fußmassage für Ihr Baby werden Sie beide lieben lernen.
- Wechseln Sie die Kleidung Ihres Babys jeden Morgen oder jeden Abend, je nachdem, was zeitlich besser zu Ihrem Job passt. Wechseln Sie auch oft mit viel Zeit und Schmusen zwischendurch die Windeln.
- Baden Sie mit Ihrem Baby in 37 °C warmem Wasser für fünf bis zehn Minuten und zelebrieren Sie das anschließende Massageritual mit Ihrem Kleinen.
- Spielen Sie regelmäßig mit Ihrem Baby in seiner Wachzeit, Sie werden dafür das schönste und glücklichste Lächeln und später Lachen ernten.
- Übernehmen Sie auch regelmäßig eine Nachtschicht. Darüber freut sich nicht nur Ihr Kind!

Kinderbetreuung

Wenn Sie wieder zurück ins Berufsleben gehen wollen, steht die Frage im Raum, welches Betreuungsmodell für Ihr Kind in Ihrer Familiensituation das richtige ist. Es ist ratsam, sich so früh wie möglich mit den örtlichen Angeboten auseinanderzusetzen, damit Sie Ihr Kind rechtzeitig genug in der Einrichtung Ihrer Wahl anmelden können.

Wenn Sie auf eine Betreuung Ihres Kindes vor dem dritten Geburtstag angewiesen sind, gilt es manchmal schnell zu handeln, da nicht für alle Kinder ein Platz zur Verfügung steht.

Krippe und Tageseinrichtung

In Krippen werden Babys ab der achten Lebenswoche aufgenommen. Die Höhe der Betreuungskosten ist an Ihr Einkommen gekoppelt. Positiv ist in der Regel die Zuverlässigkeit der Öffnungszeiten, negativ die häufig hohen Gruppengrößen.

In Tageseinrichtungen werden Kinder zu unterschiedlichen Bedingungen und Aufnahmealtersstufen angenommen. Manche dieser Einrichtungen nehmen Kinder ab sechs Monaten, andere ab zwölf Monaten auf, während wieder andere altersgemischte Gruppen von zwei bis sechs Jahren betreuen. Die anfallenden Kosten sind von Ihrem Einkommen abhängig. Bedingung für eine Aufnahme ist, dass Sie berufstätig sind.

Die richtige Betreuung

Bevor Sie Ihr Kind zur Betreuung in eine Kinderkrippe geben, gibt Ihnen ein Qualitätscheck die Sicherheit, dass Ihr Kleines dort gut aufgehoben ist:

- Wie groß ist die Gruppe? Bei unter eineinhalbjährigen Kindern sollte mindestens eine Betreuungsperson für vier Kinder vorhanden sein.
- Kann Ihr Kind sich in Gruppenräumen und Garten genügend bewegen, spielen und toben? Ist eine einladende Möglichkeit zum Kuscheln und Ausruhen vorhanden?
- Wie gehen die Erzieherinnen oder die Tagesmutter auf Sie und Ihr Kind zu? Interesse an Ihren Fragen, Sorgen, Bedürfnissen und Wünschen sollte vorhanden sein!
- Ist eine individuelle Eingewöhnungszeit möglich? Darf sie langsam und behutsam stattfinden?
- Wie werden die Tage in der Einrichtung gestaltet, dürfen Eltern und Kinder sich mit einbringen?
- Wie werden die Kinder ernährt? Gibt es Richtlinien für Pausenbrote und Getränke? Wird auf Zahnhygiene geachtet?
- Das allerwichtigste Kriterium ist aber, dass Sie sicher sein können, dass Ihr Kind von einer warmherzigen, liebevollen Erzieherin oder Tagesmutter immer getröstet werden kann, wenn es dies braucht.

Tagespflegestelle

In einer solchen Einrichtung betreuen eine Tagesmutter oder Tageseltern bis zu drei Kinder gleichzeitig in ihrer Privatwohnung. Vorteilhaft kann dabei der familiäre Rahmen sein. Oft ist es auch möglich, auf etwaige Sonderwünsche betreffend Ernährung und Handling einzugehen. Nachteile entstehen, wenn die Tagesmutter oder deren Kinder krank sind, weil in der Regel keine Vertretungsmöglichkeit gegeben ist. Die Kosten für solch einen Platz werden, wenn er über das Jugendamt vermittelt wurde und für Ihr Kind als erforderlich eingestuft wird, zum Teil vom Amt übernommen. Private Tagesmütter halten sich in der Regel an einheitliche Tarife.

Private Einrichtungen

Es gibt privat von Eltern gegründete Kinderbetreuungseinrichtungen, die aus öffentlicher Hand unterstützt werden. Informationen hierzu bekommen Sie über die Internetseite der Stadt, in der Sie leben, oder dem Jugendamt. Häufig ist elterliches Engagement bei Gemeinschaftsaktionen erwünscht. Kinderbetreuung ohne staatliche Gelder ist mit hohen Kosten verbunden, lässt sich aber zumindest teilweise steuerlich absetzen. Momentan werden maximal 6000 € pro Kind und Jahr anerkannt. Davon akzeptiert das Finanzamt zwei Drittel, sodass bis zu 4000 € pro Kind in die jährliche Steuerrechnung eingehen können.

Betreuung durch Familienmitglieder

In einigen Familien besteht die Möglichkeit der Betreuung Ihres Babys durch Familienangehörige. Diese auf den ersten Blick oft verlockende Variante sollte für beide Seiten verbindlich abgesprochen werden.
Wenn sich Ihre Eltern um Ihr Baby kümmern möchten, prüfen Sie erst einmal, ob Ihr Verhältnis zueinander unbelastet ist. Vielleicht unterscheiden sich Ihre Vorstellungen, wie

man mit einem Kind umgehen sollte, sehr. Wenn das der Fall ist, werden Sie einige Zeit und Geduld brauchen, Ihren Eltern zu erklären, warum Sie es ganz anders halten wollen. Aber auch wenn Sie Ihre Eltern nicht immer von Ihrem Erziehungsstil überzeugen können, werden diese einsehen müssen, dass Sie nicht gegeneinander erziehen können. Und im Fall Ihres Kindes müssen nun einmal Sie die wichtigsten Regeln der Erziehung festlegen! Umziehen können Sie Ihre Eltern oder Schwiegereltern mit Sicherheit nicht. Aber die Erfahrung zeigt, dass sie dazulernen können. Wer sein Kind den Großeltern oder Geschwistern anvertraut, sollte ihnen auch einen eigenen Spielraum im Umgang mit ihm zugestehen. Schließlich haben auch sie Erziehungserfahrungen. Machen Sie sich nicht zu viele Sorgen, Sie werden als Eltern für Ihr Kind immer die Hauptpersonen sein.

Alleinerziehend

Manchmal lässt sich der Traum einer gemeinsamen, verantwortungsvollen Partner- und Elternschaft nicht verwirklichen. Wenn Sie Ihr Kind allein erziehen, sind Sie keine kleine Minderheit (mehr als 20 Prozent) in diesem Land, leider aber in einigen Situationen gegenüber Paaren gesellschaftlich benachteiligt. Oft gibt es Schwierigkeiten bei der Wohnungssuche. Auch das Suchen von Betreuungsplätzen ist schwierig, wenn Sie ganztags arbeiten wollen, und wenn es nur halbtags geht, sind finanzielle Sorgen vorprogrammiert. Dies sind belastende Situationen, in denen Sie die Hilfe von Profis annehmen sollten, die Ihnen Beistand leisten können. Antworten auf sehr viele Fragen kann der Verband für alleinerziehende Mütter und Väter geben (siehe Adressen im Anhang Seite 378), von dem viele Ortsverbände existieren. Unterstützung in rechtlichen und finanziellen Fragen finden Sie beim Jugendamt.

Dazu kommen natürlich auch Zweifel, ob Sie wohl alles allein schaffen können. Falls Sie durch eine Trennung alleinerziehend geworden sind, dann finden Sie sich meistens in der Situation, dass der Partner gerne weiterhin Kontakt mit seinen Kindern haben will und unbedingt sollte! Auch wenn Sie sich im Streit getrennt haben: Bemühen Sie sich, eine gute Lösung für alle zu finden. Jeder Vater hat das Recht, sein Kind zu sehen und an seiner Erziehung teilzunehmen, auch wenn Sie sich nicht mehr lieben. Sprechen Sie sich gut ab und vereinbaren Sie einen langfristigen Plan, bei wem Ihr Kind wann lebt. Auch wenn Sie es sich gar nicht vorstellen können, dass Sie es tageweise aus der Hand geben, so schaffen Sie sich auch Freiräume für die Zukunft und geben Ihrem Kind die Chance, trotz Trennung mit beiden Eltern aufzuwachsen.

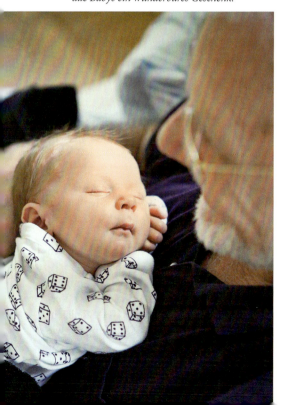

Eine tiefe Bindung zu den Großeltern ist für alle Babys ein wunderbares Geschenk.

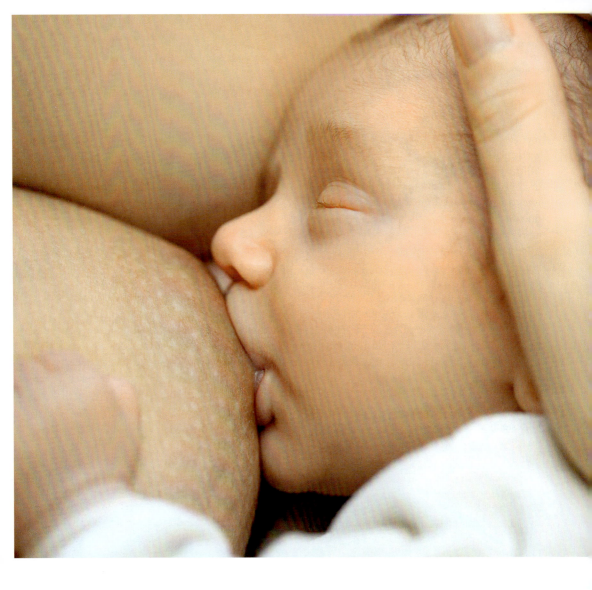

Eine glückliche Stillbeziehung

Die Natur hat es so eingerichtet, dass Sie Ihr Baby ganz allein ernähren können. Lassen Sie sich daher nicht verunsichern. Bei der Geburt ist alles bestens vorbereitet. Ihr Körper hat sich bereits während der Schwangerschaft auf die Ernährung Ihres Babys eingestellt. Es besteht kein Zweifel daran, dass Muttermilch die beste Nahrung für Ihr Kind ist.

Ideal wäre es natürlich, wenn Ihre Stillbeziehung am Strand einer Südseeinsel beginnen würde: Alle störenden Hindernisse zwischen Ihnen und Ihrem Baby wie Kleidung, Decken und Windeln wären entbehrlich. Sie beide könnten von Anfang an den Hautkontakt genießen. Wenn Ihr Baby weinen würde, könnten Sie es sofort mit Ihrer Brust beruhigen. Sie würden es dabei sehr eng am Körper halten, weil Sie ja beide nackt wären. Ihre Bewegungen und der permanente Hautkontakt würden den Rhythmus Ihres Babys bestimmen. Es würde häufig wach und nach Nahrung verlangen. Dadurch wäre für eine optimale Milchproduktion gesorgt. Wenn Ihre Brüste unangenehm voll wären, würden Sie Ihr Baby wecken und anlegen, damit es Ihnen hilft. Sie und Ihr Baby würden Ihre Stillbeziehung so aufbauen, dass es für Sie beide stimmt, und das wäre die Garantie für eine glückliche Stillzeit.

Nun aber zu unserer Realität. Damit Sie einen gelungenen Start haben, sollte Ihr gesundes, reif geborenes Baby nach der Geburt auf Ihrer nackten Haut liegen dürfen, bis der erste Suchreflex auftaucht. Das ist in der Regel innerhalb der ersten Stunde der Fall. Erlauben Sie ihm, in Ruhe nach der Brustwarze zu suchen und zu saugen, so lange es möchte. Sie können dadurch die Wahrscheinlichkeit, dass Stillprobleme auftreten, deutlich senken.

Hilfestellungen werden beim ersten Anlegen nur empfohlen, wenn Ihr Baby nach einer Stunde, spätestens aber nach zwei Stunden noch keinen Suchreflex gezeigt hat. Er zeigt sich durch Hin- und Herbewegen des Köpfchens, das Öffnen des Mundes und Vorschieben der Zunge und durch Schmatzen.

Die Klinikatmosphäre ist für Ihren Beziehungsaufbau und das erste Anlegen Ihres Babys häufig nicht angemessen, manchmal sogar kontraproduktiv. Nach der Geburt wird Ihr Kind routinemäßig untersucht und vermessen (Seite 303). Sie selbst werden gesäubert und versorgt, und der Entbindungsraum wird schon wieder für die nächste Geburt vorbereitet. Bei all diesen Tätigkeiten bleibt oft nicht genügend Raum, Ihr Baby in Ruhe das erste Mal anlegen und stillen zu können.

Wenn die Geburt schwierig verlaufen ist und vielleicht sogar operative Eingriffe nötig geworden sind, ist das erste Anlegen oft innerhalb der ersten ein bis zwei Stunden nicht möglich. Die Kontaktaufnahme muss dann so bald wie möglich für Sie beide nachgeholt werden, damit Sie einen guten Start haben.

Hautkontakt stärkt die Bindung

Der ununterbrochene Hautkontakt von Mutter und Kind ist in der ersten Lebensstunde besonders wichtig. Fragen Sie an Ihrem Geburtsort nach, ob die Möglichkeit besteht, dass Ihr gesundes Kind die ganze Zeit bei Ihnen bleibt. Studien konnten nachweisen, dass eine Trennung in dieser wichtigen Phase sich nachteilig auf eine glückliche Stillbeziehung auswirkt. Die Babys haben dann deutliche Schwierigkeiten, eine Bindung zur Mutter aufzubauen, die Brust korrekt zu ergreifen und daran zu saugen.

DAS ERSTE ANLEGEN

In den ersten ein bis zwei Stunden nach der Geburt wird Ihr Baby in der Regel ohne Hilfe die Brustwarze suchen und finden. Lassen Sie es ruhig ein bisschen suchen und sein Köpfchen hin- und herbewegen, bevor es die Brustwarze in den Mund nimmt. Nutzen Sie die Gelegenheit, um Ihr Baby in Ruhe zu betrachten: Sein kleines Köpfchen, seine zarten Hände, die winzigen Fingerchen …

Wenn seine Lippen Ihre Brustwarzen berühren, wird es sein Köpfchen immer stärker hin und her bewegen und seinen Mund dabei immer weiter aufmachen. Nur wenn der Mund richtig weit geöffnet ist, ziehen Sie Ihr Baby nah an Ihren Körper heran. So können Sie erreichen, dass es seinen Mund mit Brustwarze und Teilen des Warzenhofes gefüllt hat und nicht nur den Nippel im Mund behält, um daran zu saugen. Das kann nämlich dazu führen, dass die Brustwarze wund wird und aufreißt. Der Milchfluss ist stärker, wenn Ihr Baby viel

Gewebe des Warzenhofs im Mund hat. Seine ersten Züge an einer geschwollenen Brust können leicht schmerzhaft sein. Das lässt aber rasch nach, wenn die Milch zu fließen beginnt. Denken Sie daran, tief ein- und auszuatmen.
Das erste Stillen wird höchstwahrscheinlich in liegender Position und seltener im Sitzen (Seite 268) stattfinden. Bei beiden Positionen ist es gut, wenn Sie Ihre Haltung immer wieder überprüfen und gegebenenfalls korrigieren. Das beugt Verspannung vor. Spüren Sie in Richtung Schultern und Arme und lassen Sie diese entspannt hängen. Polstern Sie Ihren Rücken auch mit Kissen, wenn Sie zwischen den Schulterblättern oder im Rücken verspannen.

Stillen nach Bedarf

Bieten Sie die Brust immer an, wenn Ihr Baby Interesse daran zeigt. Im Bauch war es kontinuierlich mit Nahrung versorgt und muss sich erst einmal daran gewöhnen und lernen, dass es auch Pausen gibt zwischen den Mahlzeiten. Muttermilch ist leicht verdaulich und passiert Magen und Darm recht rasch. Sie müssen also aus Rücksicht auf die Verdauung Ihres Babys keine zeitlichen Mindestabstände zwischen dem Anlegen einhalten.

In vertretbaren Grenzen ist es das Beste, Ihr Baby so lange trinken zu lassen, wie es das möchte. Auch bevor die Brust viel Milch produziert, also in den ersten zwei bis drei Tagen, ist es sehr wichtig, dass Ihr Baby lange saugen darf. Das gibt Ihrem Körper das starke Signal, dass da ein hungriges Neugeborenes ist, das dringend Nahrung braucht. Damit die Milch gebildet wird und fließt, muss Ihr Baby eine gewisse Zeit an der Brust saugen. Nur dann wird die Hirnanhangsdrüse ausreichend dazu angeregt, verstärkt zwei Hormone auszuschütten: Oxytocin und Prolaktin.

Durch das Oxytocin, das Milchflusshormon, werden die vielen kleinen Muskeln um die Milchkanäle und -seen herum kontrahiert und damit die Milch herausgedrückt. Nach einer gewissen Zeit wird Ihre Milch dann tropfen oder sogar herausspritzen, wenn der Milchflussreflex ausgelöst wurde. Manche Frauen – aber nicht alle – beobachten diesen Reflex in späteren Wochen, wenn sie an ihr Baby denken oder es im Nebenraum zu hören ist.

Das Milchbildungshormon Prolaktin

Prolaktin ist das Schlüsselhormon für die Milchbildung. Es wird bereits während der Schwangerschaft gebildet, aber bis zur Geburt der Plazenta hormonell blockiert. Über den Blutweg erreicht Prolaktin die Brustdrüse und regt hier die Milchbildung an. Durch den Saugreiz des Babys erhält die Hirnanhangsdrüse das Signal, Milch zu produzieren, und bildet mehr Prolaktin. Die früher gängigen Stilltipps, die vorsahen, dass ein Baby in den ersten Tagen nicht länger als fünf bis zehn Minuten angelegt werden sollte, führten zu tragisch geringen Milchmengen. Gerade wenn der Milchflussreflex ausgelöst war, wurden die Babys von der Brust genommen, und auch die Menge des Prolaktins erreichte lediglich ein Bruchteil des Niveaus, das bei einer halbstündigen Saugzeit erreicht worden wäre. Das Motto für eine ausreichende Milchproduktion lautet ganz simpel: Je mehr Milch Sie geben, desto mehr wird nachproduziert!

Wenn Sie einige wenige Hinweise (siehe Kasten Seite 264) beherzigen, werden beim Stillen höchstwahrscheinlich keine großen Probleme auftauchen. Suchen Sie gegebenenfalls die Unterstützung Ihrer Hebamme. Nehmen Sie in Kauf, dass es eine gewisse Zeit dauern kann, bis Sie und Ihr Baby gut zusammenarbeiten.

Stillen wird immer wieder mit Sex verglichen. Wenn beide Partner unerfahren sind, ist es nicht verwunderlich, wenn sie sich noch etwas ungeschickt anstellen. Falls einer der beiden schon Erfahrung besitzt, geht das Liebesspiel schon viel besser. Und wenn beide gelernt haben, worum es geht, funktioniert alles bestens und beide haben Spaß daran.

MUTTERMILCH – DIE BESTE NAHRUNG FÜR IHR BABY

Wenn es eine Erfinderin gäbe, die eine neue Sorte Babynahrung entwickelte, welche sich automatisch den wechselnden Bedürfnissen Ihres Babys für sein Wachstum und seine Entwicklung anpasst, dann wäre sie eine gemachte und reiche Frau. Allerdings würde diese Idee tausende Jahre zu spät kommen, da dieses Produkt bereits existiert. Und zwar in Ihrer Brust. Alle Säugetiere produzieren die für ihren Nachwuchs richtige Milch. Daher ist natürlich auch die Muttermilch die beste Nahrung für Ihr Baby. Die Veränderungen im Eiweiß-, Kohlenhydrat- und Fettgehalt sind auf die sich wandelnden Bedürfnisse des Neugeborenen eingestellt. Es ändern sich aber nicht nur die Grundbausteine der Nahrung immer wieder, sondern auch ihr Gehalt an Vitaminen, Mineral- und Abwehrstoffen.

Fette

Die meisten Organe sind zum Zeitpunkt der Geburt Ihres Babys gut ausgebildet und wachsen nur in der Größe weiter. Lediglich das Gehirn ist noch nicht vollständig entwickelt. Es braucht eine Menge Fett, um weiterhin Nervenzellen und Zellwände bilden zu können und sich gesund zu entwickeln. Dieses Fett ist in langkettigen Fettsäuren wunderbar in Ihrer Milch enthalten.

Natürlich hat sich die Forschung darum bemüht, ähnlich langkettige Fettsäuren künstlich herzustellen. Aber das gestaltet sich nicht so einfach und ist außerdem teuer. Zudem sind die künstlichen Fettsäuren mit den menschlichen Fettsäuren nicht identisch und haben wahrscheinlich auch nicht den gleichen Effekt für die Babys. Die künstlichen Nahrungen, die mit diesen Fettsäuren auf dem Markt kamen, hatten dann auch das Problem, dass die Produkte Konservierungsstoffe enthielten, damit die Fette nicht ranzig wurden.

Im Durchschnitt wird der Energiebedarf bei Babys bis zu 50 Prozent durch Fett gedeckt. Im Kolostrum ist eine Fettkonzentration von 2 Prozent zu finden, während sie nach 14 Tagen in der reifen Muttermilch 4 bis 4,5 Prozent beträgt. Der Fettgehalt ist derjenige Bestandteil, der sich bei Brustmahlzeiten am stärksten unterscheiden kann. Er variiert von Frau zu Frau, im Tagesverlauf und vor allem während der Mahlzeit.

Zucker und andere Kohlenhydrate

Wenn Ihr Baby sich noch nicht völlig daran gewöhnt hat, dass es zwischen den Mahlzeiten auch Pausen gibt, kann es vorkommen, dass sein Blutzuckerspiegel vorübergehend etwas abfällt. Ihr Baby kann sich dann ganz schwach fühlen und Angst haben, verhungern zu müssen. Sie erkennen dies, wenn es verzweifelt weint und sich nur an der Brust beruhigen lässt. Lassen Sie es daher nicht warten, wenn es nach Nahrung verlangt. Ihre Milch hebt seinen Zuckerspiegel rasch wieder an. Es fühlt sich dann nach den ersten Schlucken schon kräftiger und saugt weiter, um alles zu bekommen, was die Milch zu bieten hat.

Ihre Milch enthält verschiedene Zucker und Kohlenhydrate. Der wichtigste ist der Milchzucker (Laktose), der unter anderem die Aufnahme von Kalzium und Eisen fördert. Aber auch andere Zucker haben unterstützende Eigenschaften. Sie helfen dem Darm bei der Besiedelung mit Darmbakterien (Bifidusbakterien). Die wiederum unterstützen die Verdauung, sorgen für den recht angenehmen Geruch des Muttermilchstuhls und verhindern, dass sich krankheitserregende Bakterien und Pilze im Darm ausbreiten.

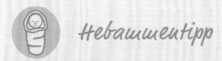

Hebammentipp

Tipps für stillende Mütter

Viele Frauen machen sich Sorgen, dass ihre Milch nicht reicht oder das Baby nicht genügend trinkt. Wenn Sie folgende Tipps beachten, klappt es mit dem Stillen:

- Lassen Sie Ihr Baby an der Brust riechen, sie durch Hin- und Herbewegung des Köpfchens suchen, den Mund weit öffnen und die Brustwarze mitsamt großen Teilen des Warzenhofs in den Mund nehmen.
- Bieten Sie Ihre Brust im »C-Griff« an: Dazu legen Sie Ihre Finger mindestens drei Zentimeter von der Brustwarze entfernt flach unter die Brust und Ihren Daumen lose auf die Brust.
- Vergewissern Sie sich, dass es Brustwarze und Warzenhof im Mund hat.
- Schauen Sie nach, ob Ihr Baby Unter- und Oberlippe ausgestülpt hat.
- Gehen Sie sicher, dass das Kinn Ihres Babys nah an Ihrer Brust ist.
- Drücken Sie bei harten Brüsten etwas Milch aus, wenn Ihr Baby Schwierigkeiten hat anzudocken.
- Erlauben Sie Ihrem Baby zu trinken, solange es möchte. Am besten, bis es von allein satt »abfällt«. Da der Fettgehalt während der Stillmahlzeit kontinuierlich ansteigt, ist die Sauggeschwindigkeit nach dem ersten Durstlöschen oft etwas gemütlicher bei der dickeren, fetthaltigen, sättigenden Hintermilch.
- Liegen oder sitzen Sie bequem und entspannt, eventuell mit Unterstützung von Kissen oder einer Stillwurst.
- Lassen Sie Ihr Baby häufig an der Brust trinken. Acht bis zwölf Mahlzeiten sind während der gesamtem Stillzeit normal.
- Halten Sie Ihr Baby so, dass es zu Ihnen gewandt nah an Ihrem Körper liegt und mit seinen Händen Kontakt zur Brust haben kann. Auch die Füße suchen gern Halt an der Mutter. Bei einem unruhigen Baby legen Sie eine Hand an die Füßchen.
- Wecken Sie Ihr Baby, wenn es tagsüber zwischen den Mahlzeiten zu lange schläft und nicht genügend zunimmt.
- Typisch ist ein Anstieg des Milchbedarfs am späten Nachmittag und Abend. In Untersuchungen wurde festgestellt, dass der Prolaktinspiegel bei stillenden Frauen zu diesem Zeitpunkt am niedrigsten ist. Also: nicht wundern, wenn Sie abends eine kleine Raupe Nimmersatt erleben. Das andauernde Trinkenwollen wird auch Clusterfeeding (Dauerstillen) genannt.
- Ein plötzlicher Mehrbedarf lässt sich auch alle paar Wochen beobachten: Ihr Kind ist unruhig, weint viel und lässt sich nur an der Brust beruhigen. Legen Sie es oft an! Wahrscheinlich hat Ihr Schatz einen Wachstumsschub und braucht einfach mehr Nahrung. Durch das häufige Stillen wird die Milchproduktion angeregt, und bald werden die Pausen zwischen den Stillmahlzeiten wieder etwas länger.

Die Zusammensetzung der Milch verändert sich im Laufe der Zeit und passt sich den Bedürfnissen des Kindes an

Vormilch (Kolostrum), vom Tag der Geburt bis zum 3. Lebenstag	Übergangsmilch, 3. bis 14. Lebenstag	Reife Frauenmilch, ab dem 14. Lebenstag bis zum Ende der Stillzeit
• enthält viel Eiweiß, Vitamin A und K, Mineral- und Abwehrstoffe	• enthält prozentual weniger Eiweiß, Abwehr- und Mineralstoffe	• enthält prozentual noch weniger Eiweiß (ideal für kindliche Nieren)
• enthält wenig Fett und Kohlenhydrate	• enthält prozentual mehr Fett und Kohlenhydrate	• enthält prozentual noch mehr Fett und Kohlenhydrate
• 100 Milliliter Kolostrum haben einen Nährwert von etwa 54 Kalorien	• 100 Milliliter haben einen Nährwert von etwa 62 Kalorien	• 100 Milliliter Muttermilch haben einen Nährwert von etwa 66 Kalorien (bis 120 Kalorien möglich)
• Trinkmenge bis zu 100 Milliliter täglich	• Die Tagestrinkmenge steigt kontinuierlich an; ab der zweiten Lebenswoche trinkt das Baby täglich ein Sechstel seines Körpergewichts	• Trinkmenge erhöht sich allmählich auf 500 bis 1000 Milliliter täglich

Mineralien und Spurenelemente

Muttermilch enthält alle Spurenelemente und Mineralstoffe, die Ihr Kind braucht. Da Eisen in allen Milcharten in eher kleinen Mengen vorhanden ist, dachte man lange, dass dieses Mineral zusätzlich gegeben werden muss. Heute ist klar, dass Eisen in der Muttermilch eine hohe Bioverfügbarkeit hat. Während aus der Kuhmilch nur 10 Prozent aufgenommen werden können, kann der Körper Eisen aus der Muttermilch bis zu 70 Prozent verwerten. Der Eisenvorrat in der Leber reicht bei gestillten Babys sechs bis acht Monate. Wenn ein Baby sehr früh künstliche Nahrung bekommt oder zusätzlich Eisen (außer bei Frühgeborenen) erhält, kann das Wachstum krankheitserregender Keime im Darm gefördert werden.

Vitamine

Auch Vitamine sind in der Regel ausreichend in Ihrer Milch enthalten. Die einzigen Ausnahmen gelten in unseren Regionen für die Vitamine D und K. Vitamin D braucht jeder Mensch, um Kalzium für seine Knochen aufnehmen zu können. Sonnenlicht bewirkt die Produktion dieses Vitamins im Körper. Wenn Teile der Haut mehrmals pro Woche von der Sonne beschienen werden, kann genügend Vitamin D gebildet werden.

In unseren zeitweise etwas sonnenarmen Regionen wird empfohlen, Ihrem Kind im ersten Lebensjahr und über den zweiten Winter täglich eine zusätzliche Dosis Vitamin D zu geben (Seite 374).

Genauso verhält es sich mit der Gabe von Vitamin K, das für die Blutgerinnung gebraucht wird. Es ist in hohen Konzentrationen in Vor- und Übergangsmilch enthalten. Da in der reifen Frauenmilch die Menge des Vitamins nachlässt, wird empfohlen einem Mangel vorzubeugen, indem das Vitamin dreimal hochdosiert verabreicht wird (Seite 306).

Die Empfehlungen der Fachgesellschaften stimmen bei Vitaminen D und K überein. Einige Expertinnen empfehlen darüber hinaus eine regelmäßige Fluoridierung durch Tabletten, da in Deutschland, Österreich und der Schweiz das Trinkwasser, im Gegensatz zu Nordamerika und anderen Staaten, nicht fluoridiert ist. Um der Gefahr einer Überdosierung vorzubeugen, sind nur Mineralwässer mit einem Fluoridgehalt unter 0,7 mg/l für die Zubereitung von Säuglingsnahrung geeignet. Sprechen Sie mit Ihrem Kinderarzt darüber, welches Mineralwasser mit welchem Fluoridgehalt Sie gegebenenfalls verwenden, damit eine Tabletteneinnahme entsprechend angepasst werden kann. Während die Deutsche Gesellschaft für Kinder- und Jugendmedizin die Kariesprophylaxe in Tablettenform wie beschrieben empfiehlt, hält die Fachgesellschaft für Zahnheilkunde die äußerliche Anwendung mit fluoridierter Zahnpasta ab dem Durchbruch der ersten Zähnchen für ausreichend. Sprechen Sie mit Ihrem Kinderarzt oder einem vertrauten Zahnarzt, um sich für einen für Sie richtigen Weg zu entscheiden.

Nur bei Veganerinnen – das sind Frauen, die sich ohne tierische Produkte wie Milch, Milchprodukte, Fleisch, Eier und Fisch ernähren – ist eine zusätzliche Gabe von Vitamin B12 empfehlenswert.

Abwehrstoffe

Die Muttermilch ist wahrlich ein Produkt von hoher biologischer Komplexität. Sie schützt vor Allergien und Erkrankungen und fördert die für Ihr Baby so wichtige Entwicklung des eigenen Immunsystems. Im Körper einer stillenden Mutter befindet sich eine »Schaltung«, die dafür sorgt, dass jeder krank machende Erreger, der die Mutter befällt, die Produktion spezifischer Antikörper anregt. Die Antikörper gehen in die Muttermilch über und spiegeln das Spektrum der mütterlichen Abwehrerfahrungen. Ein gestilltes Baby erhält daher mit der Milch auch die Antikörper seiner Mutter, die Krankheiten bekämpfen und dabei helfen, Allergien zu verhindern.

DIE ERSTEN WOCHEN

Die erste Zeit nach der Geburt des ersten Babys bleibt vielen Frauen als Zeit der Überforderung und Unsicherheit in Erinnerung. Dieses Gefühl ist wirklich vollkommen normal und wird nach den Anfangswochen vergehen. Wenn Sie merken, dass Sie die Signale Ihres Babys immer besser verstehen und erleben, wie es wächst und gedeiht, wird das große Glücksgefühle in Ihnen auslösen, die Sie für alle Strapazen entschädigen. Ihr Baby wird mit kleinen Anzeichen zeigen, wann es trinken möchte. Reagieren Sie darauf möglichst rasch! Die ersten Signale machen sich oft schon im Schlaf bemerkbar:

- es wird unruhiger – selbst im Schlaf
- Ärmchen und Beinchen beginnen unkontrolliert zu zappeln

- die Augenlider flattern
- es macht erste Schmatz- und Sauggeräusche

Der anschließende Suchreflex äußert sich dann mit folgenden Signalen:
- das Köpfchen bewegt sich hin und her
- der Mund öffnet sich und die Zunge tritt heraus
- Ihr Baby macht Fäustchen und steckt sie in den Mund
- es schmatzt und saugt daran

Bei diesen Signalen ist frühes Reagieren für Sie beide gut. Ihr Baby spürt, dass Sie auf seine Bedürfnisse eingehen. Es schließt seinen Mund dann entspannter um Brustwarze und Teile des Warzenhofs, als wenn es schon lange verzweifelt schreien musste, um in seinem Hunger verstanden zu werden. In den ersten Tagen empfiehlt es sich, bei jeder Mahlzeit an beiden Brüsten anzulegen, um die Milchproduktion richtig in Gang zu bringen. Die Milchmenge richtet sich nach dem Bedarf, also danach, wie viel Ihr Baby tatsächlich trinkt.

In den ersten beiden Lebenstagen bekommt Ihr Baby, abhängig davon, wie lange und wie kräftig es saugt, pro Mahlzeit 7 bis 14 Milliliter Kolostrum. Ihr Baby wird ausreichend Milch bekommen, wenn es zwischen acht- und zwölfmal in 24 Stunden gestillt wird. Zwischen den Stillmahlzeiten sollte allerdings kein längerer Abstand als vier Stunden liegen. Gerechnet wird dabei vom Beginn einer Brustmahlzeit bis zum Beginn der nächsten.

STILLPOSITIONEN

Nach sechs bis sieben Tagen ist es oft sinnvoll, pro Mahlzeit erst mal nur an einer Seite anzulegen, damit die Brust gut entleert wird. Wenn Ihr Baby nach 15 bis 30 Minuten von allein loslässt und zufrieden ist, hat es genug

Ein gesundes Neugeborenes braucht kein »Zufüttern«

Die Schutzwirkung der Muttermilch wird durch Gaben von Tee, Zuckerlösungen, Wasser und besonders künstlicher Milch deutlich abgeschwächt oder sogar verhindert. Ganz davon abgesehen, dass Ihr Baby keine zusätzliche Flüssigkeit braucht. Es gibt bei einem reifen, gesunden Baby, das um den errechneten Termin herum geboren wurde, keinen Grund zuzufüttern. Ausnahme: zu niedriger Blutzucker, zum Beispiel bei Diabetes der Mutter.

getrunken. Wenn es weitersucht, bieten Sie auch noch die zweite Seite an. Bei der nächsten Mahlzeit beginnen Sie dann mit der noch nicht gestillten beziehungsweise mit der zweiten Seite. Es wird bei den ersten Zügen recht schnell und konzentriert saugen und dann nach ein paar Minuten langsamer mit kleinen Pausen weitertrinken. Dies ist ganz normal, weil es für die fetthaltigere Milch, die erst nach einigen Minuten zur Verfügung steht, einfach etwas mehr Zeit zum Trinken braucht.

Ihr Baby hat seinen eigenen Rhythmus. Stillen Sie es daher nach seinem Bedarf – auch in der Nacht. Zwischen drei und fünf Uhr nachts ist die Ausschüttung des Hormons, das die Milchmenge mit reguliert, am höchsten. Entscheidend für einen Erfolg beim Stillen sind Ihre entspannte Haltung und korrekte Stillpositionen. Ihr Baby sollte innerhalb von 24 Stunden an jeder Brust in drei Positionen getrunken haben, um alle Bereiche der Brust gut zu entleeren.

Stillen im Liegen

Stillen im Liegen ist vor allem nachts ideal und immer dann, wenn Sie sich ausruhen und vielleicht sogar ein bisschen schlafen wollen. Legen Sie sich entspannt auf eine Seite. Polstern Sie Ihren Kopf dabei so, dass Sie Ihr Baby sehen können, ohne den Nacken anzuspannen oder sich mit dem Arm abzustützen. Es kann angenehm sein, wenn Sie sich auch im Rücken von Kissen oder einer zusammengerollten Decke gehalten fühlen. Legen Sie sich Bauch an Bauch mit Ihrem Baby, sodass sich sein Mund auf Höhe Ihrer Brustwarze befindet. Ihr unterer Arm liegt um Kopf und Rücken des Babys, und mit der oberen Hand halten Sie die Brust im »C-Griff« (Seite 264). Wenn Sie seine Unterlippe mit der Brustwarze sanft berühren, wird sich sein Mund weit öffnen. Ziehen Sie Ihr Baby nah zu sich heran und warten Sie, bis es kräftig saugt. Dann können Sie den unteren Arm vorsichtig lockern. Ein zu einer Rolle gedrehtes kleines Handtuch hinter dem Rücken

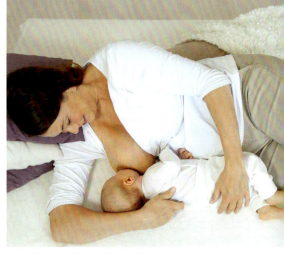

Beim Stillen im Liegen können Sie gleichzeitig ausruhen. Das ist vor allem nachts praktisch, wenn Ihr Baby Hunger hat.

kann verhindern, dass das Baby zurückrollt. Wenn Sie Ihr Baby zum Trinken an der anderen Brust nicht herumhieven wollen, legen Sie einfach ein dickes Kissen unter Ihr Baby und drehen Ihre obere Schulter weiter in seine Richtung. Dann kann es auch diese Brustwarze erreichen.

Stillen im Sitzen

Wiegegriff

Stillen im Sitzen ist vor allem tagsüber praktisch und natürlich wenn Sie unterwegs sind. Nehmen Sie dazu Ihr Baby so in den Arm, dass es Ihnen mit Gesicht, Bauch und Beinen zugewandt ist. Es soll sich auf keinen Fall verdrehen, um zu Ihrer Brust zu gelangen. Der Kopf liegt in Ihrer Armbeuge, und der untere Arm Ihres Babys liegt in Richtung Ihrer Taille. Es bildet eine gleich hohe Linie vom Ohr über die Schultern bis zur Hüfte. Das kann mit Kissen oder einer Stillwurst unter Ihrem Unterarm unterstützt werden. Ihr Unterarm stützt den Rücken Ihres Babys, und Ihre Hand hält je nach Größe seinen Po oder den Rücken. Es liegt ganz nah Ihnen zugewandt. Bieten Sie Ihrem Baby die Brust im »C-Griff« (Seite 264) an. Streichen Sie mit der Brustwarze dazu sanft über seine Unterlippe. Sobald das Mündchen weit geöffnet ist, führen Sie es

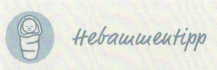

Muttermilch pflegt strapazierte Brüste

Um Ihre Brüste zu pflegen, können Sie nach jeder Brustmahlzeit noch etwas Milch aus der Brust drücken und damit die Warze und den Warzenhof einreiben (wie mit einer Creme). Lassen Sie diese selbst produzierte Lotion an der Luft antrocknen. Das hilft, die gereizte Haut nach ein paar Tagen unempfindlicher zu machen. Sie können damit das anfangs etwas strapazierte Gewebe, das diesen so kräftigen Zug noch nicht kannte, am besten pflegen.

mit einer raschen Bewegung zu Ihrer Brust und achten darauf, dass Warze und Teile des Warzenhofes im Mund sind. Versuchen Sie, wirklich bequem zu sitzen und alle Bereiche, die sich verkrampfen könnten, mit Kissen zu polstern. Denken Sie daran, die Schultern zu entspannen!

Stillen im Rückengriff

Mit dem Rückengriff »klemmen« Sie sich Ihr Baby unter den Arm. Ihr Baby liegt gestützt von Ihrem Unterarm an Ihrer Seite. Die Füße zeigen nach hinten in Richtung Rücken. Legen Sie Ihren Unterarm auf zwei bis drei Kissen, oder eine Stillwurst, damit Ihr Baby hoch genug liegt. Mit Ihrer Hand umfassen Sie den Kopf Ihres Babys. Mit der zweiten Hand halten Sie Ihre Brust im »C-Griff« (Seite 264) und streichen Ihrem Baby mit der Brustwarze über die Unterlippe, so lange, bis es den Mund weit öffnet. Dann geht's weiter wie oben.

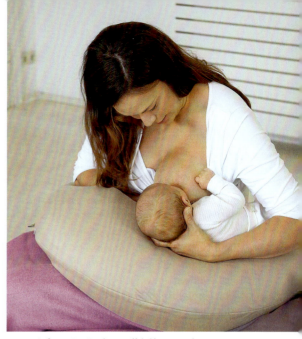

Anlegen im Rückengriff hilft, wenn die zur Achsel liegende Brustpartie unangenehm spannt und entleert werden soll.

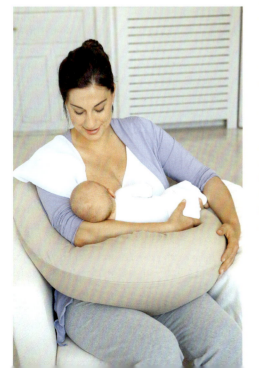

Viele Frauen mögen den Wiegegriff, besonders, wenn sie unterwegs sind.

WACHSTUMSSCHÜBE

Wenn Sie über Monate hinweg stillen, werden Sie immer wieder erleben, wie Ihr Baby plötzlich einen Wachstumsschub macht. Sie erkennen ihn daran, dass Ihr Baby über zwei oder drei Tage hinweg ständig trinken will und scheinbar gar nicht satt zu kriegen ist. Wenn Ihr Körper sich auf den erhöhten Bedarf Ihres Kindes eingestellt hat und mehr Milch produziert, ist meist alles wieder beim Alten, und die Abstände zwischen den Stillmahlzeiten werden wieder länger. Die Wachstumstage werden für Sie sehr anstrengend sein, weil sich in den letzten Tagen und Wochen schon so etwas wie eine Routine in Ihrer Stillbeziehung eingespielt hatte und nun wieder alles scheinbar auf dem Kopf steht. Ihr Baby macht vielleicht den Eindruck, als wollte es seine »Nabelschnurpipeline« wiederhaben. Es möchte in halbstündigen Abständen trinken oder legt Marathonmahlzeiten von zwei bis drei Stunden ein. Aber verzweifeln Sie nicht: In ein paar Tagen ist die stressige Phase vorüber und die Routine stellt sich wieder ein.

WIE LANGE WIRD GESTILLT?

Die Weltgesundheitsorganisation empfiehlt, in den ersten sechs Lebensmonaten ausschließlich zu stillen. Danach ist es allmählich möglich, Beikost (Seite 327) einzuführen. Optimal wäre es, wenn Sie bis weit ins zweite Lebensjahr hinein zusätzlich zur festen Kost weiter stillen. Und natürlich darüber hinaus, wenn Sie beide Freude daran haben. Gerade wenn Ihr Kind schon Beikost erhält, spricht nichts dagegen, es morgens vor der Arbeit oder abends zum Einschlafen noch anzulegen. Diese Empfehlung wird auch von der Nationalen Stillkommission in Deutschland unterstützt.

Milch abpumpen und aufbewahren

Selbst wenn Sie nach einigen Monaten wieder das allzu verständliche Bedürfnis nach ein wenig Unabhängigkeit haben, müssen Sie dazu nicht abstillen. Abgepumpte Muttermilch wird Ihrem Baby auch in der Flasche schmecken. Dazu können Sie zum Beispiel eine Kolbenhandmilchpumpe verwenden. Wenn Sie häufiger außer Haus sind und jemand anders Ihr Baby füttern soll, ist es vielleicht einfacher, wenn Sie sich eine elektrische Milchpumpe aus der Apotheke ausleihen oder von Ihrer Ärztin verordnen lassen.

Am besten pumpen Sie zwei Stunden nach dem Stillen eine Brust ab und beginnen mit dem Sammeln. Leichter fällt das Abpumpen allerdings, wenn Sie an einer Seite stillen und an der anderen Seite pumpen, weil der Milchflussreflex so schon ausgelöst ist. Im Kühlschrank können Sie Ihre Milch bei vier bis sechs Grad für bis zu 72 Stunden aufbewahren und sie im Wasserbad langsam auf 37 Grad erwärmen, um sie zu verfüttern. Die Milch darf nur einmal erwärmt werden! Bei längerer Lagerung frieren Sie die Milch in möglichst kleinen Portionen ein. Sie ist bei minus 18 Grad bis zu sechs Monate haltbar.

Entwicklung in großen Schritten

Wachstumsschübe fallen oft mit Entwicklungsschritten zusammen: Ihr Baby wird nicht nur größer, sondern auch ein bisschen schlauer, weil sich im Gehirn mehr Zellen miteinander verbinden. Diese Entwicklungssprünge vollziehen sich bei den meisten Säuglingen ungefähr im gleichen Alter.

- Der erste Wachstumsschub findet zwischen dem 10. und 14. Lebenstag statt. Gleichzeitig verändert sich die Wahrnehmung Ihres Babys: Die Bilder stellen sich vom Kopf auf die Füße. Denn erst einmal sehen Babys alles »verkehrt herum«.

- Auch der zweite Wachstumsschub zwischen der vierten und sechsten Lebenswoche hat etwas mit der Wahrnehmung zu tun. Die Babys beginnen allmählich, Farben zu unterscheiden. Das geht erst mal aber nur, wenn die Muster groß und hell sind.

- Der nächste Sprung vollzieht sich zwischen dem dritten und vierten Lebensmonat. Oft »begreifen« die Kleinen dann zum ersten Mal. Sie können beobachten, wie Ihr Baby Gegenstände mit seinem Blick zunächst fixiert, um dann mit einer zielgerichteten Bewegung danach zu greifen.

- Mit etwa sechs Monaten kommt häufig der vierte Wachstumsschub. Sie werden bemerken, dass damit auch die Ausdrucksfähigkeit Ihres Babys differenzierter wird. Es kann den Gesichtsaudruck einer Person imitieren und antwortet mit einem Lächeln auf ein fröhliches Gesicht.

Selbst wenn Sie wieder zur Arbeit gehen, muss dies nicht das Ende der Stillzeit bedeuten. Eine Variante besteht darin, dass Sie während der Arbeit Milch abpumpen. Wenn Sie die abgepumpte Milch aufbewahren wollen, brauchen Sie allerdings eine Kühlmöglichkeit. Sie haben übrigens laut Mutterschutzgesetz das Recht, pro Arbeitstag entweder zweimal für 30 Minuten oder einmal für eine Stunde eine Stillpause einzulegen. Besprechen Sie Ihre Vorstellungen dazu am besten frühzeitig mit Ihrem Arbeitgeber. Bei Problemen kann Ihnen der Personal- oder Betriebsrat zur Seite stehen.

MEHRLINGE STILLEN

Auch wenn Sie mehr als ein Baby geboren haben, brauchen Ihre Kinder nicht auf die Vorzüge der Muttermilch zu verzichten. Es ist sehr gut möglich, auch Zwillinge oder Drillinge zu stillen. Sie können dabei die Hinweise zum Aufbau einer guten Stillbeziehung eins zu eins übernehmen (Seite 264). Machen Sie sich keine Sorgen darüber, dass Ihre Babys nicht satt werden könnten: Wenn sie gesund und reif geboren sind, werden sie von allein für eine ausreichende Milchmenge sorgen – vorausgesetzt Sie legen die Kinder oft genug an! Innerhalb kürzester Zeit kann Ihr Körper dann eine Menge von ein bis zwei Litern zur Verfügung stellen. Das ist auf jeden Fall ausreichend.

Zum Anlegen der Kinder sollten Sie versuchen, Ihre Bedürfnisse und den Schlaf-wach-Rhythmus der Babys in Einklang zu bringen. Das gleichzeitige Stillen (Tandem-Stillen) von zwei Babys hat für Sie viele Vorteile, auch wenn Sie anfänglich dafür noch Unterstützung brauchen werden. Wenn zwei hungrige Babys an Ihren Brüsten saugen, wird die Milchmenge rasch steigen, und die Versorgung ist gesichert. Es spart eine Menge Zeit, und wenn beide hungrig sind, braucht keines zu warten.

Bei Mehrlingen spart Stillen Zeit, Geld und Nerven

- Bei frühgeborenen Mehrlingen geben Sie mit Ihrer Milch die vor Krankheit schützenden Antikörper an Ihre kleinen Babys weiter. Außerdem bekommen die Babys viel direkten Körperkontakt, der ihnen nachweislich bei ihrer Entwicklung hilft (Seite 249). Zusätzlicher Vorteil: Sie können zu allen Babys eine ähnlich liebevolle Beziehung aufbauen.

- Ihre Milch ist jederzeit sofort verfügbar, und Sie müssen kein langes Schreien aushalten, bis die Flaschen mit Kunstnahrung zubereitet sind. Das ist vor allem nachts ein unschätzbarer Vorteil.

- Mit dem Stillen können Sie jeden Tag ein bis zwei Stunden Zeit sparen, weil Sie sich nicht ums Reinigen, Sterilisieren und Zubereiten der vielen Flaschen kümmern müssen. Sie haben dann mehr Zeit zum Spielen.

- Sie sparen Geld, das Sie vielleicht besser für Haushaltshilfen oder eine Babybetreuung ausgeben können. Im Durchschnitt kostet die künstliche Nahrung für zwei Babys im ersten halben Jahr 1000 Euro, für Drillinge entsprechend mehr.

Vielleicht müssen Sie ein Baby manchmal wecken, aber das Interesse von Ihrer Seite an möglichst »regelmäßigen« Stillzeiten ist nur allzu verständlich. Stellen Sie sich nur darauf ein, dass es nicht immer klappen kann und dass Schlafmangel für Mehrlingseltern mindestens in den ersten sechs Monaten einfach dazugehört.

Tandem-Stillen

Es gibt verschiedene Positionen, die es ermöglichen, beide Kinder gleichzeitig zu stillen. Denken Sie aber daran, dass Sie die Babys abwechselnd links und rechts anlegen.

- Liegende Position: Sie ist besonders nachts geeignet oder immer dann, wenn Sie sich ausruhen möchten. Packen Sie dazu rechts und links in Brusthöhe einige Kissen und legen Sie Ihre Kinder erhöht neben sich. Nacheinander ziehen Sie dann jedes auf Ihren Oberarm, sodass sie seitlich auf einer Höhe mit der Brustwarze liegen und gut andocken können.
- Sitzend, im doppelten Rückengriff: Dazu legen Sie eine große Stillwurst oder eine gefaltete Decke von hinten um Ihren Rücken und lassen die beiden Enden geöffnet nach vorn schauen. Dann legen Sie links und rechts ein Baby auf die Enden, sodass beide in Seitenlage mit ihren Köpfchen vor der Brustwarze liegen. Natürlich funktioniert das auch mit vielen Kissen.
- Sitzend, ein Baby im Rückengriff und ein Baby im Wiegegriff: Das fällt vielen Frauen am leichtesten, wenn sie eine Stillwurst oder gefaltete Decke vor sich auf den Schoß legen, auf die sie die Babys betten können.

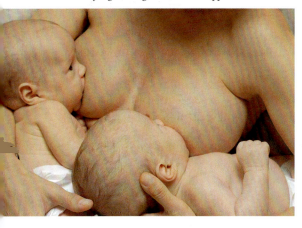

Gleichzeitig zwei Babys zu stillen erfordert anfangs Übung – aber bald klappt es wunderbar.

Manchmal kann es aber auch der bessere Weg sein, jedes Baby einzeln zu stillen. Das ist besonders dann der Fall, wenn anfangs keine Unterstützung verfügbar ist. Denn ohne Hilfe wird es Ihnen schwerfallen, die Kinder gleichzeitig anzulegen. Wenn Sie in Seitenlage stillen, können Sie auch selbst dabei ruhen. Zusätzlich können Sie auf die unterschiedlichen Rhythmen der Babys eingehen.

Falls Ihre Milch nicht ganz reicht, können Sie vorübergehend künstliche Nahrung zufüttern oder auch dauerhaft einsetzen, um sich zu entlasten. Verteilen Sie aber die noch vorhandene Muttermilch möglichst gleichmäßig auf Ihre Kinder, damit alle von den krankheitsabwehrenden Inhalten profitieren können.

Bei frühgeborenen Babys werden Sie zunächst die elektrische Milchpumpe brauchen. Zumindest so lange, bis Ihre Babys an der Brust trinken können. Lassen Sie sich dazu eine elektrische Intervallmilchpumpe mit Doppelpumpset für erst einmal vier Wochen verordnen. Sie können Ihren Babys dann auch nach der Entlassung aus der Kinderklinik abgepumpte Milch geben und sie so entspannt an die Brust gewöhnen. Bitten Sie Ihre Ärztin, Ihnen für das Ausleihen einer elektrischen Milchpumpe beziehungsweise für die Anschaffung einer Handpumpe ein Rezept auszustellen. Die Kosten dafür werden von der Krankenkasse übernommen. Bei allen Problemen, die beim Stillen auftauchen, haben Sie für einen Zeitraum von acht Wochen Anspruch auf Hebammenhilfe. Bei Stillproblemen kann diese Zeit mit einer ärztlichen Verordnung verlängert werden.

»Stillen kann man überall!«

Welche Fragen beschäftigen stillende Frauen immer wieder am Anfang ihrer Zeit als »frische Mütter«?
Am häufigsten höre ich die Frage: Ist es eigentlich in Ordnung, in der Öffentlichkeit zu stillen? Viele Frauen haben in den ersten Wochen mit dem Baby Bedenken auszugehen, weil sie unter keinen Umständen in der Öffentlichkeit stillen wollen. Sie sind unsicher und fürchten negative Bemerkungen. Viele Frauen nehmen Rücksicht und wollen die Gefühle und Privatsphäre der anderen Menschen respektieren, die vielleicht befremdet sind vom Anblick eines an der Brust saugenden Babys.

Welche Antwort geben Sie diesen Frauen?
Ich versuche, ein Bewusstsein dafür zu schaffen, dass Brüste in erster Linie zum Stillen gemacht sind. Frauen, die ihre Babys aus eigener Kraft ernähren können, dürfen ruhig stolz auf diese Leistung sein!

Was gilt es beim Stillen unterwegs konkret zu beachten?
Ganz konkret rate ich den Frauen, bei jedem Ausflug eine Stillmahlzeit einzuplanen. Dafür ist ein geschütztes Plätzchen gut geeignet. Stillfreundliche Kleidung hilft, diskret zu stillen. Eine Mullwindel oder ein dünner Schal kann Kind und Busen vor neugierigen Blicken schützen.

Viele Frauen haben Angst, dass eine lang anhaltende Stillbeziehung das Bindegewebe der Brust schädigen könnte. Stimmt das?
Das kann man so nicht sagen. Die größere Strapaze für das Brustgewebe bedeutet sicherlich die Schwangerschaft selbst. Aber hier schaffen, ebenso wie in der Stillzeit, Pflege und gut sitzende BHs Abhilfe. Gymnastikübungen und Massagen tragen dazu bei, das Gewebe elastisch zu halten.

Was bedeutet »Stillen nach Bedarf«?
Nach Bedarf stillen bedeutet, dem Baby die Brust immer dann zu geben, wenn das Kind danach verlangt, ohne einen Blick auf die Uhr. Ein Baby kann nicht warten, bis seine Mutter nach Hause geeilt ist. Genauso wenig kann eine Mutter die ersten sechs Monate oder länger zu Hause verbringen und darauf warten, dass ihr Kind hungrig wird. Deshalb ist Stillen in der Öffentlichkeit wichtig. Es ermöglicht stillenden Frauen, am normalen Leben teilzunehmen.

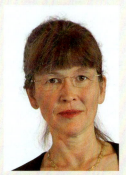

Lisa Fehrenbach arbeitet seit vielen Jahren als freiberufliche Hebamme und Stillberaterin in Berlin.

Welche Voraussetzungen müssen dafür geschaffen werden?
Dafür brauchen wir eine stillfreundliche Kultur. Eine Kultur, in der Stillen und Stillwissen selbstverständlicher Bestandteil des Allgemeinwissens sind. Eine Gesellschaft, in der alle Menschen Babys das gönnen, was diese für ihr Wohlbefinden so dringend brauchen, nämlich jederzeit nach ihren Bedürfnissen gestillt und getragen zu werden.

HÄUFIGE BESCHWERDEN

Es können während der gesamten Stillzeit leider immer wieder Beschwerden auftreten, die aber mit der richtigen Unterstützung und Behandlung rasch behoben werden können. Wenn die Beschwerden nicht so stark sind, können Sie auch hier zunächst versuchen, sie mit sanften Mitteln zu behandeln. Eine Hebamme kann Sie bis zum Ende der Stillzeit immer wieder beraten. Bei Fieber und anhaltenden Schmerzen sollten Sie sich aber ärztlich untersuchen lassen.

Wunde Brustwarzen

Trotz richtiger Anlegetechnik und häufigem Positionswechsel beim Stillen fühlen sich in den ersten Tagen nach der Geburt bei vielen Frauen die Brustwarzen wund an. Vielen hilft das permanente »Belüften« der Brustwarzen. Wirksam sind auch ein paar Tropfen Muttermilch. Die Brustwarzen können aber dennoch bis zu vier Wochen etwas empfindlicher sein. Auch Ekzeme oder allergische Reaktionen nach der Verwendung von Salben oder für Sie neuen Kosmetikprodukten können die Ursache für wunde Brustwarzen sein.

In Berichten und Untersuchungen finden sich keinerlei Beweise für eine mögliche Wirksamkeit von Salben. Es werden hingegen unerwünschte Effekte wie ein Aufweichen des Gewebes und Veränderungen der gesunden Hautflora beschrieben. Ihre fettreiche Hintermilch am Ende der Mahlzeit ist entzündungshemmend, pflegend und kostenlos!

Ziehender Schmerz in den Brustwarzen

Bei einigen Frauen kann sich die Farbe des Nippels von Rot in Weiß verändern. Das liegt daran, dass sich die kleinsten Blutgefäße in der Brustwarze krampfartig zusammenziehen. Dies kann mit einem extremen Schmerz verbunden sein. Häufig tritt diese Beschwerde bei einer Stimulation der Brustwarze oder bei Berührung auf. In der Stillzeit ist dies natürlich besonders unangenehm. Beim Weißwerden des Nippels kann eventuell die Einnahme von Magnesium helfen.

Halten Sie Ihre Brust in der gesamten Stillzeit mit Wollunterhemden oder wärmenden Tüchern im BH warm.

- Massieren Sie die Brust vor dem Anlegen für fünf Minuten und drücken Sie etwas Milch aus, bevor Ihr Baby andockt.
- Trinken Sie vor dem Anlegen eine große Tasse Schwarztee. Die kleinen Blutgefäße erweitern sich dadurch. Kaffee hingegen verschlimmert die Krämpfe eher.
- Probieren Sie aus, was Ihnen mehr hilft: das Anwärmen der Brust mit einer Wärmflasche vor dem Anlegen oder das Kühlen des Nippels mit einem kalten Lappen.

Milchstau

Ein Milchstau kann zu jedem Zeitpunkt in Ihrer Stillperiode auftreten. Die häufigsten Ursachen dafür sind:

- eine unzureichende Entleerung der Brust
- eine zu seltene Entleerung der Brust (vielleicht bei den ersten Durchschlafversuchen Ihres Babys)
- ungünstiger Druck auf Bereiche des Drüsengewebes (meist ist ein zu enger BH die Ursache)
- Stillen mit Stillhütchen
- ein durch starke körperliche oder seelische Belastungen eingeschränkt funktionierender Milchspendereflex

Der Milchstau ist immer verbunden mit einem Abflussproblem der gebildeten Milch. Dabei können die Milchdrüsen so stark überdehnt werden, dass sie aufreißen und Milch in umliegendes Gewebe drücken. Bei folgenden Symptomen leiden Sie an einem Milchstau:

Hebammentipp

Wunde Brustwarzen beruhigen sich nach ein paar Tagen häufig von selbst. Falls aber der Schmerz auch nach den Anfangszügen bleibt, die Brustwarze aufgebrochen und das Gewebe verletzt und wund aussieht, haben sich folgende Behandlungen bewährt:

- Kontrollieren Sie die Anlegetechnik.
- Korrektes Anlegen heißt, dass Sie keine Schmerzen dabei haben (Seite 264). Wenn Ihr Baby nicht richtig angedockt hat, nehmen Sie es wieder von der Brust und legen es neu an. Wenn Sie einen Finger in den Mundwinkel des Babys stecken, lösen Sie das Vakuum und können Ihr Baby dazu bewegen, die Brustwarze loszulassen.
- Überprüfen Sie, ob Ihr Baby eventuell an Soor leidet. Das ist eine Pilzerkrankung, die an weißen Belägen in den Wangentaschen oder an der Mundschleimhaut erkennbar ist und auf jeden Fall ärztlicher Behandlung bedarf.
- Hat Ihr Baby vielleicht ein verkürztes Zungenbändchen? Das ist der Fall, wenn es die Zunge nicht über die Zahnleiste strecken kann.
- Lassen Sie permanent Luft an die Warzen und tragen Sie eventuell Brustwarzenschoner. Die gibt es als fertiges Produkt in Apotheken zu kaufen. Sie können aber auch »Marke Eigenbau« verwenden. Dazu nehmen Sie Teesiebe aus Plastik und entfernen den Griff. Diese Hilfen verhindern, dass der BH oder andere Kleidungsstücke am schmerzenden Gewebe scheuern.
- Tragen Sie Stilleinlagen, wenn überhaupt, nur aus atmungsaktiven Materialien wie Baumwolle, Seide und Wolle. Tauschen Sie sie immer sofort aus, wenn sie feucht werden.
- Wärmen Sie vor dem Anlegen die Brust, damit die Milch leichter fließt und Ihr Baby nicht so stark saugen muss, um sie zu entleeren.
- Legen Sie häufig und in unterschiedlichen Stillpositionen an, damit Ihr Baby die schmerzende Stelle nicht immer in gleicher Weise in den Mund nimmt. Eine Einschränkung der Stillhäufigkeit und Stilldauer hat sich in Studien weder als Präventionsmaßnahme noch als effektive Behandlung bei wunden Brustwarzen bewährt.
- Nur wenn die Schmerzen so stark sind, dass Sie Ihr Baby gar nicht mehr anlegen können, ist eine Stillpause zu empfehlen. Leeren Sie Ihre Brust dann entweder von Hand oder pumpen Sie vorsichtig mit einer mechanischen oder elektrischen Milchpumpe ab, damit Sie Ihr Kind weiterhin mit Muttermilch versorgen können.
- Vielleicht empfinden Sie eine der angebotenen Brustwarzencremes, wie etwa Salben aus Wollfett (Lanolin), als angenehm. Verwenden Sie diese nur nach dem Stillen und sehr sparsam (Seite 274).
- Stillen darf nicht schmerzhaft sein über einen längeren Zeitraum. Suchen Sie sich fachlichen Rat.

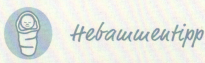

Hebammentipp

Die Behandlung von Milchstau besteht hauptsächlich darin, seine Ursache herauszufinden und effektiv zu beheben.

- Legen Sie zwei bis drei Ruhetage ein, um die Heilungsbemühungen Ihres Körpers zu unterstützen und möglichst zu entspannen. Kuscheln Sie sich dazu mit Ihrem Baby auf die Couch oder ins Bett und lassen Sie sich von Ihren Lieben versorgen.
- Sie können den gestauten Bereich entleeren, indem Sie Ihr Baby so anlegen, dass es mit seinem Unterkiefer in Richtung des gestauten Bereichs trinkt. Die Zunge kann dann besonders gut beim Ausmelken der Stelle helfen. Eine sanfte Massage vom gestauten Bereich hin zur Brustwarze wird häufig als wohltuend empfunden und lindert die Beschwerden.
- Behandeln Sie den gestauten Bereich vor dem Anlegen Ihres Babys fünf Minuten mit einem warmen Waschlappen.
- Legen Sie die betroffene Stelle immer zuerst an. Stillen Sie häufiger.
- Wenn das Brustgewebe so gespannt ist, dass Ihr Baby nicht andocken kann, oder wenn es zu lange schläft, entleeren Sie die Brust vor dem Anlegen um die Warze herum mit der Hand oder bei zu langen Pausen auch ganz mit einer Pumpe. Das verhindert, dass die Milch zurückgeht.
- Lindernd sind Quarkauflagen oder Auflagen mit gekühlten Weißkohlblättern (Seite 234) für jeweils 20 Minuten.

- Ihre kranke Brust fühlt sich hart und knotig an. Sie schmerzt an der gestauten Stelle und ist viel wärmer als das umgebende Gewebe.
- Bestimmte Bereiche der Brust oder die ganze Brust bereiten Schmerzen (in der Regel ist nur eine Brust betroffen).
- Über dem Staubereich ist die Brust geschwollen und gerötet.
- Kopf- und Gliederschmerzen.
- Sie haben Schüttelfrost und sich schnell entwickelndes Fieber bis 40 Grad.
- Sie fühlen sich allgemein unwohl und haben starke Kopf- und Gliederschmerzen. Ihnen ist übel.

Die beste und effektivste Methode, einen Milchstau zu vermeiden, besteht in der richtigen Anlegetechnik (Seite 264). Lassen Sie Ihr Baby immer trinken, wenn es Bedarf anmeldet. Bleiben Sie geduldig, wenn die Mahlzeiten anfangs lange dauern. Ihr Baby sollte wirklich so lange an einer Brust saugen, bis sie gänzlich entleert ist. Das kann schon mal eine halbe Stunde dauern – manchmal auch länger. Seien Sie geduldig. Studien haben ergeben, dass deutlich seltener ein Milchstau entsteht, wenn das Kind an einer Seite lange trinkt, bevor Sie ihm die zweite Seite anbieten.

Brustdrüsenentzündung, Mastitis

Wenn nach 24-stündiger Behandlung keine deutliche Besserung Ihres Befindens eintritt, besteht die Möglichkeit, dass Sie eine Mastitis oder eine Brustdrüsenentzündung entwickeln. Dabei handelt es sich um eine Erkrankung, die Sie auf jeden Fall ernst nehmen müssen. Ihre Hebamme wird Sie dann zu Ihrer Frauenärztin oder am Wochenende ins Krankenhaus schicken, damit Sie dort mit Medikamenten weiterbehandelt werden. Meistens werden Antibiotika eingesetzt. Es gibt Präparate, die stillverträglich sind, damit Sie Ihr Baby weiter stillen können.

Zusätzlich zu allen beim Milchstau beschriebenen Maßnahmen können kurzfristig Fieber- und Schmerzmittel (Paracetamol oder Ibuprofen) notwendig werden. Bleiben Sie wirklich im Bett, damit Sie sich erholen können. Eine Hilfe für den Haushalt und möglicherweise für die Betreuung Ihrer größeren Kinder muss organisiert werden. Besorgen Sie sich einen Antrag bei Ihrer Krankenkasse und bitten Sie Ihre Frauenärztin um eine Verordnung. Ihre Hebamme wird Sie weiterhin bei Hausbesuchen mit Tipps unterstützen und den Fortschritt Ihrer Genesung begleiten.

Schlupf-, Flach- und Hohlwarzen

Etwa sieben bis zehn Prozent aller Frauen haben solche Warzenformen. Sie stellen wirklich kein Hindernis für das erfolgreiche Stillen dar. Ihr Baby wird nämlich an Ihrer Brust und nicht an der Warze trinken. Natürlich kann es dem Baby leichter fallen, den Saugreflex mit einer vorstehenden Brustwarze im Gaumen ausgelöst zu bekommen, aber die kleinen Menschen sind ja auf Ihre wunderbare Milch angewiesen. So werden Sie beide miteinander lernen, mit Ihrer Brustwarzenform umzugehen. Ihre Hebamme hilft bestimmt.

Wichtig wird es nur sein, dass Sie nicht mit Saugern, Schnullern und Ihrem ins Mündchen gesteckten Finger experimentieren, da sonst bei Ihrem Baby eine Saugverwirrung auftreten kann. Wenn es gleich von Anfang an lernen darf, mit einer flachen oder eingestülpten Warze zu trinken, wird es von Mal zu Mal besser funktionieren. Sie werden keine von den Hilfen brauchen, die auf dem Markt als Unterstützung angeboten werden. Brustwarzenformer oder gar Stillhütchen wirken sich nicht vorteilhaft auf die Stilldauer aus – das haben Studien inzwischen erwiesen. Das Gegenteil scheint der Fall zu sein: Stillhütchen sorgen sogar häufig dafür, dass die Milch zurückgeht, und sind die Ursache für Milchstaus.

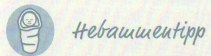

Hebammentipp

Besondere Brustwarzen sind kein Hindernis für eine glückliche Stillbeziehung. Mit einigen Tricks können Sie Ihrem Baby das Andocken erleichtern:

- Drücken Sie vor dem Anlegen einige Tropfen Muttermilch aus Ihrer Brust. Der Geruch kann Ihrem Baby einen Motivationsschub für längere Andockversuche geben.
- Wenn Ihr Baby zuerst mit künstlicher Nahrung ernährt werden musste, können Sie es später trotzdem mit viel Liebe an die Brust gewöhnen.
- Wenn Sie flache Brustwarzen haben, können Sie mit zwei Fingern und einer drehenden Bewegung sanften Druck auf den Warzenhof ausüben. Ihre Brustwarze tritt dann leicht hervor.
- Mit einer Handpumpe können Sie Ihre Warze sanft hervorziehen, bevor Sie Ihr Baby anlegen.

ERNÄHRUNG IN DER STILLZEIT

Vergessen Sie bei aller Sorge um das Baby sich selbst nicht. In der Stillzeit ist genau wie während der Schwangerschaft eine ausgewogene Ernährung besonders wichtig, damit Sie fit und gesund bleiben. Für die Zeit, in der Sie Ihr Baby stillen, gelten daher die gleichen Empfehlungen wie in der Schwangerschaft (Seite 43). Eine abwechslungsreiche Ernährung mit frischem Obst und Gemüse, Vollkornprodukten, Milch, Fleisch und gutem Pflanzenöl sind Grundlagen für Ihre Stillkost. Um einen möglichst hohen Anteil an ungesättigten Fettsäuren in Ihrer Ernährung zu erreichen, hilft der Verzehr von naturbelassenen Ölen wie Rapsöl, Distelöl, Leinöl oder Olivenöl. Auch fettreiche Fischsorten sollten auf dem Menuplan stehen, wenn Sie sie mögen.

Besondere Vorsichtsmaßnahmen sind nicht mehr nötig

Vorsichtsmaßnahmen bezüglich Rohmilchprodukten, rohem Fleisch und Fisch, wie sie für die Schwangerschaft gelten, sind nun nicht mehr notwendig. Falls Sie auf Kaffee oder schwarzen Tee nicht verzichten möchten, sind bis zu drei Tassen am Tag möglich, am besten immer jeweils nach dem Stillen. Für Ihr Baby ist es ein großer Vorteil, wenn Sie auch noch die paar Monate bis zum Abstillen keinen Alkohol trinken.

Der Kalorienbedarf steigt

Ihr täglicher Kalorienbedarf steigt um 300 bis 500 Kalorien und liegt damit bei 2200 bis 2700 Kalorien. Denken Sie weiterhin an häufigere, kleine Mahlzeiten, die Sie in Ruhe zu sich nehmen können. Es ist wichtig, sich selbst gut zu versorgen, wenn man andere Menschen versorgt. Das gilt gerade für die Stillzeit. Vielleicht verteilen Sie an Ihren Lieblingsstillplätzen einfach etwas »Hamsterfutter«. Dazu eignen sich besonders gut frisches oder getrocknetes Obst, Kekse, Vollkornkräcker und Studentenfutter. Halten Sie dort auch eine Kanne mit Kräutertee oder eine Flasche Mineralwasser für Ihren erhöhten Flüssigkeitsbedarf in der Stillzeit bereit. Für die meisten Frauen ist eine Trinkmenge von zwei bis drei Litern ausreichend. Übertreiben Sie nicht: Trinken Sie so viel, dass Ihr Durst gelöscht ist. Wählen Sie Wasser, Kräutertee und verdünnte Säfte als Haupttrinkquellen. Eine überhöhte Flüssigkeitsaufnahme über den Durst hinaus beeinflusst die Menge der produzierten Milch nicht positiv. Sie kann sich sogar kontraproduktiv auf die Milchabgabe auswirken.

Die Zusammensetzung Ihrer Milch hängt nicht oder nur wenig mit Ihrer momentanen Ernährung, sondern eher mit Ihren langfristigen Essgewohnheiten zusammen. Bei einem Mangel an abwechslungsreicher Kost können Sie sich dann in der Stillzeit schneller ausgelaugt und kraftlos fühlen, weil Ihre Reserven für die Milchproduktion angezapft werden.

Essen Sie, was Ihnen schmeckt!

Die früher verbreitete Annahme, dass Ihr Baby durch Ihre Nahrungsaufnahme vermehrt zu Koliken, Blähungen und wundem Po neigen könnte, ist in vielen wissenschaftlichen Studien nicht bestätigt worden. Orangensaft und Linseneintopf sind also in Ordnung. Der Grund für das Bauchweh Ihres Babys, liegt

---

Das Trinken nicht vergessen!

Wenn Sie folgende Symptome an sich beobachten, trinken Sie zu wenig:

- Kopfschmerzen

- extrem trockene Haut

- konzentrierter, dunkler Urin

- Verstopfung

- beißend riechender Atem

Wenn Sie diese Zeichen an sich bemerken, sollten Sie Ihre Trinkmenge sofort deutlich auf mindestens zwei Liter täglich erhöhen.

nicht in Ihrem Speiseplan, sondern in der durchaus gesunden Darmunreife, die mit spätestens 12 bis 16 Lebenswochen behoben ist. Nur in seltenen Fällen können allergieauslösende Stoffe aus der Nahrung der Mutter über die Muttermilch zum Baby übergehen. Wenn Sie so etwas vermuten, streichen Sie das verdächtige Nahrungsmittel für zwei Wochen aus Ihrem Speiseplan. Beobachten Sie, ob es Ihrem Baby jetzt besser geht. Wenn der Zustand Ihres Babys sich verschlechtert, sobald Sie dieses Nahrungsmittel wieder auf den Speiseplan setzen, müssen Sie bis zum Ende der Stillzeit darauf verzichten.

Hinweise für Allergiker

Wenn in Ihrer Familie Allergien besonders häufig vorkommen, diese bei Ihnen selbst aber nicht auftreten, sollten Sie nicht mehr wie früher häufig empfohlen Lebensmittel meiden, die als besonders allergieauslösend eingestuft werden. Dazu gehören unter anderem Fisch, Eier, Nüsse (besonders Erdnüsse) und frische Milch, die Sie sich ruhig ab und an schmecken lassen dürfen.

MEDIKAMENTE UND SCHADSTOFFE IN DER STILLZEIT

Für Medikamente in der Stillzeit gilt das Gleiche wie in der Schwangerschaft: Sie müssen für stillende Mütter zugelassen, das heißt in ihrer Wirkung auf das Baby untersucht und als ausreichend sicher eingestuft sein. Bei jedem freiverkäuflichen Medikament aus der Apotheke ist es daher wichtig, dass Sie darauf hinweisen, dass Sie stillen. Der Apotheker kann dann die Zulassungshinweise für stillende Frauen prüfen und wird Ihnen dasjenige Medikament aussuchen, das am wenigsten in die Muttermilch übergeht und Ihr Baby so gering wie möglich belastet. Bei bestehenden Erkrankungen, die eine medikamentöse Therapie erfordern, ist diese Problematik bei Ihnen wahrscheinlich schon geklärt.

Achtung, Schmerzmittel

Wenn Sie aber akut erkranken, sind folgende Informationen vielleicht hilfreich:
Medikamente für Schmerzen und Fieber werden als unbedenklich eingestuft, wenn sie den Wirkstoff Paracetamol enthalten. Der sehr häufig außerhalb der Schwangerschaft eingesetzte Wirkstoff Acetylsalicylsäure, zum Beispiel in Aspirin® enthalten, wird nicht empfohlen, weil er mit dem Reye-Sydrom, einer seltenen Erkrankung von Babys, in Zusammenhang gebracht wurde. Nach Anästhesien wie dem Kaiserschnitt oder auch nach örtlichen Betäubungen bei Ihrem Zahnarzt kann normal weitergestillt werden. Und selbst bei kurzfristigen Verordnungen von Mitteln, die nicht mit dem Stillen vereinbar sind, können Sie durch zeitlich beschränktes Abpumpen Ihre Milchproduktion aufrechterhalten und nach Absetzen des Medikaments weiterstillen. Die belastete abgepumpte Milch müssen Sie dann leider verwerfen.

Schadstoffe in der Muttermilch

Nun zu einer guten Nachricht: Die schädlichen Rückstände in der Muttermilch gehen in Messungen immer weiter zurück. Die in den letzten Jahrzehnten thematisierten Risiken von Schadstoffen in der Muttermilch sind zumindest in Westeuropa inzwischen nur noch gering. Solche Schadstoffe nahmen Sie in den Jahren vor dem Stillen auf und lagerten sie besonders in Ihrem Fettgewebe ein. Bei einem Abbau dieser Fettdepots gelangen sie in die Muttermilch und dadurch auch zum Baby. Versuchen Sie daher während der Stillzeit auf keinen Fall so viel abzunehmen, dass Sie Ihr Ausgangsgewicht vor der Schwangerschaft unterschreiten.

FLASCHENERNÄHRUNG

Es kann viele Gründe geben, sich gegen das Stillen zu entscheiden. Vielleicht hatten Sie mit dem Stillen begonnen und es gab Schwierigkeiten. Vielleicht sind Sie krank geworden und müssen starke Medikamente nehmen, die Ihrem Baby schaden könnten. Vielleicht hatten Sie eine Brustverkleinerung und können nicht genug Milch produzieren. Aber Sie brauchen auch keinen dieser Gründe für Ihre Entscheidung anzugeben, wenn Sie von vornherein wissen, dass Sie nicht stillen wollen. Lassen Sie sich dann bloß von anderen Menschen kein Schuldgefühl einreden oder sich zu einer »Mutter zweiter Klasse« degradieren. Sie werden Ihre Gründe haben und Sie werden eine genauso gute Mutter sein wie alle anderen! Versuchen Sie, Ihrem Kind beim Fläschchengeben einige von den Erfahrungen zu ermöglichen, die auch gestillte Babys machen dürfen. Es ist sehr wichtig, dass Ihr Baby sich wohlfühlt. Geben Sie ihm Wärme und Anregung. Sprechen Sie mit ihm, halten Sie Augen- und Körperkontakt und sorgen Sie dafür, dass es ganz nah an Ihrem Körper ist, damit es Ihren Geruch wahrnimmt.

Bei der Auswahl der künstlichen Milchnahrung sollten Sie darauf achten, dass sie der Muttermilch so ähnlich wie möglich ist. Das ist der Fall bei industriell gefertigter künstlicher Fertigmilch. Sie enthält zwar nicht die entzündungshemmenden, wachstumsfördernden und antiallergischen Eigenschaften der natürlichen Muttermilch, ist aber immer noch besser als selbst hergestellte Flaschenmilch.

Falls mindestens ein Geschwister- oder Elternteil an einer allergischen Erkrankung leidet, wird von Ärzten oft empfohlen, bei nicht oder nicht voll gestillten Babys eine sogenannte HA-Nahrung zu füttern. HA steht für hypoallergen (hypo heißt unterhalb des Normalen). Diese Nahrung enthält nur aufgespaltene Proteine, die der kindliche Körper nicht als fremdes Eiweiß erkennt. Dadurch sollen allergische Reaktionen verringert werden. Die allergievorbeugende Wirkung ist aber nicht nachgewiesen, sondern bisher erst einmal eine Werbebotschaft. Neue große qualitätsgeprüfte Studien stellen den behaupteten schützenden Effekt der HA-Nahrung infrage.

Nicht verwenden: die Milch von Tiermüttern und pflanzliche »Milch«!

Die oft als allergievorbeugend empfohlene Milch von anderen Tiermüttern ist nicht geeignet. Die Gabe von Ziegenmilch beispielsweise bewirkt einen Mangel an Folsäure. Stutenmilch enthält zu wenig Fett. Schafsmilch hat zu viel Fett, Eiweiß und Mineralstoffe. Milch auf pflanzlicher Basis wie Soja-, Getreide-, Mandel- und Reismilch ist in ihrer Zusammensetzung ungünstig. In industriell hergestellter künstlicher Milch auf Sojabasis wird ein Mangel an Nährstoffen zwar ausgeglichen. Sie ist aber nicht generell zur Vorbeugung von Allergien geeignet.

DIE ZUBEREITUNG

Es ist wichtig, dass Sie bei der Zubereitung der künstlichen Nahrung für Ihr Baby bestimmte Regeln einhalten. Achten Sie penibel auf Sauberkeit und Hygiene! Sonst können Krankheitserreger in die Milch gelangen und Ihrem Baby schaden. Daher die Milchnahrung immer frisch, kurz vor dem Füttern zubereiten! Am besten eignet sich Leitungswasser, das Sie zuvor so lange aus der Leitung laufen lassen, bis kaltes Wasser kommt. Das erwärmen Sie auf 30 bis 40 °C. Falls Sie in einem Haus mit alten Bleirohren leben, von einem ungeprüften Hausbrunnen versorgt werden oder neue Kupferleitungen (bis zu zwei Jahre alt) gelegt wurden, sollten Sie Ihrem Baby kein Leitungswasser geben. In diesem Fall sollte ein stilles, natriumarmes Mineralwasser mit der Zusatzbezeichnung »Zur Herstellung von Säuglingsnahrung geeignet« verwendet werden.

Spülen Sie die Flaschen, die Verschlusskappen und die Sauger unter heißem Wasser mit etwas Spülmittel. Nehmen Sie für die Bodenränder eine Flaschenbürste, die Sie nur zu diesem Zweck verwenden. Alle Milchreste müssen gründlich entfernt werden. Dann stellen Sie die Fläschchen umgekehrt sowie Verschlusskappen und Sauger auf ein sauberes, gebügeltes Geschirrtuch und decken alles mit einem zweiten ebenso sauberen, gebügelten Tuch ab. Gummisauger müssen Sie ab und zu auskochen. Falls die Sauger kleine Risse haben oder Sie bemerken, dass sie weicher werden, sollten sie erneuert werden. Tauschen Sie aber auch ohne diese eindeutigen Verschleißzeichen alle vier bis fünf Wochen die Sauger aus. Geben Sie die angegebene Pulvermenge in die trockene Flasche. Halten Sie die Herstellerangaben zur Pulver- und Wassermenge genau ein! Es sind immer gestrichene und nicht gehäufte Messlöffel gemeint. Mit der Hälfte des Wassers in der gut verschlossenen Flasche die Mischung durchschütteln, danach die restliche Wassermenge einfüllen und noch einmal schütteln. Wenn das Fläschchen ungefähr auf Körpertemperatur abgekühlt ist, können Sie es verfüttern. Halten Sie die Flasche an Ihren Hals oder spritzen Sie ein paar Tropfen Milch auf die Innenseite Ihres Unterarms, um sicherzugehen, dass sie nicht mehr zu heiß ist. Halten Sie Ihr Baby in einer entspannten Haltung. Der Oberkörper ist dabei leicht erhöht. Wenn es nach 10 bis 15 Minuten nicht mehr trinken mag, versuchen Sie bitte nicht, den eventuell vorhandenen Rest auch noch zu verfüttern. Legen Sie bei einem »Spuckbaby« kleine Pausen im Verlauf der Mahlzeit ein. Babys, die nicht spucken, werden erst nach dem Ende der Flaschenmahlzeit zum Bäuerchen hochgenommen.

Wichtig: Bereiten Sie die künstliche Nahrung immer erst frisch vor dem Verzehr zu. Wärmen Sie niemals halb entleerte Flaschen zur nächsten Mahlzeit auf! Bakterien, die die Ursache für Krankheiten sein können, finden die künstliche Nahrung mit dem Speichel Ihres Babys sehr nahrhaft und vermehren sich in einem atemberaubenden Tempo.

Mögliche Anfangsnahrungen

- **Pre-Nahrung** können Sie Ihrem Baby im ganzen ersten Lebensjahr füttern. Das einzige zugelassene Kohlenhydrat in dieser Nahrung ist Milchzucker (Laktose). Sie enthält gesättigte und ungesättigte Fettsäuren im Verhältnis eins zu eins. Pre-Nahrung können Sie wie Muttermilch nach Bedarf füttern.

- **1er-Nahrung** darf zusätzlich Stärke und zusätzliche (überflüssige) Zucker wie Maltodextrin und Saccharose enthalten. Halten Sie sich bei der Zubereitung an die Herstellerangaben!

- **Folgenahrung** ist nicht notwendig zur Ernährung Ihres Babys und darf nicht vor dem siebten (Folgenahrung 2) beziehungsweise achten (Folgenahrung 3) Monat gegeben werden.

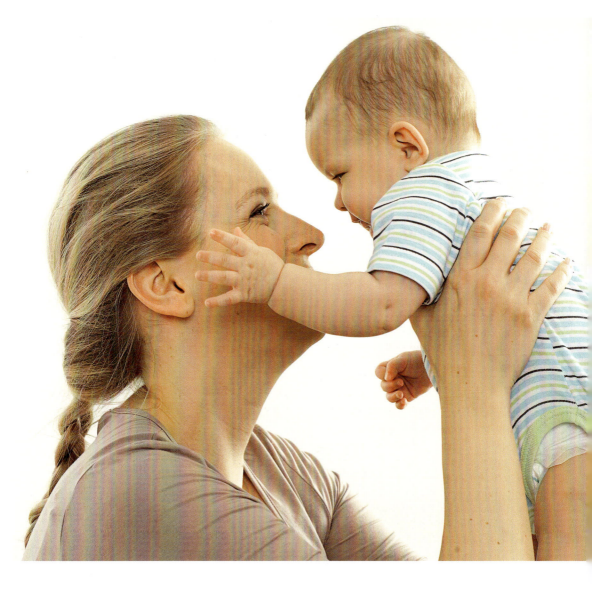

Rückbildungsgymnastik

Nach Schwangerschaft und Geburt braucht Ihr Körper Zeit und Ruhe, um sich zu erholen. Mit gezielten Übungen können Sie die Rückbildung unterstützen. Wenn Sie Lust dazu haben, können Sie schon ab dem dritten Wochenbetttag mit ganz leichten Beckenbodenübungen beginnen. Ansonsten können Sie auch zu einem späteren Zeitpunkt Ihre Hebamme bitten, Ihnen einige Übungen zu zeigen. Richtige Rückbildungskurse werden allerdings erst nach einem Ablauf von sechs bis acht Wochen nach der Geburt empfohlen. Falls Sie gesetzlich versichert sind, trägt Ihre Krankenkasse zehn Stunden einer von Hebammen geleiteten Gruppe zur Rückbildungsgymnastik. Diesen Kurs müssen Sie innerhalb von vier Monaten nach der Geburt begonnen haben, um die Kostenübernahme zu bekommen. Bei privat versicherten Frauen hängt es vom Vertrag ab, ob der Kurs bezahlt wird.

Rückbildungsgymnastik

Übungen fürs Wochenbett

Wenn Sie schon zu Hause ein wenig üben wollen, können Sie ab dem dritten bis fünften Tag mit Bauchmassagen, Übungen zur Stoffwechselanregung, Venenübungen und leichten Beckenbodenübungen beginnen. Aber bitte alles recht sanft und ohne sich zu überfordern!

Bauchmassagen

Wählen Sie für diese Massage ein für Sie angenehmes Massageöl und erwärmen Sie es leicht in den Händen. Beginnen Sie damit, die Bauchdecke von Rippenrand bis Schambein mit gegenläufigen, anschließend auch quer verlaufenden Bewegungen zu kneten. Vermeiden Sie es dabei, in die obere Hautschicht zu kneifen. Versuchen Sie beim Kneten eher, zusammen mit der Bauchdeckenfalte auch Unterhautfettgewebe sanft zu greifen. Nach fünf Minuten legen Sie Ihre Hände auf den Bauch und atmen ruhig und tief ein und aus.

Übungen zur Stärkung des Kreislaufs

Diese Übungen helfen Ihnen besonders vor dem Aufstehen aus dem Liegen. Sie kurbeln den Kreislauf an, wenn Ihr Blutdruck niedrig und noch nicht ganz stabil ist.

1 Legen Sie sich lang ausgestreckt auf den Rücken. Die Arme liegen gerade neben dem Körper. Atmen Sie ruhig aus und ein. Fühlen Sie dabei Ihren Körper auf dem Boden liegen. Spannen Sie nun die Muskeln an und richten Sie Hände und Füße auf in Richtung Decke. Halten Sie diese Position für kurze Zeit und lassen Sie sich dann wieder auf die Unterlage sinken. Atmen Sie.

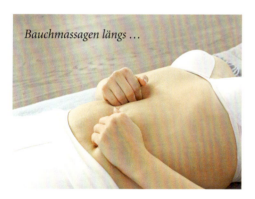

Bauchmassagen längs ...

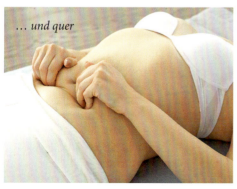

... und quer

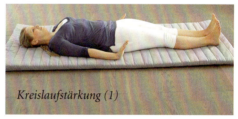

Kreislaufstärkung (1)

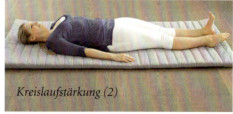

Kreislaufstärkung (2)

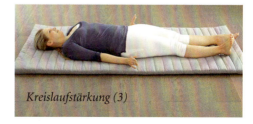

Kreislaufstärkung (3)

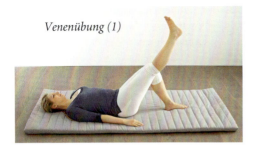
Venenübung (1)

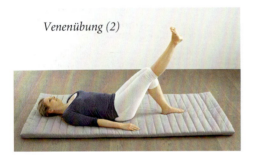
Venenübung (2)

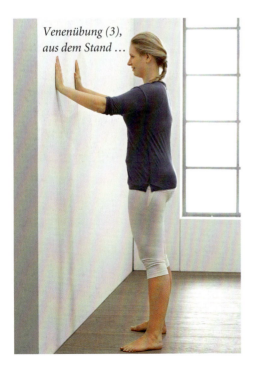
Venenübung (3), aus dem Stand …

2 Nach einer kleinen Ruhepause ziehen Sie bei der nächsten Übung im raschen Wechsel einen Fuß hoch und drücken gleichzeitig den anderen zum Boden.
3 Nach einer weiteren kleinen Pause lassen Sie Ihre Hände und Füße zuerst nach rechts und dann nach links für ein bis zwei Minuten kreisen.

Nach diesen Übungen wird Ihnen beim Aufstehen nicht mehr schwindelig sein.

Venenübungen

1 Diese Übungen ähneln im Prinzip den vorherigen. Stellen Sie aber diesmal in Rückenlage die Beine auf die Unterlage. Dann strecken Sie ein Bein in die Luft und lassen das andere angewinkelt stehen. Achten Sie darauf, dass beide Oberschenkel parallel sind. Bewegen Sie den Fuß mindestens zehnmal kräftig aus dem Fußgelenk heraus auf und ab. Wechseln Sie dann das Bein.
2 Nach einer kleinen Pause malen Sie mit dem nach vorn und oben ausgestreckten Fuß Kreise in Richtung Zimmerdecke. Danach wechseln.
3 Stellen Sie sich vor eine Wand und stützen Sie sich in Schulterhöhe mit den Händen ab. Gehen Sie auf die Zehenspitzen, lassen Sie sich in die Hocke sinken und rollen Sie dabei von den Zehenspitzen auf den Hackenstand mit hochgezogenen Zehen ab. Wenn nötig, können Sie sich mit den Händen an der Wand abstützen.

Leichte Beckenbodenübungen

1 Diese Übungen können Sie anfangs liegend, später auch sitzend oder stehend ausführen. Spannen Sie Ihre Schließmuskeln von After, Vagina und Harnröhre schnell und kräftig an. Ziehen Sie die Muskeln nach oben und nach innen. Beginnen Sie mit 20-mal und steigern Sie auf 200-mal, möglichst zwei- bis dreimal täglich.

2 Eine weitere, etwas sanftere Übung wird in Rückenlage mit angestellten Beinen ausgeführt. Mit Ihrer Atmung können Sie die Muskulatur zusätzlich stützen. Legen Sie Ihre Hände auf den Bauch und spüren Sie, wie sich beim Einatmen der Bauch weitet. Dann lassen Sie mit einem »ffff«-Ton die Luft wieder entweichen. Atmen Sie ein und entspannen Sie. Beim Ausatmen mit »ffff«-Ton drücken Sie Ihr Kreuzbein und Ihre Lendenwirbelsäule in die Unterlage und ziehen Ihr Schambein in Richtung Nabel.

3 Gleichzeitig mit dieser Abrollbewegung spannen Sie Ihren Beckenboden in Richtung Bauchraum an. Beim erneuten Einatmen lockern Sie Ihren Beckenboden langsam und lassen Ihre Wirbelsäule in die ursprüngliche Lage zurückgleiten.

Nach rund einer Woche können Sie dann Ihr Übungsprogramm mit Beckenschaukeln und Stärkungsübungen für die Gebärmutterbänder erweitern. Hören Sie dabei immer auf Ihren Körper. Nach ein bis zwei weiteren Wochen können Sie damit beginnen, auch Bauch- und Brustmuskulatur sanft zu trainieren.

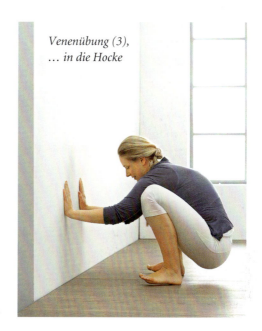

Venenübung (3), ... in die Hocke

Beckenschaukel

1 Legen Sie sich auf den Rücken. Strecken Sie die Arme zur Seite aus und ziehen Sie Ihre Beine so weit an, dass die Oberschenkel einen 90-Grad-Winkel zum Boden bilden und die Füße in der Luft hängen. Lassen Sie Ihre Beine in einer möglichst fließenden Bewegung sacht zu einer Seite fallen. Schwenken Sie sie nach einer sehr kurzen Pause zur anderen Seite. Diese Übung anfangs fünf Minuten ausführen. Nach einer weiteren Woche auf zehn Minuten steigern.

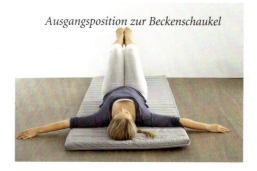

Ausgangsposition zur Beckenschaukel

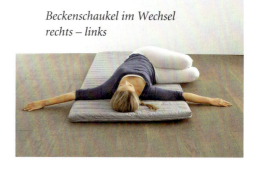

Beckenschaukel im Wechsel rechts – links

Übungen für die Bauchmuskulatur

So lange Sie über dem Nabel zwischen den beiden Bauchmuskelhälften noch einen Spalt tasten können (Seite 240), ist es wichtig, vor

Schräge Bauchmuskeln (1)

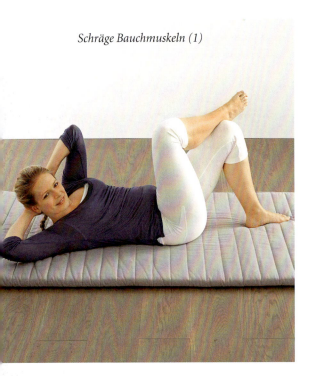

Schräge Bauchmuskeln (2)

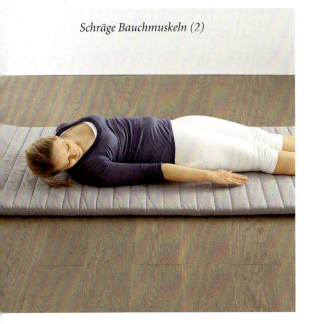

allem die schräge Bauchmuskulatur zu trainieren. Bis die Lücke sich geschlossen hat, sollten Sie die geraden Bauchmuskeln so wenig wie möglich zusätzlich belasten. Rollen Sie beim Aufstehen immer über die Seite. Das schont die Bauchmuskulatur und den Rücken.

Übungen für die schrägen Bauchmuskeln

1 Stellen Sie in Rückenlage die Beine auf, sodass die Fußsohlen auf dem Boden stehen. Winkeln Sie die Arme an und legen Sie die Hände unter den Kopf. Legen Sie nun den rechten Fuß auf dem linken Knie ab. In dieser Position bewegen Sie die linke Schulter durch Abrollen der oberen Wirbelsäule diagonal auf den rechten Fuß zu und gehen wieder zurück in die Ausgangsposition. Nach einer kleinen Pause wiederholen Sie diese Übung mit der anderen Seite. Achten Sie darauf, Ihren Blick zur Zimmerdecke zu richten, damit Ihr Nacken nicht verspannt.

2 Strecken Sie in Rückenlage die Beine lang aus und legen Sie die Arme gerade neben den Körper. Bewegen Sie, ohne den Oberkörper anzuheben, die rechte Hand zur rechten Ferse. Nach einer kurzen Pause die gleiche Bewegung auf der anderen Seite wiederholen.

Übungen für die geraden Bauchmuskeln

Diese Übungen bitte erst nach sechs bis acht Wochen ausführen, wenn sich die Rektusdiastase zurückgebildet hat (Seite 240)!

1 Legen Sie sich mit angewinkelten Beinen und leicht geöffneten Füßen auf den Rücken. Ihr Kopf liegt auf einem Kissen. Beim Einatmen strecken Sie die Arme aus und versuchen mit Ihren Händen die Knie zu erreichen. Beim Ausatmen ziehen Sie Ihre Bauchmuskeln an und heben dabei Ihren Kopf. Halten Sie diese Position einige Sekunden. Lassen Sie sich dann langsam wieder zurückrollen und ruhen Sie sich aus.

Bei der nächsten Übung können Sie Ihr Baby als »Superhantel« einsetzen. Erzählen Sie ihm, was Sie mit ihm vorhaben, damit es Ihr Pusten lustig finden kann. Wenn Sie ein Spuckbaby haben, ist diese Zusammenarbeit direkt nach einer Mahlzeit nicht zu empfehlen.

2 Legen Sie sich mit angewinkelten Beinen und aufgestellten Fußsohlen auf den Rücken. Ihr Baby liegt in Bauchlage auf Ihnen. Beim Einatmen umfassen Sie seinen Oberkörper. Beim Ausatmen spannen Sie Beckenboden-, Bauch- und Pomuskeln an und stemmen Ihr Baby nach oben. Versuchen Sie dabei, Ihr Baby anzulächeln. (Gelingt dies nicht, ist die Übung noch zu anstrengend.) Beim erneuten Einatmen legen Sie Ihr Baby auf Ihren Körper und entspannen kurz. Fünf- bis zehnmal wiederholen.

Übungen für die Brustmuskulatur

Ihre Brustmuskulatur wird sich über diese Übungen besonders freuen. Schließlich wird sie beim Stillen mit den vollen Brüsten momentan arg gefordert.

1 Stellen oder setzen Sie sich hin. Halten Sie dabei den Rücken gerade. Winkeln Sie die Arme in Schulterhöhe an und legen Sie die Handflächen und Ellbogen aneinander. Atmen Sie ruhig ein und drücken Sie beim Ausatmen die Handflächen gegeneinander.
2 Winkeln Sie Ihre Arme in Schulterhöhe an. Verschränken Sie die Finger ineinander, atmen Sie aus und pressen Sie dabei die Hände zusammen. Halten Sie die Spannung. Atmen Sie ein und entspannen Sie sich.
3 Winkeln Sie die Arme vor der Brust leicht an und pressen Sie die Handflächen mit nach vorn gerichteten Fingern aneinander. Drücken Sie beim Einatmen die Handflächen gegeneinander und schieben Sie die Arme nach vorn, als wollten Sie gegen einen Widerstand schieben. Beim Ausatmen wieder entspannen.

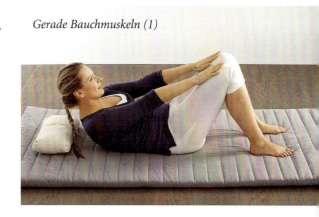

Gerade Bauchmuskeln (1)

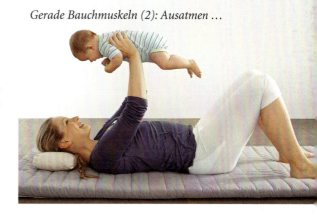

Gerade Bauchmuskeln (2): Ausatmen …

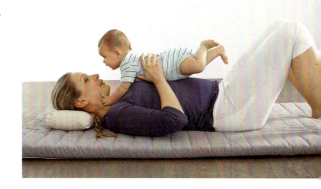

Gerade Bauchmuskeln (2): … und einatmen

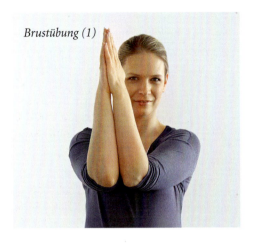
Brustübung (1)

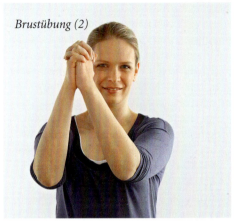
Brustübung (2)

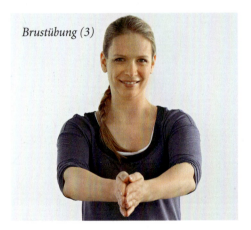
Brustübung (3)

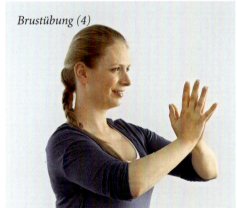
Brustübung (4)

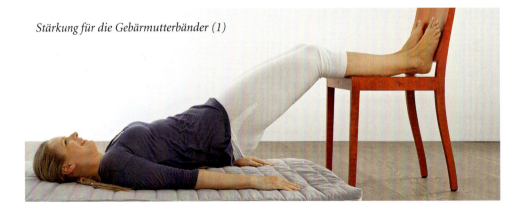
Stärkung für die Gebärmutterbänder (1)

4 Winkeln Sie Ihre Arme vor der Brust leicht an und drücken Sie die Hände mit gespreizten Fingern gegeneinander. Pressen Sie die Hände beim Ausatmen zusammen, bis Sie spüren, dass sich die Brustmuskeln aktivieren. Lassen Sie beim Einatmen wieder locker.

Wiederholen Sie diese Übungen mindestens fünf- bis zehnmal oder auch öfter, wenn es Ihnen Spaß macht.

Stärkungsübungen für die Gebärmutterbänder

1 Diese Übung wird in Rückenlage mit aufgestellten Beinen oder auf einen Stuhl gelegten Unterschenkeln ausgeführt. Sie rollen Ihr Becken und die Wirbelsäule nach oben und heben sie dabei an, sodass Körper und Oberschenkel eine Linie bilden. Bleiben Sie für kurze Zeit in dieser Haltung, und versuchen Sie dabei, Gesicht, Arme und Hände möglichst entspannt zu halten. Rollen Sie dann ganz langsam Wirbel für Wirbel von oben nach unten ab, bis Sie wieder entspannt auf dem Boden liegen. Als leichte Steigerung dieser Übung können Sie, nachdem Sie Ihr Becken wieder nach oben in die Schräge gerollt haben, abwechselnd das linke und rechte Bein nach vorn ausstrecken und ein bis zwei Atemzüge lang halten.

2 Legen Sie sich auf die Seite und winkeln Sie die Knie ab. Der obere Arm liegt ausgestreckt auf Ihrem Körper. Der untere Arm ist so aufgestützt, dass er vom Ellbogen bis zur Hand flach auf dem Boden liegt. Nun heben Sie Ihr Becken an, indem Sie etwas nach vorn rollen, sich auf Unterschenkel und Unterarm abstützen und so hoch kommen, dass Körper und Oberschenkel eine Linie bilden. Wiederholen Sie die Übung noch zwei- bis dreimal, bevor Sie die Seite wechseln. Sie macht zusätzlich Ihre Taille wieder schmaler.

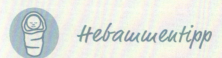

Hebammentipp

Fünf Tipps zum richtigen Üben

Die vorgeschlagenen Übungen helfen Ihrem Körper dabei, sich nach Schwangerschaft und Geburt allmählich wieder auf »normal« umzustellen.

1. Probieren Sie alle Übungen einmal aus. Stellen Sie sich dann aus Ihren Favoriten ein kleines Programm zusammen. Das können Sie dann zwei-, dreimal die Woche absolvieren. Reservieren Sie sich dafür einen festen Zeitpunkt. Vielleicht übernimmt der Partner inzwischen das Baby?

2. Achten Sie bei allen Übungen auf Ihre Atmung. Ihr Atem soll ohne Anstrengung fließen. Wenn Sie die Luft anhalten müssen oder außer Puste geraten, sollten Sie einen Gang zurückschalten – Sie überanstrengen sich sonst.

3. Steigern Sie allmählich Frequenz und Dauer Ihrer Trainingseinheiten. Nach sechs Wochen – wenn die Bauchmuskelübungen dazukommen – können Sie schon 30 bis 45 Minuten üben.

4. Achten Sie auf Ihre Nackenmuskulatur: Fühlt sie sich verspannt an? Das ist ein Zeichen dafür, dass Sie Ihrem Körper zu viel abverlangen. Machen Sie eine kurze Pause und entspannen Sie den Nacken.

5. Beenden Sie Ihr Programm mit einer Entspannungsübung (Seite 86). Strecken Sie sich dazu lang auf dem Boden aus. Lassen Sie alle Muskeln locker. Das stärkt Sie für den ganzen Tag.

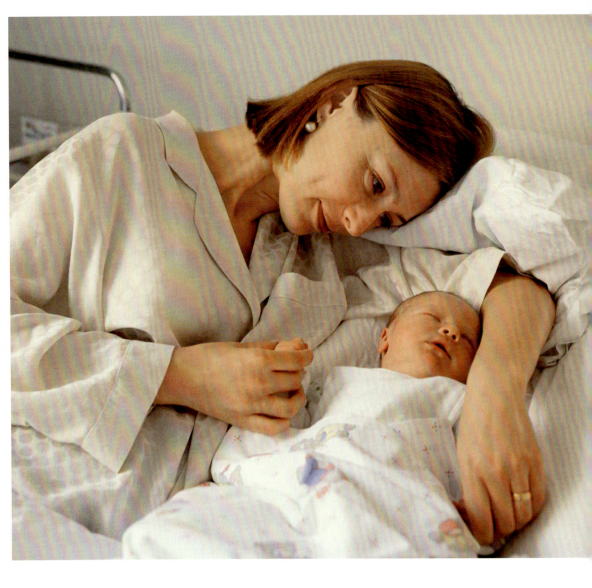

Komplikationen und Erkrankungen im Wochenbett

Es gibt Frauen, die nach der Geburt eines Babys wegen Dammschnitten oder -rissen mit Beschwerden kämpfen oder unter einer schmerzhaften Brustdrüsenschwellung (»Milcheinschuss«) leiden. Größere Komplikationen und Erkrankungen sind im Wochenbett glücklicherweise recht selten. Die am häufigsten auftretenden Krankheiten im Wochenbett sind in dieser Zeit mit 10 bis 15 Prozent depressive Störungen, mit 1 bis 2 Prozent Gebärmutter- und Harnwegsinfektionen und die mit einer Häufigkeit von etwa 1 Prozent vorkommenden Symphysenlockerungen. Auf alle weiteren Komplikationen, die deutlich im unteren Promillebereich liegen, also sehr selten sind, werden wir hier nicht eingehen.

Bei Fieber im Wochenbett – sofort zur Ärztin!

Wenn Sie innerhalb der ersten sechs bis acht Wochen nach der Geburt Ihres Babys Fieber bekommen, müssen Sie immer sofort Ihre Ärztin aufsuchen, damit geburtsbedingte Erkrankungen ausgeschlossen werden können. Wenn das Fieber in Zusammenhang mit Beschwerden der Brust steht (Seite 274), kann auch Ihre Hebamme die richtige Ansprechpartnerin sein. Falls aber Schmerzen im Bauch, stärkere Blutungen, übel riechender Wochenfluss oder ein allgemeines Krankheitsgefühl bei Ihnen auftreten, sind Ihr Gynäkologe oder am Wochenende Ihre Geburtsklinik die richtigen Betreuer.

Die Infektion der Gebärmutter

Bei dieser Infektion entzündet sich zunächst die Gebärmutterschleimhaut. Besonders gefährdet ist der Bereich der Plazentahaftstelle. Unbehandelt kann sich die Entzündung auf den Gebärmuttermuskel ausdehnen. Wochenbettfieber als Folge einer Gebärmutterentzündung kommt heute in Deutschland extrem selten vor. Die Behandlung einer Gebärmutterentzündung muss in der Klinik erfolgen. Es wird gleich mit einer hochdosierten Antibiotikatherapie begonnen. Zusätzlich werden oft Kontraktionsmittel gegeben. Um die Erreger zu bestimmen, werden Blutproben und Abstriche entnommen. Diese Erkrankung muss immer medikamentös behandelt werden.

Harnwegsinfektionen

Unter diesem Begriff werden alle Entzündungen im Bereich der ableitenden Harnwege, nämlich des Nierenbeckens, Harnleiters, der Harnblasen und Harnröhre zusammengefasst. Ein erhöhtes Risiko für Infektionen in diesem Bereich besteht:

- nach einer Kaiserschnittgeburt
- bei Frauen, die diese Erkrankungen schon einmal in dieser Schwangerschaft hatten
- wenn Sie mehrfach während oder nach der Geburt katheterisiert wurden oder ein Dauerkatheter lag

Die Anzeichen von Infektionen in diesem Bereich sind bei Blasenentzündungen:

- erhöhte Temperaturen oft unter 38 Grad
- häufiges, schmerzhaftes Wasserlassen
- ständiger Harndrang, obwohl nichts oder nur ein paar Tropfen kommen
- Schmerzen über dem Schambein in Höhe der Harnblase

Wenn Sie an einer Entzündung im Nierenbeckenbereich erkrankt sind, haben Sie folgende Symptome:

- Fieber über 38 Grad, oft mit Schüttelfrost
- Übelkeit und häufig auch Erbrechen
- einseitige oder beidseitige Schmerzen in der Nierengegend
- ständiger Harndrang, obwohl nichts oder nur ein paar Tropfen kommen

Bei einer Blasenentzündung sind anders als bei einer Nierenbeckenentzündung nicht immer sofort Antibiotika nötig. Das wird aber die behandelnde Ärztin entscheiden, und es ist abhängig von den Laborergebnissen und von Höhe und Dauer des Fiebers. Bei Unklarheit wird es eventuell notwendig, den Urin mit einem Katheter zu gewinnen. Der sogenannte Mittelstrahlurin ist im Wochenbett nicht so aussagekräftig, da er sich leicht mit dem Wochenfluss mischt. So können Sie die Behandlung unterstützen, wenn Sie an einer Harnwegsinfektion erkrankt sind:

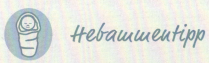

Hebammentipp

Die **Gebärmutterkontraktion** kann durch Stillen und Tees unterstützt werden. Gut bewährt haben sich Wundheilungstees, die begleitend zur antibiotischen Behandlung empfohlen werden:

Trinken Sie zwei- bis dreimal täglich eine Tasse Tee aus 60 Gramm Frauenmantelblättern und 40 Gramm Ringelblumenblüten. Pro Tasse brauchen Sie einen Teelöffel des Gemisches. 5–10 Minuten zugedeckt ziehen lassen.

- Trinken Sie viel – mindestens zwei bis drei Liter, um die Erreger auszuspülen.
- Trinken Sie täglich drei Tassen Tee aus Zinnkraut oder Schafgarbe.
- Trinken Sie täglich ein Gläschen Cranberrysaft.
- Legen Sie sich ins Bett und halten Sie den Blasen- und Nierenbereich mit Wollschals oder Tüchern warm.
- Bevorzugen Sie saure Speisen und Getränke. Sie senken den pH-Wert im Urin. Das mögen die Erreger gar nicht.

Beckenring- oder Symphysenlockerung

Bei den meisten Frauen wird diese Problematik schon im letzten Trimester der Schwangerschaft deutlich. Sie macht sich durch eine über das gesunde Maß hinausgehende, hormonell bedingte Auflockerung der Schambeinfuge oder des Kreuzbein-Darmbein-Gelenks bemerkbar. Eine weitere Ursache kann eine schwangerschaftsbedingte Stoffwechselstörung im Kalzium- oder Vitamin-D-Bereich sein. Die Geburt als Ursache wurde in ihrer Bedeutung lange überschätzt. Sie ist sehr selten der Grund. Bettruhe, körperliche Schonung und das Vermeiden einseitiger körperlicher Belastung wird bei leichter Symphysenlockerung empfohlen. Sie brauchen also auf jeden Fall Unterstützung beim Stillen und im Haushalt. Wenn Sie gesetzlich versichert sind, kann Ihre Ärztin Ihnen eine Haushaltshilfe verordnen. Vor allem in den ersten Tagen ist es ratsam, ein Schmerzmittel zu nehmen. Außerdem werden Gaben von Kalzium und Vitamin D empfohlen. Bei stärkeren Beschwerden ist ein spezieller Beckengurt sehr hilfreich, um den Beckenring zu stabilisieren. Sie können ihn sich verschreiben lassen und im Sanitätsfachhandel beziehen. Wichtig wird auch eine physiotherapeutische Begleitung sein, damit Sie nach Ihrer Ruhezeit wieder schmerzfrei laufen können.

Wochenbettdepressionen

Die meisten Frauen erleben nach der Geburt ihres Babys eine emotional sehr intensive Zeit, in der sich Niedergeschlagenheit und Glück in schneller Folge abwechseln können. Diese Baby-Blues-Tage sind vollkommen normal. Was Sie bei der Geburt Ihres Babys erlebt haben und woran Sie sich nun im Zusammenleben mit dem kleinen Menschen gewöhnen müssen, erfordert sehr viel Sensibilität. Da ist eine gewisse Labilität eine gesunde Reaktion. Wenn Sie aber aus diesen Stimmungsschwankungen oder einem Stimmungstief nach zwei Wochen immer noch nicht herausfinden oder solche Stimmungen nach Wochen oder auch Monaten nach der Geburt Ihres Babys auftreten, kann eine depressive Störung vorliegen. Sie wird als Erkrankung angesehen, wenn Sie in Ihrem Allgemeinbefinden so weit beeinträchtigt sind, dass Sie Ihren Alltag nur noch mit Mühe und Not erfüllen können.

Diese Symptome deuten auf eine Symphysenlockerung

- Ausgeprägte Schmerzen in der Schambeingegend und/oder im Bereich der Kreuzbein-Darmbein-Fugen.

- Die Schmerzen sind besonders stark beim Gehen. Zur Schonung fallen Sie in den Watschelgang.

- Das Liegen auf der Seite und auch das Umdrehen im Bett sind sehr schmerzhaft.

- Das Stehen auf einem Bein ist nahezu unmöglich, und auch das Treppensteigen ist sehr schmerzhaft.

Das Entstehen dieser Erkrankung kann viele verschiedene Ursachen haben. Die Erkenntnis, dass es kein Zurück in das frühere Leben geben kann, der Verlust der Autonomie und sich reduziert zu fühlen auf die Versorgung des Kindes – all dies sind Themen, die hierbei eine große Rolle spielen können.
Als »Mitverursacher« gelten ferner:
- ein nicht erlernter Umgang mit Stress
- die hormonellen Umstellungen
- Schlafmangel
- verschiedene Erkrankungen wie Unter- und Überfunktion der Schilddrüse, sehr niedriger Blutdruck, Anämie
- bestimmte Medikamente (Abstillmittel)
- vorangegangene psychische Erkrankungen

Wenn Sie folgende Symptome an sich beobachten, kann es sich um Anzeichen für eine depressive Erkrankung handeln:

- starke Schlafstörungen und Unruhe
- ständige Erschöpfung oder Überdrehtsein
- allgemeine Verstimmung
- innere Leere und Hoffnungslosigkeit
- Angst- und Schuldgefühle
- ambivalente Gefühle dem Baby gegenüber
- Gedanken darüber, sich selbst oder dem Baby etwas anzutun

Anschriften und Internetadressen für Selbsthilfegruppen finden Sie im Anhang. Wenn Sie an einer Wochenbettdepression leiden, ist das Erkennen und Eingestehen, dass etwas nicht in Ordnung ist, der erste und wichtigste Schritt. Folgende Hinweise sind wichtig:
- Nehmen Sie auf jeden Fall Hilfe und Unterstützung an. Lassen Sie sich durch Ihren Partner, Ihre Angehörigen und auch durch Ihre Freundinnen entlasten.
- Versuchen Sie, gut zu sich zu sein. Sorgen Sie auch für Phasen der Entspannung.
- Bleiben Sie nicht für sich mit Ihrem Problem. Sprechen Sie, sobald es geht, mit einer vertrauten Betreuungsperson, Ihrer Hebamme oder Ihrer Ärztin.
- Suchen Sie auf jeden Fall medizinische Hilfe, weil bei schweren depressiven Erkrankungen Medikamente helfen können. Manchmal ist auch ein Klinikaufenthalt entlastend. In einigen Kliniken können Sie Ihr Baby mitnehmen.
- Treffen Sie Menschen, die Ähnliches erlebt haben. Es gibt Selbsthilfegruppen, die sowohl in der akuten Krise als auch nach dieser Zeit sehr hilfreich sein können.

Und noch ein wichtiger Punkt für Väter
Neuere Studien haben ergeben, dass Männer häufiger an Depressionen erkranken, wenn sie Väter werden. Wenn Sie betroffen sind, suchen Sie schnell Hilfe, damit Sie ein möglichst glückliches Jahr mit Ihrer neuen Familie erleben können.

Wochenbett & Stillen von A bis Z

Ambulante Entbindung Form der Geburt, bei der Mutter und Baby zwei bis vier Stunden nach der Geburt nach Hause gehen können.

Andocken Wenn das Baby mit seinem Mund die Brust erfasst, um zu trinken.

Ausschließliches Stillen Ernährung mit Muttermilch ohne Zugabe anderer Flüssigkeiten wie Wasser, Tee, Zuckerlösung oder künstlich hergestellter Milchersatznahrung.

Baby-Blues Das Stimmungstief nach der Geburt, der sogenannte Baby-Blues, ist ein häufig auftretender Gemütszustand, der beinahe 80 Prozent aller frischgebackenen Mütter ereilt.

Beckenboden Muskulatur, die aus drei verschiedenen Schichten besteht. Sie umschließt Vagina sowie Blasen- und Darmausgang.

Bonding Phase kurz nach der Geburt, in der sich Mutter und Baby kennenlernen und die einen entscheidenden Einfluss auf die weitere Mutter-Kind-Bindung hat.

Brustdrüsenschwellung Früher als Milcheinschuss bekannt. Hormonell bedingte vermehrte Durchblutung der Brustdrüsen.

Hämatom Bluterguss, der durch Verletzungen, in der Geburtshilfe, oft durch Dammschnitte entsteht. Dabei läuft Blut aus einer nicht gestillten Wunde ins Gewebe oder in einen Hohlraum und verursacht Druckschmerzen an dieser Stelle.

Hämorrhoiden Krampfaderähnliche Schwellung der Gefäßpolster, die ringförmig unter der Enddarmschleimhaut am Übergang zum After liegen und von außen nicht immer sichtbar sind.

Infektion der Gebärmutter Eine Erkrankung, bei der die Erreger erst die Gebärmutterschleimhaut befallen und dann auf die Gebärmuttermuskulatur übergehen können. Häufigste Ursache für Fieber im Wochenbett.

Kolostrum Vormilch, die erste Nahrung für das Baby in den Stunden nach der Geburt. Sie wird schon während der Schwangerschaft gebildet und steht Ihrem Baby unmittelbar nach der Geburt zur Verfügung.

Laktation Milchbildung und Sekretion durch die Brustdrüse.

Laktose Milchzucker.

Mastitis Brustdrüsenentzündung.

Milchstau Ungenügende Entleerung einzelner Areale in der Brust. Führt zu harten, druckempfindlichen Stellen. Oft begleitet von erhöhter Temperatur oder Fieber, Gliederschmerzen und Kopfweh.

Mutterschutzgesetz Gesetz, das die Rechte von Frauen während und nach der Geburt regelt und unter anderem Kündigungsschutz, Beschäftigungsverbot, Schutzzeiten vor und nach der Geburt und Stillpausen während der Arbeitszeiten umfasst.

Nachwehen Wehen, die in den ersten zwei bis drei Tagen nach der Geburt die Rückbildung der Gebärmutter bewirken, spürbar bis schmerzhaft sind und durch das Stillen verstärkt werden. Auch Wochenbettwehen oder Stillwehen genannt.

Pre-Nahrung Pre-Nahrung wird in den ersten sechs Lebensmonaten gefüttert und nach Bedarf gegeben, wenn nicht gestillt wird. Darüber hinaus kann Pre-Nahrung zusammen mit Beikost das ganze erste Lebensjahr gegeben werden.

Prolaktin Schlüsselhormon für die Milchbildung. Es wird bereits während der Schwangerschaft gebildet. Bis zur Geburt der Plazenta wird es aber hormonell blockiert. Über den Blutweg erreicht Prolaktin die Brustdrüse und regt hier die Milchbildung an.

Rektusdiastase Spalte zwischen den beiden großen geraden Bauchmuskeln. Sie entsteht durch das Auseinanderweichen der Muskulatur in der Schwangerschaft und bildet sich innerhalb von sechs bis acht Wochen nach der Entbindung zurück.

Rückbildungsgymnastik Spezielle Gymnastik, die mit unterstützenden und stärkenden Übungen die Rückbildung der körperlichen Veränderungen von Schwangerschaft und Geburt begünstigt.

Soor Pilzerkrankung, die an weißlichen Belägen im Mundraum, auf der Brustwarze oder am Po Ihres Babys mit rot-wundem Ausschlag und auch als weißlich krümeliger Ausfluss aus Ihrer Vagina auftreten kann. In jedem Fall behandlungsbedürftig.

Symphysenlockerung Lockerung des Beckenrings am Schambein.

Syndrom Bezeichnung für eine Gruppe von Krankheitszeichen, die für eine bestimmte Erkrankung charakteristisch ist.

Tandem-Stillen Gleichzeitiges Stillen von zwei Babys.

Wochenbett Das Wochenbett beginnt nach der Geburt der Plazenta und endet nach medizinischer Definition sechs Wochen, aus Sicht des Mutterschutzgesetzes acht Wochen nach der Geburt.

Wochenbettbetreuung Die Betreuung von Mutter und Kind im oben beschriebenen Zeitraum. Die Überwachung des Wochenbettverlaufs ist nach dem geltenden Hebammengesetzes eine vorbehaltene Tätigkeit von Hebammen und Ärzten.

Wochenbettdepression Depressive Störung, die in einem Zeitraum von einigen Tagen bis mehreren Monaten nach der Geburt eines Babys auftreten kann. In schweren Fällen behandlungsbedürftig.

Wochenfluss (Lochien) Ausfluss nach der Geburt. Dauert ungefähr vier Wochen und begleitet das Abheilen der Plazentahaftstelle an der Gebärmutterinnenwand und die Rückbildung.

Zungenbändchen, verkürztes Ihr Baby kann die Zunge nicht über die Zahnleiste strecken. Das kann Probleme beim Stillen verursachen und ein Grund für anhaltend wunde und gereizte Brustwarzen sein.

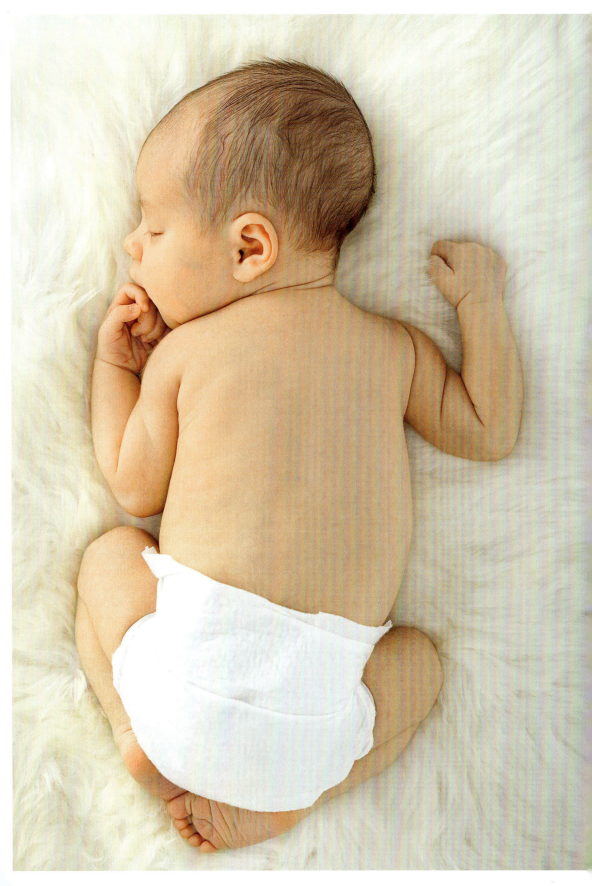

KAPITEL 4

DAS BABY

Wenn Sie Ihr Baby zum ersten Mal im Arm halten, sind Sie vermutlich der glücklichste Mensch der Welt. Aber sofort kommen die Fragen. Keine Sorge: Bald beherrschen Sie alle Handgriffe aus dem Effeff.

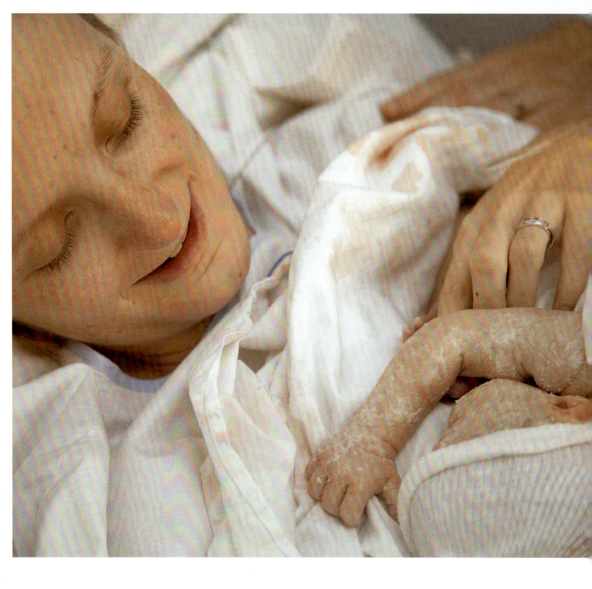

Das Neugeborene

Die ersten Augenblicke mit Ihrem Baby werden Sie wahrscheinlich nie mehr vergessen. Genießen Sie dieses erste Kennenlernen und bitten Sie auch Ihre medizinischen Begleiter, Ihnen kurz Zeit zu lassen, bevor diese in ihrer Routine fortfahren. Damit Ihr Baby einen möglichst angenehmen Start erlebt, sollten folgende Voraussetzungen stimmen:

- Nach der Geburt warten die Helfer, bis Sie selbst Ihr Kind aufnehmen können.
- Ihre Helfer schaffen eine ruhige und entspannte Atmosphäre.
- Wenn es für Sie wichtig ist, wird eine Spätabnabelung ermöglicht.
- Ihr Baby darf so lange bei Ihnen sein, bis es von allein die Brust gesucht hat und an einer Seite trinken konnte, solange es wollte.
- Routineuntersuchungen und prophylaktische Maßnahmen werden erst nach dem ersten Anlegen durchgeführt.

Wenn Sie diese wenigen Schritte beachten, haben Sie die Bonding-Phase kurz nach der Geburt optimal genutzt und damit die besten Voraussetzungen für den Aufbau einer stabilen Mutter-Kind-Beziehung geschaffen.

SO ERLEBT IHR BABY DIE GEBURT

Geboren zu werden ist eine intensive Erfahrung. Auch wenn wir uns nicht mehr daran erinnern können, ist es doch möglich, dass wir uns eine Vorstellung davon machen, was die Geburt für unser Baby bedeuten kann. Es lebt in der Gebärmutter, umgeben von gleichbleibend warmem Fruchtwasser in einem tiefroten, von weichem, nachgiebigem Gewebe umhüllten Raum. Alles, was es an Nahrung und Sauerstoff braucht, bekommt ein Baby kontinuierlich durch die Nabelschnur geliefert. Alles, was es loswerden muss, geht über diesen Weg zur Mutter.

Gegen Ende der Schwangerschaft ist Ihr Baby so weit entwickelt, dass es durch hormonell gesteuerte Prozesse mitteilen kann, dass es fertig zum Leben außerhalb des Bauches ist. Ihr Körper reagiert daraufhin mit einer Hormonausschüttung und die Geburtsarbeit beginnt. Während der Wehen zieht sich die Gebärmutter enger um das Baby zusammen, daher macht es sich möglichst klein. In den Wehenpausen versucht es, sich wieder zu strecken, und regt durch diesen Reiz die Gebärmutterwand zu weiteren Kontraktionen an. Es wird sich den Räumen im Becken anpassen und sein Köpfchen beugen und drehen, um den einfachsten Weg zu finden. Wenn es dies nicht tut – Babys können sich bei der Geburt durchaus aktiv oder passiv verhalten – werden Sie länger an der Geburt arbeiten müssen und dieses Schicksal mit Ihrem Baby teilen. Wenn sich Ihr Baby nach unten ins Becken geschraubt hat, wird es sein Köpfchen so gebeugt halten, dass das Kinn auf der Brust liegt und mit dem Hinterköpfchen das Gewebe von Damm und Schamlippen aufdehnt. Bei den nächsten Wehen wird es sich mit den Füßen an der Gebärmutterwand abstoßen und sein Köpfchen langsam anheben, sodass sein Gesicht über den Damm rutschen kann. Nach der Geburt des Kopfes dreht es die Schultern ins Becken, und die oben liegende Schulter wird mit der nächsten Wehe geboren. Jetzt nur noch ein letztes Abstoßen, und die untere Schulter und der Rest des Körpers werden sichtbar.

Der erste Kontakt mit der Welt

Die Erlebnisse der letzten Stunden versorgen Ihr Baby mit einem gut gemixten Hormoncocktail, der es perfekt auf die kommenden Umstellungsprozesse und Wahrnehmungsmöglichkeiten vorbereitet. Es wird seinen ersten Atemzug tun und damit seine eigene Sauerstoffversorgung aufnehmen. Es wird nach der relativen Schwerelosigkeit in der Gebärmutter sein Gewicht wahrnehmen. Die vertrauten Bewegungen fühlen sich unsicher und sehr langsam an. Es ist kalt. Die Geräuschkulisse hat sich total verändert. Die vertrauten Herztöne, Atem- und Darmgeräusche der Mutter fehlen; jetzt sind laute Stimmen und metallische Geräusche zu hören.

Manche Babys reagieren erschrocken und müssen verzweifelt weinen, bis sie sich auf dem Bauch oder dem Brustkorb der Mutter, nach Kaiserschnittgeburten auch auf der nackten Haut der Begleitperson, entspannen dürfen. Jetzt öffnet es seine Augen und Sie können sich ein erstes Mal anschauen. Diesen Blick Ihres Babys werden Sie nie vergessen! Ihr Baby schaut, als würde es Sie mit diesem Blick tief in sich wahrnehmen. Auch wenn wir nicht wissen, was bei diesem ersten Augenkontakt genau geschieht, spüren alle an diesem Moment Teilnehmenden seine tiefe Bedeutung für Mutter, Vater und Kind.

DAS BESONDERE AUSSEHEN NEUGEBORENER BABYS

Während der Schwangerschaft haben Sie sich sicherlich oft ausgemalt, wie Ihr Baby aussehen wird. Wird es viele Haare haben? Werden sie hell oder dunkel sein? Wem wird es ähnlich sehen? Jetzt halten Sie es endlich im Arm und können es bewundern. Auch wenn Sie im ersten Lebensjahr wahrscheinlich die gesamte Verwandtschaft in Ihrem Baby entdecken, ist das erste Betrachten Ihres Kindes oft auch mit Fragen und Verwunderung verbunden.

Vielleicht hat Ihr Neugeborenes mit dem kleinen Engel in Ihrer Vorstellung überhaupt nichts gemein. Es ist nicht ungewöhnlich, wenn Sie direkt nach der Geburt ein wenig enttäuscht über das Aussehen Ihres Babys sind. Falls dies der Fall sein sollte, machen Sie sich bitte keine Sorgen. In sehr kurzer Zeit wird sich das Aussehen Ihres Neugeborenen verändern, und auch Sie werden das für Sie schönste Kind der Welt haben – wie alle anderen Eltern auch. In der Zwischenzeit werden Ihnen einige Merkmale bei Ihrem Baby auffallen können, die alle ganz normal sind.

Das Köpfchen

Nach einer etwas längeren Geburt ist oft eine lang gezogene Kopfform zu bestaunen, die an Abbildungen ägyptischer Pharaonen erinnert. Das Köpfchen hat sich dann dem Geburtsweg angepasst. Typisch ist auch eine sogenannte Geburtsgeschwulst. Das ist ein wässrig angestauter Bereich, der oft wie ein kleines Hütchen auf dem Kopf sitzt. Eine Ursache kann sein, dass der Kopf gegen die sich öffnenden, vielleicht festen Gewebeschichten des Muttermundes gepresst wurde. Oder die Wehen haben das Köpfchen immer wieder vor den Beckenknochen geschoben. Wenn die Geburt mithilfe einer Saugglocke unterstützt wurde, wird dieses »Hütchen« für einige Tage bestehen bleiben. In selteneren Fällen (bei 0,5 Prozent aller Geburten) können leichte Einblutungen zwischen Schädelknochen und Kopfhaut zu einer kleinen bis mittelgroßen Beule führen. Das ist zwar nicht gefährlich, die Beule wird aber 8 bis 16 Wochen zu sehen sein, bevor sie sich allmählich zurückbildet.

Die Fontanellen

Die Fontanellen sind die Bereiche, an denen die Schädelknochen Ihres Babys noch nicht zusammengewachsen sind. Sie ermöglichen das schnelle Wachstum des kindlichen Kopfes im ersten Lebensjahr und dienen gleichzeitig als Polster zum Schutz vor Kopfverletzungen. Die hintere, kleine Fontanelle ist nach der Geburt oft als knöcherner Winkel am Hinterhaupt zu fühlen und wächst mit drei Monaten zusammen. Die vordere, große Fontanelle ist ein pulsierender, weicher Bereich auf dem Vorderhaupt und leicht zu erkennen. Sie ist mit gut haltenden Bindegewebsschichten bedeckt und nicht so verletzlich, wie sie aussieht. Kämmen und Bürsten ist auch in diesem Bereich kein Problem. Die Öffnung der großen Fontanelle nimmt in den ersten Lebenswochen noch zu und bleibt dann oft über Monate unverändert, bis sie sich allmählich verkleinert und im Laufe des zweiten Lebensjahres innerhalb von wenigen Wochen schließt.

Das kleine Gesicht

Oft werden Sie auch dem Gesichtchen Ihres Neugeborenen die erlebten Anstrengungen ansehen können. Es sieht leicht geschwollen und ein bisschen zerknautscht aus. Wenn Sie Ihr Baby gerade von vorn anschauen, kann die Nase etwas platt gedrückt oder sogar zur Seite geschoben sein. Manchmal sind nach der Geburt auch die Atemwege geschwollen. Die Atmung Ihres Babys hört sich dann an, als hätte es Schnupfen. Vielleicht entdecken Sie auf der Nase und seltener auch am Kinn Ihres Kindes

weiß-gelbliche Punkte. Dabei handelt es sich um vergrößerte Talgdrüsen (Milien), die nach ein paar Wochen von allein verschwinden.
Auch Augen und Augenlider können geschwollen sein. Manche Babys haben sogar Schwierigkeiten, ihre Augen überhaupt zu öffnen. Nach ein paar Tagen wird davon aber nichts mehr zu sehen sein, und Ihr Baby schaut munter in die Welt. Während der Austreibungsphase kann der Druck auf das Köpfchen so groß werden, dass kleine Äderchen im Augapfel platzen und als rote Pünktchen oder Flecke erscheinen. Nach zwei bis drei Wochen ist aber auch hier wieder alles in Ordnung.
Die meisten Babys werden mit dunklen, blaugrauen Augen geboren. Bei der Geburt ist das natürliche körpereigene Pigment, das Melanin, noch nicht in der Iris des Auges vorhanden. Die Augenfarbe wird sich daher in den nächsten Monaten immer weiter verändern, je mehr die Pigmentierung zunimmt. Sie steht erst fest, wenn dieser Prozess mit etwa zwölf Monaten abgeschlossen ist.

Gereizte Augen

Einige Babys entwickeln eine Augenreizung kurz nach der Geburt. Oder sie werden bereits mit einem leicht verklebten Auge, das ein gelbliches Sekret absondert, geboren. Mögliche Ursachen sind Zugluft, Verunreinigung oder manchmal auch die Gabe von desinfizierenden Augentropfen (Seite 307). Bisweilen ist auch die Verlegung des Tränen-Nasen-Kanals der Grund für anhaltende Sekretbildung auf einem oder beiden Augen. Die Tränenflüssigkeit kann dann nicht gut abfließen. Auch diese Erscheinung ist harmlos und bildet sich meistens innerhalb der ersten drei Wochen von selbst zurück.

Käseschmiere und Lanugobehaarung

Wenn der Körper Ihres Babys noch mit einer fettigen Substanz, der sogenannten Käse-

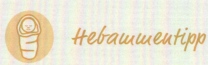

Hebammentipp

Verklebte Babyaugen reinigen

Um Ihrem Baby beim In-die-Welt-Schauen zu helfen, ist die Reinigung des Auges mit abgekochtem Wasser oder Kochsalzlösung (0,9-prozentiges NaCl) aus der Apotheke wichtig. Tränken Sie dazu ein Wattepad oder ein weiches Tuch mit der Lösung. Reinigen Sie das Auge mehrmals am Tag von außen nach innen. Verwenden Sie immer für jedes Auge ein eigenes Wattepad oder Tuch! Wenn sich die Symptome nach drei Tagen nicht bessern, ist eine Untersuchung und eventuelle Behandlung durch einen Kinderarzt notwendig. Möglicherweise ist dann eine Bindehautentzündung (übertragen bei der Geburt durch Keime aus der Vagina) die Ursache der Reizung.

schmiere oder Vernix, bedeckt ist, ist das ein Zeichen dafür, dass es etwas zu früh dran war. Bei den meisten reifgeborenen Babys findet sich die Käseschmiere nur noch an wenigen Teilen des Körpers, vor allem in den Körperfalten. Die Käseschmiere entwickelt sich im letzten Drittel der Schwangerschaft und schützt die Haut Ihres Babys davor, im Fruchtwasser schrumplig zu werden. Nach der Geburt zieht sie in die Haut ein und muss nicht abgewaschen werden.
Manchmal entdecken Sie im Schulterbereich, am Rücken und auf dem oberen Rand der Ohrmuschel noch Reste der feinen Lanugobehaarung. Niemand weiß genau, warum dieses kleine Fellchen da ist. Es wird angenommen, dass die Lanugobehaarung als Schutz der Haut

dient und hilft, die Körpertemperatur des Babys zu regulieren. Wie auch immer: Ihr Baby wird dieses Fellchen in den ersten Lebensmonaten komplett verlieren.

Hände und Füße

Viele Neugeborene haben in den ersten Lebenstagen häufig kalte Hände und Füße, die manchmal sogar ein bisschen blau werden können. Das kommt daher, dass der Kreislauf des Babys sich noch nicht perfekt an die neuen Umweltbedingungen gewöhnt hat. Nach einigen Tagen ist die Umstellung aber geschafft. Solange der restliche Körper rosig aussieht und sich warm anfühlt, gibt es keinen Grund zur Beunruhigung.

Besonders wenn Ihr Baby nach dem Termin geboren wurde, können die Nägel schon ganz schön lang sein. Sie brauchen dagegen aber nichts zu unternehmen: Die Nägel sind sehr weich und brechen nach einigen Tagen von allein ab. Verzichten Sie daher darauf, sie zu schneiden. Nagelhaut und Nagel sind noch eng miteinander verwachsen. Bereits kleinste Verletzungen durch die Schere können zu Entzündungen führen. Wenn Ihr Baby sich versehentlich kratzt, können Sie kurzfristig die Ärmel des Hemdchens über die Hände streifen oder die Nägelchen sehr vorsichtig mit der feinen Seite einer Sandfeile glätten. (Kratzspuren heilen allerdings bei Babys extrem schnell!)

Die Geschlechtsorgane

Wenn Sie Ihren ersten Jungen zur Welt gebracht haben, werden Sie sich wahrscheinlich über die Größe des Hodensacks wundern. Im Vergleich zu den sonstigen Proportionen des Körpers wirkt er riesig. Er ist bei vielen Babys geschwollen und mit einer Flüssigkeit gefüllt, die die Hoden umgibt. Häufig geht die Schwellung erst nach Monaten zurück. Bei manchen Jungen, besonders wenn sie etwas zu früh dran waren, sind die Hoden auf einer oder beiden Seiten noch nicht aus dem Körper nach unten in den Hodensack gewandert. Das kann eventuell noch Tage oder Wochen dauern und sollte weiter beobachtet werden.

Auch bei Mädchen können Schwellungen an den Genitalien auftreten. Sie haben dann rote, besonders groß wirkende äußere Schamlippen. Manchmal sondern sie in den ersten Tagen nach der Geburt einen weißlichen oder klaren Ausfluss aus der Vagina ab. Auch eine kleine vaginale Blutung im Alter von einigen Tagen bis zu einigen Wochen kann gelegentlich vorkommen. All diese Erscheinungen werden verschwinden, wenn die letzten Schwangerschaftshormone aus dem Körper Ihres Babys abgebaut sind.

Bei Babys beiderlei Geschlechts können bedingt durch die Schwangerschaftshormone die Brustdrüsen leicht anschwellen. Sogar eine weißliche Absonderung, die sogenannte Hexenmilch, ist bei einigen Kindern zu beobachten. All diese Erscheinungen sind vollkommen normal und verschwinden nach einigen Tagen – ganz ohne Behandlung.

Zarte Babyhaut

Babys, die deutlich nach dem errechneten Termin zur Welt gekommen sind, haben oft eine besonders trockene, leicht eingerissene Haut, die sich sogar schälen kann. Das kommt daher, dass die Käseschmiere sich gegen Ende der Schwangerschaft langsam von der Haut löst. Die »späten Babys« liegen dann lange ohne Hautschutz im Fruchtwasser. Andererseits »pellen« sich auch Babys mit anfänglich weicher Haut häufig nach einigen Tagen. Dabei reißt die Haut zuerst in den Hautfalten auf und später auch im Bauch- und Rückenbereich. Die trockenen Stellen verschwinden innerhalb der ersten zwei bis drei Wochen nach der Geburt. Unsere Hebammenlehrerin verglich Neugeborene immer mit kleinen Schlangen. Die müssen sich beim Größerwerden auch häuten – bei den Menschenkindern ist das allerdings nur ganz zu Beginn des Lebens und nur für kurze Zeit der Fall.

Eine weitere typische Hauterscheinung, die Stunden nach der Geburt am ganzen Körper auftreten kann, ist der Neugeborenenhautausschlag. Dabei handelt es sich um hellrote Flecken, die in der Mitte manchmal weiße oder gelbe Pusteln haben. Sie sehen ähnlich aus wie Mückenstiche. Manche dieser Flecken verschwinden nach wenigen Stunden. Andere bleiben einige Tage bestehen, bis auch sie wieder abklingen.

Die sogenannte Neugeborenenakne tritt nicht bei allen Babys auf. Man trifft sie eher bei Kindern an, deren Eltern in der Pubertät verstärkt an Akne gelitten haben. Hauptsächlich betroffen ist das Gesicht, seltener auch andere Körperpartien. Es handelt sich um kleine Eiterpusteln mit einem roten, entzündlichen Hof, die nach Tagen bis Wochen von allein heilen. Ursache ist die hormonelle Umstellung nach der Geburt. Versuchen Sie bitte nicht, daran herumzudrücken. In ein paar Wochen wird nichts mehr zu sehen sein.

Bei wenigen Babys können kleine Blutschwämmchen am Körper zu finden sein. Es handelt sich dabei um flächige rote Stellen, die sich manchmal im ersten Lebensjahr noch weiter ausbreiten. Hin und wieder können die betroffenen Bereiche leicht erhaben sein. Die Ursache sind gutartige Ansammlungen von Blutgefäßen. Bis zum Alter von neun Jahren verblassen sie normalerweise. An ungünstigen Stellen, zum Beispiel im Windelbereich, können diese Hauterscheinungen bereits früher mittels Lasertechnik behandelt werden.

Zu den sehr häufig auftretenden Geburtsmalen gehören der sogenannte Storchenbiss und die sogenannten Mongolenflecken. Der Storchenbiss zeigt sich genau an den Stellen, an denen der Storch Ihr Baby in seinem Schnabel zu Ihnen geflogen hat. Im Nackenbereich sind bleibende rote Erweiterungen der kleinen oberflächlichen Hautgefäße zu finden. Sie werden bald von den Haaren überdeckt sein. Der Storchenbiss auf der Stirn, den Augenlidern und unter der Nase wird innerhalb der ersten beiden Lebensjahre meistens verblassen. Die überholt klingenden Mongolenflecken (oder auch Steißfleck) sind bei dunkelhäutigen Babys verbreitet und sehen ähnlich wie ein flacher Bluterguss in grau-bläulicher Farbe aus. Sie sind auf dem Rücken, den Armen, Schultern und bei den meisten Babys auf dem Po möglich. Es handelt sich um eine Pigmentzellansammlung direkt unter der Haut, die meist während eines Jahres verschwindet.

DIE ERSTVERSORGUNG IHRES BABYS NACH DER GEBURT

Nach der Geburt braucht Ihr Baby erst einmal etwas Zeit, um sich auf das Leben außerhalb einzustellen. Sehen Sie sich Ihr Baby in Ruhe an. Legen Sie es das erste Mal an die Brust. Lassen Sie sich dabei nicht vom allgemeinen Trubel irritieren. Denn während Sie Ihr Baby bewundern, werden Ihre medizinischen Helfer gleichzeitig dabei sein, seinen Zustand zu beurteilen. Später, nach dem Anlegen, wird

Ohne Duft- und Konservierungsstoffe!

Falls Sie die Haut in den Falten ein bisschen fetten wollen, bitte unbedingt bei den Produkten auf parfüm- und konservierungsmittelfreie Öle oder Cremes achten. Diese Zusatzstoffe zum eigentlichen Pflegeprodukt können leicht Allergien auslösen.

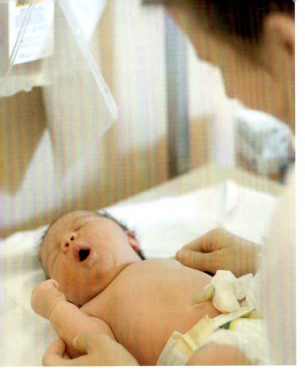

Bei der U1 unmittelbar nach der Geburt kontrolliert die Hebamme, ob das Baby ganz gesund ist.

die erste Vorsorgeuntersuchung durchgeführt. Diese allgemeine Untersuchung, die sogenannte U1, ermittelt den allgemeinen Gesundheitszustand, die körperliche Reife, das Gewicht, die Körperlänge und den Kopfumfang Ihres Babys. Alle Daten werden im gelben Untersuchungsheft dokumentiert.

Die Untersuchungen, Zustandsbewertungen und Prophylaxen werden je nach Entbindungsort oder Klinikausstattung von Hebammen, Geburtshelfern oder Kinderärzten durchgeführt. Falls Babys sehr viel früher zur Welt kommen wollen, selten auftretende Anpassungsstörungen haben oder eine Erkrankung festgestellt wird, werden kinderärztliche Notfallteams an den Entbindungsort geholt. Sie übernehmen dann die weitere Versorgung Ihres Babys und verlegen es eventuell in eine Kinderklinik.

Apgar-Test

Unmittelbar nach der Geburt Ihres Babys erfolgt nach einer, fünf und zehn Minuten eine Beurteilung seines allgemeinen Zustands. Mithilfe eines international verwendeten Punktesystems (Apgar-Schema) werden Herzfrequenz, Atmung, Muskeltonus, Hautdurchblutung und Reflexe bewertet. Dieser Test kann durchgeführt werden, während Ihr Baby auf Ihrem Bauch liegt, Sie müssen es dazu eigentlich nicht abgeben. Im Idealfall sollten Sie Ihr Baby, solange Sie es wünschen, bewundern und kennenlernen dürfen, bevor weitere Untersuchungen stattfinden.

Diese erste »Bewertung« Ihres Babys wird sowohl in den Mutterpass als auch in das Kinderuntersuchungsheft eingetragen.

Punkte nach dem Apgar-Schema

Der Apgar-Test bewertet fünf verschiedene Aspekte und vergibt dabei unterschiedliche Punktezahlen:

Bei	ist Ihr Baby
9 – 10 Punkten	optimal lebensfrisch
7 – 8 Punkten	normal lebensfrisch
5 – 6 Punkten	im leichten Depressionszustand
3 – 4 Punkten	im mittelgradigen Depressionszustand
0 – 2 Punkten	im schweren Depressionszustand

Babys mit Werten unter fünf Punkten benötigen wahrscheinlich lebensunterstützende Maßnahmen.

Wie geht es Ihrem Baby? Das bewertet der Apgar-Test

Zeichen:	0	1	2
Aussehen (Hautfarbe)	blass, blau	Körper rosig, Extremitäten blau	rosig
Herzschlag	keiner	weniger als 100 Schläge pro Minute	über 100 Schläge pro Minute
Muskeltonus	schlaff	etwas Tonus	aktive Bewegungen
Reflexe und Reaktionen auf äußere Reize	keine	geringe Reaktion, Grimassieren	niest, hustet oder schreit
Atmung	keine	unregelmäßig	regelmäßig

Der pH-Wert

Um noch präziser beurteilen zu können, in welchem Zustand sich Ihr Baby befindet, wird zusätzlich der pH-Wert bestimmt. Dafür werden nach dem Abnabeln und möglichst vor der Geburt der Plazenta aus der Nabelschnur zwei Blutproben genommen: aus der Vene und aus einer der beiden Arterien. Falls Ihr Baby durch eine Sauerstoffunterversorgung unter der Geburt Stress hatte, zeigt sich eine Übersäuerung. Der pH-Wert ist dann erniedrigt. Diese Untersuchung gehört heute in praktisch allen Kliniken zur Routine. Sie ist für Ihr Baby vollkommen schmerzfrei, da in der Nabelschnur keine Nerven liegen.

Der pH-Wert bei Neugeborenen
- Der pH-Wert liegt bei 7,30 oder höher: optimal
- Der pH-Wert liegt zwischen 7,12 bis 7,29: noch normal
- Der pH-Wert liegt unter 7,12: Hinweis auf grenzwertige Übersäuerung
- Der pH-Wert liegt unter 7,00: Hinweis auf kritische Übersäuerung

Bei einem pH-Wert unter 7,00 kommt es gehäuft zu schweren Anpassungsproblemen des Kindes, sodass es nötig ist, den Kinderarzt zu rufen und es eventuell zur Sicherheit in eine Kinderklinik zu verlegen. Ansonsten sind die Babys in den meisten Fällen dazu in der Lage, den pH-Wert innerhalb von zwei Stunden nach der Geburt durch das Aufnehmen der eigenen Atmung in den Normalbereich zurückzuführen oder dem Normalbereich anzunähern. Auch dies wird in den Mutterpass und das Kinderuntersuchungsheft eingetragen.

Die erste Vorsorgeuntersuchung

Die Erstuntersuchung U1 wird nach der ersten ausgiebigen Brustmahlzeit durchgeführt. Die

Ergebnisse werden in das gelbe Kinderuntersuchungsheft eingetragen. Vielleicht interessieren Sie sich dafür und schauen zu, lassen sich alles erklären und zeigen. Sie können dann auch die typischen Fragen von Freunden und Verwandten nach Geschlecht, Länge und Gewicht Ihres Babys sicher beantworten!

EMPFOHLENE PROPHYLAXEN

Den Untersuchungen der U1 schließt sich eine Beratung über empfohlene Prophylaxen an. Sie werden über die in unseren Regionen üblichen Prophylaxen (Vitamin-K- und Augen-Prophylaxe) informiert. Sollten Sie sich nach einer Beratung dafür entscheiden, können diese vorbeugenden Maßnahmen jetzt erfolgen.

Vitamin K

Vitamin K ist ein fettlösliches Vitamin, das mit der Nahrung und über die Muttermilch aufgenommen werden kann. Es wird aber auch von Bakterien produziert, die im Darm vorkommen. Vitamin K ist in der Leber an der Bildung einiger grundlegender Blutgerinnungsfaktoren beteiligt und daher lebensnotwendig.

Seit 1994 gilt die Empfehlung, dass alle Neugeborenen dreimal zwei Milligramm Vitamin K in gelöster Form erhalten sollen. Die Gabe erfolgt nach der Geburt sowie bei der zweiten und dritten Vorsorgeuntersuchung.

Der Hintergrund für diese Empfehlung ist, dass ein Mangel an Vitamin K zu verstärkten Blutungen bei Säuglingen führen kann. Da der Vitalstoff in der Schwangerschaft nur sparsam dosiert zum Baby gelangt, ist dessen Vitamin-K-Speicher nicht sehr groß. Zwar enthält die Vormilch eine größere Menge davon. Aber in der reifen Muttermilch lässt der Gehalt deutlich nach. Gestillte Babys sind erst nach einigen Wochen in der Lage, selbstständig Vitamin K zu bilden. Künstlicher Säuglingsnahrung dagegen ist Vitamin K zugesetzt. Bei Flaschenkindern wird der Darm dann auch rascher von Kolibakterien besiedelt, die Vitamin K erzeugen.

Bei einem Mangel an Vitamin K, der bei etwa einem Prozent der Babys vorkommt, besteht eine erhöhte Blutungsbereitschaft zwischen der ersten und zwölften Lebenswoche. Während in der ersten Lebenswoche in der Regel nur leichtere Blutungen im Darm, an der Nabelwunde oder nach einer Blutentnahme auftreten können, sind Blutungen zwischen der dritten und zwölften Lebenswoche weitaus problematischer: Sie können das Gehirn betreffen und dauerhafte Schäden hervorrufen. In sehr seltenen Fällen, insbesondere wenn bereits Grunderkrankungen vorliegen, können Babys an diesen schweren Blutungen sterben. Um das geringe Risiko zu vermeiden, dass Ihr Baby betroffen sein könnte, wird eine prophylaktische Gabe von Vitamin K für alle Babys heute empfohlen.

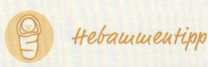

Hebammentipp

Da die verabreichten Tropfen zur Vitamin-K-Prophylaxe nicht schmecken, verziehen die Babys meistens das Gesicht und signalisieren so ihren Abscheu. Sie können Ihr Baby vorbereiten, indem Sie es vorher in Ruhe Vormilch trinken lassen. Dies fördert auch die Aufnahme des Vitamins im Körper. Sagen Sie Ihrem Baby, dass das Medikament nicht so gut schmecken wird, es aber nachher noch einmal bei Ihnen trinken darf, damit es wieder einen besseren Geschmack im Mund hat. Lassen Sie es nach der Gabe dann weiternuckeln.

Vitamin K Pro und Contra

Sie merken sicher schon, dass es rasch losgeht mit den schwierigen Entscheidungen! Egal was Sie letztendlich für richtig halten: Es hilft Ihnen vielleicht zu wissen, dass Sie auch selbst etwas für Ihr Baby tun können. Bei einer Entscheidung für oder gegen Vitamin K ist es wichtig, die häufigsten Risikofaktoren für eine mögliche Vitamin-K-Mangelblutung mit Ihrer Ärztin oder Ihrer Hebamme abzuklären. So können einige Erkrankungen, für die Sie Medikamente einnehmen müssen, die Leberfunktion Ihres Babys einschränken. Auch Stress bei operativen Entbindungen, Quetschungen und Blutergüsse und natürlich eine Frühgeburt oder ein später Stillbeginn mit wenig Nahrungsaufnahme erhöhen das Risiko. Beim Vorliegen solcher Risikofaktoren raten wir auch bei kritischer Haltung immer zu einer Prophylaxe mit Vitamin K.

Bei Ihnen sind Schädigungen der Darmflora nach Durchfällen oder einer Antibiotikatherapie ein möglicher Grund für einen niedrigen Vitamin-K-Speicher. Sie können dann Medikamente zum Aufbau der Darmflora (wie zum Beispiel Lactobacillus-Keime) einnehmen. Wenn Sie Ihr Baby stillen wollen, hilft es, wenn Sie es häufig und ohne zeitliche Beschränkung an beiden Brüsten trinken lassen. So erhält Ihr Baby die Vormilch, die relativ viel Vitamin K und auch viele Abwehrstoffe gegen Infektionen enthält.

Augen-Prophylaxe

In Deutschland war die Augen-Prophylaxe bis 1992 als Teil der Vorsorgeuntersuchung U1 vorgeschrieben. In einigen Kliniken wird diese Prophylaxe immer noch empfohlen. Es soll dadurch ausgeschlossen werden, dass Ihr Baby an einer Bindehautentzündung erkrankt. Andere Kliniken richten ihre Aufmerksamkeit verstärkt darauf, etwaige Erkrankungen frühzeitig zu erkennen und zu behandeln.

Dazu trägt auch eine regelmäßige Schwangerschaftsvorsorge bei. Infektionen der Mutter können so geheilt werden, bevor sich das Baby anstecken kann.

Die Möglichkeit, dass Ihr Baby sich mit Erregern infiziert, die eine Bindehautentzündung hervorrufen können, besteht zum Beispiel auf seinem Weg durch den Geburtskanal. Aber auch durch häufiges vaginales Untersuchen oder andere Eingriffe während der Geburt können Bakterien und Viren, die bei Ihnen keine Krankheitssymptome erzeugt haben, zum Baby gelangen und es krank machen.

Auf seinem Weg in die Welt kommt Ihr Baby zum ersten Mal mit Erregern in Kontakt. Es verfügt noch nicht über ein gut arbeitendes Abwehrsystem gegen Krankheiten. Daher kann es bereits in den ersten Tagen nach der Geburt an einer Bindehautentzündung erkranken. Dabei kommt es zu einer deutlich zunehmenden Rötung und Schwellung der Bindehäute (des Augeninnenlids) und einer Absonderung von gelblichen Sekreten, die das Auge verkleben.

Eine Bindehautentzündung kann leicht übersehen werden, da allgemeine Reizungen der Augen bei Babys anfangs sehr oft auftreten (Seite 301). Obwohl ein »Triefäuglein« meist vollkommen harmlos ist, sollten Sie Auffälligkeiten an den Augen in den ersten Tagen immer Ihrer Hebamme oder Ihrer Kinderärztin zeigen. Ernstere Erkrankungen können so ausgeschlossen werden.

Der Einsatz von Medikamenten zur Augen-Prophylaxe bedarf Ihrer persönlichen Zustimmung. Sie müssen also eine Entscheidung treffen. Viele Eltern lehnen die Augen-Prophylaxe ab, weil sie nicht hundertprozentig wirksam ist und unerwünschte Nebenwirkungen möglich sind. Zudem können selbst nach Verabreichung der Medikamente behandlungsbedürftige Bindehautentzündungen auftreten. Und für Ihr Baby ist es nicht zuletzt eine unangenehme Prozedur in seinen ersten zwei Lebensstunden. Wenn Sie sich gegen diese Maßnahme entscheiden, müssen Sie gemeinsam mit Ihrer Hebamme aber genau auf erste Anzeichen einer Bindehautentzündung achten. Ihr Baby kann dann gegebenenfalls schnell behandelt werden.

Die Augen-Prophylaxe vermeiden

Wenn Sie sich bereits in der Schwangerschaft mit dem Thema auseinandersetzen und sich gegen die Augen-Prophylaxe entscheiden, ist es sinnvoll, gegen Ende der Schwangerschaft eine Urinuntersuchung auf Chlamydien und einen Abstrich auf andere Bakterien in der Vagina vornehmen zu lassen. Falls diese Erreger nachgewiesen werden, können Sie noch vor der Geburt behandelt werden. Nach der Geburt ist es wichtig, dass eine Bindehautentzündung früh erkannt wird. In der Klinik durch Kinderkrankenschwestern, durch die Hebamme im Wochenbett oder eine Kinderärztin – wenn Sie zu Hause sind, achten Sie gemeinsam mit Ihrer Hebamme darauf. Grundsätzlich gilt: Reinigen Sie die gereizten Augen Ihres Kindes immer von außen nach innen. Verwenden Sie dazu ein weiches Tuch oder ein Wattepad, das Sie in Kochsalzlösung getaucht haben.

Ein Behandlungsbeginn bei Infektionen ist spätestens drei Tage nach ersten auffälligen Symptomen empfehlenswert. In einer kinderärztlichen Praxis sollte vor dem Beginn einer Behandlung der spezifische Erreger durch einen Abstrich bestimmt werden. Auch wenn das Ergebnis erst nach Behandlungsbeginn feststeht, kann die Medikamentengabe bestätigt werden oder aber eine speziell auf den Erreger abgestimmte Therapie erfolgen.

Endlich Zeit zum Kuscheln

Nachdem Sie mit Ihrem Baby all diese Untersuchungen und Entscheidungen überstanden haben, ist es jetzt wirklich an der Zeit, sich auszuruhen und in einer intimeren Umgebung viel zu kuscheln. Lassen Sie Ihr Baby ausgiebig an beiden Brüsten saugen, so vergisst es die Aufregungen der ersten Stunden. Und wenn es dann entspannt an Ihrer Brust einschläft, können Sie sich selbst ein wenig Ruhe gönnen und sich schon mal daran gewöhnen, dass Sie in den nächsten Monaten wahrscheinlich öfter mit einem kleinen Satelliten auf Ihrem Bauch schlafen werden. Hautkontakt und die vertrauten Körpergeräusche werden für Ihr Baby noch lange die besten Einschlafhelfer sein.

Das Immunsystem bildet sich

Am Anfang seines Lebens besitzt Ihr Baby einen sogenannten Nestschutz, der es vor Infektionen schützt. Bereits im letzten Drittel der Schwangerschaft gehen alle Antikörper, die Sie selbst durch Krankheit oder Impfung erworben haben, auf Ihr Kind über. Sie bilden bis zu seinem fünften Lebensmonat die Immunabwehr. Dann beginnt Ihr Baby damit, die geliehenen Abwehrstoffe abzubauen und nach und nach eigene zu bilden. Dadurch erklärt sich, warum Kinder zwischen dem fünften Monat und dem dritten Lebensjahr so häufig krank sind. Andere Abwehrstoffe gegen aktuell in der Familie existierende Krankheitserreger bekommt ein gestilltes Baby mit dem Kolostrum und mit der Muttermilch. Ein weiterer unschätzbarer Vorzug der Muttermilchernährung! Bis Ihr Baby eigene krankheitsabwehrende Mechanismen ausgebildet hat, ist nichtsdestotrotz Vorsicht geboten: So lange besteht eine erhöhte Infektionsgefahr (zur Vorbeugung siehe Kasten Seite 309).

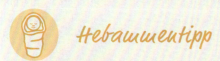

Hebammentipp

Schutz vor Infektionen

Vor allem in den ersten Tagen und Wochen ist Ihr Neugeborenes fremden Keimen und Bakterien noch schutzlos ausgeliefert. Folgende Maßnahmen können in den ersten sechs bis acht Wochen dazu beitragen, Ihr Baby vor Infektionen zu schützen:

- Waschen Sie Ihre Hände immer mit Wasser und Seife, bevor Sie sich um die Nabelpflege, die Augenpflege oder das Wickeln kümmern.
- Besucher mit Erkältungen oder sonstigen Infektionserkrankungen sollten erst einmal gesund werden, bevor sie das Baby kennenlernen dürfen.
- Menschen mit Atemwegserkrankungen sollten einen deutlichen Abstand von zwei Metern zum Baby halten.
- Stillen Sie nach Bedarf, also immer dann, wenn Ihr Baby danach verlangt.
- Wenn ein Geschwisterkind krank wird, sollten Sie mit Ihrem Kinderarzt besprechen, ob ein Infektionsrisiko für das Baby besteht.
- Achten Sie streng auf die hygienische Zubereitung von künstlicher Anfangsnahrung und die Sauberkeit aller benutzten Utensilien.
- Eine Herpesinfektion kann für Ihr Neugeborenes lebensgefährlich sein. Tragen Sie daher einen Mundschutz, wenn Sie an einem Lippenherpes erkrankt sind. Küssen Sie Ihr Baby dann auf keinen Fall.

Vom ersten Anzeichen des Herpes bis zum Abfallen der Kruste besteht Ansteckungsgefahr!

Nehmen Sie in den ersten acht Lebenswochen bei folgenden Symptomen sofort kinderärztliche Hilfe in Anspruch:

- Das Gesicht und die Mundpartie Ihres Babys sind blass oder bläulich verfärbt.
- Der Körper Ihres Babys ist schlaff oder extrem gespannt.
- Die große Fontanelle ist gespannt, eingefallen oder tritt hervor.
- Ihr Baby hat Untertemperatur unter 36 Grad, die sich auch durch Warmhalten nicht bessert. Oder aber Fieber über 38 Grad.
- An Körper und insbesondere Oberkörper Ihres Babys treten plötzlich stecknadelkopfgroße rote Einblutungen auf.
- Ihr Baby krampft (dabei streckt das Baby seinen Rücken durch, und Arme und Beine bewegen sich ruckartig).
- Der Nabel ist rot und geschwollen.
- Ihr Baby erbricht schwallartig mehrere Mahlzeiten, es verweigert Brust oder Fläschchen über sechs bis acht Stunden.
- Es hat übel riechenden, schleimig-grünen Durchfall, oder Sie entdecken Blut im Stuhl.
- Es schreit schrill und in höchsten Tönen über eine ungewöhnlich lange Zeit.

Babys brauchen viel Zuwendung!

Was ist für Sie das Wichtigste, das Sie werdenden Eltern für das Leben mit ihrem Baby auf den Weg geben möchten?
Ich gebe allen werdenden Eltern, die ich begleiten darf, den gleichen Rat: Nehmen Sie sich Zeit! Zeit, um das Baby in Liebe willkommen zu heißen. Nur so gelingt es, dem Baby ein tiefes Urvertrauen zu schenken, das eine positive Bindungsgrundlage für alle späteren Beziehungen sein wird.

Warum ist das Gefühl der Geborgenheit für neugeborene Babys so essenziell?
Eine gelungene Bindung schafft tiefes Vertrauen auf beiden Seiten. Dann kann das Baby es auch aushalten, wenn die Eltern einmal nicht »perfekt« handeln. Einfach weil es sich angenommen fühlt.

Profitieren auch die Eltern von einer sicheren Bindung?
Aber ja! Wenn die jungen Eltern mit ihrem Baby dieses Gefühl der Sicherheit erreicht haben, werden sie sich besser auf ihr Bauchgefühl verlassen können. So werden sie als Eltern unabhängig von all den wohlmeinenden Ratschlägen, die sie und ihr Baby als überflüssig empfinden werden.

Gibt es einen Trick, der es Eltern erleichtert, sich in ihr Baby einzufühlen?
Hilfreich ist eine Übung, bei der sich die Eltern vorstellen, in ein vollkommen fremdes Land zu gelangen. Land, Leute, Gewohnheiten, Geräusche, Nahrung, Temperatur und Kleidung sind unbekannt und auch manchmal beängstigend. Wie hilfreich wäre es da, wenn ein liebevoller Mensch diese fremden Eindrücke einzuordnen hilft, bis wir dort selbst verstehen und uns zurechtfinden.

Die Signale ihres Kindes zu entschlüsseln fällt frischen Eltern manchmal gar nicht leicht. Worauf ist zu achten?
Zeit zum Beobachten ist wichtig. Dabei werden die Eltern erkennen, was das Baby gerade braucht – Rückzug oder Anregung, ob es Hunger hat oder der Bauch zwickt. Vielleicht braucht es einfach nur Halt in den Armen der Eltern, um sich zu beruhigen. Hilfreich kann es auch sein, den Alltag aus der Perspektive des Kindes zu betrachten.

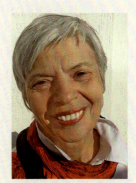

Dorothee Wezler ist seit 40 Jahren Hebamme und arbeitet seit 30 Jahren als freiberufliche Hebamme in Berlin.

Dann wird schnell klar, dass unsere Erwachsenenhaltung für Babys manchmal unverständlich ist: Wenn man hungrig ist, will man trinken und nicht gewickelt werden. Wenn man einschlafen möchte, ist das Hochheben zum Bäuerchen lästig. Wenn man neue Eindrücke verarbeiten muss, geht dies besser in den Armen der Eltern – auch wenn der Besuch einen noch so gern auf den Arm nehmen möchte.

Gibt es einen Erziehungsansatz, den Sie schon für Babys empfehlen können?
In meinen Augen empfiehlt sich ein Modell, das nicht an strengen Regeln, sondern an den Bedürfnissen des Babys ausgerichtet ist.

DIE KÖRPERFUNKTIONEN

Ernährung und Verdauung von Stillbabys

Ihr Baby wird seine erste Nahrung schon 30 bis 90 Minuten nach der Geburt verlangen. Die Koordination von Atmen, Saugen und Schlucken ist für Ihr Baby eine durchaus schwere Anfangsaufgabe. Da sich der Magen-Darm-Trakt erst langsam an die Aufnahme von Nahrung gewöhnen muss, bildet Ihr Körper die Vormilch (Seite 265) nur in kleinen Mengen. Bis zum dritten Tag wird sie allerdings immer mehr und wandelt sich zur Übergangsmilch (Seite 265). Ihr Baby kann die größere Menge dann schon gut vertragen. Durch eifriges Saugen sorgt ein ausschließlich gestilltes Baby selbst dafür, dass es genug Nahrung bekommt! Wundern Sie sich daher nicht, wenn Sie nach einigen Tagen ein Bläschen an der Oberlippe bemerken: Es handelt sich dabei um eine echte »Arbeitsblase«, die durch das starke Saugen entsteht und nach ein paar Tagen wieder vergeht.

Die Vormilch enthält wichtige Abwehrstoffe, die im Darm Ihres Babys eine Schutzschicht gegen krank machende Keime aufbauen. Diese geniale Einrichtung der Natur hilft dem Neugeborenen dabei, die nächsten vier bis sechs Wochen zu überstehen, bis es selbst Abwehrstoffe bilden kann. Ebenso werden die Schleimhäute der Atemwege geschützt. Für diese Leistung reichen schon wenige Gramm der allerersten Vormilch aus. Ihr Baby ist bereits nach dem ersten Anlegen vor vielen Infektionen geschützt.

Kindspech

Wenn Ihr Baby nach seinem Hungerbedarf gestillt wird, entleert es den während der Schwangerschaft angesammelten Stuhl innerhalb der ersten drei Tage. Dieser erste Stuhlgang, Mekonium oder auch »Kindspech« genannt, hat eine dunkle, schwarzgrüne Farbe und weist noch keine Keimbesiedlung auf. Er sieht aus wie ein Auto-Unterbodenschutz und klebt auch ungefähr so fest auf dem Babypo, wenn dieser lange nicht davon befreit wurde. Die meisten Babys haben ihre erste volle Windel schon wenige Stunden nach der Geburt. Das Sichvorwärtsschieben des Kindspechs durch jede Darmwindung wird oft mit Unruhe »kommentiert«. Was auch kein Wunder ist, wenn man bedenkt, um was für eine zähe, klebrige Angelegenheit es sich dabei handelt. Je nachdem wie Ihr Baby trinkt, kann schon ab dem zweiten bis dritten Lebenstag die Nahrung Farbe und Konsistenz des Stuhlgangs verändern. Der sogenannte Übergangsstuhl hat eine grün-gelbliche oder bräunliche Farbe

---

Soor behandeln

Wenn Sie auf der Mundschleimhaut oder den Lippen Ihres Babys weiße Stippchen entdecken, die sich rasch ausbreiten und nicht wie Milchreste abwischen lassen, handelt es sich um eine Pilzinfektion (Soor). Es ist wahrscheinlich, dass auch Ihre Brustwarzen befallen sind. Sie müssen daher beide (!) medikamentös behandelt werden. Das verhindert ein Hin- und Herwandern der Infektion von Ihnen zu Ihrem Baby. Vereinbaren Sie daher einen Termin bei Ihrem Kinderarzt und bei zusätzlichem Ziehen in der Brust auch bei Ihrer Frauenärztin. Ihr Baby bekommt dann ein flüssiges Antipilzmittel mit dem Wirkstoff Nystatin oder Miconazol verordnet, das Sie ihm mit einer Pipette nach dem Stillen in den Mund träufeln oder mit einem Löffel geben.

und ist weicher und leichter nach draußen zu befördern. Bei Babys, die mit wenig oder auch sehr viel Geburtsgewicht geboren werden, gibt es häufig eine ein- bis zweitägige Pause zwischen Mekonium und Übergangsstuhl. Sie behalten die ganze Milchnahrung für sich, um ihren erhöhten Nahrungsbedarf erst einmal zu decken. Nachdem Ihr Baby nach Ihrer anfänglichen Brustdrüsenschwellung (Seite 234) zwischen dem dritten bis fünften Wochenbetttag dann Muttermilch erhalten hat, wird es reinen Muttermilchstuhl ausscheiden. Er ist gelb-orange und hat eine breiige Konsistenz. Er riecht leicht säuerlich, aber nicht wirklich unangenehm. In den ersten zwei Wochen kann der Muttermilchstuhl noch etwas flüssiger sein und hellere Krümel aufweisen. Auch eine schaumige Beschaffenheit mit kleinen Schleimbeimengungen ist in den ersten 14 Tagen zu beobachten und gilt als normal. Uns fiel dazu oft der Vergleich von Curry mit Hüttenkäse ein.

Beim Stillen beginnt bereits die Arbeit im Magen-Darm-Trakt, und eine kleine Pause, in der Sie Ihr Baby hochnehmen und ihm sanft auf den Rücken klopfen, kann helfen, das Rumpeln im Bauch wieder zu beruhigen. Der Stuhlgang wird manchmal bereits am Ende der Stillmahlzeit herausgedrückt. Wobei das aktive Drücken etwas ist, was Ihr Baby überhaupt erst langsam erlernen muss.

Wenn Ihr Baby ab dem fünften Lebenstag mindestens zwei bis drei volle Stuhlwindeln hat und jede Windel innerhalb von 24 Stunden »schwer« vom Urin ist, dürfen Sie von einer guten Nahrungsversorgung ausgehen. Hungernde Babys haben sehr selten Stuhlgang. In der gesamten Stillperiode können immer wieder zwei- bis achttägige stuhlfreie Phasen auftreten. Bei einem längeren Intervall sollten Kinder allerdings auch ohne Beschwerden untersucht werden, damit die Ursache geklärt werden kann.

Ernährung und Verdauung von Flaschenbabys

Wenn Sie Ihr Baby nicht stillen, sollte es bei den ersten deutlichen Anzeichen von Hunger mit einer Flasche »Pre«-Nahrung gefüttert werden. Sind Sie selbst oder der Vater des Kindes Allergiker oder haben Sie bereits Kinder mit Allergien, verwenden Sie am besten eine hypoallergene Pre-HA-Nahrung. Geben Sie Ihrem Baby am ersten Tag die künstliche Milch entsprechend seinen Bedürfnissen. Fünf bis zehn Milliliter pro Flasche kann es wahrscheinlich gut aufnehmen.

Falls Ihr Baby eine sehr anstrengende Geburt oder grünes Fruchtwasser erlebt hat, kann es sein, dass Ihnen geraten wird, stattdessen eine Zuckerlösung (fünf bis zehn Milliliter pro Flasche) zu füttern. Vielen Babys ist nach stressigen Geburten schlecht und sie müssen sich übergeben. Dabei macht eine Zuckerlösung weniger Probleme als die Milchnahrung. Oder

Hunger oder Bauchweh?

Es gibt Babys, die trotz guter Gewichtszunahme nur alle drei Tage Stuhlgang haben. Wenn dieses Phänomen bei Ihrem Baby allerdings plötzlich auftritt, nachdem die Windeln sonst immer mehrmals am Tag voll waren, ist vielleicht ein höherer Nahrungsbedarf die Ursache. Legen Sie Ihr Baby dann häufiger an. Sie können Ihrem Baby auch helfen, wenn Sie seinen Bauch sanft im Uhrzeigersinn massieren. Das regt den Darm an und zeigt Ihnen, ob der Bauch Ihres Babys berührungsempfindlich ist. Sollte dies der Fall sein, ist ein Besuch bei Ihrem Kinderarzt angebracht.

So viel Nahrung braucht Ihr Flaschenbaby

Steigern Sie die Trinkmenge bei jedem Fläschchen um fünf bis zehn Milliliter, so lange, bis die tägliche Trinkmenge ein Sechstel seines Körpergewichtes beträgt. Andersherum: Wenn Ihr Baby 3600 Gramm wiegt, sollte es täglich 600 Milliliter Milchnahrung bekommen. Bei sechs Mahlzeiten macht das pro Flasche 100 Milliliter. Wenn Ihr Baby vier Monate alt geworden ist, reicht eine Tagestrinkmenge von einem Siebtel seines Körpergewichts.

sie haben anfangs noch Schwierigkeiten, Atmen und Schlucken optimal zu koordinieren. Bei künstlicher Milch besteht die Sorge, dass Flüssigkeit in die Luftröhre gelangen könnte, wenn Ihr Baby sich erbricht.

Im Durchschnitt trinken Babys in den ersten zehn bis zwölf Wochen kleinere Mengen, aber dafür öfter. Viele beginnen zu spucken, wenn die Mahlzeiten mehr als 110 bis 160 Milliliter pro Fläschchen enthalten. Daher müssen Sie in diesen ersten Wochen zwischen fünf und acht Fläschchen füttern, damit Ihr Baby ausreichend versorgt ist. Nach dem dritten Monat vertragen die Kinder pro Mahlzeit auch Trinkmengen zwischen 160 und 200 Milliliter, sodass sich die Anzahl der Mahlzeiten reduziert. In der Darmflora von nicht gestillten Babys bilden sich Kolibakterien. Diese bieten im Gegensatz zu den Bifidobakterien im Darm gestillter Babys keinen Schutz gegen Krankheiten. Außerhalb des Darms können die Bakterien sogar selbst zu Infektionen führen. Nicht zuletzt aus diesem Grund ist ein sehr hygienischer Umgang bei der Nahrungszubereitung und Verfütterung notwendig (Seite 280). Nachdem Ihr Baby das Kindspech ausgeschieden hat, tritt keine Stuhlpause ein. Täglich sind zwei bis drei volle Windeln zu erwarten. Der Stuhlgang ist deutlich seltener als bei gestillten Babys, weil die künstliche Milch einige schwer zu verdauende Bestandteile enthält. Die Farbe des Stuhls ist lehmbraun bis hellgelb. Seine Beschaffenheit ist pastig bis fest. Im Gegensatz zum Muttermilchstuhl riecht dieser Stuhlgang durch seinen Anteil an Kolibakterien eher so wie bei Erwachsenen.

Bauchweh und Blähungen

Viele Neugeborene leiden in ihren ersten zehn bis zwölf Lebenswochen immer wieder unter Bauchweh und Blähungen. Diese unangenehmen Beschwerden begleiten die ungewohnte Verdauungsarbeit des noch unreifen Darms Ihres Babys. Jedes Neugeborene hat Luft im Darm, die es mit viel Pupsen loswird. Einigen bereitet das kaum Probleme, andere beginnen zwischen der zweiten und dritten Lebenswoche jedoch heftig damit zu kämpfen. Die Blähungen entstehen, wenn beim Trinken oder Schreien verschluckte Luft mit der Milch in kleinen Blubberbläschen in den Darm gelangt. Dazu kommen Gase, die durch die Verdauungsvorgänge entstanden sind und dazu beitragen, einzelne Darmabschnitte schmerzhaft aufzudehnen.

Typisch ist, wenn Ihr Baby ungefähr eine halbe Stunde nach der Mahlzeit unruhig wird und sein Unwohlsein mit lautem Schreien kundtut. Das Bäuchlein fühlt sich hart und aufgetrieben an, und es zieht die Beine heftig zum Bauch. Beim Schreien spannt das Baby unwillkürlich die Bauchmuskeln an. Dabei drückt es automatisch, ohne dies natürlich aktiv steuern zu können. Dem Gebrüll ist dann immerhin etwas Positives abzugewinnen. Wenn Ihr Baby die Pupse dann oft mit etwas schaumigem Stuhlgang herausgedrückt hat, geht es ihm

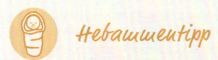

Hebammentipp

Wenn Ihr Baby weinen muss …

Wenn Sie das Gefühl haben, dass Ihr Baby unter Bauchweh und Blähungen leidet, können Sie Folgendes ausprobieren:

- Versuchen Sie, selbst ruhig zu werden und Ihr Baby in einer vertrauten Umgebung ohne viele äußere Reize und ohne Ablenkung nah bei sich zu halten.
- Lassen Sie Ihr Baby seine Spannung und sein Unwohlsein über Schreien loswerden und stehen Sie ihm dabei mit körperlicher Nähe, liebevoller Zuwendung und beruhigender Stimme bei.
- Versuchen Sie, ob Ihrem Baby Wärme am Bauch oder am Rücken hilft. Als Wärmequelle kann Ihre warme Hand, ein lauwarmes Kirschkernkissen oder eine mit lauwarmem Wasser gefüllte Wärmflasche dienen. Bitte die wärmenden Hilfsquellen immer für eine Minute an Ihrem eigenen Hals oder an der Wange auf ihre Temperatur überprüfen, damit Ihr Baby sich nicht verbrennen kann.
- Ein allabendliches Massageritual hilft Ihrem Baby, sich von Spannung und Stress des Tages zu befreien.
- Probieren Sie, ob Ihrem Baby zwei- bis dreimal am Tag eine Bauchmassage hilft. Dabei folgen Sie dem Verlauf des Dickdarms (ein großes U auf dem Kopf stehend um den Nabel herum) im Uhrzeigersinn. Kleine, kreisende Bewegungen oder leichtes Klopfen mögen Babys am liebsten. Auch das vorsichtige Hochdrücken der Beinchen in eine maximale Hockstellung kann das Pupsen erleichtern. Bei der entspannenden Massage wirkt ein leicht angewärmtes Pflanzenöl ohne Zusätze auf dem Bauch noch zusätzlich entspannend.
- Viele Babys finden es angenehm, wenn sie in Bauchlage im sogenannten Fliegergriff gehalten werden.
- Manchen Babys sollen Medikamente gegen Blähungen helfen. Der darin enthaltene Wirkstoff wirkt einer Gasansammlung auf physikalische Weise entgegen. Indem er die Oberflächenspannung der Luftbläschen in der getrunkenen Milch herabsetzt und diese dadurch zerfallen, können die Gase abgehen. Verwendet werden Sab simplex® als Tropfen mit dem Wirkstoff Dimeticon und Lefax® als Dosierpumpe mit dem gleichwertigen Wirkstoff Simeticon. Zu beachten ist, dass beide Medikamente zahlreiche weitere Zusatzstoffe wie Zucker und künstliche Aromen enthalten. Wenn nach einer Woche Anwendung keine Besserung eingetreten ist, können Sie davon ausgehen, dass die Tropfen nicht helfen.
- Entwickeln Sie aus lauter Verzweiflung keinen Überaktionismus und meiden Sie möglichst Maßnahmen mit zweifelhafter Wirkung, die sicherlich auch in Ihrem Bekanntenkreis zirkulieren, wie Ihr Kind mit dem Auto durch die Gegend zu fahren, bis es schläft. Das sorgt höchstens für noch mehr Unruhe.

erst einmal besser (und Ihnen wahrscheinlich auch). Der Darm ist ab dem vierten bis fünften Lebensmonat deutlich ausgereifter, und das Baby hat gelernt, wie es drücken muss. Dann verschwinden auch die stark schmerzenden Blähungen bei den meisten.

Urin

Bei gesunden Babys, die am errechneten Termin geboren wurden, ist eine erste feuchte Windel oft erst nach 24 Stunden zu finden, die meisten sind jedoch schneller. In der Anfangszeit pullern Babys bis 20-mal am Tag, besonders gern beim Wechseln der Windel. Bei einer so häufigen Ausscheidung in der ersten Zeit ist das Windelwechseln sechs- bis achtmal täglich gut für die Haut Ihres Babys.

In der ersten Woche kann ein ziegelroter Fleck in einigen Windeln zu finden sein. Hierbei handelt es sich um Salze der Harnsäure, die Ziegelmehl genannt werden. Wenn bei Ihrer Tochter ein rötlich brauner Fleck in der Windel zu finden ist, handelt es sich um eine menstruationsähnliche Blutung, die durch den Abfall der Schwangerschaftshormone auftreten kann und vollkommen normal ist.

Der Nabelschnurrest

Der mit einer Plastikklemme verschlossene Nabelschnurrest trocknet allmählich ein und fällt meist zwischen dem 4. und 14. Lebenstag ab. Danach ist ein gelblicher, etwas feuchter Nabelgrund vollkommen normal. Auch wenn ab und zu noch ein paar Tröpfchen Blut abgesondert werden, ist dies kein Grund zur Beunruhigung.

Alle Hebammen, Kinderkrankenschwestern und Kinderärzte haben jeweils ihr eigenes »Patentrezept« zur Nabelpflege, und es ist wahrscheinlich, dass sie sich alle unterscheiden. Wir kennen keine einzig richtige Empfehlung. Alle Methoden führen zum gleichen Ziel: Der Nabelschnurrest fällt ab.

Wichtig ist, dass Sie sich immer die Hände waschen, bevor Sie den Nabelschnurrest anfassen. Schlagen Sie die Windel so um, dass sie nicht am Nabel reibt oder für einen fortwährend feuchten Bereich sorgt.

Wenn Sie Ihr Kind gebadet haben, trocknen Sie den Nabelschnurrest gut ab. So wird sich die Heilung nicht verzögern. Informieren Sie Ihre Hebamme, wenn der Nabelschnurrest riecht, sehr feucht wirkt oder stark suppt.

Stillbabys sind etwas leichter als Flaschenkinder

Die Weltgesundheitsorganisation hat an einer Wachstumskurve für Babys, die ausschließlich gestillt wurden, gearbeitet. Mit dieser Statistik wird erstmalig, ohne die Daten der anders ernährten Babys einzubeziehen, ein weltweiter Standard der Gewichtszunahme für gestillte Babys ermittelt. Die früher bestehenden Gewichtskurven orientierten sich an den künstlich ernährten Babys und stuften voll gestillte Babys ab drei Monaten daher schnell als untergewichtig ein. Übergewicht wurde dagegen erst sehr spät dokumentiert. Das verwundert besonders bei den in Europa und den USA bestehenden Problemen mit der Fettleibigkeit bei Kindern. In einer Studie konnte nachgewiesen werden, dass Babys, die mit künstlicher Milch ernährt waren, ein deutlich erhöhtes Risiko trugen, bei ihrer Einschulung übergewichtig zu sein. Im Gegensatz hierzu konnte bei gestillten Babys ein deutlich geringeres Risiko für Fettleibigkeit bei der Einschulung ausgemacht werden. Je länger gestillt wurde, desto kleiner war die Wahrscheinlichkeit für Übergewicht.

GEWICHTSZUNAHME

Wenn die Stillbeziehung gut aufgebaut wurde, wachsen und gedeihen Babys rasch. Die meisten Babys verlieren bis zum vierten Lebenstag sieben Prozent ihres Geburtsgewichts. Das ist normal und völlig unbedenklich, wenn sie danach rasch zunehmen und nach 10 bis 14 Tagen ihr Ausgangsgewicht wieder erreicht haben. Ab diesem Zeitpunkt nimmt ein normalgewichtiges, gesundes Kind bis zu seinem fünften Lebensmonat 115 bis 225 Gramm pro Woche zu und danach immerhin noch ungefähr 100 Gramm. Als Faustregel gilt, dass sich das Geburtsgewicht nach fünf Monaten verdoppelt und nach einem Lebensjahr verdreifacht haben sollte.

Da Muttermilch leichter verdaulich ist und die Nährstoffe schnell vom Körper aufgenommen und verwertet werden, brauchen gestillte Kinder häufig mehr Mahlzeiten als künstlich ernährte Babys. Im Alter von drei Monaten sind Stillbabys daher meist etwas schlanker.

Sie müssen das Gewicht Ihres Babys aber nicht andauernd kontrollieren. Nur bei Babys, die zu früh oder untergewichtig zur Welt kamen, kann es Sicherheit geben, eine Waage für die ersten Wochen im Haus zu haben. Auf jeden Fall wird Ihr Baby bei allen Vorsorgeuntersuchungen gewogen, und Ihre Hebamme oder Ihre Kinderärztin wird zusätzlich im Alter von 10 bis 14 Tagen kontrollieren, ob es sein Geburtsgewicht bereits wieder erreicht hat.

Entwickelt sich Ihr Baby gut?

Sie können auch ohne Waage feststellen, dass Ihr gestilltes Baby ausreichend zunimmt, wenn nach 14 Tagen folgende Punkte zutreffen:

- Es bekommt mindestens sechs ausgiebige Stillmahlzeiten in 24 Stunden (acht bis zwölf sind normal).
- Ihr Baby trinkt an jeder Brust so lange, bis es von allein aufhört.
- Es produziert mindestens sechs feuchte Windeln in 24 Stunden.
- Ihr Baby hat mindestens eine, besser drei Windeln mit Stuhlgang am Tag.
- Das Bäuchlein ist an den Seiten ausladend.
- An Fingern und Handgelenken bilden sich kleine Fettpölsterchen.

Wachstumskurven

Um das normale Wachstum eines Babys festzustellen, werden die bei der Vorsorgeuntersuchung gemessenen Werte in die sogenannte Perzentilenkurve eingetragen. Diese Kurven sind keine Idealverläufe, sondern nur eine mathematische Darstellung komplexer Abläufe.
Ist ein sechsmonatiges Baby bei der Untersuchung mit seiner Körperlänge auf der 10. Perzentile, so bedeutet dies, dass 90 Prozent der Kinder seines Alters, Geschlechts und seiner Abstammung größer sind und 10 Prozent seiner Altersgenossen kleiner.

Ganz entspannt: Während das Baby in der Hängematte schaukelt, kontrolliert die Hebamme, ob es seit der Geburt gut zugenommen hat.

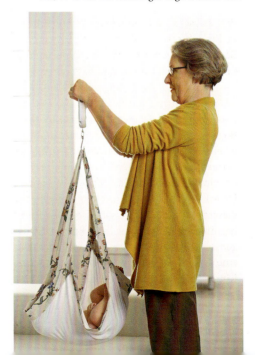

SPUCKBABYS

Bei Neugeborenen

Viele Babys sind kleine Spuckspechte, die nach jeder Mahlzeit wieder ein bisschen Milch nach draußen befördern. In den ersten beiden Lebenstagen wird oft noch Fruchtwasser, Schleim oder Blut gespuckt, das Ihr Baby vor oder während der Geburt aufgenommen hat. Der blutige Schleim erscheint dann nicht in roter, sondern brauner bis schwarzbrauner Farbe, wenn er aus dem Magen wieder hochkommt. Kein Wunder, dass den Babys dann übel sein kann.

Spucken nach den Mahlzeiten

Nachdem die Babys die recht dünnflüssige Muttermilch oder künstliche »Pre«-Nahrung trinken, kommt es bei rund der Hälfte zu regelmäßigen Spuckportionen nach dem Trinken. Der Grund dafür ist nicht nur der volle Bauch, der ein gutes Zeichen dafür ist, dass Ihr Baby genügend trinkt. Es kann auch noch eine leichte Muskelschwäche am Übergang von der Speiseröhre zum Magen vorliegen. Denken Sie an das Tragen gut waschbarer Kleidung für sich selbst oder deponieren Sie Spucktücher in Ihrer Wohnung. Beim Hochnehmen zum Bäuerchen legen Sie am besten immer eines der Tücher zum Schutz über Ihre Schulter.

Schwallartiges Erbrechen

Nur bei schwallartigem Erbrechen im hohen Bogen nach jeder Mahlzeit, sollten Sie Ihr Baby einem Kinderarzt vorstellen. Mithilfe einer Ultraschalluntersuchung wird er überprüfen, ob eine Verengung des Magenausgangs als Ursache für das Spucken in Frage kommt. In diesem seltenen Fall müssen Sie den Elektrolyt- und Wasserhaushalt Ihres Babys ab sofort genau im Auge behalten. Eventuell wird auch eine Operation notwendig. Drei von tausend Kindern sind davon betroffen.

DAS REGULIEREN DER KÖRPERTEMPERATUR

Ihr Baby hat viele Monate bei relativ gleich bleibender Temperatur in der Gebärmutter gelebt und musste sich um die Regulierung seiner Körpertemperatur nicht kümmern. Es ist daher auf Ihre Unterstützung angewiesen, bis es selbst dazu in der Lage ist. Die vielen Anpassungsvorgänge funktionieren besser, wenn die Körpertemperatur keinen großen Schwankungen unterworfen ist. Die im Po (rektal) gemessene Temperatur sollte zwischen 36,5 und 37,3 Grad liegen. Temperaturen unter 36,0 und über 37,5 Grad belasten Ihr Baby unnötig. Nun müssen Sie nicht fortdauernd bei Ihrem Baby die Temperatur messen, sondern einfach beim Wickeln am Körper, den Beinchen und im Nacken prüfen, ob es sich kalt anfühlt. Die Hände sind meistens etwas kühler, aber der Rest des Körpers sollte rosig aussehen und warm sein. Setzen Sie bei einem Baby mit geringem Geburtsgewicht oder wenn Sie sehr unsicher sind ein Fieberthermometer zur Kontrolle ein. In den ersten drei Lebensmonaten ist nur eine rektal gemessene Temperatur aussagekräftig. Es lohnt sich daher, ein spezielles Baby-Fieberthermometer anzuschaffen:

- Praktisch ist ein digitales Fieberthermometer, auf dem die Temperatur rasch abzulesen ist. Babys liegen nicht so gern ewig still, bis die Messung abgeschlossen ist!
- Wenn die Mess-Spitze beweglich ist, kann die Temperatur auch bei kleinen »Zappelphilipps« ohne Unterbrechung und ohne Verletzungsgefahr gemessen werden.
- Reiben Sie die Mess-Spitze nicht mit Creme oder Öl ein, da die Temperatur dann nicht korrekt ermittelt wird.

Warm einpacken

Wenn Ihr Baby zu den kleinen Frostbeulen gehört, können Sie mit einigen einfachen Hand-

griffen seine Körpertemperatur normalisieren. Beginnen Sie mit den Maßnahmen bereits ab einer Temperatur um 36,5 Grad:
- Geben Sie Ihre eigene Körperwärme an Ihr Baby weiter. Kuscheln Sie mit Ihrem Baby im Bett, bis es sich wieder warm anfühlt.
- Erhöhen Sie die Raumtemperatur.
- Wickeln Sie es unter einer Wärmequelle.
- Tragen Sie es in einem Tragetuch nah an Ihrem Körper.
- Schlagen Sie Ihr Baby eng in eine Decke, damit die Wärmespeicherung die Temperatur leichter reguliert.
- Ziehen Sie warme Socken über den Strampler. Ziehen Sie Ihrem Baby auch in der Wohnung eine dünne Baumwollmütze an, damit nicht zu viel Wärme über den Kopf verloren geht. Dies gilt wirklich ausschließlich für Babys mit Untertemperatur!
- Legen Sie ein angewärmtes Kirschkernkissen oder eine mit körperwarmem Wasser gefüllte Wärmflasche ins Bettchen. Bevor Sie Ihr Kind dort hineinlegen, entfernen Sie die Wärmequelle bitte wieder.

Kleine »Öfen«

Wenn Ihr Baby eine Körpertemperatur von etwa 37,3 Grad hat, sollten Sie versuchen, es ein wenig abzukühlen, damit sein Kreislauf nicht unnötig belastet wird:
- Entblättern Sie Ihr Baby. Meistens sind die Babys zu warm angezogen oder nach langem Schreien »heiß gelaufen«.
- Legen Sie Ihr Baby öfter an! Bei nicht gestillten Babys können Sie zusätzlich etwas stilles natriumarmes Mineralwasser füttern. Auch ein Flüssigkeitsmangel kann an besonders warmen Tagen zu einer erhöhten Temperatur führen.

Bei einer erhöhten Temperatur über 37,5 Grad führen Sie immer erst die oben genannten Maßnahmen durch. Sollte nach einer halben Stunde die Temperatur weiter ansteigen und über 38 Grad hinausgehen, liegt keine normale Temperaturschwankung vor. Wenn Ihr Baby jünger als acht Wochen alt ist, sollte es zügig in einer Kinderklinik untersucht werden (siehe Kasten Seite 309).

Nach zwei bis drei Lebenswochen, meistens mit dem Erreichen des Geburtsgewichts, kann Ihr Baby seine Körpertemperatur selbst regulieren. Sie können Ihr Baby dann so warm kleiden, wie Sie es auch für sich angenehm finden. Gewöhnen Sie Ihr Baby im Winter an die Außentemperatur, indem Sie es nach der ersten Lebenswoche gut eingepackt für 30 Minuten ans offene Fenster stellen. Bei Temperaturen unter 10 Grad minus und Temperaturen über 35 Grad ist aber noch bis zur achten Woche Vorsicht angesagt.

NEUGEBORENENGELBSUCHT

Viele Babys wechseln in den ersten Lebenstagen ihre Hautfarbe von Rosig in Gelblichbraun. Die Eltern freuen sich über die ihrer Meinung nach besonders gesunde Farbe. »Sieht wie nach dem Urlaub aus«, bekommen wir dann mitunter zu hören.

In Wirklichkeit ist aber der Blutfarbstoff Bilirubin für die Verfärbung verantwortlich. Eigentlich handelt es sich dabei um ein Abfallprodukt, das beim Abbau der roten Blutkörperchen entsteht. Das überflüssige Bilirubin wird normalerweise über die Leber ausgeschieden. Da diese aber gerade erst dabei ist, ihre Arbeit aufzunehmen, wird der Blutfarbstoff bis zu seinem Abtransport in Augen und Haut zwischengelagert und sorgt dort für die charakteristische Gelbfärbung. Etwa nach einer Woche ist die Leber voll funktionsfähig und scheidet das Bilirubin aus. Dann lässt auch der Gelbstich langsam nach. Eine krankhafte Neugeborenengelbsucht, bei der die Bilirubinwerte einen gewissen Wert überschreiten, ist nicht allzu häufig.

Öfter kommt sie bei Frühchen vor, aber auch nach langen, anstrengenden Geburten und bei Kindern die Blutergüsse, Infektionen, eine verzögerte Mekoniumausscheidung und einen späten Fütterungsbeginn hatten. Wenn sich Ihr Baby stark verfärbt und immer matter wird, werden Ihre Hebamme oder die Kinderschwester eine Blutentnahme veranlassen, damit der Bilirubinwert bestimmt werden kann. Überschreiten die Bilirubinwerte eine bestimmte Obergrenze, wird Ihr Baby mit der sogenannten Phototherapie behandelt, die in der Regel innerhalb von ein bis zwei Tagen zum Erfolg führt. Dazu wird Ihr Baby täglich mehrere Stunden unter eine spezielle Blaulichtlampe gelegt.

Bei rund einem von hundert gestillten Babys ist eine besondere Form der Neugeborenengelbsucht, die sogenannte »Muttermilchgelbsucht«, zu beobachten. Wenn mit einer Blutuntersuchung andere Ursachen ausgeschlossen wurden, muss der oft über Wochen anhaltende Verfärbungszustand nicht weiter behandelt werden.

Hebammentipp

Um Ihrem Baby beim **Abbau des Bilirubins** zu helfen, können Sie auf folgende Dinge achten:

- Legen Sie Ihr gestilltes Baby oft und lange an, weil die Vormilch seine Darmtätigkeit anregt. Die Bilirubinausscheidung wird dadurch begünstigt.

- Ersetzen Sie die Stillmahlzeiten nicht durch Zuckerlösung oder Teezufütterung. Pumpen Sie besser Ihre Vormilch ab und füttern Sie Ihr Baby mit einem Löffel oder einem Becher, wenn es zu müde ist, häufig zu saugen.

- Füttern Sie bei nicht gestillten Babys vom ersten Lebenstag an eine industriell hergestellte Pre- oder Pre-HA-Nahrung.

- Vermeiden Sie zur Unterstützung des Leberstoffwechsels auf jeden Fall eine Unterkühlung. Da dieser Stoffwechsel am besten bei einer gleich bleibenden Temperatur von 37 Grad funktioniert, baden Sie Ihr Baby in den »gelben Tagen« nicht. Waschen und wickeln Sie es nur in warmer Umgebung.

- Stellen Sie Ihr Baby ans Fenster und achten Sie auf eine freie Stirn und ein unbedecktes Köpfchen. Licht hilft beim natürlichen Umbau in »wasserlösliches Bilirubin«, das ausgeschieden werden kann.

- Bei nicht allzu kaltem Wetter ist ein einstündiger Spaziergang bei Tageslicht in einer ruhigen Umgebung empfehlenswert. Diesen Spaziergang kann Ihr Partner oder eine Freundin mit dem Baby allein unternehmen, damit Sie sich in der Zwischenzeit ausruhen können.

- Vermeiden Sie Stress für Ihr Baby, weil sich dadurch der Abbau des Bilirubins verzögern kann.

SÄUGLINGSPFLEGE

Die Pflege Ihres Babys wird viel Raum und Zeit einnehmen. Sie sollte nicht nur aus Wickeln, Baden, Ankleiden und Füttern bestehen, sondern für Sie alle eine Zeit des Kennenlernens, Beobachtens, Spielens und auch Schmusens sein. Manche Eltern und Babys brauchen dafür etwas Anlaufzeit. Sie müssen den passenden Ort für Kleidung und Pflegezubehör herausfinden, die richtigen Handgriffe lernen (Seite 321) und etwas Routine bekommen. Manchmal fehlt auch noch das eine oder andere Zubehör. Bei einem sehr schlanken oder früh geborenen Baby besorgen Sie die vor der Geburt noch als überflüssig betrachtete Wärmelampe. Sie müssen vielleicht das anfängliche »Schimpfen« Ihres Babys aushalten, das eventuell alle Pflegemaßnahmen erst einmal überhaupt nicht mag. Sie müssen sich auch noch die Tipps der vielen weisen Ratgeber anhören, die alle etwas anderes vorschlagen. Unser Rat ist: Vergessen Sie die meisten Theorien.

Geben Sie sich und Ihrem Baby Zeit und Raum, sich langsam aufeinander zuzubewegen. Erzählen Sie Ihrem Baby, was Sie vorhaben, und legen Sie nicht einfach ohne Erklärung los. Sie werden sehen, dass es dann viel ruhiger reagiert. Kommentieren Sie ruhig und voller Achtung für Ihr Baby, was Sie für wundervolle Dinge an ihm entdecken. Wundern Sie sich nicht über sich selbst, dass der Inhalt einer Windel für Sie so spannend sein kann. Singen Sie ein Lied für Ihr Baby, das weint, weil der Popo schon wieder gewaschen wird. Das beruhigt Ihr Baby und auch Sie!

Hygiene

Die Empfehlungen zur Hygiene im eigenen Haushalt sind denkbar einfach. Waschen Sie Ihre Hände mit Wasser und Seife. Reinigen Sie Wickelplatz, Badewanne oder Badeeimer mit üblichen Haushaltsreinigern. Bei im Handel erhältlichen Desinfektionsmitteln können bei Ihnen oder Ihrem Baby Unverträglichkeitsreaktionen auftreten. Sie sollten sie daher nicht verwenden. Die Kleidung Ihres Babys und auch die waschbaren Windeln können Sie mit einem Waschprogramm bei 60 Grad zusammen mit Ihrer Wäsche waschen. Benutzen Sie keine Weichspüler. Sie können zu Irritationen auf der Haut Ihres Babys führen. Sie brauchen die Wäsche nicht täglich zu wechseln. Ihr Baby geht noch nicht gleich in die Buddelkiste und liebt das Umkleiden anfangs auch nicht so sehr. Das gilt natürlich nicht, wenn die Wäsche nass oder schmutzig ist. Bei Spuckbabys hilft ein Tuch als Latz oder als Halstuch gegen volle Waschmaschinen.

Wickeln

Zum Wickeln benötigen Sie eine Schüssel mit warmem Wasser, einen Waschlappen, ein Tuch zum Trockentupfen und eine Windel. Wenn die Haut leicht wund ist, können Sie zusätzlich ein Pflanzenöl oder eine Wundcreme verwenden. Fall Sie zum Reinigen Öltücher praktischer finden, füllen Sie ein Pflanzenöl in einen in Drogerien erhältlichen Pumpspender und nehmen ein Stück weiches Toilettenpapier oder ein anderes unparfümiertes Papiertuch, um Ihr Öltuch selbst herzustellen. Neben Einsparungen bei der Haushaltskasse erhalten Sie so auch eine Pflege, die alle Empfehlungen zur Allergieprophylaxe berücksichtigt. Wenn Sie gerne eines der auf dem Markt befindlichen Babyöle verwenden möchten, bedenken Sie dabei bitte, dass diese Produkte praktisch alle mehrere Substanzen enthalten, die zur Reinigung nicht unmittelbar notwendig und somit unnötig sind.

Wenn Sie alles zusammenhaben, brauchen Sie nur noch auf den richtigen Zeitpunkt zu warten. Sie werden sehen, das ist eine Wissenschaft für sich. In den ersten Lebenstagen werden manche Babys erst wach genug zum Trinken, wenn sie gewickelt werden. Andererseits wird die Verdauung ja erst bei der Mahlzeit angekurbelt, und die Windel ist bei den meisten Babys nach dem Stillen voll. Unter diesem Aspekt betrachtet, ist es vielleicht sinnvoller, zwischen zwei Brüsten (falls Sie beide anlegen) oder danach zu wickeln. Dabei gilt es allerdings zu bedenken, dass viele Babys auch gern am Ende der Mahlzeit einschlafen. Sie dann wegen des Wickelns zu wecken, ist auch keine besonders gute Idee. Sie werden also selbst herausfinden müssen, wie und wann Sie das Reinigungsritual am besten begehen. Es gibt für solche Fragen keine besseren Experten als Sie selbst! Wechseln Sie die Windeln tagsüber alle drei bis vier Stunden und nachts alle vier bis fünf Stunden, falls Ihr Baby schon so lange schläft.

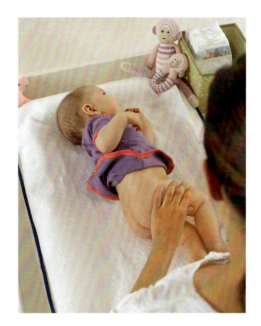

Der hüftschonende Wickelgriff

Den Po Ihres Babys sollten Sie am besten reinigen, indem Sie es zur Seite rollen. Falls dies einmal nicht gelingt, bitte den Po nur mit dem Wickelgriff anheben. Dazu greifen Sie mit der rechten Hand unter dem linken Beinchen Ihres Babys durch und umfassen den rechten Oberschenkel (und umgekehrt). Der linke Oberschenkel liegt dann auf Ihrem Handrücken und den rechten halten Sie in der Hand. Mit diesem Griff können Sie den Po anheben und gut reinigen, ohne dass ein übermäßiger Zug an den Hüftgelenken entsteht, die noch sehr empfindlich sind.

Windeldermatitis

Eine Windeldermatitis wird dann diagnostiziert, wenn ein wunder Po hartnäckig anhält (siehe Kasten) und die gerötete Haut sich schält und leicht blutet. Ursache sind meist Windelunverträglichkeit oder eine Pilzinfektion (Soor), die besonders gut an defekten Hautarealen gedeiht. Auch eine zu hohe Zu-

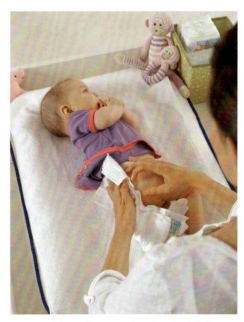

Zum Wickeln umfassen Sie die Oberschenkel Ihres Babys und drehen es sanft zur Seite. Jetzt die Windel ausbreiten und das Baby darauf zurückrollen.

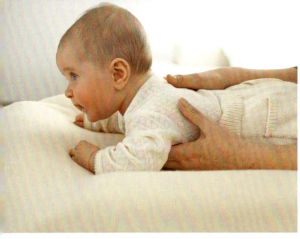

Zum Hochnehmen aus der Bauchlage umfassen Sie Ihr Baby mit dem Schalengriff …

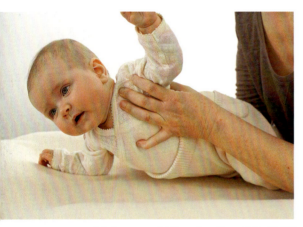

… und drehen es vorsichtig und sanft zur Seite. Stabilisieren Sie mit einer Hand Schultern und Rücken und mit der anderen den Brustkorb – …

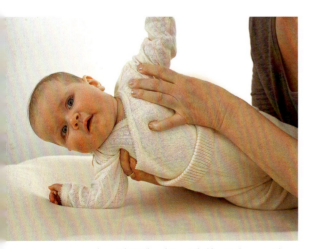

… so kann Ihr Baby aktiv mithelfen, indem es sich auf dem unteren Arm abstützen kann.

 Hebammentipp

Falls Ihr Baby eine empfindliche Haut hat und zum Wundwerden neigt, ist es wichtig, häufiger zu wickeln. In den meisten Fällen hilft es, wenn Sie die Windeln alle zwei bis drei Stunden wechseln und Ihr Baby dabei immer einige Minuten »luftbaden« (nackter Po an der Luft) lassen. Da Feuchtigkeit die Hauptursache für den wunden Po ist, hilft das Eincremen der wunden Haut mit einer entzündungshemmenden Heilsalbe. Wenn diese Maßnahmen nach mehreren Tagen keine Besserung bringen, kann es an der Windelmarke liegen. Hilft auch das Wechseln des Produktes nicht, kann das Auftragen einer Zinksalbe eventuell wirken. Lassen Sie sich von Ihrer Hebamme oder Ihrem Kinderarzt beraten, wenn das Problem hartnäckig anhält.

fuhr von Ascorbinsäure (Vitamin C) aus Vitamintabletten, Südfrüchten und Fruchtsäften oder sehr scharfe Gewürze können bei Babys Hauterscheinungen hervorrufen. Eine Windeldermatitis sollte sich normalerweise mit den vorstehenden Maßnahmen bessern. Wenn allerdings eine Soorerkrankung vorliegt, muss diese mit einer Antipilzsalbe behandelt werden. Besprechen Sie dies mit Ihrer Kinderärztin. Der Windelsoor steht oft in Verbindung mit einem Mundsoor (Seite 311).

Hochnehmen und Tragen

Gewöhnen Sie sich im täglichen Umgang mit Ihrem Baby von Anfang an einige unterstützende Handgriffe an. Sie können damit die Bewegungsentwicklung Ihres Babys fördern und helfen gleichzeitig, falsche Körperhaltungen zu vermeiden. Schauen Sie Ihr Baby an und versuchen Sie, den Blickkontakt zu halten. Führen Sie alle Handgriffe langsam aus, damit Ihr Baby lernen kann, alle Abläufe zu unterstützen.

Als Vorbereitung auf eine kommende längere Nachtruhe ist es gut, alle Pflegehandlungen, wie Baden, Massagen und so weiter, zu regelmäßigen Zeiten zu erledigen. In der Nacht wickeln Sie dann ohne viel Licht und Spielen, um Ihr Baby langsam auf Ihren Rhythmus einzustimmen. Wenn Ihr Baby zwei Monate alt ist, reicht es aus, wenn Sie es fünf- bis sechsmal in 24 Stunden wickeln.

Der Kopf muss bei kleinen Babys vor dem Nachhintenfallen geschützt werden. Oft hilft dabei aber schon ein Stabilisieren des Halses. Wenn Sie Ihr Baby ein kleines Stück zur Seite drehen, ist es nicht notwendig, den Kopf immer zu halten. Ihr Baby kann dabei den Kopf auf seiner Schulter ablegen oder auch üben, das Köpfchen selbst zu halten.

Beim Wechseln der Kleidung ist es für die Babys angenehm, zumindest mit einer Körperhälfte Kontakt zum Wickelplatz zu haben. Beim Ausziehen drehen Sie Ihr Baby daher zur Seite und lösen ein Ärmchen aus dem Pullover oder Body. Dann drehen Sie es auf die andere Seite und ziehen alles aus.

Hochnehmen aus der Bauchlage

Wenn Sie Ihr Baby aus der Bauchlage (in der Ihr Baby aber nicht schlafen sollte!) hochnehmen möchten, drehen Sie es zunächst zur Seite. Dazu stabilisieren Sie mit einer Hand Schulter und Rücken Ihres Babys und mit der anderen den Brustkorb. Sagen Sie ihm, was Sie vorhaben. Wenn es sich auf seinem unteren Arm etwas abstützen kann, ist es aktiv beteiligt. Dann neigen Sie Ihr Baby leicht nach vorn, sodass es kurz in einer gehaltenen sitzenden Position ankommt. Lassen Sie Ihr Baby beim Hochheben kurz den Kontakt zur Unterlage

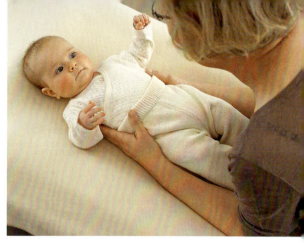

Zum Hochnehmen aus der Rückenlage nehmen Sie Ihr Baby zunächst im Schalengriff ...

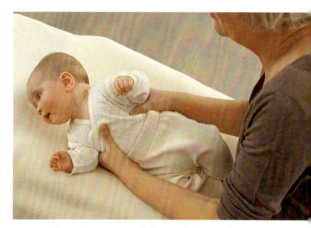

... Sie erklären ihm, was Sie mit ihm vorhaben, und drehen es dann auf die Seite, indem Sie Brust und Rücken mit beiden Händen stabilisieren.

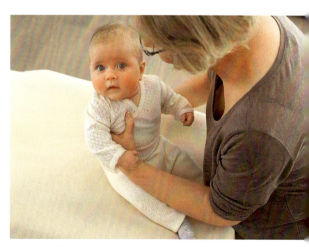

Lassen Sie Ihr Baby kurz zum unterstützten Sitzen kommen, bevor Sie es endgültig hochheben.

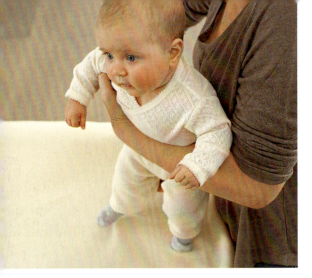

Das Baby drehen

Ähnlich gehen Sie vor, wenn Sie es vom Rücken auf den Bauch drehen. Greifen Sie mit der einen Hand die Schulter und den Kopf Ihres Babys und mit der anderen Hand stützen Sie den Brustkorb. Heben Sie Ihr Baby langsam Richtung Sitzen, sodass es wieder mit den Füßen Kontakt zur Unterlage findet. Beim Herunterlassen des Oberkörpers darf es sich mit dem Arm abstützen, um dann langsam über die Seite in die Bauchlage gleiten zu können.

Tragen

Wenn Sie Ihr Baby viel tragen, befriedigen Sie seine Grundbedürfnisse nach Körperkontakt, Kommunikation und Bewegung. Tast- und Gleichgewichtssinn, die bereits sehr früh gut ausgebildet sind, werden durch das Tragen angesprochen und gefördert. Das, so haben Studien herausgefunden, wirkt sich positiv auf die Gehirnentwicklung aus, die wiederum das Zusammenspiel aller Sinne fördert. Ergebnisse der Säuglings- und Bildungsforschung zeigen, dass Babys, deren Grundbedürfnisse von Anfang an befriedigt werden, ein größeres Urvertrauen haben und deutlich früher selbstständig werden. Zu diesen Grundbedürfnissen gehört auch viel Körperkontakt, der dazu führt, dass Ihr Baby sich selbst und seine Grenzen wahrnimmt. Getragene Babys müssen weniger weinen, weil Körperkontakt und Bewegung beruhigend wirken. Außerdem belegen alle erhobenen Studien zu diesem Thema, dass die Mutter-Kind-Bindung durch das Tragen gefördert wird. Lassen Sie sich also nicht durch Aussagen wohlmeinender Menschen verunsichern (Seite 254), die das viele Tragen Ihres Babys mit einer unangemessenen Verwöhnsituation gleichsetzen. Das Befriedigen von Grundbedürfnissen hat rein gar nichts mit Verwöhnen zu tun!

Damit Sie vom vielen Tragen nicht ganz krumm werden, gibt es zur Unterstützung

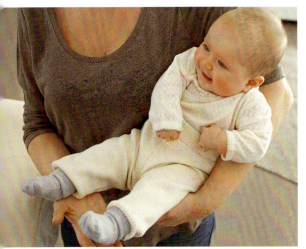

Sowohl beim Hochheben aus der Rücken- als auch aus der Bauchlage mögen es Babys, Kontakt zur Unterlage zu haben oder Halt an den Füßen zu spüren.

fühlen. Unterstützen Sie es vorn mit Ihrem Unterarm, damit es Halt spürt und die Ärmchen lernen aktiv mitzuarbeiten.

Hochnehmen aus der Rückenlage

Wenn Sie Ihr Baby aus der Rückenlage hochnehmen möchten, drehen Sie es erst auf die Seite. Danach gehen Sie genauso vor wie beim Hochheben aus der Bauchlage. Halten Sie immer Blickkontakt, um wahrzunehmen, wie viel Ihr Baby schon mithelfen kann.

verschiedene Tragehilfen (Seite 342). In einem Tragetuch können Sie Ihr kleines Baby aufrecht in einer Känguru-Kreuztrage umhertragen und Ihr größeres Kind später auch auf dem Rücken oder auf der Seite sitzend unterstützt tragen. Die verschiedenen Bindeanleitungen werden von den Herstellern mitgeliefert. Bestimmt kann sie Ihnen auch Ihre Hebamme bei den Wochenbettbesuchen zeigen.

Baden

Vor Ablauf der ersten zwei bis drei Wochen brauchen Sie Ihr Baby noch nicht zu baden, und bis zur achten Woche sollte sich das Badevergnügen auf einmal die Woche beschränken. Auch das Waschen am ganzen Körper reicht alle drei Tage, wenn Sie jeden Tag die tiefen Hautfalten inspizieren. Die meisten Eltern baden ihr Baby im Alter von zwei Wochen zum ersten Mal. Manche Babys lieben es, und andere finden es schrecklich, ausgezogen zu werden und sich im warmen Wasser entspannen zu müssen. Seien Sie sicher, dass Ihr Baby Ihnen eindeutig mitteilen wird, ob Baden ihm gefällt. Unser Ratschlag, dass die Väter gut zusammen mit den Babys baden können, wird recht wenig angenommen. Probieren Sie es doch ruhig aus, vor allem wenn Ihr Baby viel »schimpft«.

Praktisches Vorgehen

Bereiten Sie alles für das Bad vor, legen Sie die Kleidung bereit und wärmen Sie ein Badetuch an. Der Raum, in dem Sie Ihr Baby baden, sollte nicht zu kalt sein. Prüfen Sie die Wassertemperatur mit einem Badethermometer. Ein Babybad sollte ungefähr 37 Grad warm sein. Zusätze sind überflüssig. Nur bei Babys mit extrem trockener Haut können einige Tropfen Mandelöl ins Wasser gegeben werden.
Um eine Hand fürs Waschen frei zu haben, schieben Sie Ihren linken Unterarm unter den Nacken Ihres Babys und umfassen den linken Oberarm Ihres Babys mit Ihrer Hand. Den

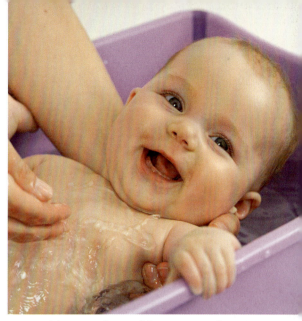

Stabilisiert von der Hand der Mutter genießen schon kleine Babys ein Bad.

Po und Rücken stützen Sie mit Ihrer rechten Hand und lassen es ganz langsam ins Wasser gleiten. Sprechen Sie dabei ruhig mit Ihrem Baby und erzählen Sie ihm alles, was Sie mit ihm vorhaben. Wenn es Kontakt zum Wannen- oder Eimerboden hat, können Sie mit der rechten Hand langsam loslassen und Ihr Baby allein mit der linken halten. Warten Sie nun unbedingt einen Moment, bevor Sie damit beginnen, Ihr Baby zu waschen. Es hat sonst keine Zeit, sich an die neue Situation zu gewöhnen. Waschen Sie es nun vom Oberkörper bis zu den Füßen und vor allem in den Hautfalten. Kopf und Gesicht sind erst zum Schluss dran, damit Ihr Baby nicht zu sehr auskühlt. Bei einem kleinen Baby dauert der Badespaß nicht länger als fünf Minuten. Falls Ihr Baby sehr erschrocken reagiert, kann eine Stoffwindel, mit der Sie es im Wasser zudecken, für Entspannung sorgen. Auch der Kontakt der Füßchen zum Wannenende hilft, sich im Wasser sicher zu fühlen.
Trocknen Sie Ihr Baby mit dem vorgewärmten Handtuch gründlich und sanft ab und untersuchen Sie die typischen Stellen, an denen die Haut wund werden kann. Das sind neben dem Po vor allem die Hautfalten hinter den Ohren,

am Hals, unter dem Kinn, in den Achselhöhlen und den Leistenbeugen. Wenn Sie einen Belag an diesen Stellen oder eine Ansammlung von Hautschüppchen entdecken, reinigen Sie diese mit einem weichen Tuch oder einem Wattepad, das Sie vorher in reines Pflanzenöl getaucht haben. Nase und Ohren putzen und trocknen Sie am besten mit einem weichen Tuch. Um verkrustete Stellen zu lösen, tauchen Sie es vorher in abgekochtes Wasser. Reinigen Sie die Augen mit einem weichen Tuch. Wischen Sie immer von außen nach innen.

Zum Abschluss des Badens können Sie Ihr Baby entweder massieren (Seite 362) oder mit dem Föhn trocken pusten. Auch das lieben fast alle Babys.

Aber Vorsicht: Denken Sie unbedingt daran, Ihr Baby entweder auf den Bauch zu legen oder in eine Windel einzupacken, damit es nicht in seiner angenehmen Entspannung in den Föhn pullert.

So bleiben die Milchzähne gesund

Nehmen Sie die Kariesprophylaxe von Anfang an sehr ernst. Wenn Sie folgende Hinweise beachten, ersparen Sie Ihrem Kind Zahnschmerzen und viele Zahnarztbesuche:

- Lassen Sie bei sich kariöse Zähne schon in der Schwangerschaft behandeln, damit Sie Ihrem Baby diese Bakterien nicht übertragen.
- Vermeiden Sie Nuckelflaschen, die Ihrem Kind den ganzen Tag und in der Nacht zur Verfügung stehen.
- Bieten Sie Ihrem größeren Kind keine gesüßten Getränke an. Bevorzugen Sie stattdessen stilles natriumarmes Wasser.
- Achten Sie bei der Einführung von Beikost auf eine zuckerarme Ernährung und bei einem größeren Kind auf rohkostreiche Nahrung.
- Nach aktuellen Empfehlungen sollten Sie mit der Zahnpflege beginnen, sobald die ersten Zähne da sind. Verwenden Sie ein erbsengroßes Stück fluorhaltiger Zahnpasta mit niedriger Fluoridkonzentration (0,05 Prozent Fluorid) für Babys bis zum zweiten Geburtstag und nehmen Sie zunächst ein Wattestäbchen und, sobald es Ihnen möglich erscheint, eine Zahnbürste. Spätestens ab dem dritten Lebensjahr sollten Sie zweimal täglich Zähneputzen fest einführen. Lassen Sie Ihr Kind dabei zunächst ruhig selbst die Zahnbürste halten. Nach einer Weile übernehmen Sie zur eigentlichen Reinigung.

Schnuller

Wahrscheinlich ist der Schnuller für einige Kinder zum Schlafen, zur Selbstregulation oder zum Loswerden von Spannungszuständen eine große Hilfe. Die Gefahr ist nur, dass er von Eltern viel zu häufig – und in wichtigen Situationen falsch – eingesetzt wird. Ein Baby muss

---

Hygiene nicht übertreiben!

- Der Penis wird nur äußerlich gereinigt. Stuhlreste bitte nur mit reichlich Wasser oder Öl entfernen. Da die Vorhaut im ersten Lebensjahr noch mit der Eichel verklebt ist, kann ein Zurückschieben nur Verletzungen und später Vernarbungen hervorrufen, die dann zu Verengungen der Vorhaut führen können.

- Auch die Vagina muss nur äußerlich gereinigt werden, da das Scheidensekret zur natürlichen Reinigung produziert wird. Wenn Sie etwas Stuhl in der Vagina finden, entfernen Sie ihn äußerlich. Säubern Sie immer von vorn nach hinten, um keine Keime in die Vagina zu schieben.

schimpfen dürfen, wenn ihm etwas nicht passt! Auch das Hinauszögern von Stillmahlzeiten, um die Abstände zwischen den Mahlzeiten zu vergrößern, kann unerwünschte Folgen haben. Babys regulieren ihre benötigte Milchmenge über die Häufigkeit der Stimulation an der Brust. Dazu passt kein regelmäßiger Abstand zwischen Mahlzeiten. Warten Sie also, bis Ihr Baby sicher an der Brust trinkt, was nach drei bis vier Wochen der Fall sein wird.
Bei der Anschaffung können Sie zwischen Produkten aus Latex und Silikon entscheiden. Benutzen Sie Modelle mit asymmetrischen Schnullerschilden und Saugteilen nur, wenn Ihr Baby den Schnuller im Mund nicht dreht. Manche Babys tun das. Falsch gelutscht schaden die Schnuller der Kieferentwicklung.

Schnullerpflege

Denken Sie daran, den Schnuller ab und zu in sprudelndem Wasser für zehn Minuten auszukochen. Erneuern Sie die Schnuller regelmäßig. Sie beugen so einem Allergisierungsrisiko vor. Lecken Sie den Schnuller nicht ab, bevor Sie ihn Ihrem Baby in den Mund stecken. In Ihrem Mund befinden sich Bakterien und Viren, auf die Ihr Baby verzichten kann. Tauchen Sie den Schnuller nie in Honig oder Ahornsirup. Diese können Erreger (Sporen) enthalten, die im ersten Jahr zu lebensgefährlichen Infektionen führen können.

BEIKOSTEINFÜHRUNG

So schön und innig das Stillen auch ist, nach einigen Monaten werden Sie neugierig auf den Tag, an dem Ihr Baby seinen ersten Brei oder seinen ersten Obst- oder Gemüsestick essen mag. Empfohlen wird, bei gestillten Babys damit bis zum siebten Lebensmonat zu warten. Mit künstlicher Milch ernährte Babys können schon ab dem fünften Monat Bekanntschaft mit dem ersten Brei oder Fingerfood machen. Bis zu diesem Zeitpunkt sind Babys noch mit dem Reifungsprozess von Magen, Darm, Galle und Niere beschäftigt, die zur Verstoffwechslung von Beikost gebraucht werden. Auch die sogenannten Beikostreifezeichen sind nicht immer genau nach Terminkalender vorhanden, sondern entwickeln sich individuell:
- Ihr Baby zeigt deutliches Interesse an Ihrem Essen.
- Ihr Baby kann mit wenig Unterstützung aufrecht sitzen.
- Es kann selbstständig Nahrung aufnehmen und in den Mund stecken.
- Ihr Baby hat keinen Zungenstoßreflex mehr (es schiebt die Nahrung nicht mehr sofort aus dem Mund).
- Es zeigt Bereitschaft zum Kauen.
- Ihr Baby kann Sättigung anzeigen.

Die babygesteuerte Beikosteinführung

Wenn Sie sich für eine babygesteuerte Beikosteinführung entscheiden, gibt es keine Pläne, die eingehalten werden müsen. Bestimmend ist der Familientisch, der abwechslungsreich und mit naturbelassenen Nahrungsmitteln gefüllt werden darf: Nudeln, kleingeschnittenes weiches Obst und Gemüse sowie Brot schmecken als Fingerfood. Genauso wie beim Stillen nach Bedarf können Sie Ihrem gesunden Baby ruhig zutrauen, dass es selbst für die Befriedigung seiner Bedürfnisse sorgen kann. Wichtig ist nur, dass Sie den Begriff »Beikost« wörtlich nehmen und diese im gesamten ersten Lebensjahr als Zusatz zur Mutter- oder Kunstmilch und nicht als vollständigen Ersatz ansehen.

Bei Babys um den sechsten Lebensmonat herum ist das Greifen mit der ganzen Hand und mit gestreckten Daumen entwickelt. Damit kann es Nahrungsmittel anfassen und probieren, die etwa die Größe eines Gemüsesticks haben. Nudeln und Brotstücke können gut angefasst und »gelutscht« werden. Geeignet sind gedünstete oder in Dampf gegarte Obst- oder Gemüsesticks. Die Beschaffenheit der Sticks sollte so sein, dass sie einerseits nicht so weich sind, um gleich im Händchen zerquetscht zu werden, und andererseits nicht zu fest sind, um noch am Gaumen von der Zunge zerdrückt werden zu können.

Wenn Ihr Kind den Zangengriff (Daumen trifft seitlich auf den Zeigefinger) beherrscht, kann die angebotene Nahrung schon etwas kleiner werden. Und wenn es um den ersten Geburtstag herum den Pinzettengriff (Fingerbeeren von Daumen und Fingern können aufeinandertreffen) meistert, schaffen es sogar Reiskörner, Erbsen und gedünstetes Hackfleisch bis in den Mund. Nahrungsunverträglichkeiten kommen bei dieser Form der Beikosteinführung sehr selten vor. Außerdem profitieren Babys von der Auge-Hand-Mund-Koordination und in Folge davon bei der Sprachentwicklung.

So wird der erste Brei zum Erfolg

Falls Sie sich für die »klassische« Breieinführung entscheiden, ersetzt diese langsam eine Stillmahlzeit. Es wäre optimal, wenn Sie für den Aufbau einer kompletten Breimahlzeit von 150 bis 200 Gramm drei bis vier Wochen Zeit haben. Diese neue Erfahrung machen einige Babys lieber, wenn sie schon eine gewisse Zeit an der Brust trinken durften und nicht mehr allzu hungrig sind. Bei anderen ist es günstiger, zuerst mit dem Brei zu beginnen und danach die Brust zum Stillen anzubieten. Da Ihr Baby beim Stillen immer daran gewöhnt war, nah an Ihrem Körper zu sein, ist es für den Anfang einfacher, wenn es beim Füttern auf Ihrem Schoß sitzen darf. Es ist oft besser, wenn Ihr Baby für diese Lernerfahrung ausgeschlafen und wach ist. In den meisten Fällen eignet sich dafür der späte Vormittag oder die Zeit nach dem Mittagsschlaf.

Der erste Brei

Bereiten Sie Ihrem Baby zum Einstieg einen einfachen Gemüsebrei zu, der aus einer einzigen gekochten und pürierten Gemüseart besteht. Beginnen Sie mit einigen Löffeln und steigern Sie die Gemüsemenge von Tag zu Tag, bis 100 Gramm erreicht sind. Dann führen Sie wöchentlich ein neues Gemüse ein, eventuell mit ein wenig Öl versetzt.

Sie können eine Stillmahlzeit vollständig durch Brei ersetzen, sobald Ihr Baby seinen ersten Gemüse-Kartoffel-Fleisch-Brei bekommt. Zuvor müssen Sie allerdings noch abwarten, bis Sie Fleisch und Obst eingeführt haben.

Für den ersten Gemüsebrei bieten sich folgende Gemüsesorten an: Karotten, Kürbis, Broccoli, Pastinaken, Blumenkohl, Kohlrabi und Zucchini. Als Fleischsorten eignen sich Rind, Kalb und Pute (möglichst aus biologischer Haltung). Banane, gekochter Apfel, Birne, Aprikose, Nektarine, Pfirsich und Blaubeere können als Obst gegeben werden.

Verwenden Sie Rapsöl, Maiskeimöl oder Butter. Butter besitzt einen sehr geringen Eiweißanteil und ist leicht verdaulich. Da Babys in ihrer Säuglingszeit ihren Energiebedarf zu 50 Prozent mit Fetten abdecken, verzichten Sie bitte nicht auf den Zusatz von Öl oder Butter bei selbst hergestellten Breien. Erst mit drei Jahren sollte ein Kind seinen Energiebedarf nur noch zu 30 Prozent aus Fetten decken.

Gläschennahrung

Prüfen Sie sorgfältig die Zutaten bei den fertig angebotenen Babybreien. Folgende Bestandteile sollten nicht enthalten sein:

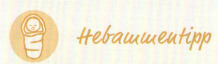

Hebammentipp

Mit dem **Gemüse-Kartoffel-Fleisch-Brei** können Sie allmählich eine Stillmahlzeit komplett ersetzen. Für die erste vollständige Breimahlzeit Ihres Babys brauchen Sie folgende Zutaten:

- 100 g Gemüse
- 50 g Kartoffeln
- 2–3 EL Obstpüree oder Obstsaft
- 30 g mageres Fleisch
- 1 EL Öl oder 1 EL Butter

Kochen Sie zum Beispiel Rinderhackfleisch in wenig Wasser und pürieren Sie es. Schneiden Sie Gemüse und Kartoffeln in feine Stücke und garen Sie sie zusammen mit dem Fleischpüree, bis sie weich sind. Geben Sie das geriebene Obst oder den Saft dazu und pürieren Sie alles noch einmal gründlich. Am Schluss können Sie raffiniertes Pflanzenöl oder Butter unterrühren.

- mehr als zwei Gemüsesorten (es sei denn, Ihr Baby hat sich bereits an die enthaltenen Gemüse gewöhnt),
- Milch oder Milchprodukte, Eipulver (da es sich dabei um fremdes Eiweiß handelt),
- Zucker (ernährungsphysiologisch nicht gut und führt zu unangemessener Süße),
- Honig oder Ahornsirup (wegen möglicher Erreger),
- Schokolade, Kakao (weil damit das Verdauungssystem belastet wird),
- Gewürze (da die Haut der Babys schnell reagieren kann),

- Konservierungsmittel oder Bindemittel (da sie nicht notwendig sind).

Eine gute Kontrolle der Schadstoffe und Nitratgehalte ist bei vielen Babygläschen gegeben. Lediglich der Fettgehalt muss häufig mit einem Teelöffel Öl erhöht werden. Geöffnete Gläschen können Sie gewöhnlich bis zu zwei Tage im Kühlschrank aufbewahren. Wenn sie einmal erwärmt werden, dürfen sie dem Baby aber nicht mehr angeboten werden.

Der Vollmilch-Getreide-Brei

Die nächste Mahlzeit können Sie einführen, wenn eine ganze Stillmahlzeit ersetzt wurde. Der Vollmilch-Getreide-Brei kommt bei Stillbabys ab dem achten, bei Flaschenkindern schon ab dem sechsten Monat auf den Tisch. Sie können diesen Brei ganz einfach zubereiten. Sie brauchen dazu etwa 4 EL Obstpüree oder Obstsaft, 2 EL fein gemahlene Reisflocken oder Vollkorngetreideflocken und 200 ml Vollmilch, Muttermilch oder Pre-HA-Nahrung. Kochen Sie die Getreideflocken in der Milch auf und rühren Sie dann das pürierte Obst oder den Saft unter. Wenn Sie Instantflocken verwenden, reicht es aus, sie mit heißer Milch zu verrühren.
Viele Eltern möchten am liebsten mit dem Abendbrei als erste Mahlzeit beginnen, in der Hoffnung, dass ihr Baby dann vielleicht endlich durchschläft. Diese Annahme beruht leider auf einem Irrglauben. Zwei Studien konnten keine Unterschiede im Schlafverhalten von gestillten und mit fester Kost ernährten Babys feststellen.

Der Getreide-Obst-Brei

Als dritte Mahlzeit können Sie Ihrem schon erfahrenen Baby im Alter von neun bis zehn Monaten einen Getreide-Obst-Brei anbieten. Nicht gestillte Babys können diesen Brei ab dem siebten Monat schon mal vorkosten.

Die Zubereitung ist ganz einfach: Kochen Sie 1 EL fein gemahlenes Vollkorngetreide (oder ein Vollkorn-Instantprodukt) in 100 ml Wasser. Rühren Sie 100 g Obstpüree oder 100 ml Fruchtsaft unter. Am Schluss geben Sie 5 g Öl oder Butter dazu.

Trinken zu Breimahlzeiten

Während oder nach der Einführung der dritten Breimahlzeit ist das Anbieten von Leitungswasser aus einer Trinklerntasse oder aus einem Becher wichtig, wenn Sie nicht mehr dazu stillen. Zur guten Verdauung braucht Ihr Baby dann mehr Flüssigkeit am Tag. Lassen Sie das Wasser gut ablaufen, bis es wirklich kalt aus der Leitung läuft, bevor Sie es Ihrem Baby anbieten.

Falls Sie allerdings in einem Haus mit alten Bleirohren leben, von einem ungeprüften Hausbrunnen versorgt werden oder neue Kupferleitungen (bis zu zwei Jahre alt) gelegt wurden, sollten Sie Ihrem Baby kein Leitungswasser zum Trinken geben. In diesem Fall ist stilles, natriumarmes Mineralwasser das Getränk der Wahl. Verwenden Sie dasselbe Mineralwasser in diesem Fall auch zur Zubereitung der Säuglingsnahrung.

Vegetarische Ernährung

Bei vegetarischer Ernährung gelten im ersten Lebensjahr grundsätzlich die gleichen Ernährungsempfehlungen wie für nicht vegetarisch ernährte Babys. Als Ersatz für den empfohlenen fleischhaltigen Brei kann ein vegetarischer Gemüse-Kartoffel-Getreide-Brei mit Zugabe von einem Vitamin-C-reichen Saft oder Obstpüree gegeben werden.

Denken Sie an Abwechslung in den verwendeten Beikostzutaten wie zum Beispiel verschiedene Gemüsesorten, ebenso kleine Mengen Nudeln bzw. andere Getreideprodukte, bevorzugt Weizen; gelegentlich auch Fisch anstelle von Fleisch.

Nach einem Monat der Beikosteinführung können Sie eine ganze Milchmahlzeit mittags durch einen Brei ersetzen.

Essen am Familientisch

Auch wenn Sie sich für die »klassische« Breieinführung entschieden haben, können Sie Ihr Kind ab dem 10. Lebensmonat an Ihren Mahlzeiten teilhaben lassen. Einige Lebensmittel sollten Sie im ersten Lebensjahr allerdings noch meiden:
- rohes Getreide,
- Honig und Ahornsirup,
- nicht durchgegartes Fleisch und Geflügel,
- stärker gesalzene Speisen,
- scharf gewürzte Speisen,
- Speisen, in denen Alkohol enthalten ist,
- blähende Lebensmittel, wie Zwiebeln, Knoblauch, Lauch, Kohl und Hülsenfrüchte (zum Beispiel Bohnen oder Linsen).

Ob Ihr Baby die neu eingeführten Nahrungsmittel verträgt, zeigt es mit der Haut, der Atmung und mit der Verdauung an. Wenn Sie auf der Haut rote oder raue, juckende oder pickelige Ausschläge entdecken, Ihr Baby mit Husten, fließendem Schnupfen oder Anschwellen der Nasenschleimhäute reagiert oder an Verstopfung oder Durchfall leidet, überlegen Sie, welches Lebensmittel neu ist. Beobachten Sie und warten Sie ab, ob nach dem Weglassen des Bestandteils eine Normalisierung eintritt.

ALLERGIEPROPHYLAXE

Leider kommt in unseren Regionen jedes dritte Baby mit einem erhöhten Allergierisiko zur Welt. Zum Glück können Sie als Eltern einiges für die Gesundheit Ihres Babys tun. Folgende Hinweise können Sie bei einer wirksamen Allergieprophylaxe unterstützen.

- Als Vorbeugung wird ausschließliches Stillen bis zum Ende des sechsten Lebensmonats empfohlen. Während der Stillzeit sollten Sie sich selbst ausgewogen und nährstoffdeckend ernähren. Auch wenn Ihr Kind ein erhöhtes Allergierisiko hat, brauchen Sie nicht auf bestimmte Lebensmittel zu verzichten. Für eine Empfehlung, mögliche Lebensmittelallergene während der Stillzeit zu meiden, gibt es keinen wissenschaftlichen Beleg. Allerdings gibt es Hinweise, dass Fisch in der mütterlichen Ernährung eine schützende Wirkung vor der Entwicklung von allergischen Erkrankungen des Kindes hat.
- Beikost, wie Saft, Brei und Gemüse, sollte frühestens ab dem fünften Lebensmonat hinzukommen. Hierbei sollten nicht zu viele neue Lebensmittel auf einmal eingeführt werden, damit sich der Körper darauf einstellen kann. Auch können eventuelle Unverträglichkeiten auf diese Weise besser beobachtet werden.
- Falls Sie Ihr Baby aber anders ernähren, wird zu einer Pre-HA-Nahrung als Ersatz für Muttermilch, auch bei der Breizubereitung im ersten Lebensjahr, geraten. Nur bei einer Kuhmilchallergie gibt es besondere Ersatznahrungen, zu denen Ihnen Ihr Kinderarzt gegebenenfalls raten wird.

SANFTES ABSTILLEN

Da stillende Frauen bis zum Abstillen noch Anspruch auf Hebammenhilfe haben, können Sie bei entstehenden Fragen zur Einführung der Beikost oder des Abstillens auch Ihre Hebamme um Rat fragen.

Das Abstillen ist im günstigen Fall ein Prozess, der sich über Monate hinziehen darf. So können Sie sich und auch Ihr Baby auf Ihre persönliche Art davon verabschieden.

Mit der Einführung von Beikost wird Ihr Baby vielleicht nicht mehr so häufig die Brust verlangen, und die Milchmenge reduziert sich von allein.

Wenn Sie aber zu einem bestimmten Zeitpunkt abstillen möchten, zum Beispiel weil Sie wieder zur Arbeit gehen, können Ihnen einige Hinweise helfen. Schön wäre es, wenn Ihr Baby Zeit hätte, sich an zwei bis drei Breimahlzeiten zu gewöhnen. Da dies aber nicht immer funktionieren wird, hier ein Weg (siehe Kasten), der es Ihnen ermöglichen soll, ohne starke Brustschwellung oder andere größere Unannehmlichkeiten zurechtzukommen.

Hebammentipp

- Lassen Sie zum **Abstillen** alle zwei bis drei Tage eine Stillmahlzeit weg.

- Ersetzen Sie diese Mahlzeit entsprechend dem Alter Ihres Babys durch künstliche Milch oder Beikost und führen Sie das Trinken von Wasser mit einem Becher ein.

- Geben Sie Ihrem Baby möglichst viel zusätzliche Aufmerksamkeit und Zuwendung, um zu vermeiden, dass die neue Situation es verunsichert.

- Bei stark geschwollenen Brüsten hilft es, so viel Milch auszustreichen, bis sie sich wieder gut anfühlen. Die Verminderung des Spannungsgefühls und das Ausstreichen von etwas Milch wird Ihre Milchproduktion reduzieren und beugt einem Milchstau vor.

- Tragen Sie einen gut sitzenden, aber nicht einengenden BH.

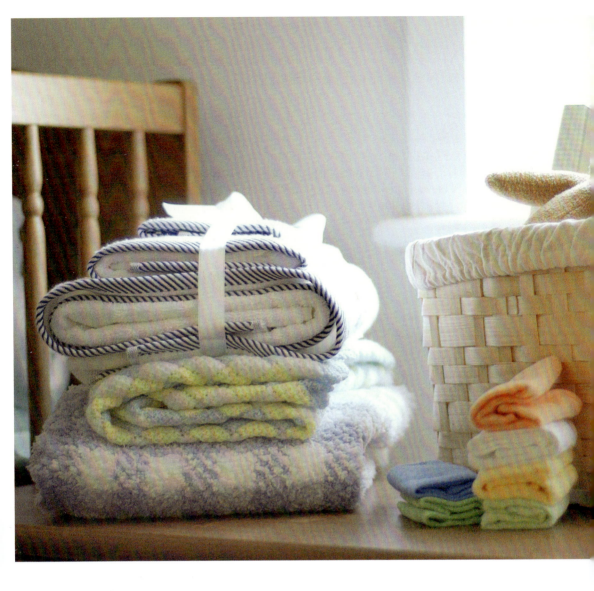

Grundausstattung für Ihr Baby

Zu den schönen Dingen in der Schwangerschaft gehört das Einkaufen fürs Baby. Sie werden sehen, dass allerlei »unverzichtbares« Babyzubehör angeboten wird. Aber eigentlich braucht ein Baby gar nicht viel! Die wichtigsten Dinge sind alle kostenlos: Liebe, Muttermilch, Zuwendung und Luft. Dazu kommt, dass ein Baby nicht gern friert. Und es liegt auch nicht gern so lange in schmutzigen Windeln herum, bis die Haut rot und wund wird.

Wenn Sie dafür sorgen, dass es immer warm, trocken und satt ist, wird Ihr Baby mit Ihnen zufrieden sein. Besorgen Sie daher nicht so viel im Voraus. Finden Sie erst einmal heraus, welches Babyzubehör für Sie praktisch ist. Wählen Sie waschmaschinentaugliche, pflegeleichte Kleidung. Bevorzugen Sie Kleider und Matratzen, die keine Tierhaare (wie Wolle und Rosshaar) enthalten, wenn Allergiker in Ihrer Familie leben.

ANSCHAFFUNGEN FÜRS BABYZIMMER

Für Ihr erstes Baby werden Sie einige Möbel kaufen. Zur Grundausstattung gehören:
- eine geräumige Wickelkommode (Seite 338)
- ein qualitätsgeprüftes Gitterbettchen (Seite 343)
- ein kleines Regal für Spielsachen, Bilderbücher und Stofftiere
- sichere und helle Beleuchtung

Qualität ist wichtig

Sie können gute Möbel an der soliden Verarbeitung und den verwendeten Materialien erkennen. Es liegt in der Logik der Sache, dass hochwertige Babymöbel nicht gleichzeitig die billigen Babymöbel sein können. Zusätzlich suchen Sie sinnvollerweise Fachberatung und holen Erkundigungen über Hersteller ein. Die vielen Qualitätssiegel, die an Kindermöbeln kleben, sollten Sie mit großer Vorsicht einschätzen, da die Bewertungsmaßstäbe oft eng ausgerichtet und kaum verständlich sind.

Natürliche Materialen

Alle unsere Fachgespräche zu gesundheitsverträglichen Materialien liefen letztendlich immer auf die Frage hinaus, ob bei der Herstellung eine Reihe gesundheitsgefährlicher Stoffe verwendet wurden. Die Einhaltung dieser Forderungen ist bei Möbeln, die außerhalb der Europäischen Union gefertigt wurden, sowohl für Verkäufer als auch für Verbraucher äußerst schwer sicherzustellen. Selbst Naturholz kann bei der Einfuhr nach Europa mit hochgiftigen Gasen behandelt sein. Innerhalb der EU gelten allgemein schärfere Regeln.

Keine Lösungsmittel

Gesundheitsrisiken gehen jedoch nicht nur von den verwendeten Materialien aus, sondern vor allem davon, ob sie sich aus den Möbeln lösen lassen oder gar abdampfen. Eine besondere Quelle stellen dabei die verwendeten Kleber dar, insbesondere dann, wenn Späne aus dem Holzabfall zu Platten verklebt werden. Dabei werden oft noch über Jahre Chemikalien freigesetzt, wie zum Beispiel das Krebs erzeugende Formaldehyd. Hier sollten bei Babymöbeln selbstverständlich die höchsten Anforderungen an das Material und die Gasfreisetzung eingehalten werden.

Lacke

Lacke sollten eine geschlossene Oberfläche bilden und nicht bereits sichtbar abtragbar sein. Insgesamt sollten Babymöbel nicht unangenehm riechen. Gesundheitsrisiken können aber auch von gut riechenden Natur- oder Biofarben ausgehen, insbesondere bei allergiegefährdeten Kindern. Die Oberflächen sollten mindestens die europäischen Richtlinien für Kinderspielzeug, also die für Kinder über 3 Jahre, einhalten. Hierzu sollten diese Anforderungen mit dem GS-Zeichen verbunden sein, da dann herstellerunabhängige Prüfungen stattfinden. Für Lacke gibt der Blaue Engel etwas Sicherheit.

Giftige Dämpfe

Die größten chemischen Gesundheitsrisiken im Kinderzimmer gehen, so unsere Informationen, nicht von den Möbellacken direkt, sondern von der Luftqualität im Kinderzimmer aus. Nicht nur Möbellacke, sondern viele neue Teppiche und Renovierungsmaterialien setzen Schadstoffe frei. Babyzimmer werden meist noch bis kurz vor der Geburt vorbereitet, gestrichen, neu ausgestattet. Dazu führt allein schon der durchaus übliche Nestbautrieb der Eltern. Bei diesen Arbeiten werden noch viel zu sorglos Farben, Kleber, Spachtelmassen usw. eingesetzt, die in der Regel noch nie auf ihre Gefahren für das Baby vor und nach der Geburt geprüft wurden. Auch Handwerker besitzen hierbei leider oft keinerlei Sensibilität.

STILLEN

Wenn Sie sich dafür entscheiden, Ihr Baby die ersten Monate voll zu stillen, tragen Sie alles, was Sie dazu brauchen, bereits an Ihrem Körper. Es genügt daher, wenn Sie sich zwei gut sitzende Still-BHs (Seite 104), einige Stilleinlagen und eventuell ein Stillkissen (»Stillwurst«) besorgen. Wenn Sie nach einigen Wochen wieder arbeiten gehen und Ihr Baby weiterhin stillen wollen, brauchen Sie eine mechanische oder elektrische Milchpumpe. Letztere können Sie in einer Apotheke ausleihen.

Stilleinlagen

Bei Stilleinlagen beobachten wir, dass etwa die Hälfte aller Frauen sie die ganze Stillzeit über angenehm finden und auch brauchen, weil die Brust immer wieder etwas Milch absondert. Die andere Hälfte verwenden überhaupt keine Einlagen und kommen damit gut zurecht.
Wenn Sie Stilleinlagen benutzen möchten, empfehlen wir solche, die Sie waschen und wiederverwenden können. Sie sind bei längerem Gebrauch deutlich günstiger als Wegwerfmodelle, lassen die Luft um die Brustwarze gut zirkulieren und beugen einem Wundwerden vor. Achten Sie aber darauf, dass die Stilleinlagen möglichst immer trocken sind, da sonst Ihre Brustwarzen wund werden können. Wechseln Sie sie, sobald sie feucht werden.

Stillkissen

Wenn Sie es sich beim Stillen gemütlich machen wollen, kann es sich lohnen, ein Stillkissen zu kaufen. Entscheiden Sie sich für eines der längeren Modelle. Sie sind praktischer, weil sie von hinten um den Rücken geschlagen und zum Beispiel beim Stillen im Rückengriff (Seite 269) als Stütze für das Baby eingesetzt werden können. Wenn Sie nachts im Liegen (Seite 268) stillen, kann es Ihnen zusätzlich Halt geben und Ihren Kopf abstützen.

Das Angebot unterscheidet sich hinsichtlich Geruch, Gewicht und Füllmaterial. Kaufen Sie nur Modelle, die nachweislich schadstofffrei sind. Diese sind meist besonders gekennzeichnet. Probieren Sie aus, was für Sie am praktischsten ist: Kann man den Bezug waschen? Ist er leicht zu wechseln? Beim Kauf eines Stillkissens lohnt sich unserer Erfahrung nach die Investition: Nach der Stillzeit kann es an das Kind »vererbt« werden und ist meist noch jahrelang ein unverzichtbarer Bestandteil der Kuschelecke im Kinderzimmer.

Milchpumpen

Lassen Sie sich von Ihrer Hebamme zeigen, wie Sie Milch aus der Brust streichen können. Sie können dann ab und zu etwas Milch sammeln für den Fall, dass Sie mal einen Abend allein und ohne Baby verbringen wollen. Das Ausstreichen ist bei einigen Frauen sehr leicht, bei anderen funktioniert es gar nicht.
Eine alternative Methode, Milch zu sammeln, ist der Einsatz einer mechanischen Milchpumpe. Diese empfehlen wir aber nur für das gelegentliche Sammeln von Milch. Probieren Sie die verschiedenen Modelle aus und schauen Sie, was für Sie gut erscheint.
Beim regelmäßigen Sammeln von Muttermilch haben sich aus unserer Sicht elektrische Milchpumpen am besten bewährt. Es sind aber sehr unterschiedliche Qualitäten auf dem Markt und im Verleih. Sinnvoll sind elektrische Intervallmilchpumpen mit Doppelpumpsets, die die Zeit des Abpumpens verkürzen und in einer Apotheke ausgeliehen werden können. Milchpumpen und Zubehör können auf Rezept verordnet werden. Die Krankenkassen übernehmen die Leihgebühr dann entweder ganz oder leisten eine Zuzahlung.
Ansonsten können Sie noch sechs bis acht waschbare Mullwindeln gebrauchen, um Ihre Kleidung vor eventuellem »Überlauf« beim Bäuerchen zu schützen.

FLASCHENERNÄHRUNG

Wenn Sie Ihr Baby mit künstlicher Milch ernähren oder ihm ab und zu abgepumpte Milch im Fläschchen geben möchten, brauchen Sie außer der Nahrung (Seite 281) zusätzlich folgendes Zubehör:
- sechs bis acht Flaschen
- sechs bis acht Sauger
- einen Kochtopf zum gelegentlichen Auskochen der Gummisauger; ist bei Silikonsaugern nicht notwendig
- eine Flaschenbürste
- vier bis sechs saubere, gebügelte Geschirrtücher
- eine Thermosflasche
- eventuell einen Flaschenwärmer
- eventuell eine kleine Kühltasche
- sechs bis acht Spucktücher (Mullwindeln)

Es gibt Standardflaschen in zwei Größen: 125 und 250 Milliliter. Bei Neugeborenen sind die kleinen Flaschen vielleicht einfacher zu handhaben, weil die Trinkmenge noch gering ist. Sie werden aber bald die größeren Flaschen brauchen! Praktisch sind Fläschchen mit einem etwas weiteren Flaschenhals. Sie sind leichter zu befüllen und einfacher zu säubern, allerdings auch etwas teurer.

Bei den Flaschensaugern werden Sie eine große Auswahl vorfinden. Halten Sie sich möglichst an die vom Hersteller empfohlene maximale Benutzungszeit. Auch wenn sie noch »gut aussehen«, sollten sie regelmäßig erneuert werden.

Bevor Sie das Zubehör zum ersten Mal verwenden, und nach jeder Mahlzeit muss alles gründlich gespült und sorgfältig gereinigt werden. Kochen Sie die Sauger aus Gummi gelegentlich für zehn Minuten in sprudelndem Wasser, nachdem Sie vorher mit der Flaschenbürste alles gründlich gereinigt haben. Danach können Sie die gereinigten Teile auf saubere Geschirrtücher stellen und bis zum Gebrauch abdecken.

Abgepumpte Milch können Sie entweder im warmen Wasserbad oder im Fläschchenwärmer erwärmen. Eine kleine Kühltasche hält die Milch kühl, wenn Sie sie transportieren wollen. Verzichten Sie aber darauf, künstliche Milchnahrung vorzubereiten und wieder aufzuwärmen. Auf diese Weise können sich schädliche Bakterien vermehren.

Auch bei Flaschenbabys werden Spucktücher fürs Bäuerchen nach der Mahlzeit gebraucht.

Sauger ist nicht gleich Sauger

Bei der Auswahl der passenden Fläschchensauger können folgende Aspekte eine Rolle spielen:
- Latexsauger sind weicher und flexibler als Silikonsauger, entwickeln aber feine Risse (damit steigt das Allergisierungsrisiko, also regelmäßig erneuern) und reißen durch ihre starke Beweglichkeit schneller ein. Silikonsauger sind fester und behalten ihre Form länger. Sie sind auch dann besser geeignet, wenn eine Latex-Allergie besteht.
- Sauger sind mit verschiedenen Lochgrößen erhältlich. Je kleiner Ihr Baby ist, desto langsamer soll die Milch durch die Öffnung

---

Wichtig: Milchfläschchen nie im Voraus fertig zubereiten!

Verwenden Sie niemals Nahrung, die Sie länger warm gehalten haben. Stellen Sie die fertige Flasche für die Nacht niemals bereits beim Schlafengehen in den Fläschchenwärmer. Darin können sich gefährliche Bakterien gut vermehren.

fließen. Die Saugerlochgröße sollte nicht zu viel Milch herauslassen, damit Ihr Baby sich nicht verschluckt. Aber auch zu kleine Lochgrößen sind ungeeignet, weil Ihr Baby beim Trinken dann rasch ermüdet und nicht genug Nahrung zu sich nimmt.

- »Kieferangepasste« Sauger haben eine flache und eine gewölbte Seite, die der Gaumen- und Kieferform des Babys besser entsprechen sollen. Die abgeflachte Seite liegt dabei auf der Zunge.
- Sauger, die in ihrem Aussehen der Brustform ähneln, sollen den Übergang von der Flasche zur Brust erleichtern. Sie sind dann sinnvoll, wenn Sie diesen Übergang planen. Sie können aber auch eingesetzt werden, wenn Sie ab und zu abgepumpte Milch im Fläschchen füttern müssen.

KLEIDUNG

Auch wenn es Sie noch so in den Fingern juckt: Versuchen Sie, dem Kaufrausch zu widerstehen. Für den Anfang genügen zwei Garnituren in Größe 56: Body, Strampler, Hemdchen und eine dünne Babymütze aus Baumwolle. Mehr brauchen Sie nicht – es sei denn, Sie haben bereits einige Kisten Babykleidung aus dem Freundeskreis oder der Verwandtschaft »geerbt«. Achten Sie besonders bei der Erstausstattung auf schadstoffgeprüfte Kleidungsstücke, die von zahlreichen Herstellern heute angeboten werden. Die weiteren vier bis sechs Garnituren sollten schon »auf Zuwachs« angeschafft werden, da Babys sehr schnell wachsen. Waschen Sie immer alles zweimal, wenn Sie Kleidung neu kaufen, und mindestens einmal bei Secondhand-Artikeln, bevor Sie sie Ihrem Baby anziehen. Damit verringern Sie den Gehalt an Imprägnierungen oder Weichspülmitteln in der Kleidung, die der zarten, empfindlichen Babyhaut schaden.

Achten Sie auf gut waschbare und schnell trocknende Babykleidung aus natürlichen Materialien. Es ist unwahrscheinlich, dass Sie Zeit finden, Rüschen zu bügeln, Seidenoberteile mit der Hand zu waschen oder irgendetwas zur Reinigung zu bringen. Auch brauchen Babys keine Schuhe, bis sie laufen lernen. Allerdings können gefütterte, aus weichem Leder hergestellte »Pantoffeln« bei Winterbabys die Füße schön warm halten.

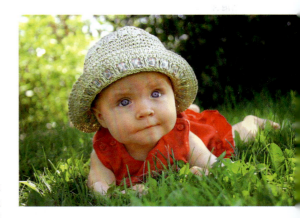

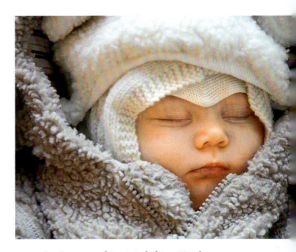

Im Sommer schützt ein luftiges Hütchen vor UV-Strahlen, im Winter hält eine dicke Mütze das Köpfchen schön warm.

Für jedes Wetter das Richtige zum Anziehen

Je nach Saison braucht Ihr Baby die folgende Ausrüstung als Grundausstattung. Für die Übergangsjahreszeiten besorgen Sie einen Mix aus den vorgeschlagenen Kleidungsstücken. Neue Kleidung bitte vor dem ersten Tragen immer zweimal waschen. Das schont die Babyhaut. Außer der Babykleidung ist die Anschaffung eines digitalen Fieberthermometers empfehlenswert. Sie können damit nach langen Winterspaziergängen die Temperatur Ihres Babys überprüfen.

Sommerbaby
- Sechs Baumwollbodys mit kurzem Arm, die seitlich zu binden und im Schritt zu knöpfen sind. (Sie müssen dann nicht über den Kopf gezogen werden.)
- Falls Sie mit Stoffwindeln wickeln: sechs Hemdchen und entsprechend Ihrem Windelsystem zwei bis sechs Hosen, die das Windelpaket zusammenhalten.
- Sechs Strampler, möglichst mit Füßen, damit die sonst benötigten warmen Söckchen nicht am Bein einschneiden.
- Sechs Jäckchen oder leicht zu öffnende Pullis mit langem Arm aus Baumwolle oder anderem leichten Material.
- Zwei Paar warme Söckchen (für Babys mit geringem Gewicht und kleine »Frostbeulen«).
- Eine Ausgehjacke aus etwas dickerem Material.
- Eine dünne Baumwollmütze und einen Sonnenhut. Dazu eine dünnere Decke zum Einschlagen, wenn Sie Ihr Baby aus dem Bettchen genommen haben.

Winterbaby
- Sechs Baumwollbodys mit langem Arm, die seitlich zu binden und im Schritt zu knöpfen sind. (Sie müssen dann nicht über den Kopf gezogen werden.)
- Falls Sie mit Stoffwindeln wickeln: sechs Hemdchen und entsprechend Ihrem Windelsystem zwei bis sechs Hosen, die das Windelpaket zusammenhalten.
- Sechs Strampler, möglichst mit Füßen, damit die sonst benötigten warmen Socken nicht am Bein einschneiden.
- Sechs Jäckchen oder leicht zu öffnende Pullis mit langem Arm aus dickerer Baumwolle oder anderem wärmenden Material.
- Zwei Paar warme Söckchen mit elastischen Bündchen, die an den Beinen nicht einschneiden, aber auch nicht rutschen.
- Eine Ausgehjacke aus etwas dickerem Material oder ein Wintersack.
- Zwei dünne Baumwollmützen.
- Eine warme Mütze, ein Schal, ein Paar Fäustlinge, eine dickere Decke zum Einschlagen, wenn Sie Ihr Baby aus dem Bettchen genommen haben.

WICKELN

Wahrscheinlich hatten Ihre Großmütter noch nicht die Qual der Wahl. Es gab rechteckige Baumwollmullwindeln, die gefaltet um den Po gewickelt wurden, und eine Überhose aus verschiedenen Materialien, die das ganze Paket halten sollte. In den 1950er-Jahren eroberten dann die Wegwerfwindeln die Welt, zumindest die Welt unserer reichen Nationen.

Stoffwindeln

Falls Sie Ihr Baby in Stoffwindeln wickeln möchten, schauen Sie sich die verschiedenen Möglichkeiten an und probieren Sie sie aus. Naturbekleidungsläden und Babybekleidungsgeschäfte halten zu diesem Zweck meistens Puppen bereit. Es gibt immer noch die guten alten Mullwindeln. Mittlerweile sind aber auch andere Produkte auf dem Markt. Sie können sich also entscheiden zwischen Bindewindeln, vorgeformten und vorgefalteten Systemen, Modellen mit und ohne Klettverschluss. Zu jedem System gibt es spezielle Überziehhosen. Sie können aber auch auf die Strickanleitung für die Schaffellhose zurückgreifen, die in Allergikerfamilien aber keine wirklich gute Idee ist! Sie werden für die meisten Varianten 20 bis 30 Windeln kaufen müssen. Falls Sie aber noch unsicher sind, was für Sie der richtige Wickelspaß sein wird, kaufen Sie besser erst einmal nur acht bis zwölf Exemplare und probieren Sie sie aus. Besorgen Sie sich für die wiederverwendbaren Windelsysteme einen gut verschließbaren Windeleimer. Sie können die schmutzigen Windeln darin dann mit etwas Wasser und Neutralseife einweichen, bis Sie sie waschen. Kaufen Sie Waschmittel, die parfümfrei sind, und benutzen Sie keine Weichspüler. Wenn die Windeln nach einiger Zeit ein bisschen hart werden, hilft etwas Essig im Spülgang. Vielleicht bügelt Ihr Partner oder Ihre Schwiegermutter gern alle zwei bis drei Monate einmal die Windeln, damit Ihr Baby in weichen Tüchern liegt.

Wegwerfwindeln

Wegwerfwindeln gibt es für verschiedene Gewichtsklassen. Achten Sie beim Kauf auf unparfümierte, atmungsaktive Modelle. In den letzten Jahren haben sich auch »grüne« oder »Öko«-Wegwerfwindeln, die zumindest teilweise leichter zersetzbar sein sollen, im Handel etabliert. Auch für Wegwerfwindeln brauchen Sie einen gut verschließbaren Windeleimer. Hier gibt es vom einfachen, billigen Plastikeimer mit Deckel bis zu raffinierten »De luxe«-garantiert-geruchsfrei-Modellen einfach alles.

Windelsysteme

Heute wird mit Sorge auf die Müllberge geschaut, die hunderte Jahre zur Verrottung brauchen. Die wiederverwendbaren Windeln oder auch neue Windelsysteme erleben deshalb eine Renaissance. Vor einigen Jahren ergab eine Untersuchung zu Ökobilanzen von wiederverwendbaren Windelsystemen und Wegwerfwindeln jedoch keinen Unterschied zwischen beiden Systemen. Sie tun erst wirklich etwas für die Umwelt, wenn Sie auch Ihr zweites und drittes Baby in den gleichen wiederverwendbaren Windeln wickeln.
Echte Unterschiede machen sich allerdings im Preis bemerkbar. Zwei Jahre Wickeln mit Wegwerfwindeln kostet pro Kind etwa 1500 Euro. Das ist doppelt so viel, wie die Anschaffung des teuersten Mehrwegwindelsystems ausmacht. Vor allem wenn mehrere Kinder geplant sind, gibt das oft den Ausschlag.

Wickelkommode

Als Wickelplatz erlebten wir bei unseren Hausbesuchen oft das Bett oder auch den Fußboden. Um eventuell entstehende Rückenschmerzen zu vermeiden (es wird immerhin bis ins dritte Lebensjahr hinein gewickelt), erscheint eine Wickelkommode mit Unterbringungsmöglichkeiten für Kleidung für viele Eltern sinnvoll.

Wenn genügend Raum vorhanden ist, lohnt sich eine breite Ablagefläche, auf der die Wickelauflage verschoben werden kann und auch eine Waschschüssel und Wechselkleidung Platz finden. Auf einer großen Ablagefläche macht es auch Spaß, mit dem Baby zu spielen oder die ersten Dreh- und Krabbelversuche unter Ihrer Aufsicht zu bewundern. Manche Ablageflächen bieten seitlich offene Fächer, in denen Wickelutensilien Platz finden können.

Es ist immer sehr komfortabel, wenn die Wickelarbeitsfläche etwas hervorsteht, weil man sich freier bewegen kann und Knie oder Füße nicht immer an die Kommode stoßen. Wenn die Kommode das nicht bietet, ist ein freier Fußraum sinnvoll. Das Leben wird auch mit einem offenen Fach über den Schubkästen direkt unter der Wickelfläche leichter. So ist es möglich, ohne eine zweite Hand für das Öffnen und Schließen zu benötigen, an alle wichtigen Wickelutensilien zu gelangen.

Für ein Winterbaby sollte der Wickelplatz an einem warmen Ort stehen. Falls dies in Ihrer Wohnung nicht möglich ist, lohnt sich die Anschaffung einer Wärmelampe über dem Wickelplatz. Das verhindert, dass Ihr Baby auskühlt. Sie haben dann mehr Zeit zum Schmusen und Spielen.

Der Boden vor dem Wickelplatz sollte gut zu reinigen sein. Viele kleine Menschen können gerade mit ihrem Muttermilchstuhlgang unglaubliche Fontänen in Richtung Boden produzieren.

Entsprechend der Größe der Eltern sollten Wickelmöglichkeiten 85 bis 92 Zentimeter hoch sein, zirka 75 Zentimeter tief, um auch noch gut an die hinten stehende Ölflasche zu kommen, und mindestens 65 Zentimeter breit.

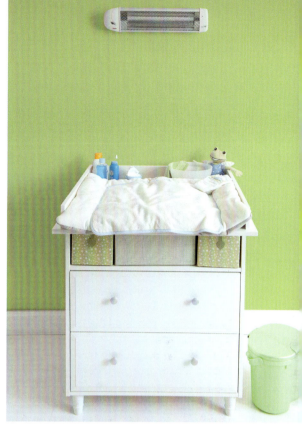

Ein gut bestückter Wickelplatz erleichtert Ihnen die Arbeit und schafft Freiräume für gemeinsame Schmusespiele beim Wickeln.

Erhöhungen links, rechts und hinten sorgen als kleine Barrieren dafür, dass auch kleine »Rollmöpse« nicht vom Wickeltisch purzeln und die gepolsterte abwaschbare Wickelauflage nicht in alle Richtungen verschoben wird. Als gute Höhe wird oft die ungefähre, individuell unterschiedliche Höhe der sogenannten Beugefalte zwischen Unterleib und Oberschenkel angegeben. Manche Hersteller von »wandelbaren« Wickelkommoden arbeiten auch mit höhenverstellbaren Füßchen, um die rückenschonende Arbeitshöhe der Eltern zu ermöglichen.

Eine Wickelauflage sollte mindestens 75 Zentimeter tief und 55 Zentimeter breit sein und kein PVC enthalten, sondern aus Polypropylen oder Polyethylen bestehen. Es ist immer eine gute Idee, dem Baby beim Wickeln noch ein Handtuch unterzulegen, damit es beim

Schwitzen oder Eingeöltwerden nicht an der Unterlage »festklebt«. Außerdem ist es dann schön kuschelig.

Pflegeprodukte

Für die Reinigung von Babys Po brauchen Sie lauwarmes Wasser und weiche Tücher oder Waschlappen, die Sie gut bei hohen Temperaturen auswaschen können und einmal am Tag wechseln sollten. Ein weiteres Tuch hilft beim Trockentupfen. Mehr ist nicht nötig.

Sie brauchen zusätzliche Pflegemittel nur, wenn die Haut Ihres Kindes gereizt oder wund ist oder wenn Sie Ihr Baby nach dem Waschen oder Baden gern mit Öl massieren (Seite 362). Verwenden Sie bei wundem oder gereiztem Po eine abdeckende Creme, die weder Parfüm noch Konservierungsstoffe enthält. Als Massageöl eignen sich reine Pflanzenöle ohne Zusätze, wie Sonnenblumen-, Oliven-, Jojoba- oder Mandelöl.

Wickelzubehör

Um Ihr Baby zu wickeln, brauchen Sie folgendes Zubehör:
- Einen Wickeltisch mit gepolsterter, abwaschbarer Auflage.
- Wegwerfwindeln in der Größe für Neugeborene oder 20 bis 30 Stoffwindeln oder Bindewindeln oder Windelsysteme und entsprechende Überhosen aus Wolle oder Mikrofaser; Plastikhosen sind nicht atmungsaktiv. Wir empfehlen sie daher nicht.
- Einen gut verschließbaren Windeleimer (nicht zu klein!).
- Eine Schüssel, in der Sie warmes Wasser zum Wickelplatz bringen können.
- Sechs bis acht Waschlappen oder weiche waschbare Tücher zum Reinigen und Trocknen des Pos.
- Vier bis sechs Handtücher oder Moltontücher als Auflage auf die Wickelfläche.
- Eventuell ein parfümfreies Pflegeöl oder einfach ein Pflanzenöl (Sonnenblumen-, Jojoba-, Oliven- oder Mandelöl).
- Eine abdeckende Pocreme (nur bei wunder Haut anwenden).
- Eventuell eine Wärmelampe über dem Wickelplatz.

BADESPASS

Das erste Bad ist immer für alle Beteiligten besonders aufregend: Wie wird Ihr Baby auf das ihm vertraute Element reagieren? Fühlt es sich auch außerhalb des Mutterleibes im Wasser wohl und kann entspannen?

Sie müssen Ihr Baby nicht mehr als ein- bis zweimal in der Woche baden, zumal dies in den ersten Wochen mehr dem Wohlbefinden Ihres Babys als der Reinigung dient. Oft kann

---

Achtung, Babypuder

Bei unseren Hausbesuchen sehen wir immer wieder Puderdosen auf den Ablagen. Wir sind selbst als Babys dick mit Creme und Puder bei jedem Wickeln versorgt worden. Heute weiß man, dass dies nicht mehr so zur Hautpflege praktiziert werden sollte.

Talkumhaltige Babypuder können bei Babys und Kleinkindern zu schweren Gesundheitsstörungen führen. Atmet Ihr Baby oder Kleinkind versehentlich den Puder ein, kann er in die Lunge gelangen und zu Atembeeinträchtigungen bis hin zu schweren Lungenschäden führen. Um solche Unfälle zu vermeiden, am besten ganz auf talkumhaltige Babypuder verzichten.

Zutaten fürs Babybad

> Damit das Baden allen Beteiligten Spaß macht, brauchen Sie folgendes Zubehör:
>
> - eine große Schüssel, eine Babybadewanne oder einen Badeeimer,
>
> - ein Badethermometer – das Babybad sollte nicht wärmer als 37 Grad sein,
>
> - zwei große Handtücher, in die Sie Ihr Baby einwickeln können; es gibt spezielle mit eingearbeiteter Kapuze,
>
> - eventuell ein Pflanzenöl ohne Zusätze: fürs Badewasser oder die anschließende Massage.

die Hebamme in der Wochenbettzeit das erste Bad unterstützen und Ihnen Tipps und Hinweise geben. Sie zeigt Ihnen, wie Sie praktisch vorgehen (Seite 325) und Ihr Baby sicher durch das Bad begleiten. Babys lieben Rituale. Es ist wunderbar entspannend für sie, wenn alle wichtigen Dinge in ihrem Leben in einer bekannten Reihenfolge ablaufen und auch das Reinigungsritual keine besonderen Abwechslungen mit sich bringt.

MIT DEM BABY UNTERWEGS

Wahrscheinlich freuen Sie sich schon auf den ersten Ausflug mit Ihrem Baby. Bevor Sie losstarten, müssen Sie aber einige Dinge besorgen, damit Ihr Baby sicher und bequem ans Ziel kommt.

Babyschale fürs Auto

Wenn Sie mit Ihrem Baby Auto fahren, brauchen Sie vom ersten Tag an einen zugelassenen Autokindersitz. Sie erkennen ihn am Sicherheitsprüfsiegel (GS). Diese Sitze sind in Deutschland für Babys und Kinder im Auto vorgeschrieben. Es gibt sie für alle Altersstufen. Achten Sie darauf, dass Sie für den Beifahrersitz nur nach vorn gerichtete Kindersitze verwenden dürfen, wenn das Auto mit Beifahrerairbag ausgestattet ist. Bei rückwärts gerichteten Kindersitzen besteht Lebensgefahr, wenn sich der Airbag öffnet! Wenn Sie zu zweit mit dem Baby unterwegs sind, sollte einer von Ihnen hinten Platz nehmen.

Sie sollten den Sitz vor dem Kauf in Ihrem Auto mit Ihrem Sicherheitsgurt ausprobieren und sich gut beraten lassen und informieren. Ihr Sicherheitsgurt sollte den Sitz so stabil halten, dass dieser fest steht und sich auch seitlich nicht hin und her bewegen kann.

Sobald Sie wieder zu Hause oder an einem anderen Ort angelangt sind, an dem Sie Ihr Baby wieder flach hinlegen können, nehmen Sie es am besten bald aus seinem Autoschalensitz heraus. Die doch recht ungefederte und durch ihre Wölbung festgelegte Haltung ist für die Wirbelsäule und auch die Beinchen und Füße eines Babys ziemlich belastend. Pausieren Sie daher bei längeren Autofahrten am besten alle zwei Stunden. Legen Sie Ihr Baby dann für eine halbe Stunde flach hin.

Obwohl sie das Ruckeln selbst beruhigt und möglicherweise an ihre Zeit im Bauch erinnert, reagieren viele Neugeborene überanstrengt auf Autofahrten in halb aufrechter Position. Die Gehirnentwicklung ist zu diesem Zeitpunkt noch nicht abgeschlossen. Ihr Baby braucht daher Zeit, um die vielen von außen kommenden Eindrücke verarbeiten zu können. Erst wenn Babys sich von allein aufrichten können, verkraften sie die vielen auf sie einströmenden Reize besser.

Der Kinderwagen

Wenn Sie zu Fuß unterwegs sind, werden Sie meist einen Kinderwagen dabeihaben. Bei der Auswahl spielen die speziellen Lebensumstände Ihrer Familie eine wichtige Rolle – und unbedingt natürlich das Ihnen zur Verfügung stehende Geld! Jede Familie braucht eine individuelle Lösung. Wir können Ihnen daher nur Gedanken und Hinweise bieten:

Wohnen Sie so, dass der Wagen im Treppenflur stehen darf, dann muss es eine herausnehmbare, möglichst leichte Tragetasche zum Hochtragen Ihres Babys geben. Wenn Sie viel spazieren gehen wollen und dabei Ihren Einkauf erledigen können, lohnt sich die Anschaffung eines stabilen Modells mit Ablagefläche oder großen Taschen. Allerdings bieten die wundervollen stabilen Kinderwagen mit den großen, hohen Rädern den Nachteil, dass sie oft untauglich für Regalreihen in Supermärkten und generell auf Rolltreppen schwer zu halten sind, Sie also oft einen Fahrstuhl brauchen. Der öffentliche Nahverkehr ist mit diesen relativ schweren Modellen kaum zu meistern.

Probieren Sie unbedingt aus, ob der Wagen auch in Ihr Auto passt. Wir erlebten sogar schon Autoneukäufe, weil der Kinderwagen zu groß war. Wenn Sie den Kinderwagen häufiger im Auto mitnehmen müssen, bietet sich ein Modell an, das leicht ist und einfach (!) auseinandergenommen werden kann. Probieren Sie vor allem das Zerlegen beim Kauf in Ruhe aus.

Überlegen Sie, ob Sie für die kurze Nutzungszeit von nur sechs bis acht Monaten nicht nach einem gebrauchten Modell suchen sollten. Die auf dem Markt erhältlichen Kombimodelle, die später zum Sportwagen oder Buggy umfunktioniert werden können und darüber hinaus teilweise weitere Möglichkeiten bieten, sind tatsächlich für die gesamte Kinderwagenzeit von mindestens drei Jahren brauchbar. Allerdings sind sie nahezu nie günstig zu kaufen.

Kinderwagen für Zwillinge, Drillinge oder für zwei Kinder verschiedenen Alters gibt es in verschiedenen Varianten. Manchmal reicht es schon, vorn am Kinderwagen ein kleines Trittbrett anzubringen. Diese stehen bei einigen Modellen sogar als Zubehör zur Verfügung. Das ältere Geschwisterkind kann sich, wenn es müde ist, auf das Brettchen stellen und mitschieben lassen. Das macht Spaß und ist für Sie obendrein noch praktisch.

Viele Eltern mit Kindern verschiedenen Alters beschreiben ihre Erfahrung als besonders positiv, wenn diese in »Tandemkinderwagen« chauffiert werden. Bei dieser Variante sitzen die Kinder hintereinander. Bei Zwillingen bevorzugen Eltern die Modelle mit nebeneinanderliegenden Sitzen, da so ein immer wiederkehrender Streit über das Sitzen im vorderen Wagen vermieden wird. Beide Varianten sind aber nicht besonders leicht zu manövrieren und schwer zu tragen. Zwillingskinderwagen machen häufiger Probleme mit der Passform im Kofferraum.

Tragehilfen

Da die meisten Babys sehr gerne am Körper getragen werden, manche von ihnen auch am liebsten die ganze Zeit, gibt es den nur zu verständlichen Wunsch nach unterstützenden Tragehilfen. Bei einem kleinen Baby sollten Sie darauf achten, dass es mit angehockten, gespreizten Beinchen und unterstütztem Rücken getragen wird. Die fertigen Tragehilfen gewährleisten oft das Abspreizen der angehockten Beinchen, können aber durch unzureichende Verstellmöglichkeiten den Rücken nicht physiologisch unterstützen. Er muss gestützt, aber nicht gedrückt, eher leicht gerundet sein. Das Köpfchen braucht einen guten Halt. Probieren Sie alle in Fachläden empfohlenen Modelle auf ihre Praktikabilität aus, um zu sehen, was für Sie passt.

Für die Auswahl einer Tragehilfe, eines Kinderwagens oder der »richtigen« Windel kann es hilfreich sein, sich diesbezügliche aktuelle Testergebnisse in »Ökotest« oder »Stiftung Warentest« anzuschauen.

Wickeltasche

Die Wickelausstattung für unterwegs besteht aus zwei bis drei Wegwerfwindeln und einem Handtuch, auf das Sie Ihr Baby legen können. Füllen Sie sich etwas Pflanzenöl in eine kleine Plastikflasche und packen Sie zusätzlich weiches Toilettenpapier oder Papiertaschentücher in die Tasche. Öl- oder Feuchttücher in wiederverschließbaren Packungen erscheinen zwar praktisch, sollten aber wegen der zahlreichen darin enthaltenen Substanzen wie Konservierungsmittel und Parfümstoffe etc. nur in Ausnahmefällen verwendet werden. Ein waschbares Spucktuch aus Baumwolle und eine Wechselgarnitur sind die Rettung, wenn Ihr Baby »leckt«.

Mit Baby unterwegs

Mit dem Baby außer Haus zu gehen erfordert sowohl Planung als auch einiges Zubehör. Sie brauchen:

- einen Auto-Kindersicherheitssitz, falls Sie Ihr Baby im Auto transportieren wollen,

- einen gut gefederten Kinderwagen, dessen Korb so groß ist, dass Ihr Baby darin schlafen und sicher liegen kann, bis es sich nach 6 bis 7 Monaten von allein hinsetzt,

- im Kinderwagen einen Wintersack für die kalte Jahreszeit oder eine dünne Decke für den Sommer,

- ein Insektenschutzvlies für den Kinderwagen und gegebenenfalls einen kleinen Sonnenschirm,

- eine Tragehilfe,

- eine Tasche mit Wickelausrüstung für unterwegs.

SCHLAFENSZEIT

Schlafen ist im Zusammenhang mit Babys ein wichtiges Thema, stellen die Schlafenszeiten am Tag und in der Nacht doch für Sie oft die einzigen Verschnaufpausen dar. Der Schlafplatz sollte so kuschelig wie möglich sein, damit Ihr Baby ihn mag und annimmt.

Gitterbettchen

Als Schlafplatz eignen sich ein Kinderbett oder bewegliche Bettchen wie Wiegen, Stubenwagen oder große Körbe. Wichtig ist, dass an allen Schlafplätzen eine ausreichende Luftzirkulation möglich ist. Das heißt, der Luftaustausch sollte nicht durch »Nestchen« oder »Kopfschutz« beeinträchtigt werden. Während Sie die beweglichen Bettchen in der Anfangszeit immer dahin mitnehmen können, wo Sie sich gerade aufhalten, steht ein Kinderbett immer an einem festen Ort, möglichst in Ihrem Schlafzimmer.

Ihr Baby wird nicht länger als drei bis vier Monate in einen beweglichen Stubenwagen passen. Die Anschaffung eines Kinderbettes steht also früher oder später sowieso an.

An diesem Bettchen sollte es keine überstehenden Teile oder scharfe, spitze Kanten geben. Der Abstand zwischen den Gitterstäben sollte zwischen 4,5 und 6,5 Zentimeter betragen, damit Ihr Baby weder stecken bleiben noch durchrutschen kann. Achten Sie auch auf einen stabilen Lattenrost. Wenn das Bettchen höhenverstellbar ist, verhindert ein Mindestabstand von 30 Zentimetern zwischen dem Boden des Bettes und der Oberkante des Gitters, dass Ihr Baby unversehens herauspurzelt. Bei der niedrigsten Position sollte dieser Abstand mindestens 60 Zentimeter betragen, damit auch die etwas älteren Klettermaxen nicht darübersteigen können. Die Lackierung des Bettes und der Gitterstäbe sollte »speichelfest« (deutsche Spielzeugnorm) sein.

Matratze

Bei der Auswahl der Matratzen gibt es viele Möglichkeiten. Es gilt allerdings, ein paar wichtige Sicherheitshinweise zu berücksichtigen. Achten Sie darauf, dass die Matratze schadstofffrei ist. Die Matratze muss fest im Rahmen des Bettchens, des Wagens oder der Wiege liegen, damit sie sich nicht verschieben kann. Der Körper Ihres Babys sollte nicht tiefer als zwei Zentimeter in die Matratze einsinken können. Sie sollte also relativ fest sein.

Schlafsack

Beziehen Sie das Bettchen mit einfachen Laken und legen Sie als Schutz für ein Spuckbaby höchstens eine dünne Mullwindel unter das Köpfchen. Babys brauchen keine Kopfkissen. Als Nachtkleidung reichen Windel, Body oder zweiteilige Unterwäsche bei Stoffwindel-Wickelsystemen, ein Schlafanzug – entsprechend der Raumtemperatur – und ein Schlafsack, der als Deckenersatz dient.

Bettdecken werden nicht mehr empfohlen, da sie zu Überwärmung führen können. Außerdem könnte Ihr Baby sich die Decke über den Kopf ziehen. Der Schlafsack muss zur Größe Ihres Babys passen. Die Halsöffnung sollte nicht größer als das Köpfchen sein. Die Öffnung für die Arme sollte nicht so groß sein, dass Ihr Baby hineinrutschen kann. Zur Größenbestimmung des Schlafsackes berechnen Sie die Körperlänge Ihres Babys minus der Kopflänge und zählen zehn Zentimeter hinzu, damit es noch ein bisschen hineinwachsen kann. Besonders praktisch sind Modelle, bei denen der Reißverschluss von unten geöffnet werden kann, damit Sie Ihr Baby beim Wickeln nicht komplett ausziehen müssen.

Solange Ihr Baby die Beinchen noch nicht ablegen kann, ist dies eine Belastung für die Bauchmuskulatur, die dann das Gewicht der Beine halten muss. Daher ist es hilfreich, ein zusammengerolltes Handtuch unter die Beinchen zu legen.

In einem großen Kinderbett können Sie Ihr kleines Baby so an das Fußende legen, dass die Füßchen Kontakt spüren, der sie an die Zeit in der Gebärmutter erinnert.

Bei den Eltern schlafen

Es wird empfohlen, ein Baby in den ersten ein bis zwei Jahren im Elternschlafzimmer schlafen zu lassen. Ihre Gegenwart und Ihre rhythmischen Schlafgeräusche fördern anscheinend den Schlaf Ihres Babys. Die Schlafforschung weiß zwar noch nicht genau, warum dies so ist. Es wird aber vermutet, dass eine gewisse Geräuschkulisse den Babys aus ihrem Leben im Bauch vertraut sein könnte.

Waschbare Bezüge senken das Allergierisiko!

Hauptverursacher von Allergien sind Hausstaubmilben und Schimmelpilze. Achten Sie daher auf abnehmbare Matratzenbezüge, die Sie bei mindestens 60 Grad waschen können.

Babys schlafen anders als wir. Sie verbringen bis zu 70 Prozent in einem Traumschlaf. Bei uns Erwachsenen dagegen macht die Traumphase nur etwa ein Viertel unseres Schlafes aus. Babys müssen erst einmal lernen, längere Zeiten am Stück zu schlafen. Denn die meisten tauchen immer wieder aus dem Schlaf hoch und verlangen dann nach der Nähe und Sicherheit einer vertrauten Person. In der Stillzeit ist es angenehm, nicht so weit bis zu Ihrem Baby laufen zu müssen. Außerdem ist eine gemeinsame Kuschelzeit in Ihrem Bett beim morgendlichen Wachwerden besonders einfach, wenn Sie nur ins Nachbarbettchen greifen müssen.

Wenn Ihr Baby in den ersten Lebenswochen sehr unruhig ist und Sie alle nur dann Schlaf finden, wenn es nah bei Ihnen liegt, sind folgende Hinweise wichtig:
- Ihr Baby nur in Rückenlage betten.
- Kein Mützchen im Bett anziehen.
- Ihr Baby im eigenem Schlafsack schlafen lassen; auf keinen Fall unter Ihrer Decke.
- Ihr Baby nicht zwischen Ihnen schlafen lassen.
- Kein Kissen darf das Köpfchen Ihres Babys bedecken.
- Die Matratze sollte nicht zu sehr nachgeben – also kein Wasserbett oder Sofa.
- Das Baby immer im eigenen Bettchen schlafen lassen, wenn Sie rauchen, Alkohol trinken, Drogen, Beruhigungs- oder Schlafmittel einnehmen.

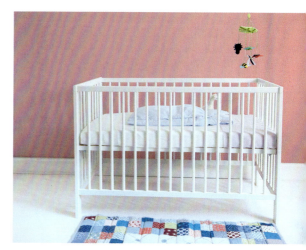

Am besten schläft Ihr Baby in Ihrer Nähe. Schlafsack, Rückenlage und ein Bett ohne Nestchen sorgen für Sicherheit.

Zubehör für süße Babyträume

Als sinnvolle Besorgungen für diese wertvolle Zeit, die Ihr Baby zum Wachsen braucht, gelten folgende Dinge:

- ein Kinderbett, ein Stubenwagen, ein großer luftdurchlässiger Korb oder eine Wiege – am besten ohne Nestchen, Betthimmel oder Umrandung,

- eine dafür passende Matratze mit abnehmbaren und waschbaren Matratzenbezügen,

- eventuell eine dickere Moltonauflage als Matratzenschutz,

- zwei Bettlaken,

- vier Mullwindeln als Unterlage am Kopfende für kleine »Spuckspechte«,

- zwei Babyschlafsäcke ohne Ärmel und Kapuze,

- eventuell ein zusammengerolltes Handtuch zur Lagerung der Beinchen.

Das ideale Babyzimmer

Wenn Sie Überlegungen zum perfekten Babyzimmer anstellen, sind folgende Hinweise nützlich, um diesem Ideal nahezukommen:

- Das Zimmer sollte groß genug sein, dass Ihr Baby und Kleinkind ausreichend Platz zum Spielen hat.

- Der Raum sollte möglichst hell sein und über eine gute Beleuchtung verfügen.

- Dann wäre es wunderbar, wenn der Raum ruhig läge und immer mit sauberer, frischer Luft gelüftet werden könnte. Sollte er aber zu einer befahrenen Straße hin liegen, können schalldichte Fenster Abhilfe schaffen; lüften Sie während verkehrsarmer Zeiten.

- Wenn Sie Wände, Türen oder Fenster streichen, achten Sie auf schadstoffarme Bauprodukte, zum Beispiel solchen mit einem »Blauen Engel« (www.blauer-engel.de).

- Statten Sie das Babyzimmer mit einem gesunden Bodenbelag aus, der gut zu reinigen ist. Zu »gesunden Bodenbelägen« gehören unter anderem Holzböden, Linoleum- und Korkböden sowie manche niedrigflorige Teppichböden. Falls ein Bodenbelag verklebt werden muss, achten Sie auf den »Blauen Engel«.

- Lüften Sie das Babyzimmer nach Renovierungsmaßnahmen ausgiebig (mindestens zwei bis drei Wochen).

- Falls Türen Ihres Babyzimmers großflächig aus Glas bestehen, achten Sie auf Bruchsicherheit.

- Wählen Sie Möbel, die Ihnen auch selbst gefallen, da Sie sich in den ersten Jahren viel im Kinderzimmer aufhalten werden. Denken Sie bei der Auswahl daran, dass die Möbel nicht nur schön, sondern auch praktisch sein sollten. Nicht nur für Kleidung, Windeln und Pflegeutensilien sollte ausreichend Platz sein, auch Spielsachen und Bücher werden bald Einzug halten.

- Der Boden sollte möglichst warm sein. Entweder durch eine Fußbodenheizung oder einen dicken Teppich aus einem Naturmaterial. Denn noch bis weit ins dritte und vierte Lebensjahr hinein wird sich das meiste hier auf dem Boden abspielen.

- Gestalten Sie den Raum wohnlich mit lieb gewonnenen Accessoires, mit Fotografien von Ihnen und Ihrem Partner und fröhlichen Bildern. Ihr Kind kann so von Anfang an Ihre Wertschätzung und Liebe spüren.

- Denken Sie daran, vor dem Krabbelalter Steckdosensicherungen einzusetzen.

- Falls Sie Schwierigkeiten haben sollten, Informationen über die von Ihnen ausgesuchten Baustoffe zu erhalten, nutzen Sie den vom Umweltbundesamt entworfenen Musterbrief. So können Sie die Herstellerfirmen auffordern, Ihnen die gewünschten Informationen zu geben.

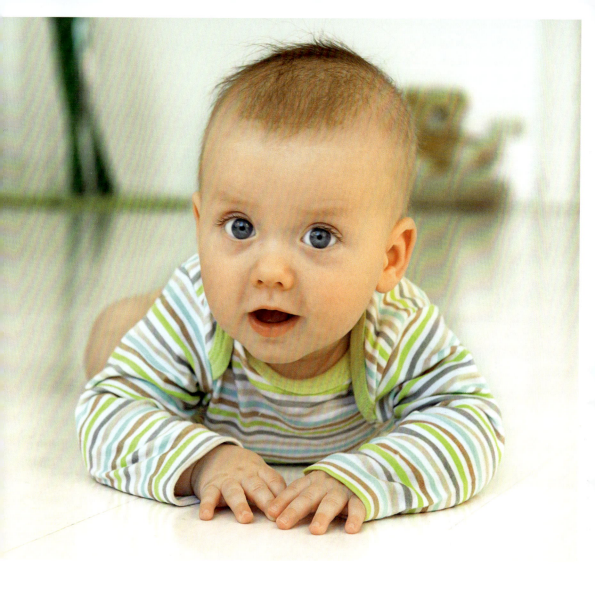

Die Entwicklung

DIE SPRACHE IHRES BABYS

Sie sind die Menschen, die Ihrem Baby Nähe, Schutz, Geborgenheit und Sicherheit geben und damit den Grundstein für eine vertrauensvolle und verlässliche Beziehung legen. Wenn Sie Ihrem Baby von Anfang an viel Nähe und Zuwendung schenken, wird Ihr Kind eine tiefe emotionale Beziehung zu Ihnen entwickeln, sich unterstützt fühlen und seine Neugier aufs Leben und seinen Forscherdrang gut entwickeln können. Anfangs verstehen Sie Ihr Baby vielleicht nicht immer, weil es einige Instrumente der Kommunikation noch lernen muss. Aber durch Beobachtung und den täglichen Umgang werden Sie seine Persönlichkeit immer besser kennenlernen. Je mehr Zeit Sie miteinander verbringen, je öfter Sie Ihr Baby tragen und mit ihm spielen, desto leichter wird es für Sie sein, Ihr Kind zu verstehen.

Der Kontakt und Austausch mit ihm wird in den ersten Lebensmonaten ein spannendes Voneinanderlernen sein. Einige Kommunikationsmöglichkeiten hat Ihr Baby schon während seines Lebens im Bauch entwickelt. Diese wird es nach der Geburt vervollkommnen. Sie werden sehen, dass es schon von den ersten Lebensstunden an hören und auch zuhören kann. Schließlich nimmt es bereits seit dem fünften Schwangerschaftsmonat Ihre Stimme, die seiner Geschwister und aller in Ihrem Haushalt lebenden Menschen wahr. Später wird es auf Ihre Ansprache mit Lauten und Tönen reagieren, noch später Worte bilden. Auch Sehen und fokussieren kann Ihr Baby von Anfang an – am besten in einem Abstand von 25 Zentimetern.

Bis ein Baby dieselben Worte benutzt wie die Menschen in seiner Umgebung, seine Gefühle verbal ausdrücken und Geschichten nacherzählen kann, vergeht die doch recht lange Zeit bis zum sechsten Lebensjahr. Die einzelnen Etappen bis dahin verlaufen in unterschiedlichem Tempo. Untersuchungen zeigen, dass Mädchen sich mit der Sprachentwicklung sehr viel leichter tun und diese Fähigkeit deutlich schneller erwerben. Sie können Ihr Baby von Anfang an unterstützen, wenn Sie ihm einfach alles, was Sie mit ihm unternehmen – vom Anziehen über das Füttern bis zum Spazierengehen –, erzählen. Singen Sie viel mit Ihrem Kind und lesen Sie ihm kleine Reime vor. In Bilderbüchern können Sie gemeinsam Seiten anschauen und die abgebildeten Objekte benennen, am besten immer und immer wieder. Denn Ihr Kind lernt das Sprechen am leichtesten durch häufige Wiederholungen und mit einer gehörigen Portion Spaß dabei.

Die wichtigsten Lernschritte

- Im ersten Lebensmonat wird sich Ihr Baby vor allem durch lautes Schreien und Weinen ausdrücken.
- Zwischen der sechsten bis achten Lebenswoche können Sie die ersten Tönchen hören. Oft ein »Grrr« oder »Öröö«.
- Ab dem dritten Monat schreit Ihr Kind zielgerichtet. Sie werden als Eltern erkennen, ob Hunger, Schmerzen oder Reizüberflutung die Ursache sind. In ruhigen wachen Momenten brummt, brabbelt, quietscht und kreischt Ihr Baby und versetzt Sie damit in Entzücken. Einige Babys versuchen sich auch schon an Vokalen wie »i« und »a«.
- Ihr Baby wird zwischen dem siebten bis neunten Lebensmonat mit Brabbeln und Plappern weiter experimentieren und Silbenketten wie »ba-ba-ba-ba« üben, die noch etwas später zu Silbenverdoppelungen werden. So hört sich zum Beispiel »ba-ba« schon ganz wie Papa an ... !
- Zwischen dem neunten bis dreizehnten Lebensmonat werden daraus erste Worte entstehen mit richtigen oder symbolischen Bedeutungen wie »Mama« oder »Wau-Wau« für einen Hund.

Sprechen und Verstehen von Sprache

Die Sprachentwicklung beginnt eigentlich schon im Mutterleib. Vom Tag seiner Geburt an lernt Ihr Baby zu verstehen, was Sie ihm sagen möchten. Es erfasst Ihre Stimmung am Klang Ihrer Stimme, es hört Satz- und Wortmelodie und nach vielen Wiederholungen begreift es die Bedeutung einzelner Worte. Die Fortschritte in den nächsten Monaten sind rasant: Mit sechs bis acht Wochen bekommen Sie abgesehen vom Weinen die ersten kleinen Töne von Ihrem Baby zu hören. Im Alter von vier Monaten versteht Ihr Baby all die spezifischen Sprachmuster, die zu seiner Muttersprache gehören. Dann beginnt auch das Brabbeln, eine Lautbildung von hauptsächlich aus Vokalen bestehenden Wiederholungsschleifen. Im Alter von vier bis fünf Monaten können viele Eltern beobachten, dass ihre Kinder schon reagieren, wenn sie mit ihrem Namen angesprochen werden. Selbst kleine Dialoge können stattfinden. Sie sprechen Ihr Baby an, und es wird in seiner Sprache antworten. Diese Fähigkeit wird mit acht bis neun Monaten verfeinert. Die Dialoge werden länger, es stehen deutlich mehr Laute und Tonvariationen zur Verfügung, und Ihr Baby spricht in Doppelsilben und Silbenketten wie »la-la-la-la« oder »mam-mam« zu Ihnen.

Erstes Lächeln

Mit jedem Tag fällt es Ihrem Baby leichter, mit seiner Umwelt, speziell mit Ihnen als seinen Eltern, in Kontakt zu treten. Nach dem ersten wichtigen Blickkontakt bei seiner Geburt überrascht Sie mit vier bis sechs Wochen das erste Lächeln, das Sie dahinschmelzen lässt. Eine beglückende und unvergessliche Erfahrung! Sie können daran erkennen, dass Ihr Baby um Ihre liebevolle Zuwendung wirbt. Zu diesem Zeitpunkt werden Sie auch seine Stimmungen und Bedürfnisse besser interpretieren können. Vielen Müttern und Eltern bringt das eine große Erleichterung.

Dieses Engelslächeln im Schlaf werden Sie schon bald an Ihrem Schatz beobachten können.

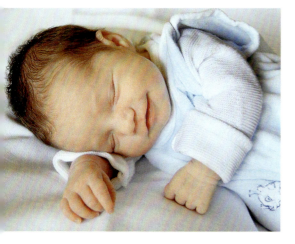

Wie sich Ihr Baby fühlt

Die neueren Erkenntnisse der Säuglingsforschung gehen davon aus, dass selbst Neugeborene von Anfang an signalisieren können, wann sie Kontakt wünschen und wann sie Zeit zur Verarbeitung des Erlebten brauchen. Es ist daher besonders wichtig, dass Eltern ihr Baby von Anfang an genau beobachten, um zu verstehen, welche Signale es aussendet. Wenn diese erste Form der Kommunikation gut funktioniert, ist das für die Kinder ein großes Geschenk: Sie entdecken, dass sie von Anfang an die Fähigkeit zur Selbstregulation besitzen, und können so ein erstes inneres Gleichgewicht entwickeln.

Eltern, die sich diese Zusammenhänge bewusst machen, können von Anfang an fördernde Bedingungen für ihr Baby schaffen. Auch wenn jedes Kind sich individuell ausdrückt, werden in den ersten Lebenswochen bei allen Babys sechs Bewusstseinszustände beobachtet, die zeigen, was es gerade zu bewältigen hat:

1. Im Zustand des tiefen Schlafens liegt Ihr Baby ganz ruhig, nicht einmal die Pupillen unter den geschlossenen Lidern bewegen sich. Es atmet ruhig und regelmäßig (manchmal schwer erkennbar) in einer oft etwas gebeugten Haltung mit geöffneten Händchen. Es lässt sich durch (fast) nichts beim Schlafen stören.

2. Im REM-Schlaf (Abkürzung für »rapid eye movements« – schnelle Augenbewegungen unter geschlossenem Augenlid) können Sie beobachten, dass Ihr Baby kleine Grimassen zieht, zuckt, mal schnell und mal langsam atmet und manchmal kleine Atempausen macht. Der Körper ist entspannt, und kurz darauf zucken Arme und Beine, oder die Händchen öffnen und schließen sich. In dieser Phase verbinden sich Netze und Schaltstellen im Gehirn. Im Köpfchen arbeitet es.

3. Im Zustand des Dösens, einem Übergangszustand zwischen Wachsein und Schlafen,

werden Sie leicht geöffnete und wieder geschlossene Augen sehen. Ihr Baby bewegt Arme und Beine und entspannt sich kurz darauf. Die Atmung ist flach und schnell und Sie beobachten einen Wechsel zwischen sehr lebendigen Bewegungen und entspanntem Muskeltonus. Wenn Sie diesen Zustand nach einer Wachphase beobachten, ist es gut für Ihr Baby, alle Stimulation runterzufahren und ihm das Einschlafen zu ermöglichen.

4. Wenn Ihr Baby in der Phase des Wachseins und der Aufmerksamkeit angekommen ist, zeigt es dies mit leicht geöffneten Augen, offenem Mund, der manchmal leicht nach vorn gespitzt ist, und leicht angehobenen Augenbrauen. Es atmet ruhig, bewegt sich wenig und hat einen leicht gespannten Muskeltonus. Ihr Baby ist jetzt an Ihnen und der Umgebung sehr interessiert und findet Zuwendung und Anregungen nicht schlecht. Dies ist für Sie und Ihr Baby oft eine sehr beglückende Phase.

5. Wenn Ihr Baby quengelt, bedeutet dies, dass es zwischen dem Wachsein und starker Unruhe steckt. Dieser Zustand zeigt, dass es vielleicht erschöpft und müde ist, Hunger verspürt oder eine neue Anregung braucht. Ihr Baby ist jetzt angespannt, die Atmung ist unregelmäßig und es bewegt sich sehr viel. Wenn es schon gelernt hat, sich selbst zu regulieren, wird es vielleicht seine Hände auf den Körper legen oder zusammenlegen, um sich selbst zu spüren, sich wegdrehen oder wegschauen oder an der Hand nuckeln. Sie können in dieser Phase versuchen, Ihr Baby durch Ansprache wieder zu einem Aufmerksamkeitszustand zu verhelfen oder die Selbstregulation durch Körperkontakt und Kuscheln zu fördern. Wenn dies nicht gelingt, folgt die sechste Phase.

6. Das ununterbrochene Schreien zeigt Ihnen, dass Ihr Baby sich in einem Erregungszustand befindet, der es in Stress und Unbehagen versetzt. Es ist angespannt, bewegt sich unkoordiniert, öffnet und schließt die Augen und atmet schnell und unregelmäßig. Manchmal können Sie auch kurze Momente des Abschlaffens beobachten, an die sich erneut heftiges Schreien anschließt. Dies ist das eindeutige Signal, dass Ihr Baby Sie braucht! Durch Halten, Ansprache und Körperkontakt helfen Sie Ihrem Baby sich zu beruhigen und diesen heftigen Erregungszustand auszugleichen.

Kindliche Signale verstehen

Ihr Baby wird Ihnen mit seinem Blickverhalten und seiner Mimik ein wichtiges Signal aussenden. Wenn es Ihren Blick sucht, wissen Sie, dass es gerne Kontakt mit Ihnen haben möchte. Wenn es keinen Kontakt sucht oder sogar den Blick abwendet, spricht auch dies eine eindeutige Sprache. Ihr Schatz braucht dann etwas Ruhe und muss sich erholen. Babys in den ersten Lebenswochen werden meistens nach fünf bis zehn Minuten müde. Wenn Ihr Kind dann sechs Monate alt ist, kann es gut 30 Minuten ganz aufmerksam sein.

Ihr Baby erkennt Sie wieder

Wenn Ihr Kind drei bis vier Monate alt ist, wird es Sie eindeutig von anderen Menschen unterscheiden können. Mit einem halben Jahr wird der Gesichtsausdruck des Gegenübers immer wichtiger, und ab jetzt werden auch nur noch Menschen angelächelt, die freundlich schauen. Bei den Erforschungstouren in den folgenden Monaten durch Haus, Garten und Wohnung wird Ihr Kind immer wieder Ihren Gesichtsausdruck prüfen und sich freuen, wenn es Zustimmung, Stolz und Ermunterung darin liest. Ebenso wird es aber auch einen Sinn dafür entwickeln, wenn Sie mit seinem Tun nicht einverstanden sind – aber leider nicht immer danach handeln.

DAS EMOTIONALE UND SOZIALE GEHIRN IHRES BABYS

In den ersten Lebensmonaten geht es für Ihr Baby vor allem darum, alle Informationen und Anregungen so zu verarbeiten, dass sie ihm sein Leben lang zum Abrufen bereitstehen. Sofort nach der Geburt werden die Sinne Ihres Babys mit Informationen überflutet. Das Gehirn wird dadurch zu einer immensen Entwicklungsarbeit angeregt. Nervenzellen verbinden sich mit anderen Zellen und aktivieren so die Gehirnstruktur in verschiedenen Bereichen. Sie helfen Ihrem Kind aktiv bei dieser Arbeit, wenn Sie es ansprechen, halten und für es singen. Die Gehirnentwicklung, das Aktivieren und Vernetzen der unterschiedlichen Nervenbahnen sind die Voraussetzungen für alle weiteren Entwicklungsschritte. Im ersten Lebensjahr verdoppelt sich die Größe des Gehirns und benötigt für diese enorme Leistung rund 60 Prozent der Energie aus der gesamten Nahrungszufuhr.

Am Anfang des Lebens sind erst einmal die Überlebensgefühle entwickelt, die wir in unserer früheren Entwicklung als Säuger brauchten. Diese Gefühle sind notwendige Signale, die vor inneren und äußeren Gefahren warnen. Wut und Trennungsangst gehören dazu. Aber auch Freude, Ekel und Angst. Wir brauchten sie vor vielen, vielen Jahrhunderten, um in der Nähe unserer Eltern zu bleiben, damit keine Feinde uns verschleppen oder fressen konnten.

Die Säuglingsforschung spricht bei diesen Gefühlen von Basisemotionen, die Babys mit ihrem Gesichtsausdruck sehr klar kundtun. Diese mimischen Kommunikationsmittel bringen Babys mit auf die Welt, und sie werden universal verstanden.

Um verständnisvoll und feinfühlig auf Ihr Baby eingehen zu können, brauchen Sie Zeit miteinander. Zeit, in der Sie Ihrem Baby mit großer Offenheit begegnen und versuchen, seine Sprache und seinen Ausdruck zu verstehen, um dann sofort darauf reagieren zu können. So beginnen Sie einen Dialog, bei dem Sie beide voneinander lernen und bei dem Ihre Feinfühligkeit und Ihr Verständnis Ihrem Baby klarmachen, dass Sie immer für es da sind.

So tritt Ihr Baby mit Ihnen in Kontakt und zeigt seine Gefühle

Die ersten Lebenswochen
Ihr Baby nimmt wahr, wie es sich gerade fühlt, und kann dies auch differenziert deutlich machen. Wenn es Kontakt wünscht, wird es mit einem offenen, interessierten Blick zeigen, dass es sich gerade konzentrieren kann. Es atmet ruhig, ist rosig, wendet sich Ihnen zu und hat ruhige Bewegungen. Der Körper fühlt sich weich, leicht gespannt und gleichzeitig anschmiegsam an, und so zeigt es, dass es gern etwas kennenlernen möchte. Wenn es sich sehr wohl fühlt, sehen Sie ein Lächeln.

Wenn Ihr Baby gerade keinen Kontakt wünscht, ist der kleine Körper ganz unruhig oder etwas schlapp. Es blinzelt oder reibt sich die Äuglein, nuckelt am Fäustchen oder hält sich an Ihnen oder sich selbst fest. Oft führen die Babys dann auch Hände und Füße zueinander, um sich selbst zu spüren. Einen angewiderten Gesichtsausdruck können Sie beobachten, wenn es Ekel empfindet. Das passiert beispielsweise, wenn Vitamin-K-Tropfen in den Mund geträufelt werden (die schmecken bitter!). Ein Erschrecken erkennen Sie, wenn Ihr Baby Augen und Mund weit aufreißt. Auch Unwohlsein kann es mit einem bekümmerten Gesichtsausdruck anzeigen.

Sechste Lebenswoche bis dritter Monat
Ihr Baby kann Interesse und Neugier zeigen. Es wird es lieben, wenn es von Ihnen freundlich angeschaut und angesprochen wird. Das

Gefühl dahinter versteht es zwar noch nicht, aber es freut sich darüber und wird mit seinen ersten Tönchen und Lächeln fröhlich reagieren. Warten Sie ruhig darauf, dass Ihr Kind Ihnen »antwortet« – auch wenn Sie etwas auf ein Tönchen warten müssen. Nur so kann ein Dialog entstehen.

Dritter bis vierter Lebensmonat

Nun kann Ihr Baby auch Gefühle wie Ärger und Traurigkeit spüren und zeigen. Es verfeinert seine emotionalen Fähigkeiten, indem es im Spiel mit Ihnen immer mehr Aufmerksamkeit fordert. Sie werden manchmal eindeutig fordernde Tönchen vernehmen. Es möchte dann, dass Sie es anschauen und auf es reagieren. Es versucht, Ihren Blick durch Anlächeln und längeres Fixieren zu halten. Es nimmt Einfluss auf die Gestaltung Ihres Kontakts, indem es den Blickkontakt vermeidet oder wegschaut, wenn es keine Lust mehr am Spiel hat.

Auch wenn der mimische Ausdruck Ihres Babys zeigt, dass es gerade intensive Gefühle und Empfindungen erlebt, heißt das nicht, dass dies bewusst stattfindet oder Ihr Baby diese Gefühle selbst regulieren könnte.

Für diese Art der Selbststeuerung müssen erst Verbindungen im Gehirn entstehen, die für höhere, verstandesmäßige Leistungen zuständig sind. Erst nach einem halben Jahr kann eine stärkere Vernetzung in den Gehirnarealen beobachtet werden, die später für das Verarbeiten von Gefühlen und die Entwicklung von Mitgefühl verantwortlich sind. Und die Fähigkeit, seine Gefühle aktiv zu steuern, bildet sich erst um den ersten Geburtstag ganz allmählich heraus. Dies ist eine Entwicklung, die bis weit ins Grundschulalter und darüber hinaus andauert.

Was soll Ihr Baby also machen, wenn es beginnt, starke Empfindungen zu spüren, und sich selbst aber noch nicht aus diesem Zustand befreien kann? Es braucht Sie als Vorbild und Unterstützung! Sie können ihm helfen, wieder zur Ruhe zu kommen, und ihm zeigen, dass es mit seinen Gefühlen ernst genommen wird. Am besten gelingt dies, wenn Sie ihm beständig mit liebevoller Gelassenheit begegnen können. Geben Sie Ihrem Baby Nähe und Trost: Nur so wird es mit der Zeit lernen, selbst mit seinen zum Teil starken Gefühlen klarzukommen.

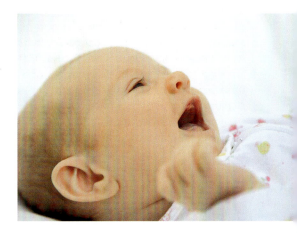

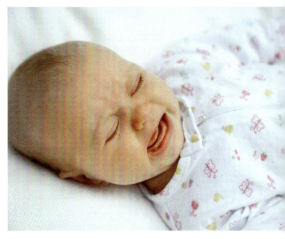

Auch ganz kleine Babys können durch ihre Mimik schon zeigen, wie sie sich fühlen.

Prägende Gefühle

Der Verstand eines Menschen ist ein ganzes Leben lang formbar und lernfähig. Unsere anfänglichen emotionalen Erfahrungen prägen uns für unser ganzes Leben. Und so ist die emotionale Entwicklung Ihres Babys stark mit den Erfahrungen mit anderen Menschen verknüpft. Wir leben als Eltern unseren Babys vor, was sie in bestimmten Situationen fühlen sollen. Um Gefühle zu erlernen, nutzt das menschliche Gehirn die Spiegelneuronen – durch das Beobachten einer Handlung oder Situation werden die entsprechenden Gefühle ausgelöst und verknüpft, ohne dass das Baby selbst diese Situation erlebt hat. Babys wollen (sozusagen als menschliches Grundbedürfnis) geliebt, angenommen, respektiert und verstanden werden. Wenn Ihr Baby dies von Anfang an fühlt, wird es zu einem starken und selbstbewussten Menschen heranwachsen können. Die Art und Weise, wie Sie als Eltern mit Ihren eigenen Bedürfnissen und Gefühlen, aber auch wie Sie miteinander umgehen, ist dem Baby Vorbild für sein eigenes Gefühlsleben.

DIE PERSÖNLICHKEIT IHRES BABYS

Ihr Baby hat seine eigene individuelle Persönlichkeit. Vielleicht haben Sie das bereits während der Geburtsarbeit festgestellt. Aber spätestens nach der Geburt werden Sie Vorlieben und Abneigungen Ihres Babys und seine sehr eigenen Reaktionen auf Sie und auch auf die Umwelt entdecken können.

Einer der wirklich spannenden Aspekte des Elternseins ist es, die besonderen Verhaltensweisen Ihres Babys zu kennen und auf eine Weise zu reagieren, wie es kein anderer kann. Anfangs verstehen Sie Ihr Baby vielleicht nicht immer. Aber durch Beobachtung und den täglichen Umgang werden Sie seine Persönlichkeit so gut kennenlernen wie niemand sonst.

Je mehr Zeit Sie miteinander verbringen, Ihr Baby tragen und mit ihm spielen, desto leichter wird es für Sie, mit ihm zu kommunizieren. Einige Babys mögen in den Armen gewogen, andere wollen eher ruhig gehalten werden. Manche fühlen sich wohl, wenn sie fest in ein Tuch gewickelt werden, andere mögen mit ihren Händen und Füßen immer strampeln können. Einige schimpfen bei einer vollen Windel und fühlen sich erst wohl, wenn diese gewechselt wurde. Anderen macht eine volle Windel gar nichts aus, und sie schimpfen nur, weil sie schon wieder gewickelt werden. Am Temperament Ihres Babys wird sich auch sein Verhalten orientieren.

In der Anfangszeit kann es Ihnen vielleicht helfen, verschiedene Abläufe im Sorgen um Ihr Baby auszuprobieren, bis Sie wissen, was ihm am besten gefällt. Wenn Ihr Baby viel schreit, kann es sein, dass es sehr sensibel und empfindlich auf Reize reagiert. Sensible Babys haben häufig Probleme, einen einigermaßen regelmäßigen Still-, Fütterungs- oder Schlafrhythmus zu finden. Falls Ihr Baby dieses Temperament besitzt, wird es sich wahrscheinlich in entspannter, vertrauter, ruhiger Atmosphäre wohler fühlen als in einer fremden und stark stimulierenden Umgebung. Versuchen Sie dann, Ihr Baby nicht zu überfordern und ihm viel Zeit zu lassen, wenn es neue Menschen und Situationen kennenlernen soll.

Ein ruhiges, oft als »leicht im Umgang« bezeichnetes Baby wird sich schnell an neue Umgebungen und Menschen gewöhnen. Auch Schlaf- und Stillprobleme kommen selten vor. Bei diesen kleinen Menschen besteht aber auch die Gefahr, dass eine Überreizung auftritt, eben weil sie so »pflegeleicht« sind. Diese Babys werden nicht viel weinen, sondern sich eher in sich hineinverkriechen und kein Interesse an der neuen Situation zeigen. Wenn Sie dies beobachten, braucht Ihr Baby vielleicht eine Pause in einer ruhigen Umgebung.

Die soziale Entwicklung

Für ein gut funktionierendes Miteinander ist es wichtig zu verstehen, was in anderen Menschen vorgeht. Durch Sie als feinfühlige Eltern lernt Ihr Baby in den ersten Lebensjahren, wie es sich anfühlt, verstanden zu werden. Es lernt, dass sein Schreien dazu führt, dass seine Eltern ihm Nahrung geben, es trösten und auf den Arm nehmen. Es lernt, dass Sie sich freuen und es »anhimmeln« und liebevoll knuddeln, wenn es Sie anlächelt. Und nach zehn bis elf Monaten wird Ihr Baby in Ihr Gesicht schauen, um zu sehen, wie Sie sich fühlen. Es lernt also, sich in andere Menschen hineinzufühlen und in seiner weiteren Entwicklung auch die Wünsche und Vorhaben und Wahrnehmungen anderer Menschen zu verstehen. Die Entwicklungsschritte auf dem Weg der sozialen Entwicklung sind in den ersten Monaten folgende:

- Mit drei Monaten lächelt Ihr Baby bekannte und fremde Gesichter an.
- Mit sechs Monaten freut sich Ihr Baby über Kontakt mit anderen Kindern.
- Mit zirka acht bis neun Monaten fremdelt Ihr Baby.
- Mit zwölf Monaten weint Ihr Baby bei der Trennung von Ihnen.
- Es erprobt gemeinsam mit Ihnen Ursache und Wirkung (z. B. Lichtschalter).
- Ihr Baby lernt und beherrscht Geben-und-Nehmen-Spiele.
- Es spielt parallel mit Ihnen und anderen Kindern.
- Es lernt, Grenzen auszutesten.

DENKEN

Das Denken Ihres Babys entwickelt sich nach neueren Forschungsergebnissen aus einem Wechselspiel von mitgebrachten Fähigkeiten, körperlichen Reifungsprozessen und ständig wachsenden Erfahrungen, die es mit Ihnen und seiner Umwelt macht.

Der Geist ist durch die Geschichte der menschlichen Entwicklung von vornherein darauf vorbereitet, bestimmte Informationen auf besondere Weise zu verarbeiten. Das Gehirn eines Babys reift also nicht im luftleeren Raum. Es ist auf Anregungen angewiesen, um sich in der biologisch vorgesehenen Weise entfalten zu können. Babys sind daher keine Datensammler, die ihre Erfahrungen mit der Lebenswelt ungefiltert abspeichern. Man geht heute davon aus, dass ein Baby bereits über definierbare Grundstrukturen der Informationsverarbeitung verfügt. So kann es mit drei Monaten das Erinnerungsvermögen kurzzeitig aktivieren und mit sechs bis acht Monaten Alltagsdinge wiedererkennen und unterscheiden.

WILLE

Nach der Geburt fühlen Babys sich als Einheit mit ihren Eltern und haben keinen eigenen Willen als Individuum. Aber mit der Zeit, wenn Ihr Baby verschiedene körperliche, geistige und emotionale Fähigkeiten erlangt hat, beginnt es herauszufinden, dass es eine eigene Person ist, und in zunehmendem Maße möchte es die Dinge auf seine Weise machen. Mit ungefähr vier Monaten machen sich die ersten Zeichen für eine beginnende Unabhängigkeit bemerkbar. Zu dieser Zeit stellt Ihr Baby fest, dass es schreien kann, um Ihre Aufmerksamkeit zu erregen. Das ist für Ihr Baby der erste Schritt zu erkennen, dass es einen eigenen Willen und sein Verhalten Auswirkungen auf andere hat. Und das natürlich insbesondere auf Sie.

Das Erkennen von dem, was es will oder partout nicht will, wird es in einfachen Taten zum Ausdruck bringen. Anfangs ist Ihr Baby dabei oft launisch und unentschlossen. So kann es

vorkommen, dass Ihr zehn Monate altes Baby einen Gemüsestick, den Sie ihm anbieten, mit energischem Gesichtsausdruck wegschiebt und wenige Minuten später aber dafür einen Obststick, der auf dem Tisch liegt, unbedingt haben will.
Um einen gesunden Willen zu entwickeln, braucht Ihr Baby das Gefühl, dass es von Ihnen wirklich ernst genommen wird. Damit ermöglichen Sie die Grundvoraussetzung für einen starken Willen, der eine unschätzbare Basis für ein glückliches Leben ist. Ohne diesen starken Willen wird es schwer sein, sich im Leben durchzusetzen.

MOTORISCHE ENTWICKLUNG

Ein Baby entwickelt sich in seinem ersten Lebensjahr von einem abhängigen, eher hilflos wirkenden Wesen zu einem Kind, das laufen kann, verbal und nonverbal kommuniziert und Bindungen aufgebaut hat zu seinen wichtigsten Bezugspersonen. Diese Entwicklungsschritte sind sinnvoll aufeinander aufgebaut und werden in unterschiedlichen Zeitabläufen von fast allen Kindern durchlaufen. Dieses eigene Tempo ist in einem gewissen Rahmen, der nicht als Entwicklungsverzögerung angesehen werden muss, sehr wichtig für die Kinder. Versuchen Sie, nicht in den so häufig zu beobachtenden Wettbewerb um die Fähigkeiten Ihrer Kinder einzusteigen. Eine indische Weisheit besagt, dass der Reis nicht schneller wächst, wenn man daran zieht – und vielleicht trifft dies auch in irgendeiner Weise auf unsere Menschenkinder zu.

Reflexe

Babys wirken direkt nach der Geburt noch recht hilflos. Sie kommen aber schon mit vielen Fähigkeiten und einer eigenen Persönlichkeit auf diese Welt. Am Anfang stehen Ihrem Baby vor allem einige sogenannte Primitivreflexe (automatische Reaktionen des Körpers auf einen Reiz) wie Atem-, Saug-, Such-, Greif- und einige andere Reflexe zur Verfügung, die ihm dabei helfen, seine Grundbedürfnisse anzuzeigen. Viele dieser frühen Reflexe verschwinden in den ersten sechs Lebensmonaten allmählich – im selben Maße, wie es seine Bewegungen zu kontrollieren lernt.

Greifen

Schon Ihr kleines Baby kann fest zugreifen – auch wenn anfangs noch der angeborene Greifreflex dahintersteckt. Sonst hat es die Händchen meistens zur Faust geballt und der Daumen ist nach innen gedreht.
Damit es gezielt zupacken kann, muss zunächst noch die Hand-Auge-Koordination geübt werden. Erste Schritte dazu unternimmt Ihr Baby mit ungefähr acht bis zehn Wochen, wenn es lange Zeit seine geöffneten Händchen und die sich bewegenden Finger beobachten kann. Die Kopfkontrolle und die Muskulatur im Hals- und Armbereich gehören zu den nächsten Entwicklungsschritten. Mit drei Monaten kann es dann sein Spielzeug schon für kurze Zeit willentlich festhalten.
Im Alter von vier bis fünf Monaten wird es mit beiden Händen gezielt nach einem Objekt seines Interesses greifen können. Es beginnt, mit den Händchen zu spielen und Dinge zum Mund zu führen, um die Welt der Dinge mit Hand und Mund zu erfahren.
Ab dem sechsten bis siebten Lebensmonat hat sich die Feinmotorik schon so weit entwickelt, dass Ihr Baby mit beiden Händen greifen und ein kleines Spielzeug von einer Hand in die andere wechseln kann.

Umdrehen, Krabbeln, erste Schritte

Geboren werden Babys mit dem Schreitreflex, den sie im zweiten Monat verlieren. Wenn der Kinderarzt bei der U2 diesen Reflex prüft, kann es noch nicht einmal sein Köpfchen halten. Die Kopfkontrolle funktioniert erst ab dem dritten bis vierten Monat, aber dann sind die Beinchen aus »Gummi«, und der Schreitreflex hat sich verloren.

Vom ersten Lebenstag an wird Ihr Baby an Muskelkraft zunehmen und sich dabei seine verschiedenen Fortbewegungsarten selbst beibringen. Da man zum Laufenlernen aber nicht nur Muskeln benötigt, sondern auch die dazugehörige »Verschaltung« im Gehirn, kann dieser Prozess ganz unterschiedlich lange dauern. Mit fünf Monaten lieben es Babys, die Beinmuskeln zu trainieren, indem sie auf und

Entwicklungsschritte in den ersten Monaten

Mit einem Monat können Neugeborene ihren Kopf nach beiden Seiten drehen und auch schon kurz in der Mitte halten, um spannende Dinge wie das Gesicht von Mama oder Papa zu fixieren. In Bauchlage können sie für kurze Zeit den Kopf anheben. Im aufrecht gehaltenen Zustand muss das Köpfchen aber noch bis zum dritten Monat gestützt werden.
Mit acht Wochen können die meisten dann zusammen mit dem Köpfchen auch den Brustkorb etwas abheben. Mit etwa zwölf Wochen wird Ihr Baby beim Anheben von Oberkörper und Kopf die ausgestreckten Arme zur Unterstützung verwenden. Eine weitere Variante ist das Abstützen auf den Ellenbogen und dem Becken, um Kopf und Unterschenkel vom Boden abzuheben.
Mit drei bis vier Monaten beginnt sich Ihr Baby zur Seite zu rollen und mit fünf bis sechs Monaten können viele Babys sich schon drehen. Einige Wochen später wird es das Wälzen oder Kreisrutschen üben.

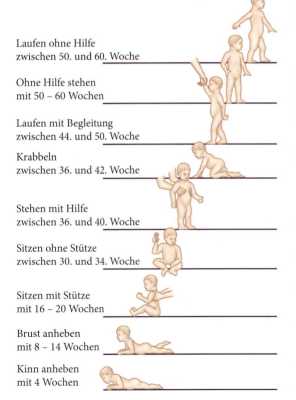

Viele Entwicklungsschritte sind nötig, bevor Ihr Baby die ersten freien Schrittchen macht.

Laufen ohne Hilfe
zwischen 50. und 60. Woche

Ohne Hilfe stehen
mit 50 – 60 Wochen

Laufen mit Begleitung
zwischen 44. und 50. Woche

Krabbeln
zwischen 36. und 42. Woche

Stehen mit Hilfe
zwischen 36. und 40. Woche

Sitzen ohne Stütze
zwischen 30. und 34. Woche

Sitzen mit Stütze
mit 16 – 20 Wochen

Brust anheben
mit 8 – 14 Wochen

Kinn anheben
mit 4 Wochen

ab hüpfen, wenn sie auf den Schenkeln von Mama und Papa gehalten werden.
Nachdem Ihr Baby ausreichend Trainingseinheiten auf Ihrem Schoß absolviert hat, sein Gleichgewicht halten und das eigene Gewicht tragen kann, beginnt es sich mit ungefähr zehn Monaten überall hochzuziehen.
Das Sitzen funktioniert bei vielen Babys ab dem achten bis neunten Monat. Zu diesem Zeitpunkt entdecken viele Babys auch das Robben und Krabbeln für sich – einige lassen es allerdings ganz aus. Rund um den ersten

Geburtstag können sich die meisten allein hochziehen und auch wieder auf den Boden begeben. Das Laufen haben die meisten Kinder aus eigenem Antrieb zwischen dem 15. bis 18. Lebensmonat erreicht.

Sie unterstützen Ihr Baby bei einer gesunden motorischen Entwicklung, wenn es seinen Bewegungsdrang jeden Tag mehrere Stunden voll ausleben darf.

TRÖSTEN

Vom Schreien und vom Weinen

Das so häufig beschriebene Phänomen der »Dreimonatskoliken« (deren Existenz nicht wirklich bewiesen ist) fällt genau in den Zeitraum der Darmausreifung. In Studien konnte nachgewiesen werden, dass das damit verbundene Schreien nicht die Folge von Blähungen, sondern eher seine Ursache ist. Nach unserer Erfahrung sind es vor allem zwei Dinge, die den meisten Eltern Probleme und Stress bereiten: das Schreien und der Nachtschlaf. Es ist daher gut, wenn Sie sich bereits im Vorfeld darauf einstellen, was in der ersten Zeit mit einem kleinen Kind auf Sie zukommen wird.

Das Schreien ist für Ihr Baby anfangs die einzige Möglichkeit, sich auszudrücken. Es möchte Ihnen dadurch mitteilen, dass es ein ungestilltes Bedürfnis hat und jemanden braucht, der sich darum kümmert. In den ersten Tagen und Wochen ist es nicht immer leicht, das Schreien richtig zu deuten. Beobachtung, Geduld und die wachsende Erfahrung werden Ihnen helfen herauszufinden, was Ihr Baby Ihnen sagen will.

Alle Babys schreien auf ihre eigene Art. Einige schreien immer wieder für einige Zeit, andere recht selten und wieder andere eine längere Zeit ohne Unterbrechung. Einige lassen sich leicht trösten, andere brauchen Ihren Halt und auch Ihr Zuhören, bis sie mit dem Schreien aufhören können. Übereinstimmung herrscht in der Fachwelt, dass Babys schreien, weil sie etwas brauchen und wollen, dass Sie auf sein Bedürfnis reagieren. Sie werden den Grund nicht immer herausfinden können. Manchmal schreit ein Baby einfach, auch wenn Sie es gerade gestillt haben, es nicht zu warm oder zu kalt eingepackt ist, die Windel sauber ist, Sie es nah bei sich halten und sanft wiegen, Sie ein vertrautes Lied singen und es nicht krank ist. Sie müssen den Grund des Schreiens nicht unbedingt kennen, sondern nur für sich und Ihr Baby akzeptieren, dass es einen Grund gibt. Setzen Sie sich dann einfach ruhig mit Ihrem Baby hin und hören Sie ihm zu. Vielleicht muss es noch etwas von einer anstrengenden Geburt erzählen, trauert der Zeit in der Gebärmutter nach, muss von der Angst bei einer neuen Erfahrung erzählen, die Anspannung eines besonders hektischen Tages loswerden oder es hat schlecht geträumt. Das Gefühl, dass Sie bei ihm sind, zuhören und trösten hilft Ihrem Baby mehr als hektischer Aktionismus, weil Sie meinen, dass das Schreien abgestellt werden müsste. Bei seelischem Kummer bieten Ablenken und Beruhigen zwar eine Unterbrechung für eine kurze Zeit. Aber das Ausdrückendürfen von dem, was als belastend erlebt wurde, hilft Ihrem Baby deutlich weiter.

Zeiten

Die Hauptschreiphase im Leben eines Babys liegt in den ersten drei Monaten. Babys schreien am meisten in der sechsten und siebten Woche. Ein »typisches« Baby wird hauptsächlich gegen Abend in einer längeren Phase (wir nennen dies dann die Abendsprechstunde) und tags- und nachtsüber verteilt in kürzeren Phasen anhaltend schreien. In Studien wurde ermittelt, dass ein Viertel aller Babys lange Schreiphasen haben, ohne das die Mütter oder die Eltern einen offensichtlichen Grund dafür benennen konnten. Es wurde kein Unterschied im Schreiverhalten von Jungen und Mädchen festgestellt.

Alle Babys weinen im Verlauf des Tages. Manche nur eine kurze Zeit, andere ein bis drei Stunden am Stück. Zwei Wochen alte Babys schreien im Durchschnitt ein bis zwei Stunden täglich und mit sechs bis sieben Wochen sogar zwei bis drei Stunden. Im Alter von drei Monaten hat sich dann die durchschnittliche Schreizeit zum Glück wieder auf eine Stunde am Tag verringert. Viele Eltern beobachten, dass sich die Zeit der Schreiphasen bei neuen Ausdrucksmöglichkeiten wie Lallen, Quietschen, Lachen, stärkerer Mimik und gezielterem Greifen am Ende des dritten Lebensmonats drastisch verringert.

So können Sie Ihr schreiendes Baby trösten:
- Hilfreich ist ein regelmäßiger Tagesablauf mit eingespielten Ritualen und Routinen beim Umsorgen, Baden und Zubettgehen.
- Trösten Sie Ihr Baby sofort und lassen Sie Ihr schreiendes Baby nicht warten.
- Tragen Sie Ihr Kind regelmäßig mehrmals am Tag nah an Ihrem Körper. Studien konnten zeigen, dass »Traglinge« deutlich weniger schreien.
- Geben Sie Ihrem kleinen Baby immer die Brust, wenn es danach verlangt. Die Nähe beim Stillen wirkt gleichzeitig tröstend, beruhigend und entspannend.
- Unterstützen Sie regelmäßigen Schlaf, und legen Sie Ihr Baby zur Ruhe, wenn es seine ersten Ermüdungszeichen wie Äuglein- oder Nasereiben zeigt.
- Wenn Sie ein sensibles Baby haben, sind viele Unternehmungen oft zu fordernd.
- Schauen Sie Ihr Baby an und reden Sie leise mit ihm. Dazu legen Sie ruhig eine Hand auf den Bauch und eine Hand an die Füßchen. Der Halt und die Ruhe werden Ihr Baby nach und nach beruhigen.
- Legen Sie jeden Tag eine bewusste, aktive Spielzeit ein, in der Ihr Kind auf dem Rücken liegend strampeln kann und Sie sich Zeit nehmen, mit ihm zu kommunizieren.
- Falls Sie sich durch das Schreien Ihres Babys in zunehmendem Maß gestresst fühlen oder sehr beunruhigt sind, hilft es, sich Rat zu holen. Sprechen Sie mit Ihrer Hebamme, Frauen- oder Kinderärztin oder wenden Sie sich an eine Selbsthilfeinitiative zu Schreibabys, die Sie über www.trostreich.de auch in Ihrer Nähe finden.

DIE NEUE ELTERNROLLE

Die neuere Entwicklungsforschung beschreibt im Verlaufe der Existenz einer Familie verschiedene »Familienentwicklungsaufgaben«. Dabei werden Stadien beobachtet, die – zumeist bezogen auf die Entwicklung des Babys – von den Mitgliedern einer Familie gelöst werden müssen. Die größte Herausforderung besteht in der Regel darin, dass alle Familienmitglieder sich immer wieder an die wandelnden Bedürfnisse anpassen müssen. Nur so ist es möglich, dass alle mit dem Zusammenleben auf die Dauer zufrieden sind. Soweit zu den Theorien. Aber worauf kommt es wirklich an, wenn ein Baby geboren wird?

Ein Baby kommt zur Welt, und schon der erste Augenblick zeigt Ihnen als frischen Eltern, wie sehr Ihr Kind Sie braucht.

Manchmal kann es ein recht langer, tiefer Blickkontakt zwischen Ihnen sein, der den magischen Moment der Verbindung auslöst.

In anderen Fällen sind Sie vielleicht zu erschöpft von der Geburt, hatten einen Kaiserschnitt oder Ihr Baby brauchte noch eine medizinische Unterstützung als Starthilfe. Dann wird dieser Moment vielleicht erst mit etwas Verspätung entstehen. Bonding gleich zu Anfang mit Körperkontakt auf nackter Haut erleichtert die Stillbeziehung, aber auch das Gefühl des Verstehens und der Sicherheit miteinander. Bindung dagegen ist eine Entwicklung und ein langer Prozess mit vielen Stationen. Sie als Eltern können Ihrem Kind erste positive Bindungserfahrungen ermöglichen, die Ihr Baby für ein ganzes Leben stützen können. Wie das geht? Es ist eigentlich ganz einfach: Je mehr sich Ihr Baby auf Ihre Nähe und Fürsorge verlassen kann, desto sicherer fühlt es sich in der Beziehung zu Ihnen und zur ganzen Welt! Ein Zuviel und auch ein Verwöhnen gibt es nicht, wenn Sie die Grundbedürfnisse Ihres Kindes befriedigen.

Ihr Baby wird von der Geburtsstunde an Verhaltensweisen zeigen, die sein angeborenes Bedürfnis nach Bindung signalisieren. Es ist in seinen ersten Lebensstunden oft wacher als in den darauffolgenden Tagen. Es möchte mit Ihnen kommunizieren, um das Gefühl von Sicherheit und Nähe zu bekommen und Kontakt herzustellen. In den ersten Lebenswochen danach wird der Wunsch nach Bindung durch Schreien oder Rufen ausgedrückt. Auch Festhalten und Anklammern, Saugen und Suchen gehören zum Anfangsrepertoire Ihres Babys. Es wird dieses Verhalten immer dann einsetzen, wenn es eine Regulierung seines emotionalen oder körperlichen Befindens braucht.

Hier hat die Gehirnforschung in den letzten Jahren die Erkenntnisse der Entwicklungspsychologie unterstützen können. Durch Gehirnscans wurde nachweisbar, dass Babys regelrecht überwältigt werden, wenn sie Wut, Furcht oder Trennungsangst verspüren. Um sich zu beruhigen, brauchen sie die Hilfe ihrer Eltern. Nur dann können sie in einen ruhigeren Zustand gelangen, der es erlaubt, im Gehirn Wege zu bilden, die sich mit denen ihrer angeborenen instinktiven Gehirnareale verbindet. Erst diese Wege ermöglichen es einem Kind, mit heftigen und körperlich empfundenen Gefühlen so umzugehen, dass es darüber nachdenken kann und nicht alle Alarmsysteme aktivieren muss.

Phasen der Eltern-Kind-Bindung

Babys entwickeln sich im ersten Lebensjahr in rasanten Schritten. So ist auch das kindliche Bindungsverhalten in dieser Zeit starken Veränderungen unterworfen.

- **Phase 1 – Bindung herstellen:** Ein Baby ist so sehr auf die Unterstützung Erwachsener angewiesen, dass es auch die Hilfe von »Fremden« akzeptiert, um zu überleben. In den ersten Lebenswochen ist das Bindungsverhalten noch unspezifisch.

- **Phase 2 – Bindung vertiefen:** Wenn Ihr Baby älter wird, lernt es, zwischen Ihnen und fremden Personen zu unterscheiden. Es weiß schon mit drei Monaten, was es von seinen verschiedenen Bezugspersonen zu erwarten hat. Und es hat auch schon gelernt, wie es jeden Einzelnen von Ihnen für sich gewinnen kann. Die überwältigende Elternliebe der ersten Tage wird mit dem Kennenlernen Ihres Babys ergänzt durch die Achtung vor der besonderen Persönlichkeit Ihres Kindes.

- **Phase 3 – Loslassen lernen:** Wenn Ihr Baby mehr Bewegungsfähigkeiten entwickelt hat, wird es sich schrittweise von Ihnen entfernen und langsam damit beginnen, sich von Ihnen loszulösen. Ein weiterer wichtiger Einschnitt wird für Sie gemeinsam die Phase des Abstillens und die Einführung der Beikost sein. Sie helfen Ihrem Baby bei seinem Drang zur Selbstständigkeit, wenn Sie es auf diesem Weg mit Liebe und Achtsamkeit unterstützen und begleiten.

Urvertrauen stärken

In den ersten Lebensmonaten erwirbt Ihr Baby ein Grundgefühl dafür, ob es seiner Umwelt vertrauen kann oder nicht. Psychologen und Soziologen nennen dieses Grundgefühl Urvertrauen. Ein Baby, das in einer Atmosphäre der Verlässlichkeit und Liebe aufgewachsen ist, weiß, was Vertrauen bedeutet. Später kann es diese Fähigkeit auf seine anderen Beziehungen übertragen.

Die Art und Weise, wie ein Mensch auf seine Umwelt reagiert, wie er handelt, seine Gefühle verarbeitet und ausdrückt, hängt daher maßgeblich von den Bindungserfahrungen seiner frühen Kindheit ab. Je nachdem welche Reaktionen ein Baby von seinen Eltern und Bezugspersonen erfährt, knüpfen sich unterschiedliche Verbindungen in seinem Gehirn. Sein Verhaltensrepertoire sowie seine Fähigkeit, mit Stress, Wut, Angst und anderen negativen Gefühlen umzugehen, werden so maßgeblich geprägt. Wenn Sie Ihrem Baby offen und herzlich zeigen können, dass Sie gern mit ihm zusammen sind und viel Freude beim Zusammensein haben, dass Sie alle Entwicklungsschritte spannend finden und seine Neugier unterstützen, dann werden Hormone ausgeschüttet, die als »Bindungsstoffe« oder auch »Liebesstoffe« bezeichnet werden. Der Lohn dafür ist ein glückliches Kind, das Sie selbst zu glücklichen Eltern macht.

FÖRDERUNG

Ein Kind kann nie wieder so viel lernen wie in seinen ersten Lebensjahren. Mit diesem Wissen fühlen sich viele Eltern unter dem Druck, Ihr Baby so früh es geht durch Kurse zu fördern.

Im ersten Lebensjahr reichen aber Sie als Eltern vollkommen als Bezugspersonen aus. Wenn Sie mit Ihrem Baby viel sprechen, es genug Platz hat, seine Bewegungsmöglichkeiten auszuprobieren, und Sie eine genügend sichere Umgebung für es geschaffen haben, wird es sich wunderbar in seinem eigenen Tempo entwickeln. Mit dem zweiten Lebensjahr beschränkt sich der Sozialkontakt mit anderen Kindern noch auf ein Nebeneinander-Spielen und manchmal ein Auch-Haben-Wollen. Meistens halten die zu dieser Zeit geschlossenen Freundschaften nicht lange. So sind die angebotenen Kurse für Kinder unter zwei Jahren vielleicht wichtig für Sie als Eltern. Sie können hier natürlich (eventuell auch wohnortnah) andere junge Eltern kennenlernen, stabile Netzwerke aufbauen und so Ihr Leben mit dem Baby für sich selbst »sozialer« machen.

Spielen

Bevor Sie über Kurse für Ihr Baby nachdenken, ist es sinnvoll, viel Zeit mit Ihrem Kind beim Spielen zu verbringen.

Spielen ist ein biologischer Trieb, der neugierig auf alles Neue in der Welt macht. Bis zur Einschulung eines Kindes spielt es im Durchschnitt 15000 Stunden. Am Anfang gibt es noch keinen Unterschied zwischen Spielen und Lernen und es tut beides, um viel kennen-

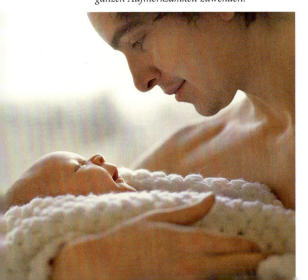

Ihr Kind liebt es, wenn Sie sich ihm mit Ihrer ganzen Aufmerksamkeit zuwenden.

zulernen und seine Erfahrungen zu sammeln. Mit diesem Forschergeist wird es Gegenstände, Materialien und Zusammenhänge kennenlernen, seine eigene Persönlichkeit ausbilden und in seine Familie und Umwelt hineinwachsen. Spielen regt Babys an zu empfinden, zu gestalten, geistige und seelische Fähigkeiten zu entwickeln, und fördert die Konzentration und Kreativität.

Es gibt neben Sauerstoff, Nahrung und Körperkontakt nichts Wichtigeres als Spielen! Ihr Baby braucht in den ersten Monaten dafür noch keine großen Hilfsmittel, denn das allerschönste Spielzeug für Ihr Baby sind Sie! Nehmen Sie sich jeden Tag bewusst Zeit, mit ungeteilter Aufmerksamkeit mit ihm zu spielen. Suchen Sie dabei Beschäftigungen, die auch Ihnen Freude machen, damit Sie beide Spaß haben. Falls Ihnen nichts einfällt, können Sie sich ruhig auf Ihr Baby verlassen und in erster Linie mitspielen. So sind im ersten Lebensjahr noch keine großen Anschaffungen zur Unterstützung des Spieltriebs sinnvoll. Ihre Stimme mit Liedern, Kinderversen und Lautspielen ist gemeinsam mit Ihrem Gesicht in den ersten Monaten ausreichend. Das Spielen bei der täglichen Pflege, wie beim Wickeln, wenn Sie mit seinen Füßchen wackeln oder den Bauch anpusten oder beim Anziehen zum Abschluss immer ein bestimmtes Lied singen, werden sehr beliebt sein. Die Spieluhr zum Schlafengehen, ein Kuscheltier, vielleicht ein Mobile am Wickelplatz und etwas später ein Ball und verschieden große Würfel sind die Spielzeuge im ersten Jahr. Natürlich neben all den spannenden Gegenständen in Küche und Bad! Lassen Sie Ihr Kind auf Ihrem Schoß reiten und tragen Sie es auf Ihren Schultern, wenn es sich schon aufrecht halten kann.

Babys können auch allein spielen

Es gibt wirklich Babys, die sehr gut allein spielen können. Mit einer winzigen Einschränkung: Babys machen dies weder auf Kommando noch in dem Maße und mit der Ausdauer, wie Eltern es sich oft wünschen mögen. Ein acht Monate altes Baby kann sich etwa 15 Minuten allein auf eine Sache konzentrieren. Das allerdings nur, wenn es satt und ausgeschlafen ist. In diesem Alter ist aber oft nicht das pädagogisch wertvolle Spielzeug interessant, sondern alle Arten von Haushaltsgegenständen, die auch die Großen benutzen. Die Fernbedienung, eine auf dem Boden liegende Brotkrume, Ihre Einkaufstasche oder ein Schlüsselbund finden größtes Interesse. Unterstützen Sie Ihr selbstständig spielendes Baby, indem Sie einige Regeln beherzigen. Der Erfolg wird Sie mit Verschnaufpausen belohnen und die Freude über ein neugieriges und selbstständiges Baby wird Sie ständig begleiten.

- Bleiben Sie in der Nähe und verbannen Sie Ihr Baby zum Spielen nicht ins Kinderzimmer. Ihre Anwesenheit gibt ihm die nötige Sicherheit, um sich für kurze Zeit mit sich selbst zu beschäftigen, ohne Trennungsangst zu leiden.
- Zu viel Auswahl überfordert Ihr Baby. Sorgen Sie für eine übersichtliche Umgebung.
- Die meisten Haushaltsgegenstände gehen nicht sofort kaputt, wenn ein Baby an ihnen lutscht! Unterbrechen Sie sein Spiel also nur, wenn es sich selbst oder wertvolle Gegenstände unmittelbar gefährdet.

Kurse für Babys

PEKiP

Sie können in einem PEKiP-Kurs die Entwicklung Ihres Babys während des ersten Lebensjahres begleiten. Die Gruppentreffen finden einmal pro Woche für 1,5 Stunden mit sechs bis acht Erwachsenen und den dazugehörigen, möglichst altersgleichen Babys statt. Ein ausgebildeter Gruppenleiter begleitet den Kurs und gibt Anregungen, die dem Entwicklungsstand der Babys entsprechen. Dabei handelt es sich meist um einfache Bewegungsspiele, mit denen die Kinder ihre motorischen Fähigkeiten spielerisch erproben können. Es geht aber auch um das sinnliche Erfahren von Materialien und Gegenständen.

Emmi Pikler: SpielRäume für Bewegung

In diesen Kursen wird den Babys nach dem Konzept der ungarischen Kinderärztin Emmi Pikler eine besondere Spielumgebung angeboten, die dem frühkindlichen Bewegungsdrang angepasst wurde. Die Kinder können in diesem Raum ganz nach ihren eigenen Impulsen spielen, krabbeln und klettern. Dabei werden keine Spielanleitungen vorgegeben, sondern vielmehr die Signale der Kinder wahrgenommen und auf sie reagiert. Der Bewegungsdrang der Kinder soll nicht gestoppt oder unterbrochen, sondern aufmerksam begleitet werden, um Gefährdungen auszuschließen. In dieser sicheren Spielumgebung gelingt es schon Einjährigen, selbstständig eine Stufenleiter hochzukrabbeln, sich an Geländern und Griffen hochzuziehen und viele Hindernisse zu überwinden. Die Kinder gewinnen Vertrauen in die eigenen Fähigkeiten und erleben befriedigende Interaktionen mit ihren Eltern. Diese Kurse werden für Babys ab dem vierten bis fünften Monat angeboten. In der Gruppe sollten alle Kinder etwa gleichaltrig sein.

Babyschwimmen

Bei Kursen zum Babyschwimmen geht es nicht um das Erlernen von Schwimmtechniken wie Kraulen oder Brustschwimmen, sondern um die Erfahrung, sich im Element Wasser frei und sicher bewegen zu können, Spaß daran zu haben und eine Stimulation vieler Sinne zu erleben. Viele Babys lieben das Wasser, da sie im nassen Element bis zu einem Alter von sechs bis sieben Monaten deutlich mehr Bewegungsmöglichkeiten haben. Wenn Sie einen solchen Kurs besuchen wollen, sollte Ihr Baby den Kopf schon selbst halten können.

Babyturnen

In Kursen zum Babyturnen oder zur Babygymnastik werden mit spielerisch ausgeführten Übungen die Körperwahrnehmung und die Bewegungsabläufe Ihres Babys geschult. Die Spielübungen sollen den Bewegungsapparat und die Muskeln kräftigen, eventuelle Spannungen lösen und die Atmung vertiefen helfen. Haltungsprobleme und Fehlstellungen werden in diesen Kursen frühzeitig erkannt und zur weiteren Begleitung an Kinderärztinnen und Physiotherapeutinnen weitergeleitet. Die Kurse beginnen meist ab dem 6. Monat.

BABYMASSAGE

Im Bauch war Ihr Baby es gewöhnt, ständig berührt, gehalten und massiert zu werden. Wenn Sie sich allen ein schönes Geschenk machen wollen, führen Sie eine regelmäßige Massage als Ritual ein. Unter Ritual verstehen wir eine Handlung, die einen klaren, wiedererkennbaren Ablauf hat. Nach dem Bad oder vor dem Schlafengehen kann die Massage Sie und Ihr Baby in ein ruhigeres Tempo bringen. Der Tag findet einen entspannten Abschluss.

Wenn Sie Ihr Baby zu zweit abwechselnd pflegen und wickeln, wird es rasch die Unterschiede der »Berührungssprache« zweier Menschen kennen- und lieben lernen. Mit den Anpassungs- und Umstellungsprozessen der ersten Monate wird Ihr Baby immer wieder kleine Krisen haben, bei denen vertraute, angenehme Situationen wie eine Massage Ihnen beiden dabei helfen werden, sie zu meistern.

Von frühgeborenen Babys weiß man, dass sie bei drei täglichen Massagen anderthalb mal so schnell an Gewicht zunehmen und die Klinik dadurch eine Woche früher verlassen können als Babys, die keine Massage erhalten hatten. Eigentlich braucht eine Massage keine Anleitung, wenn Sie und Ihr Baby miteinander so kommunizieren, dass Sie aufmerksam alle Reaktionen aufeinander beobachten. Allerdings erleben wir immer wieder, dass Eltern durch das Erlernen von Techniken Sicherheit, Motivation und Bestätigung für ihr Tun erlangen können. Sie können auch einen Babymassagekurs besuchen. Beginnen Sie damit aber nicht vor der sechsten Lebenswoche. Die kleinen Babys sind in größeren Gruppen einfach noch zu unruhig. Andererseits sollte mit ungefähr vier Monaten bereits ein Ende in Sicht sein. In diesem Alter finden Babys in Gruppen schon sehr viele andere Dinge spannender, als bei einer Massage still zu liegen.

Und so geht's

Eine sanfte Babymassage muss weder lange dauern noch kompliziert sein. Fünf Minuten reichen am Anfang völlig aus.
- Reiben Sie Ihre Hände aneinander, damit sie warm und locker werden, oder baden Sie Ihre Hände für zwei Minuten in 35 bis 37 °C warmem Wasser.
- Sorgen Sie für angenehme Wärme im Raum und kontrollieren Sie die Temperatur des Massageöls.
- Ziehen Sie Ihr Baby langsam mit ruhigen Bewegungen aus. Erklären Sie ihm genau, dass nun die Massage kommen wird und es sich entspannen darf.
- Geben Sie einige Tropfen Öl in Ihre Hände und massieren Sie langsam und sanft mit leicht gespreizten Fingern Arme, Beine, Kopf, Gesicht und Rücken mit langen streichenden Bewegungen.
- Öffnen Sie dann mit dem sanften Druck Ihres linken Daumens ein Händchen und streichen Sie mit dem rechten Daumen sanft und kreisend über die Handinnenfläche. Wenn Ihr Baby seine Fingerchen entspannt und an Sie abgibt, streichen Sie auch diese in langsamen Bewegungen vom Handteller bis zur Fingerkuppe aus. Wiederholen Sie diese Massage bei der zweiten Hand.
- Umfassen Sie zum Abschluss der Massage einen Babyfuß leicht mit jeder Hand. Streichen Sie mit Ihrem Daumen behutsam die Fußsohle auf und ab. Auch hier mögen viele Babys das Ausstreichen der kleinen Zehen besonders gerne.

Streichen Sie Füße und Hände Ihres Babys mit sanften, langsamen Bewegungen aus.

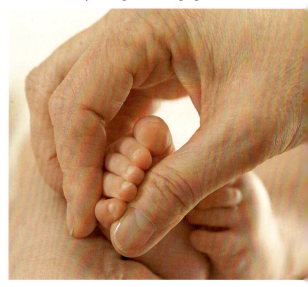

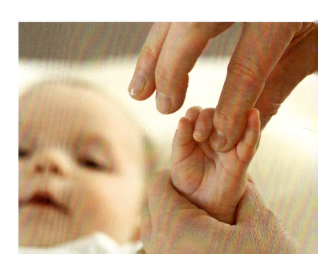

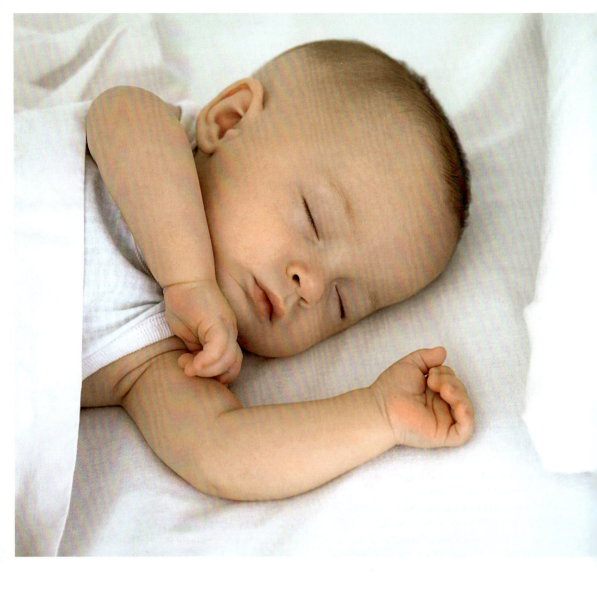

Schlafen

Es ist einfach eine Tatsache, dass Babys schlechte Nachtschläfer sind! Zwischen der Geburt und einem Alter von drei Monaten wird sich das Schlafverhalten Ihres Babys häufig verändern und daher auch für Sie nicht berechenbar sein. Versuchen Sie, gelassen mit der Tatsache umzugehen, dass ein permanenter Schlafmangel in den ersten zwei Lebensjahren mit zu Ihrer neuen Elternrolle gehört. Es ist mit ein Teil der Entwicklung Ihres Babys, dass sich das Schlafbedürfnis und -verhalten immer wieder verändert.

Hilfreich wird es sein, wenn Sie sich nicht so sehr auf heftig geführte Diskussionen einlassen müssen zu Themen wie »Wo darf unser Kind schlafen?« oder »Ab wann müssen wir mit einem Schlaftraining beginnen?«, sondern mit ein paar Informationen in Ruhe entscheiden können, welcher Weg für Sie und Ihr Baby der richtige ist.

WIE BABYS SCHLAFEN

Babys schlafen anders als wir. Sie kommen nicht mit einem Tag-Nacht-Rhythmus mit Wachen und Schlafen, sondern einem Hunger-Rhythmus zur Welt. Während in den ersten Wochen die Schlaf-wach-Phasen noch gleichmäßig über Tag und Nacht verteilt sind, lernt es nach acht bis zwölf Wochen auch schon einmal sechs Stunden am Stück zu schlafen (leider nicht unbedingt in der Nacht!). Ein durchschnittlicher Schlafzyklus dauert bei Babys im ersten Jahr etwa 50 Minuten, während der eines Erwachsenen 90 Minuten dauert. Babys verbringen bis zu 70 Prozent ihres Schlafs in einem Traumschlaf, in dem wir nur ein Viertel unseres Schlafs verbringen. Babys müssen erst einmal lernen, längere Zeiten zu schlafen und nicht immer wieder aus dem Schlaf hochzutauchen, um zum Einschlafen wieder Ihre Nähe und Sicherheit zu verlangen. Bei diesem Hochtauchen aus dem Schlaf werden Sie Ihr Kind stöhnen, seufzen oder kurz aufschreien hören. Das ist manchmal recht laut und beunruhigt frischgebackene Eltern. In der Regel hilft es, etwas Beruhigendes zu Ihrem Baby zu sagen oder es zu streicheln, ohne es hochzunehmen. Nur wenn Ihr Baby richtig ruft oder weint, braucht es etwas mehr Zuwendung in Form von Kuscheln oder Tragen.

Wie viel Schlaf braucht mein Kind?

Wie auch bei uns Erwachsenen ist der Schlafbedarf von Babys sehr unterschiedlich. Und so sind diese Angaben aus der Schlafforschung auch nur Durchschnittszahlen, die Ihr Baby vielleicht noch nicht gelesen hatte:

- erste Lebenswochen   14 bis 17 Stunden
- 3 Monate   11 bis 15 Stunden
- 6 Monate   10 bis 14 Stunden

Im Alter von drei bis fünf Wochen ist Ihr Baby im Durchschnitt nur eine bis zwei Stunden außerhalb der Fütterungszeit wach, während es im Alter von drei Monaten von 24 Stunden nur noch 12 bis 15 Stunden schläft. Diese Schlafstunden sind allerdings über Tag und Nacht verteilt. Ein nächtliches Durchschlafen wird bei 38 Prozent der Kinder im Alter von sechs Monaten beobachtet. 37 Prozent werden noch zweimal oder öfter wach. Selbst im Alter von einem Jahr schlafen erst 52 Prozent der Kinder durch. Dann sind es noch 22 Prozent, die zweimal oder öfter wach werden.

Erkenntnisse der Hirnforschung

Um Ihrem Kind beim Einschlafen zu helfen und es langsam an einen Tag-Nacht Rhythmus zu gewöhnen, haben uns die Erkenntnisse der Neurowissenschaft mit der Erforschung des emotionalen Gehirns wichtige Hinweise gegeben. Die Wissenschaftler sagen, dass Eltern am erfolgreichsten sind, wenn sie verhindern können, dass ihr Baby beim Einschlafen in einen übererregten, ängstlichen oder verzweifelten Zustand gerät. Durch diese Zustände werden Stresshormone oder Hormone, die durch Furcht und Trennungsangst im Gehirn aktiviert werden, frei und lassen niemanden zur Ruhe kommen.

Elterlicher Schlafmangel

Im ersten Lebensjahr eines Babys verlieren Sie als Eltern, vorausgesetzt Sie sind immer gemeinsam nachts wach, 400 bis 750 Stunden Schlaf. Bis zum fünften Lebensmonat verlieren Sie im Durchschnitt pro Nacht immer noch zwei Stunden Schlaf. Eine Zeitspanne, die sich bis zum zweiten Geburtstag allmählich auf 60 Minuten reduziert.

Um ein Baby, das sich in einem solchen Erregungszustand befindet, zum Einschlafen zu bringen, müssen Sie zunächst selbst ruhig werden. Dazu hat es sich bewährt, sich auf den eigenen Atem zu konzentrieren. Nach zehn bewussten Atemzügen mit langsamem Ein- und Ausatmen werden Sie sich besser fühlen. Und damit auch Ihrem Kind gut tun. Denn wenn Ihr Kind spürt, dass auch Sie nervös, ärgerlich oder gestresst sind, wird im Gehirn ein Alarmsystem aktiviert. Dieser Alarm bereitet dem Baby solche Unsicherheiten, dass es nun gar nicht mehr einschlafen kann. Da Babys nicht selbst dazu in der Lage sind, aus ihrem eigenen Antrieb Ruhe und Wohlbefinden zu erreichen, brauchen sie nun die Beruhigung durch Sie.

Entlastung für die Eltern

Hilfreich für diese erste Zeit kann es sein, dass Sie sich gegenseitig Schlafzeiten, auch mal am Tag, erlauben. Nachts kann abwechselndes Wickeln und später Trösten und Streicheln zumindest für einen von Ihnen eine längere Schlafpause garantieren. Sie lernen wahrscheinlich wie die meisten jungen Eltern, in einem Sekundenschlaf rasch Ihre Batterien wieder aufzufüllen.

DIE BESTEN EINSCHLAFHELFER

Wiegen und Schaukeln

Nahezu alle Eltern beschäftigen sich mit den Tipps für das ruhige Einschlafen. Nach ihren Erfahrungen gefragt, sind diese Hinweise am häufigsten zu hören:
- Bei kleinen Babys ist das Tragen nah am Körper, auf dem Arm oder in einer Tragehilfe erfolgreich.
- Das Wiegen und Schaukeln im Kinderwagen, einer Hängematte oder im Arm erinnert an das Leben im Bauch.
- Nuckeln an der Brust, am Daumen, einem Schnuller oder einem Schnullertuch wirkt besonders beruhigend.
- Ruhigen Geräuschen zuzuhören, wie Ihrem Summen des Lieblingsschlafliedes oder der Musik einer Spieluhr, hilft Babys beim Entspannen. In Studien mit Säugetieren konnte gezeigt werden, dass die Stimme der Mutter bei Babys, die von der Mutter getrennt waren, den Spiegel der Stresshormone senkt.
- Das Schauen auf die Blätter eines Baumes oder die Bewegungen des Mobiles wirkt einschläfernd.

Irgendeiner dieser Hinweise oder eine Kombination daraus wird auch Ihr Kind beruhigen. Nehmen Sie es auf den Arm, summen Sie und lassen Sie es einfach weinen. Der Körperkontakt hilft ihm, Spannungen abzubauen. Das fördert die Bindung zu Ihnen und hilft bei der Freisetzung Müdigkeit fördernder Hormone.

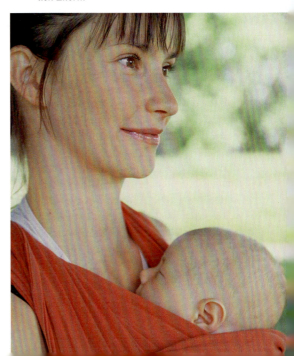

Babys können überall dort gut schlafen, wo sie sich wohl und sicher fühlen – meist nah bei den Eltern.

Rituale

Versuchen Sie, sich einen Tagesablauf zu gestalten, der für alle Familienmitglieder in Ordnung ist. Wenn der gefunden wurde, können Sie mit dem immer wiederkehrenden Ablauf einen verlässlichen Rahmen für Ihr Baby bieten. Babys lieben Routine und Rituale, da sie ihnen Sicherheit geben und sie sich entspannen können, weil sie wissen, was als Nächstes kommt.

Zur Schlafenszeit ist der beste Weg die Einführung eines möglichst immer gleich bleibenden Rituals, um ein Baby in einen ruhigen Zustand zu bringen. Damit werden besonders viele beruhigende und schlaffördernde Hormone aktiviert.

Gestalten Sie ein immer gleich ablaufendes Abendritual:
- Wickeln, eventuell Nachtkleidung anziehen, etwas schmusen, Bett immer am selben Platz, immer dieselbe Beleuchtung, immer dasselbe Schlaflied singen.
- Schaffen Sie eine angenehme Schlafraumtemperatur von 16 bis 18 °C.
- Sorgen Sie für Ruhe im Schlafraum.

SCHLAFPROBLEME UND IHRE LÖSUNG

Lange Einschlafphase

In der Regel haben nicht die Babys Schlafprobleme, sondern die Eltern, die sich nach vielen kurzen Nächten oft sehr erschöpft fühlen. Babys müssen erst einmal lernen, sich an einen Tag-Nacht-Rhythmus zu gewöhnen. Auch andere Regulationsleistungen sind in den ersten Monaten zu bewältigen: Körpertemperatur halten, regelmäßig atmen, Nahrungsaufnahme und Verdauung und vieles andere. Und so ist es neben den ganzen Regulationsleistungen und dem Wunsch, die Welt erobern zu wollen, einfach manchmal schwer, in den Schlaf zu finden.

Vor allen Dingen sind die sensiblen und sehr reizoffenen Babys meist schlechte Einschläfer. Sie müssen vor dem Einschlafen oft eine längere Zeit weinen und sind dann sehr anhänglich und anlehnungsbedürftig, bis sie es nur unter großem Widerstand schaffen, allein einzuschlafen.

Manchmal stecken aber ganz einfache Dinge hinter den Schlafproblemen. Vielleicht schläft Ihr Baby tagsüber zu lange und ist noch nicht wieder müde, wenn Sie es ins Bett bringen wollen? Achten Sie darauf, dass zwischen Mittagsschlaf und Zubettgehen mindestens fünf bis sechs Stunden Abstand liegen. (Das gilt natürlich nicht für Neugeborene, die noch ein größeres Schlafbedürfnis haben.)

Auch kann es helfen, das Tempo zu drosseln. In vielen Familien geht es gerade abends, wenn eigentlich Ruhe und Entspannung angesagt wären, noch mal richtig zur Sache. Das Abendessen wird zubereitet, die Wohnung aufgeräumt und Papa kommt nach Hause. Klar, dass Ihr Kind jetzt nicht ans Schlafen denken kann. Versuchen Sie, Ihr Kind durch leises Singen, Wiegen oder Tragen im abgedunkelten Raum zu beruhigen. Machen Sie sich klar, dass dies gut und gerne 20 bis 30 Minuten dauern kann. Falls Ihr Kind danach immer noch laut schreit, sobald Sie das Zimmer verlassen, sollten Sie dies nicht rundheraus als Machtprobe abtun. Hören Sie auf die feinen Nuancen. Hatte Ihr Kind einen schweren Tag? Geht es seit Neuestem zur Tagesmutter oder in die Krippe? War Besuch im Haus, der Ihr Kind aus seiner Routine gebracht hat? In all diesen Fällen braucht Ihr Kind dringend Ihre Nähe – vor allem beim Einschlafen. Denn vergessen Sie nicht: Allein einzuschlafen heißt für Ihr Kind, eine (vorübergehende) Trennung von den Eltern zu akzeptieren. Und vor nichts haben kleine Kinder mehr Angst als davor, sich von den Eltern zu trennen. Wenn Sie Ihrem Kind in einer Krisensituation also beistehen, wird es an »normalen« Tagen wahrscheinlich eher akzeptieren, dass Sie sich verabschieden.

Durchschlafprobleme

Selbst Babys, die schon längst nachts durchgeschlafen haben, durchleben im Alter von etwa sechs bis acht Monaten noch einmal eine Phase, in der sie nachts öfter wach werden.

Manchmal steckt schlicht Hunger hinter den nächtlichen Störungen. Entweder macht Ihr Kind gerade eine Wachstumsphase durch und sein Kalorienbedarf hat sich erhöht, oder es ist zur Zeit gerade ein »schlechter Esser«. Diese Phasen werden Sie im Zusammenleben mit Kindern immer wieder durchleben. Achten Sie jetzt besonders darauf, dass Ihr Kind regelmäßig und ausreichend isst. Drei feste Mahlzeiten am Tag und zwei Imbisse zwischendurch werden Ihr Kind aber sicher sättigen. Wenn Sie nicht mehr stillen, können Sie Ihrem Kind nach dem Abendbrei noch einen Schluck zu trinken anbieten. Nach ein paar Tagen wird Ihr Kind zu seinem gewohnten Rhythmus zurückkehren.

Vielleicht ist auch ein Entwicklungssprung der Grund für die erhöhte Sensibilität Ihres Kindes. Seine natürliche Reaktion auf alles Ungewohnte ist dann die Flucht zurück ins Nest. Reagieren Sie daher nicht zu ungehalten auf die nächtlichen Störungen. Eine mögliche Lösung besteht darin, das Kind einfach mit ins Elternbett zu nehmen. Erfahrungsgemäß schlafen Babys hier besonders gerne und schnell wieder ein. Und der Nachtschlaf ist für alle gerettet.

Mittagsschlaf

Manche Kinder lieben sie, für mache Kinder aber ist die mittägliche Ruhepause die reinste Zumutung, gegen die sie sich mit Händen und Füßen sträuben. Legen Sie sich probehalber zu Ihrem widerspenstigen Baby und genießen Sie gemeinsam mit Ihrem Kind eine kuschelige Siesta im Elternbett. Viele Kinder, die allein niemals schlafen würden, lassen sich entspannt ins Bett sinken, sobald ein Elternteil daneben liegt.

Machen Sie eine Ausfahrt mit dem Kinderwagen. Viele Kinder finden das Geschaukeltwerden im Wagen beruhigend und schlafen dabei schnell ein. Der Vorteil für Sie: Auf einer Parkbank in der Sonne können auch Sie eine kleine Ruhepause einlegen.

VORSICHT MIT SCHLAFTRAININGS

Es gibt Kinder, die gerade zur Schlafenszeit solche Probleme haben, dass alles auf Alarm steht und Körper und Gehirn überhaupt nicht zur Ruhe kommen wollen. Wenn Sie merken, dass Ihre eigene Toleranzgrenze sinkt und Sie sich nur noch erschöpft fühlen, werden Sie sich vielleicht den verschiedenen Empfehlungen zu Schlaftrainings zuwenden.

Wir beschreiben hier das im deutschsprachigen Raum bekannteste Schlaftraining. Allerdings nur um zu verdeutlichen, worum es dabei geht, nicht um es zu empfehlen. Im Gegenteil: Mit den Erkenntnissen aus der Gehirnforschung und Bindungsforschung ist von solchen Schlaftrainings dringend abzuraten.

Bei einem Schlaftraining geht es darum, Kinder ohne Einschlafhilfen wie Herumtragen, Kuscheln, Stillen oder Singen in einem Zeitraum von ein bis zwei Wochen an das Einschlafen allein im eigenen Bett anzupassen. Es wird empfohlen, das Kind nach einem liebevollen Abendritual ins Bett zu legen und sich zu verabschieden. Wenn das Kind schreit, soll es einige Minuten auf Ihr Kommen warten, bevor Sie es für etwa zwei Minuten trösten und streicheln, aber es auf keinen Fall aus dem Bettchen heben. Danach verlassen Sie den Raum und kommen nach ein paar Minuten wieder ins Zimmer. Bei einem Baby, das nach

Betreten des Schlafraumes besonders wütend schreit und sich im Bett überhaupt nicht trösten lassen möchte, wird folgende Regel aufgestellt: Je wütender das Kind ist, umso kürzer bleibt man bei ihm! Diese Vorgehensweise läuft nach einem bestimmten Zeitschema ab und soll den Kindern helfen zu begreifen, dass sie auch allein einschlafen können. Das Schreien und Sich-Ärgern soll die Kinder müde machen und so zum Einschlafen bewegen. Und nachdem ein bis zwei Wochen geübt wurde, soll das Einschlafen ohne Widerstand möglich sein.

Aus Sicht des Kindes, das Schwierigkeiten hat, in einen ruhigen, entspannten Einschlafzustand zu gelangen, weil es seine unreifen Gehirn- und Körpersysteme noch nicht regulieren kann, sieht es aber etwas anders aus. Es fühlt sich allein und verlassen, spürt Trennungsängste und als Folge davon Furcht. Es wird nach Hilfe rufen, und das so oft, bis es gestresst einschläft. Dabei wird das entschlossenste Kind mit dem stärksten Willen am längsten schreien und dabei viele Stresshormone freisetzen. Heute ist in vielen Studien nachgewiesen, dass frühkindlicher Stress zu dauerhaften negativen Veränderungen im Gehirn führen kann.

MIT SCHLAFMANGEL UMGEHEN

Nicht Ihr Kind hat Probleme mit dem Schlafen, sondern Sie! Ihr Baby wird sich in den ersten Monaten seinen Schlaf holen, wann immer es ihn braucht. Erst im zweiten Lebenshalbjahr sind besonders aufregende Tagesabläufe und spannende Erlebnisse damit verbunden, dass es auch noch nachts daran arbeiten muss. Also, versuchen Sie, für sich selbst Ruhe- und Erholungsphasen zu finden, damit Sie das Leben gemeinsam mit Ihrem Baby genießen können:

- Wenn Ihr Baby schläft und Sie noch nicht wieder arbeiten müssen, können Sie sich gemeinsam hinlegen und diese Zeit für die eigene Erholung nutzen.
- Gönnen Sie sich auch tagsüber Verschnaufpausen. Eine Siesta nach dem Mittagessen, eine Massage von einer Freundin, die Sie besucht, oder eine Tasse Tee am Nachmittag nehmen Hektik und Anspannung aus Ihrem Alltag.
- Legen Sie sich mit Ihrem Baby auf den Boden oder zu sich ins Bett. Wenn Sie einem Baby über vier Monaten ein interessantes Spielzeug anbieten, kann es sich auch einige Zeit allein beschäftigen – und Sie tanken Kraft.
- Alle Eltern haben irgendwann das Gefühl, die innere Ruhe und Gelassenheit zu verlieren. Dann ist es wichtig, sich Unterstützung zu holen. Eine Hilfe im Haushalt oder ein Oma-Opa-Sitterdienst schenkt Ihnen wertvolle Zeit, die Sie für sich und Ihre Erholung verwenden können.

Wenn Sie sich solche Unterstützung gegönnt haben, fällt es auch leichter, mit dem allnächtlichen Aufwachen umzugehen. Was ist so schlimm daran, das Baby nachts ins Bett zu holen und im Halbschlaf anzulegen? Wenn dann alle ruhig schlafen können, ist zumindest für diese Nacht viel gewonnen.

Falls Sie merken, dass der Schlafmangel zu sehr an Ihnen zehrt, besprechen Sie mit Ihrem Partner, Ihrer Freundin oder den Großeltern einen Einsatzplan, der Ihnen ein bis zwei ruhige Schlafphasen in der Woche gestattet. Sie pumpen dafür Muttermilch ab und gestatten sich sechs bis sieben ungestörte Stunden. Länger wird es in den ersten Monaten wohl nicht sein können, weil sonst die Brust zu sehr spannt! Und: Irgendwann schlafen alle Kinder durch und Ihr Bett gehört wieder Ihnen allein – spätestens bei der Einschulung.

Empfehlungen zur Vorbeugung des plötzlichen Kindstods

Die in umfangreichen Untersuchungen zu den Ursachen des plötzlichen Kindstods ermittelten Risikofaktoren, die unbedingt ausgeschlossen werden sollten:

- **Rauchen:** Durch rauchende Mütter in der Schwangerschaft ist das Risiko drei- bis viermal so hoch. Nach der Geburt ist das Risiko doppelt so hoch, wenn in der Gegenwart Ihres Babys geraucht wird.

- **Lagerung:** Eine Lagerung auf dem Bauch erhöht das Risiko für Ihr Baby um das Neunfache und die Seitenlagerung um das Zwei- bis Dreifache.

- **Überwärmung:** Zu einem Wärmestau kann es bei zu hohen Raumtemperaturen, zu warmer Kleidung sowie beim Schlafen mit Heizdecken, Wärmflaschen, unter Ihrer Bettdecke, unter Daunenkissen und auf Fellen kommen. Die Luftzirkulation kann durch Himmel über dem Schlafplatz, Bettumrandungen und Nestchen eingeschränkt sein.

- **Allein im Zimmer schlafen:** Sie senken das Risiko auf ein Viertel, wenn Ihr Kind im ersten Lebensjahr in Ihrem Schlafzimmer schlafen darf.

- **Sehr frühes Abstillen:** Studien beschrieben ein drei- bis sechsfach erhöhtes Risiko beim Abstillen vor der sechsten Lebenswoche des Babys. Die Empfehlung lautet: Nach Möglichkeit bis zum Ende des sechsten Monats ausschließlich stillen.

Aus diesen Forschungsergebnissen können eine Reihe von Maßnahmen abgeleitet werden, die Sie im Umgang mit Ihrem Kind auf jeden Fall berücksichtigen sollten.

- Gewährleisten Sie für Ihr Baby eine rauchfreie Umgebung.

- Lagern Sie Ihr Baby zum Schlafen immer auf dem Rücken.

- Stellen Sie das Kinderbettchen in Ihr Schlafzimmer.

- Falls Ihr Baby in Ihrem Bett schläft, ist eine Lagerung in Rückenlage, ein eigener Kinderschlafsack und ein unbedecktes Köpfchen als Schutz vor Überwärmung wichtig. Nehmen Sie Ihr Baby nie mit unter Ihre Decke, um zu schlafen.

- Stillen Sie Ihr Baby so lange wie möglich.

- Wenn Ihr Baby einen Schnuller braucht, um sich zu beruhigen, geben Sie ihm diesen auch zum Schlafen.

- Die Raumtemperatur sollte tagsüber etwa 18 bis 20 Grad und nachts 16 bis 18 Grad betragen.

- Lassen Sie Ihr Baby in einem Kinderschlafsack ohne Kapuze schlafen. Wenn Sie es mit einer dünnen Decke zudecken, stecken Sie diese unter die Matratze am Fußende. Legen Ihr Baby so hin, dass es mit seinen Füßen das Fußende spürt.

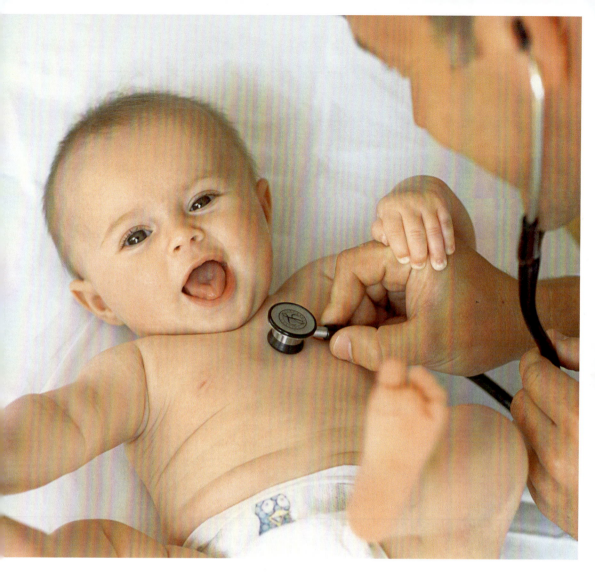

Prophylaxen und Impfungen

VORSORGEUNTERSUCHUNGEN

Sie sind als Eltern die Menschen, die Ihrem Baby einen guten Start in dieses Leben geben möchten. Neben den beschriebenen Möglichkeiten, seine Entwicklung zu unterstützen, gehört auch der Wunsch aller Eltern dazu, dass ihr Kind als gesunder Mensch aufwachsen darf. Das ist, wie wir aus unserer eigenen Lebenserfahrung wissen, nicht immer möglich und liegt auch nicht allein in unseren Händen. Aber aus vielen Studien wird deutlich, dass bei sehr vielen Entwicklungs- und Gesundheitsstörungen eine möglichst frühzeitige Erkennung zu besseren Behandlungserfolgen oder sogar Heilungen führen kann. Wir leben in einer Kultur, die Gesundheitsförderung und -vorsorge wichtig nimmt und zu großen Anteilen finanziert. Menschen mit gut ausgebildeten Gesundheitsberufen sind in den ersten

Lebensjahren für Sie und Ihr Kind da. Dazu gehören Hebammen, Kinderkrankenschwestern, Kinderärzte, Allgemeinmedizinerinnen, Zahnärzte, Augenärztinnen, Physiotherapeutinnen, Logopädinnen, Psychologinnen, Sozialarbeiter und viele mehr. Alle diese Berufsgruppen werden Sie bei den vier großen Pfeilern, die zur Gesundheitsförderung gehören, unterstützen und beraten.

Wichtig ist, dass Sie als Eltern Sicherheit gewinnen, damit Sie wissen, wie Sie Ihrem Kind helfen können, wenn es krank ist. Dann ist es wichtig, dass Sie durch Vorbeugung versuchen, Krankheiten zu verhüten. Weiter geht es mit dem Raum, den Sie schaffen, damit sich Ihr Baby in seiner Entwicklung so entfalten kann, dass es keine Chancen im Leben verpassen muss. Und der sehr wichtige weitere Aspekt ist eine Erziehung, die Ihr Kind dazu befähigt, eine starke, selbstbewusste Persönlichkeit zu werden.

DAS KINDERUNTERSUCHUNGSHEFT

Zwischen der Geburt und dem sechsten Lebensjahr bieten Kinderärzte eine Reihe von Routineuntersuchungen (U1 bis U9) an, die die gesunde und altersgemäße Entwicklung Ihres Kindes sicherstellen sollen. Der jeweilige Zeitraum, in dem die Untersuchungen stattfinden sollen, ist in dem gelben Heft (Kinderuntersuchungsheft) dokumentiert, das Sie bei der Entlassung aus dem Krankenhaus beziehungsweise von Ihrer Hebamme nach der Haus-, Geburtshaus- oder Praxisgeburt erhalten. Hier sind die Ergebnisse der U1 (Seite 304) und eventuell auch schon der U2 dokumentiert.

Mit diesen Untersuchungen sollen Entwicklungsstörungen zum frühesten möglichen Zeitpunkt erkannt werden, noch bevor Ihnen selbst Krankheitszeichen auffallen. In den ersten Lebensjahren Ihres Kindes sind bei früh einsetzenden Therapien viele Erkrankungen heilbar, die dann später oft nur noch gebessert werden können.

Früherkennungsuntersuchung U2

Die sogenannte Basisuntersuchung des Neugeborenen wird zwischen dem dritten bis zehnten Lebenstag durchgeführt.

Diese Untersuchung wird im Krankenhaus vor der Entlassung am dritten Tag nach der Geburt oder von einem niedergelassenen Kinderarzt durchgeführt, wenn Sie gleich nach der Geburt nach Hause gegangen sind. Ihr Baby wird gewogen und gemessen und der Kopfumfang wird bestimmt. Die meisten Babys haben ihr Geburtsgewicht jetzt noch nicht wieder erreicht. Das sollte bis zum 14. Tag nach der Geburt geschafft sein. Es wird über die Ernährung und die Verdauung gesprochen. Wie häufig und wie lange trinkt Ihr Baby? Wie sehen Urin und Stuhlgang aus? Weitere Themen sind das Vorbeugen von Allergien und die Vorbeugungshinweise zum plötzlichen Säuglingstod mit Tipps zur richtigen Schlafumgebung, Prüfen der Reflexe, unterstützende Handgriffe bei Fehlhaltungen nach der Geburt, Blutentnahme zum Neugeborenenscreening (siehe Seite 373), Untersuchung zur Neugeborenengelbsucht (siehe Seite 318). Sie werden ein Rezept für Vitamin-D-Tabletten (siehe Seite 374) erhalten und Ihr Baby bekommt noch einmal Vitamin-K-Tropfen. Eine Beratung zu Impfungen findet manchmal zu diesem Zeitpunkt statt.

Früherkennungsuntersuchung U3

Diese Untersuchung findet zwischen der vierten und sechsten Lebenswoche statt. Ihr Baby wird gewogen, um zu sehen, wie der Ernährungszustand ist, und auch Länge und Kopfumfang werden wieder gemessen. Die angeborenen Reflexe werden überprüft, um zu sehen, ob Störungen in den Gehirnfunktionen vorliegen. Eine erneute gründliche Untersuchung der Organe, der Körperfunktionen, einer eventuell noch vorhandenen gelben Hautverfärbung, der Augenreaktionen und des Hörvermögens steht an. Auch eine Ultraschalluntersuchung der Hüfte und die letzte Vitamin-K-Gabe werden vorgenommen. Zu den Beratungsinhalten gehört das Erfragen des Verhaltens Ihres Babys in Bezug auf Ernährung, Verdauung und Schlaf. Die Vermeidung von Unfällen, die Beratung zu Impfungen und all Ihre Fragen werden weiteren Raum bei dieser Untersuchung einnehmen.

Früherkennungsuntersuchung U4

Dieser Termin liegt zwischen dem dritten und vierten Lebensmonat. Viele Eltern verbinden ihn mit dem ersten Impftermin, bei dem das Baby unter anderem gegen Kinderlähmung, Keuchhusten, Tetanus und Diphtherie geimpft wird. Neben der gründlichen körperlichen Untersuchung wird wieder das Hör- und Sehvermögen überprüft. Die Kinderärztin sieht nach, ob die Fontanelle, das ist die Knochenlücke vorn auf dem Kopf Ihres Babys, ausreichend groß für das weitere Schädelwachstum ist. Außerdem prüft sie mit verschiedenen Tests, ob Bewegungen und Reaktionen Ihres Babys altersentsprechend sind und es sich weiterhin gut entwickelt.
Folgende Fähigkeiten Ihres Babys werden dabei getestet:
- ob es schon sein Köpfchen selbst halten kann, wenn es an beiden Händen hochgezogen wird,
- ob es in Bauchlage seinen Kopf sicher hält und sich mit den Unterarmen auf der Unterlage abstützt,
- ob es Gegenstände mit den Augen verfolgt oder Menschen nachschaut,
- ob es beginnt, nach seinen eigenen Händen und nach Gegenständen zu greifen,
- ob es seinen Blick nach der Stimme von Mama oder Papa richten kann und versucht, Brabbeldialoge zu führen,
- ob es schon freudige Laute machen kann, wenn es sich freut.

Früherkennungsuntersuchung U5

Der Termin dieser Untersuchung liegt zwischen dem sechsten und siebten Monat. Untersucht werden vor allem Beweglichkeit, Geschicklichkeit und Körperbeherrschung Ihres Babys.
Kann es sich schon vom Rücken auf den Bauch drehen? Oder sich in Bauchlage nur mit einer Handfläche abstützen, um mit der anderen Hand nach einem spannenden Gegenstand zu greifen? Kann es schon in Sitzposition das Köpfchen halten? Kann es sich schon hochziehen, wenn man es an den Händen fasst?
An diese Tests wird sich wieder das Wiegen und Vermessen anschließen und wahrscheinlich auch die nächste Impfung.

REIHENUNTERSUCHUNGEN

Neugeborenenscreening

Mit dieser Früherkennungsuntersuchung wird sichergestellt, dass bei Ihrem Baby nicht eine der seltenen angeborenen Drüsen- oder Stoffwechselerkrankungen vorliegt, die noch nicht durch äußere Zeichen erkennbar sind. Dabei wird ihm innerhalb der ersten Tage etwas Blut aus der Ferse, der Hand oder der Kopfvene entnommen, auf eine Filterkarte getropft und in ein spezielles Screeninglabor geschickt. Von dort werden Sie dann schnellstmöglich informiert, wenn sich ein Verdacht ergibt und weitere Untersuchungen eingeleitet werden müssen. Jedes tausendste Baby ist von einer der momentan zwölf dabei erfassten Erkrankungen, wie etwa einer angeborenen Schilddrüsenunterfunktion, betroffen. Es ist sehr wichtig, sie so früh wie möglich zu erkennen, da die rechtzeitige Behandlung Ihrem Baby zu einer normalen geistigen und körperlichen Entwicklung verhelfen kann. Ihre Hebamme, eine Kinderkrankenschwester oder eine Kinderärztin darf diese Blutentnahme nur dann durchführen, wenn Sie zuvor über Zweck und Ziel des Screenings ausführlich aufgeklärt wurden und dazu schriftlich eingewilligt haben. Das Ergebnis liegt in der Regel zwei bis drei Tage später vor. Wenn Sie nichts mehr hören, ist alles in Ordnung.

Hüftscreening

Wenn in Ihrer Familie Hüftgelenksfehlbildungen vorgekommen sind, ist es empfehlenswert, dass die Hüfte Ihres Babys bei einer Ultraschalluntersuchung kontrolliert wird. Auch wenn keine Hinweise auf eine Fehlentwicklung der Hüfte vorliegen, wird eine Ultraschalluntersuchung zwischen der vierten bis sechsten Lebenswoche im Rahmen der U3 bei allen Babys empfohlen. Die Anlage zu einer zu flachen Hüftgelenkspfanne besteht bei zwei bis vier Prozent aller Neugeborenen. Sie tritt besonders häufig bei Mädchen auf. Je früher sie entdeckt wird, desto kürzer ist die Behandlungszeit.

Hörscreening

In Deutschland gehört es bereits zur Routine, eine Reihenuntersuchung auf angeborene Hörstörungen, ein sogenanntes Hörscreening, durchzuführen. Fragen Sie bei einer außerklinischen Geburt oder nach einer Frühentlassung bei der U2 nach einer Testmöglichkeit in Ihrer Umgebung. Nur ein bis zwei von tausend Neugeborenen leiden unter einer ausgeprägten, angeborenen Schwerhörigkeit. Wenn frühzeitig mit einer Therapie zur Förderung der Sprachentwicklung begonnen wird, können die Kinder eine nahezu normale Sprachfähigkeit erlangen.

PROPHYLAXEN

Außer der vorher beschriebenen Blutungsprophylaxe mit Vitamin K (Seite 306) werden im ersten Lebensjahr Ihres Kindes zusätzlich vorbeugende Therapien gegen Rachitis und Karies empfohlen.

Vitamin D für starke Knochen

Zur Rachitis-Prophylaxe werden Sie ein Vitamin-D-Präparat bekommen, das Sie Ihrem Baby ab der zweiten Lebenswoche über das erste Lebensjahr hinweg täglich und bei Winterbabys noch über den zweiten Winter hinaus verabreichen. Sie können die Tablette mit etwas Muttermilch oder Wasser auf einem Teelöffel auflösen und vor dem Stillen oder der Flasche langsam einflößen. Ihr Baby wird sich an eine Löffelfütterung bald gewöhnt haben, und Sie werden bei der Einführung des ersten Breis schon einen Säugling haben, der in dieser Esstechnik erfahren ist.

Gesunde Zähne

Karies ist eine Erkrankung, bei der die harte Zahnsubstanz durch Säuren zerstört wird, die von Bakterien produziert werden. Der Befall mit Kariesbakterien kann durch vorbeugende Maßnahmen weitgehend verhindert werden. Da Karies keine Fluoridmangelerkrankung ist, sind Kombinationspräparate zur Rachitis-Karies-Prophylaxe vor dem Durchbruch der ersten Zähne umstritten. Die Empfehlungen der Fachgesellschaften stimmen bei den Vitaminen D und K überein. Einige Expertinnen empfehlen eine regelmäßige Fluoridierung durch Tabletten, da in Deutschland, Österreich und der Schweiz das Trinkwasser, im Gegensatz zu Nordamerika und anderen Staaten, nicht fluoridiert ist. Um der Gefahr einer Überdosierung vorzubeugen, sind nur Mineralwässer mit einem Fluoridgehalt unter 0,7 mg/l für die Säuglingsnahrung geeignet. Sprechen Sie mit

Ihrem Kinderarzt darüber, welches Mineralwasser mit welchem Fluoridgehalt Sie gegebenenfalls verwenden, damit eine Tabletteneinnahme entsprechend angepasst werden kann. Während die Deutsche Gesellschaft für Kinder- und Jugendmedizin die Kariesprophylaxe in Tablettenform wie beschrieben empfiehlt, hält die Fachgesellschaft für Zahnheilkunde die äußerliche Fluoridanwendung mit fluoridierter Zahnpasta bei Durchbruch der ersten Zähnchen für ausreichend. Sprechen Sie mit Ihrem Kinderarzt oder auch mit einem vertrauten Zahnarzt, um sich für einen für Sie richtigen Weg zu entscheiden.

IMPFUNGEN

Die nächste schwierige Entscheidung, die auf Sie als junge Eltern zukommt: Die Ständige Impfkommission am Robert-Koch-Institut empfiehlt die erste Impfung ab dem dritten Lebensmonat. Sie werden dann entscheiden müssen, wann und wogegen Ihr Baby geimpft werden soll, da in Deutschland kein Impfzwang mehr besteht. Die Impfbereitschaft in Deutschland ist insgesamt hoch. Ungefähr zehn Prozent aller Eltern haben eine kritische Haltung zu Impfungen, aber nur ein verschwindend geringer Teil davon lehnt sie generell ab. Es ist gut zu wissen, dass ein sicherer Impfschutz erst dann bestehen kann, wenn alle Teilimpfungen in den vorgegebenen Zeitabständen durchgeführt wurden.
Bei den meisten Babys wird zwar mit einer Grundimmunisierung begonnen, oft werden dann aber die Folgetermine nicht eingehalten. Falls Sie hören sollten, dass Ihr Baby durch den sogenannten Nestschutz ausreichend vor Krankheiten geschützt sei und Sie deshalb Ihr Baby später impfen lassen könnten, ist Folgendes wichtig: Der Nestschutz des Babys durch Ihre Antikörper, die am Ende der Schwangerschaft auf das Kind übertragen werden, baut sich im ersten Lebensjahr langsam ab. Er besteht auch nur für Erkrankungen, die Sie in Ihrem Leben selbst durchgemacht haben oder gegen die Sie geimpft wurden. Und bei Keuchhusten existiert kein Nestschutz.
Setzen Sie sich mit den Argumenten dafür und dagegen auseinander und entscheiden Sie in Ruhe. Berücksichtigen Sie auch Ihre zukünftige Lebenssituation und schreiben Sie sich alle offenen Fragen auf. Vor allem bei Überlegungen, die gegen das Impfen sprechen, sollten Sie Ihre familiäre und persönliche Situation einbeziehen:
- Hat Ihr Baby eine Erkrankung, bei der Kinderkrankheiten ein besonderes Risiko darstellen könnten?
- Lebt ein ungeimpftes Geschwisterkind im Haushalt, das Kinderkrankheiten sehr früh zum Baby bringen kann?
- Sind Sie, Ihr Partner oder eine andere Person (Tagesmutter, Großeltern) in der Lage, Ihr krankes Kind möglicherweise auch über Wochen zu pflegen?
- Planen Sie Fernreisen oder Arbeitsaufenthalte im Ausland oder bekommen Sie häufiger Besuche aus Ländern, in denen die bei uns oft harmlos verlaufenden Kinderkrankheiten großen Schaden anrichten könnten?
- Wünschen Sie sich einen Auslandsschulaufenthalt für Ihr groß gewordenes Kind? In der Tat eine weit vor Ihnen liegende Problematik – aber viele dieser begehrten Schulaustauschländer verlangen für ein Schulvisum einen Impfausweis mit dem Nachweis vieler Schutzimpfungen.

Auch wenn die Impffrage Ihnen sehr kompliziert erscheint: Stellen Sie sie nicht zu sehr in den Mittelpunkt Ihrer Überlegungen. Sichere, liebevolle Eltern sind für ein Baby besser, als Bücher verschlingende, internetrecherchierende Eltern, die immer unsicherer werden.

Das Baby von A bis Z

Allergie Krankheitsbild, das durch eine Überempfindlichkeit gegen eine bestimmte Substanz ausgelöst wird.

Antikörper Eiweißkörper, den das körpereigene Abwehrsystem bildet. Er richtet sich gegen ein Antigen. Das ist eine körperfremde Substanz, die eine Abwehrreaktion hervorruft und zur Bildung von spezifischen Antikörpern führt.

Apgar-Test International verwendetes Punktesystem, mit dem der Vitalzustand Ihres Babys kurz nach der Geburt bewertet wird. Beurteilt werden Herzfrequenz, Atmung, Muskeltonus, Durchblutung und Reflexe.

Beikost Erste Nahrung, die zusätzlich zur Muttermilch oder künstlichen Flaschenmilch eingeführt wird.

Credé-Prophylaxe Vorbeugende Behandlung gegen Gonorrhö-Erreger (»Tripper«). Dem Neugeborenen wird dabei eine Silbernitratlösung in den Bindehautsack des Auges geträufelt.

Fontanelle Bereiche am Schädel, an denen die Schädeldecke Ihres Babys noch nicht zusammengewachsen ist. Sie ermöglichen das schnelle Wachstum des kindlichen Kopfes im ersten Lebensjahr und dienen gleichzeitig als Polster zum Schutz vor Kopfverletzungen.

Grundimmunisierung Eine Grundimmunisierung umfasst die Impfungen, die sinnvoll sind, um einen vollständigen Impfschutz aufzubauen. Die meisten Impfungen machen hierfür mehrere Teilimpfungen notwendig, die nach einem bestimmten zeitlichen Schema erfolgen sollten.

Neugeborenenscreening Am zweiten oder dritten Lebenstag durchgeführte Reihenuntersuchung auf Drüsen- oder Stoffwechselerkrankungen. Dazu ist es notwendig, dem Baby etwas Blut abzunehmen.

Hexenmilch Weißliche Absonderung der Brustdrüsen, die bei Neugeborenen beiderlei Geschlechts in den ersten Tagen auftreten kann. Nicht behandlungsbedürftig! Wenn der Hormonspiegel abgesunken ist, verschwindet die Erscheinung von allein.

Hypoglykämie Absinken des Blutzuckers unter Normalwerte.

Immunität Die Fähigkeit unseres Körpers, Fremdstoffe, insbesondere Krankheitserreger, zu erkennen und mit Antikörpern wirksam zu bekämpfen.

Impfung Erzeugung einer Immunität durch Impfstoffe. Zum Beispiel gegen bestimmte Kinderkrankheiten. Eine erste Impfung wird in Deutschland mit drei Monaten empfohlen.

Karies Auch als Zahnfäulnis bekannt. Chronischer Demineralisierungsprozess an der Zahnhartsubstanz, der zur Bildung von kariösen Defekten (Löchern) in den Zähnen führen kann.

Käseschmiere Auch Vernix. Fettige Substanz, die sich im letzten Schwangerschaftsdrittel bildet und die Babyhaut davor schützt, im

Fruchtwasser aufzuweichen und schrumplig zu werden.

Kongenital Angeboren, durch genetische Anlagen bedingt.

Konjunktivitis Entzündung der Augenbindehaut.

Lanugobehaarung Flaum aus Wollhaaren, der ab der zweiten Schwangerschaftshälfte den Körper Ihres Babys bedeckt. Er bildet sich bis zur Geburt wieder zurück.

Mekonium Auch Kindspech; erster Stuhlgang Ihres Babys.

Mongolenflecken Pigmentzellansammlung direkt unter der Haut, die aussieht wie ein flacher grau-blauer Bluterguss. Tritt bei dunkelhäutigen Babys an Rücken, Armen, Schultern und häufig auch am Po auf. Verschwindet meist innerhalb des ersten Lebensjahres.

Nabelbruch Angeborener oder erworbener Bauchwandbruch durch den Nabelring.

Neugeborenengelbsucht Gelbfärbung der Haut, verursacht von einem Bilirubinanstieg.

Perzentile Maß in der medizinischen Statistik, das angibt, wie sich Körpergröße und Gewicht eines Kindes im Vergleich zu den Daten der Altersgruppe verhält.

Prophylaxe Vorbeugung einer Krankheit, vorbeugende Behandlung.

Rachitis Erkrankung, die auf einen Vitamin-D-Mangel zurückgeht.

Reflex Automatische Reaktion des Körpers auf einen von außen kommenden Reiz.

REM-Schlaf Der REM-Schlaf ist durch schnelle Augenbewegungen (englisch: rapid eye movements), Zucken des Körpers und lebhaftes Träumen gekennzeichnet.

Screening Ein Suchtest nach Erkrankungen.

Soor Pilzinfektion, die bei Neugeborenen auf der Mundschleimhaut als weißer Belag und im Windelbereich als rote, trockene Bereiche auftreten kann. Behandlungsbedürftig!

STIKO Ständige Impfkommission des Robert-Koch-Instituts.

Storchenbiss Länger bleibende rote Erweiterungen der kleinen oberflächlichen Hautgefäße. Treten meist im Nacken auf. Der Storchenbiss auf der Stirn, den Augenlidern und unter der Nase verblasst innerhalb der ersten beiden Lebensjahre.

U1 Erste Vorsorgeuntersuchung der Neugeborenen nach der Geburt.

U2 Zweite Vorsorgeuntersuchung am dritten bis zehnten Lebenstag.

Windeldermatitis Flächige rote Hautentzündung im Windelbereich. Ursache sind meist Windelunverträglichkeit oder eine Pilzinfektion (Soor), die besonders gut an defekten Hautarealen gedeiht.

Ziegelmehl Salze der Harnsäure, die in der Windel von Neugeborenen rote Flecken hinterlassen können. Erinnern in der Farbe an Ziegelsteine.

ADRESSEN, DIE WEITERHELFEN

Schwangerschaft und Geburt

www.hebammensuche.de
(Suchmaschine für Hebammen)

www.arzt-auskunft.de
(Ärzteverzeichnis Deutschland)

www.arztverzeichnis.at
(Ärzteverzeichnis Österreich)

www.doktor.ch
(Ärzteverzeichnis Schweiz)

www.geburtskanal.de

www.dge.webplace.at

www.forum-geburt.ch

Deutscher Hebammenverband e.V.
Gartenstr. 26,
76133 Karlsruhe
www.hebammenverband.de

Bund Freiberuflicher Hebammen Deutschlands e.V.
Kasseler Str. 1a,
60486 Frankfurt a. M.
www.bfhd.de

Österreichisches Hebammen-Gremium
Postfach 438, A-1060 Wien
www.hebammen.at

Schweizerischer Hebammenverband
Rosenweg 25c,
CH-3000 Bern
www.hebamme.ch

Vorgeburtliche Untersuchungen

Arbeitskreis pränatale Diagnostik in Münster
Anna-Krückmann-Haus
Friedensstr. 5,
48145 Münster
www.praenataldiagnostik-info.de

Cara e.V.
Große Johannisstr. 110,
28199 Bremen
www.cara-beratungsstelle.de

www.down-syndrom.at
(Informationen zur Pränataldiagnostik)

www.praenatal-diagnostik.ch
(Verein zur Beratung und Information zu Pränataldiagnostik)

www.prenat.ch
(Hilfe nach durchgeführter pränataler Diagnostik)

Geburtshäuser

Netzwerk zur Förderung der Geburtshäuser in Deutschland e.V.
Kasseler Str. 1a,
60486 Frankfurt a. M.
www.geburtshaus.de

www.geburtshaus.ch
www.hebammen.at
(Informationen zu Geburtshäusern in Österreich und der Schweiz)

Informationen zu speziellen Themen

Deutsche Gesellschaft für Ernährung e.V.
Godesberger Allee 18,
53175 Bonn
www.dge.de
(Informationen rund um die Ernährung)

Gesellschaft für Geburtsvorbereitung
Ebersstr. 68,
10827 Berlin
www.gfg-bv.de

Bundesverband behinderter und chronisch kranker Eltern e.V.
www.behinderte-eltern.com

Initiative lesbischer und schwuler Eltern (Ilse)
www.ilse.lsvd.de

FAmOs (Familien andersrum Österreich)
Verein zur Förderung von Regenbogenfamilien
www.regenbogenfamilien.at

Dachverband Regenbogenfamilien in der Schweiz
www.regenbogenfamilien.ch

Arbeitsgemeinschaft Gestose-Frauen e.V.
Kapellener Str. 67a,
47661 Issum
www.gestose-frauen.de

Informationen zu starkem Schwangerschaftserbrechen
www.hyperemesis.de

Medikamentenberatung in Schwangerschaft und Stillzeit
St. Elisabeth-Stiftung
Elisabethenstr. 17,
88212 Ravensburg
www.reprotox.com

Giftnotruf Berlin – Abteilung Embryonaltoxikologie
Telefon: rund um die Uhr
030-19240
www.giftnotruf.de

www.wasserbabies.de
(Informationen zu Wassergeburten)

Informationen für Mehrlingseltern

www.zwillingsforum.de

www.abc-club.de

www.zwillinge.at

www.zwillinge.ch

www.tripletconnection.org
(auf Englisch)

Wochenbett und Leben mit Kindern

La Leche Liga Deutschland e.V.
Dannenkamp 25,
32479 Hille
www.lalecheliga.de

www.lalecheliga.at (Österreich)
www.lalecheliga.ch (Schweiz)

Berufsverband Deutscher
Laktationsberaterinnen
Hildesheimer Str. 124E,
30880 Laatzen
www.bdl-stillen.de

Arbeitsgemeinschaft Freier
Stillgruppen (AFS)
Bornheimer Str. 100,
53119 Bonn
www.afs-stillen.de

Mütter- und Väterberatung
www.muetterberatung.ch

Aktionskomitee Kind im
Krankenhaus Bundesverband
e.V.
Postfach 94 03 16,
60461 Frankfurt
www.akik-bundesverband.de

Trostreich, Interaktives Netzwerk Schreibabys
Jutta Riedel-Henk
Schulstr. 10,
27446 Deinstedt
www.trostreich.de

Deutsche Kontinenz Gesellschaft e.V.
Friedrich-Ebert-Str. 124,
34119 Kassel
www.kontinenz-gesellschaft.de

Gemeinsame Elterninitiative
Plötzlicher Säuglingstod e.V.
Fallingbosteler Str. 20,
30625 Hannover
www.geps.de

Informationen für Eltern von Frühgeborenen

Bundesverband »Das Frühgeborene Kind« e.V.
Speyerer Str. 5-7,
60327 Frankfurt a. M.
www.fruehgeborene.de

Elternkreis Frühgeborene und
kranke Neugeborene Mann-
heim e.V.
Postfach 41 01 53,
68275 Mannheim
www.fruehchen.de

Informationen zu Wochenbettdepression

Schatten und Licht – Krise
nach der Geburt e.V.
Obere Weinbergstr. 3,
86465 Welden
www.schatten-und-licht.de

Selbsthilfe in Österreich
www.club-d-a.at

Verein Postnatale Depression
www.postnatale-depression.ch

Hilfe bei Fehl- und Totgeburten

Initiative Regenbogen –
Glücklose Schwangerschaft
e.V.
Westring 100,
33378 Rheda-Wiedenbrück
www.initiative-regenbogen.de

BÜCHER, DIE WEITERHELFEN

Bryan, Elisabeth: *Zwillinge, Drillinge und noch mehr ...*, Hans Huber Verlag, Bern

Bundeszentrale für gesund-
heitliche Aufklärung (BZgA): *Gesund groß werden – Der Eltern-Ordner zum Früher-
kennungsprogramm für Kinder U1–U9 und J1*, Köln

Eliot, Liese: *Was geht da drin-nen vor? Die Gehirnentwicklung in den ersten 5 Lebensjahren*, Berlin Verlag, Berlin

Guóth-Gumberger, Márta und Elizabeth Hormann: *Stillen*, Gräfe und Unzer Verlag, München

Höfer, Silvia: *Quickfinder Ba-bys erstes Jahr*, Gräfe und Unzer Verlag, München

Holthaus, Hanni, Angelika Pollmächer und Andreas Bohnenstengel: *Ich bin anders als du denkst. Menschen mit Down-Syndrom begegnen*, Edition Bentheim, Würzburg

Keicher, Ursula: *Kinderkrank-heiten*, Gräfe und Unzer Verlag, München

Largo, Remo H.: *Babyjahre. Die frühkindliche Entwicklung aus biologischer Sicht*, Piper Verlag, München

Lüpold, Sibylle: *Ich will bei euch schlafen!* Urania Verlag, Freiburg

Oblasser, Caroline: *Der Kaiser-schnitt hat kein Gesicht*, edition riedenburg, Salzburg

Renz-Polster, Herbert: *Kinder verstehen. Born to be wild*, Kösel-Verlag, München

Schwarz, Kerstin: *Rückbil-dungsgymnastik (mit CD)*, Gräfe und Unzer Verlag, München

Strobel, Kornelia: *Frühgebore-ne brauchen Liebe – Was Eltern für ihr »Frühchen« tun können*, Kösel Verlag, München

Sunderland, Margot: *Die neue Elternschule*, Dorling Kinders-ley Verlag, München

Thielemann-Kapell, Patricia: *Yoga in der Schwangerschaft (mit DVD)*, Gräfe und Unzer Verlag, München

von Ribbeck, Janko: *Schnelle Hilfen für Kinder: Notfallme-dizin für Eltern*, Kösel-Verlag, München

Weigert, Vivian und Franz Paky: *Babys erstes Jahr. Monat für Monat das Beste für Ihr Kind*, Gräfe und Unzer Verlag, München

Register

A
Abnabeln 191, 194
Abstillen 327, 331
Akupressur 200
Akupunktur 75, 185
 geburtsvorbereitende 36, 100
Albträume 41
Alkohol 12, 14, 25, 48, 278, 330, 345
alleinerziehend 69, 259
Allergieprophylaxe 44, 266, 280, 318, 330
Amnion 23
Amniozentese 28, 133, 137, 155
Anämie 97, 142
Ängste 41
Anlegen, erstes 261
Antikörper-Suchtest 110
Apgar-Test 304
Arbeitsplatz 51
Atmung 185, 304
Augen-Prophylaxe 307
Augenreizung 301
Ausfluss, vermehrter 22, 30, 163
Ausschlag, roter 36
äußere Wendung 120
Austreibungsphase 187

B
Baby-Blues 232
Babykleidung 336, 337
Babymassage 362
Babypuder 340
Babyschale 341
Babyschwimmen 362
Babyturnen 362
Baden 325, 340
Bänderschmerzen 78
Bauchmuskulatur 240
Bauchweh 313, 314
Beckenboden 238
Beckenendlage 118, 190, 193
Beckenringlockerung 292
Befruchtung 16
 künstliche 15, 22
Behinderungen 129
Beikosteinführung 326, 327
Besenreiser 28
Bewegung 54
Bilirubin 318
Bitter Lemon 47
Blähungen 313
Blasensprung
 hoher 163
 schwallartiger 164
 vorzeitiger 38, 63, 97, 163
Blastozyt 23
Blutdruck 115
 hoher 54, 97, 116, 145
Bluterguss 238
Blutkörperchen, weiße 116
Blutschwämmchen 303
Blutungen 54, 63, 97, 143
 starke 214
Blutuntersuchung zur Pränataldiagnostik 139
Blutverlust nach der Geburt 97
Braxton-Hicks-Kontraktionen 34
Brechreiz 18
Brei, erster 328
Brustdrüsenentzündung 276
Brustdrüsenschwellung, anfängliche 234, 235
Brüste
 spannende 18, 235
 vergrößerte 36, 235
Brustwarzen
 flache 103
 nach innen gezogene 103
 wunde 274
 ziehende Schmerzen 274
Brustwarzenpiercing 61

C
Chinin 47
Chlamydia trachomatis 111
Chorion 23
Chorionzottenbiopsie 26, 138
chronische Erkrankungen 12
CTG 121, 186

D
Damm-Massage 36, 100
Dammriss 206
Dammschnitt 205
Dammschutz 188
Dammverletzungen 236
Darmträgheit 235
Diabetes 97
Diät 47, 51
Doppler-Ultraschall 125
Down-Syndrom 127
Drogen 13, 49

E
Eier 44
Eihäute 23
Einschlafhilfen 366
Eipollösung 105, 200
Eisen 115
Eisenmangel 142
Eisprung 22
Eiweiß 46, 116
Eltern-Kind-Bindung 359
Elternrolle 251, 358
Emmi Pikler 362
Entwicklung (des Babys)
 emotionale 351
 motorische 355
 soziale 354
Erbrechen 24, 88
Erkältung 79
Erkrankungen, chronische 128
Ernährung 43, 277
 vegane 47
 vegetarische 47
Eröffnungsphase 173
Erschöpfung 20, 24, 78
Ersttrimestertest 26, 136
Essensgelüste 18

F
Familienbett 344
Familienhebamme 107
Fehlgeburt 21, 26, 54, 144
Fertiggerichte 44
Feta 44
Fett 46

Fieber 79
  Wochenbett- 291
Fisch 44
Flachwarzen 277
Fläschchen 335
Flaschenernährung 280
Fleisch 44
Fliegen 51
Folsäure 11, 23
Fontanellen 300
Fruchtwasser 28, 32
  grünes 165
Frühgeborene 23, 96, 145, 216, 248, 272
Frühgeburt 216, 217
Frühgeburtsbestrebungen 54, 121, 145
Fundusstand 30, 117
Fußreflexzonenmassage 200

G

Gebärmutterhals 162
Gebärmutterinfektion 291
Geburt 192
  außerklinische 95
  vaginale 173
Geburtseinleitung 199, 216
  medikamentöse 201
  natürliche 200
Geburtsgeschwulst 300
Geburtshausgeburt 95
Geburtsklinik 95
Geburtsort 32, 98
Geburtspositionen 182
Geburtstermin 18, 19, 109
Geburtsverlauf, verzögerter 97
Geburtsvorbereitungskurs 34, 99
Geburtswehen 166
Geburtszange 207
Gefühlsschwankungen 24, 26, 41, 232
Gehen, freies 355
Gelüste 43
Gemüse 44
Geschlecht 17, 29, 124
Geschmack, metallischer 24
Geschwister 66

Getränke, chininhaltige 47
Gewicht 49, 232, 315, 316
Gewichtsverlust 50
Gitterbettchen 343
Gläschennahrung 328
Glukose 116
Glukosetoleranztest 150
Gonorrhö 151
Greifen 355

H

Haare 241
Haarpflege 62
Halsweh 79
Hämatom 238
Hämoglobin 115
Hämorrhoiden 80, 236
Harnwegsinfektion 291
Harzer 44
Hausgeburt 95, 171
Haut 241
  empfindliche 61
  trockene 80
Hautpflege 60
Hautunreinheiten 32
Hautveränderungen 80
HBs-Antigen 111
Hebamme 26, 107
Hebammenkreißsaal 172
Heilmethoden, alternative 74
HELLP-Syndrom 97, 148
Hepatitis 152
Heroin 13
Herpes 63
Herpes genitalis 151
Herz-Kreislauf-Erkrankungen 54
Herztöne, kindliche 121
HIV 152
HIV-Infektion 97
HIV-Test 111
Hohlwarzen 277
Homöopathie 76, 185, 200
Homosexualität 67
Hörscreening 374
Hüftscreening 374
humanes Choriongonadotropin 18

humangenetische Beratung 133

I

Impfen 375
Indische Brücke 119
Infektionen, genitale 63
In-vitro-Fertilisation 15
Ischiasbeschwerden 83

J

Juckreiz 32, 80

K

Kaffee 14, 78
Kaiserschnitt 118, 208
  geplanter 209
  Notfall 211
  Risiken 212
  ungeplanter 209
  Wunsch- 211
Karpaltunnelsyndrom 82
Käseschmiere 31, 301
Kinderbetreuung 257
Kinderwagen 342
Kinderwunsch 14
Kinderwunschbehandlung 14, 129
Kindsbewegungen 21, 30
Kindspech 311
Koffein 48
Kohlenhydrate 46
Kokain 13
Kolostrum 30
Kopfschmerzen 32
Krampfadern 82, 236
Kreislaufbeschwerden 18
Kreuzbein, schmerzendes 177
Krippe 257
Kurzatmigkeit 32

L

Lanugobehaarung 29, 35, 301
Linea nigra 30, 80
Listerien 44
Listeriose 153
LSD 13

LSR-Test 111
Lues 153

M

Magen- und Darminfekte 83
Marihuana 13
Mastitis 276
Medikamente 77, 79, 279
Meeresfrüchte 44
Mehrlingsgeburt 213, 216
Mehrlingsschwangerschaft 54, 97, 121, 127
Milchbildung 262
Milcheinschuss 235
Milchprodukte 44
Milchpumpe 334
Milchstau 274
Milien 301
Mittagsschlaf 368
Moxibustion 119
Müdigkeit 18
Mutterbänder 24
 schmerzende 28
Mutterflecke 80
Muttermilch 102, 263
 abpumpen 270
 aufbewahren 270
 Schadstoffe 279
 - gelbsucht 319
 - stuhl 312
Muttermund, verkürzter 63
Mutterpass 113
Mutterschaft 253
Mutterschutz 51
Mutterschutzgesetz 12
Myom 97

N

Nabelschnur 17
Nabelschnurpunktion 139
Nabelstumpf 315
Nachsorgehebamme 34
Nachuntersuchung, gynäkologische 242
Nachwehen 229
Nackenfaltenmessung 26, 135
Naegelsche Regel 19
Nahrungsergänzungsmittel 47
Nahrungsmittelaversionen 18
Nase, zugeschwollene 93
Nasenbluten 30, 93
Neugeborenenakne 303
Neugeborenengelbsucht 318
Neugeborenenhautausschlag 303
Neugeborenenreflexe 39
Neugeborenenscreening 373
Neuralrohr 25
Nitrit 116

O

Obst 44
Ödeme 32
Ohnmacht 86
Omega-3-Fettsäuren 44
Oxytocin 184, 194, 201

P

Paare, gleichgeschlechtliche 67
Partnerschaft 63, 256
PEKiP 361
Periduralanästhesie (PDA) 202
Perinatalversorgung 96
pH-Wert 305
Phytopharmaka 75
Piercings 61
Plazenta 17, 121, 122, 138, 161, 194
 praevia 123, 208
 tiefliegende 54
Plazentainsuffizienz 97, 121
Plazentalösung
 manuelle 213
 vorzeitige 97
plötzlicher Kindstod 370
Präeklampsie 97, 116, 128, 148, 150
Pressdrang 189
Progesteron 17
Prostaglandin 201
Pudendusblock 202

Q

Querlage 97, 118, 149

R

Ratschläge, unerbetene 252
Rauchen 12, 13, 14, 48
Reflexe 355
Regelblutung
 ausbleibende 18
 Wiedereinsetzen 241
Reisen 28, 51
Renovieren 32, 51
Rhesusfaktor 110
Ricotta 44
Rituale 367
Rohmilch 44
Röteln 11, 110, 153
Rückbildungsgymnastik 282
Rückenschmerzen 30, 34, 83, 162, 240

S

Salmonellen 44
Sauerstoffunterversorgung 97
Sauger 335
Sauggglocke 206
Säuglingspflege 320
Sauna 54
Schädellage 118
Schambein, schmerzendes 83
Schilddrüsenerkrankungen 149
Schimmelkäse 44
Schlafen 364
Schlaflosigkeit 232
Schlafprobleme 367
Schlafsack 344
Schlafstörungen 85
Schlaftraining 368
Schleimpfropf 38, 162
Schluckauf 29
Schlupfwarzen 277
Schmerzerleichterung 38
 medikamentöse 186
 natürliche 185
Schmerzmittel 201
Schnuller 326
Schnupfen 79
Schräglage 149

Schreien 357
Schwangerschaftsabbruch 141
Schwangerschaftsdiabetes 117, 150
Schwangerschaftsmode 62
Schwangerschaftsschnupfen 93
Schwangerschaftsstreifen 32, 80
Schwangerschaftstest 18
Schwarztee 78
Schwindel 86
Schwitzen 30, 231
Selbstregulierung 352
Senkwehen 161
Sex 63, 200, 256
Sodbrennen 32, 87
Solarium 60
Soor 311, 321, 322
Spätgebärende 127
Speichelproduktion, starke 88
Spielen 360
Spinalanästhesie 204
Sport 54
Sprachentwicklung 347
Sprossen 44
Spucken 317
Steißlage 97
Still-BH 104
Stilleinlagen 334
Stillen 260, 264
  im Liegen 268
  im Rückengriff 269
  im Sitzen 268
  nach Bedarf 262
  Frühchen 272
  Mehrlinge 271
Stillkissen 334
Stimmungsschwankungen 24, 26, 232
Storchenbiss 303
Streptokokken 154
Sturzgeburt 197
Süßhunger 28
Symphysenlockerung 292
Syphilis 153

T
Tandem-Stillen 272
Tattoos 61
Terminüberschreitung 105, 121
Tonic Water 47
Totgeburt 218
Toxoplasmose 44, 155
Tragehilfe 342
Trimester 20, 21, 42
Tripletest 136
Trösten 357

U
U1 304, 305
Übelkeit 18, 20, 24, 26, 88
Übergangsphase 180
Übergewicht 43, 49
Übungswehen 34, 166
Ultraschall 123, 124, 125
Ultraschalluntersuchung 72, 122
Untergewicht 50
Urinprobe 116
Urvertrauen 360

V
Vaterschaft 64, 253
Vaterschaftsanerkennung 38
Veganer 47
Vegetarier 47
Vena-Cava-Syndrom 54, 87
Venenthrombose, tiefe 151
Vergesslichkeit 34, 232
Verhütung 242
Vernix 31, 301
Verstopfung 28, 91, 235
Visualisieren 119
Vitamin D 374
Vitamin K 306
Vollnarkose 204
Vorsorgeuntersuchungen 109, 371

W
Wachstumsschübe 269
Wadenkrämpfe 32, 92
Wahlleistungen 126
Wassereinlagerungen 32, 92

Wassergeburt 195
Wasserlassen
  schwieriges 233
  häufiges 18, 24
Wehen 163
  aktive 178
  vorzeitige 63, 121
Wehenatmung 168
Wehencocktail 201
Wehenhemmung, medikamentöse 121
Wehenschmerz 184
Wehentest 168
Wehentropf 201
Weichkäse 44
Wickelkommode 338
Wickeln 320
Wiegegriff 268
Wild 44
Windeldermatitis 321
Windeln 338
Wochenbett
  häusliches 246
  klinisches 245
  mit Zwillingen 249
  nach Frühgeburt 248
  nach Kaiserschnitt 247
Wochenbettdepression 292
Wochenfluss 230
Wurstwaren, rohe 44

Y
Yoga 26, 55

Z
Zahnfleischbluten 30
Zahnpflege 60, 326, 374
Zangengeburt 207
Zeichnungsblutung 162
Zervix 162
Zeugung 23
Zufüttern 267
Zwillinge 17, 54, 97, 121, 127, 213, 216
Zygote 23
Zytomegalie 155

© 2012 GRÄFE UND UNZER VERLAG GmbH, München

Erweiterte und aktualisierte Neuausgabe von »Hebammengesundheitswissen«, GRÄFE UND UNZER VERLAG 2006, ISBN 978-3-7742-7463-1

Alle Rechte vorbehalten. Nachdruck, auch auszugsweise, sowie Verbreitung durch Bild, Funk, Fernsehen und Internet, durch fotomechanische Wiedergabe, Tonträger und Datenverarbeitungssysteme jeder Art nur mit schriftlicher Genehmigung des Verlages.

Projektleitung: Monika Rolle

Lektorat: Margarethe Brunner

Bildredaktion: Elke Dollinger, Henrike Schechter

Umschlaggestaltung und Layout: Horst Moser, independent Medien-Design, München

Herstellung: Petra Roth

Satz: griesbeckdesign, München

Reproduktion: Repro Ludwig, Zell am See

Druck: Firmengruppe Appl, aprinta druck, Wemding

Bindung: Firmengruppe Appl, sellier druck, Freising

ISBN 978-3-8338-1408-2

1. Auflage 2012

Bildnachweis

Fotoproduktion: Sandra Seckinger

Illustrationen: Ingrid Schobel

Weitere Bilder:
A1 Pix: S. 191, 349. Corbis: S. 19, 132, 142, 195, 222, 255, 352, 366. Doc-stock: S. 16, 22. F1 online: S. 93, 251. Focus/SPL: S. 20, 25, 27, 31, 35, 71, 371. Fotofinder: S. 249. Getty: U1, U4, Umschlagklappe vorn S. 1, 4, 43, 61, 66, 168, 215, 250, 360. GU: S. 21, 36 (Susanne Krauss), S. 74, 82, 87, 90 (Nic Olonetzky), S. 239 (Detlef Seidensticker), S. 268, 269, 339, 345, 347 (Petra Ender). istockfoto: S. 336. Jump: S. 8, 228. Prof. Dr. Kainer, Frank: S. 187. Kluge, Christine: S. 122-124, 135. Masterfile: S. 3, 39, 40, 94, 158, 173, 181, 290. Mauritius: S. 95, 171, 272, 304, 332. Plainpicture: S. 2, 10, 69, 196, 224, 259, 296, 336, 364. Privat: Umschlagklappe hinten, S. 6, 7 (by Dominique Willnauer); 130, 172, 273, 310. Science Foto.DE: S. 23. Shutterstock: S. 101, 102, 260. Superbild: S. 160, 198, 298.

Syndication: www.jalag-syndication.de

Wichtiger Hinweis
Die Informationen und Ratschläge in diesem Buch stellen die Meinung bzw. Erfahrung der Autorinnen dar. Sie wurden von ihnen nach bestem Wissen erstellt und mit größtmöglicher Sorgfalt geprüft. Es ist Ihre Entscheidung in eigener Verantwortung, ob und in wie weit Sie die in diesem Buch dargestellten Methoden, Tipps und Maßnahmen anwenden möchten und können. Weder Autorinnen noch Verlag können für eventuelle Nachteile oder Schäden, die aus den im Buch gegebenen praktischen Hinweisen resultieren, eine Haftung übernehmen.

Umwelthinweis
Dieses Buch ist auf PEFC-zertifiziertem Papier aus nachhaltiger Waldwirtschaft gedruckt.

 www.facebook.com/gu.verlag

Ein Unternehmen der
GANSKE VERLAGSGRUPPE

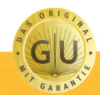

Unsere Garantie

Alle Informationen in diesem Ratgeber sind sorgfältig und gewissenhaft geprüft. Sollte dennoch einmal ein Fehler enthalten sein, schicken Sie uns das Buch mit dem entsprechenden Hinweis an unseren Leserservice zurück. Wir tauschen Ihnen den GU-Ratgeber gegen einen anderen zum gleichen oder ähnlichen Thema um.

Liebe Leserin und lieber Leser,

wir freuen uns, dass Sie sich für ein GU-Buch entschieden haben. Mit Ihrem Kauf setzen Sie auf die Qualität, Kompetenz und Aktualität unserer Ratgeber. Dafür sagen wir Danke! Wir wollen als führender Ratgeberverlag noch besser werden. Daher ist uns Ihre Meinung wichtig. Bitte senden Sie uns Ihre Anregungen, Ihre Kritik oder Ihr Lob zu unseren Büchern. Haben Sie Fragen oder benötigen Sie weiteren Rat zum Thema? Wir freuen uns auf Ihre Nachricht!

Wir sind für Sie da!
Montag–Donnerstag:
8.00–18.00 Uhr;
Freitag: 8.00–16.00 Uhr
Tel.:0180-5 00 50 54*
Fax: 0180-5 01 20 54*
E-Mail:leserservice@graefe-und-unzer.de

*(0,14 €/Min. aus dem dt. Festnetz/Mobilfunkpreise maximal 0,42 €/Min.)

P.S.: Wollen Sie noch mehr Aktuelles von GU wissen, dann abonnieren Sie doch unseren kostenlosen GU-Online-Newsletter und/oder unsere kostenlosen Kundenmagazine.

GRÄFE UND UNZER VERLAG
Leserservice
Postfach 86 03 13
81630 München